VEIT'S SAMMLUNG
WISSENSCHAFTLICHER WÖRTERBÜCHER

CARL OPPENHEIMER

KLEINES WÖRTERBUCH DER BIOCHEMIE UND PHARMAKOLOGIE

BERLIN UND LEIPZIG 1920
VEREINIGUNG WISSENSCHAFTLICHER VERLEGER
WALTER DE GRUYTER & CO.
VORMALS G. J. GÖSCHEN'SCHE VERLAGSHANDLUNG :: J. GUTTENTAG, VERLAGSBUCHHANDLUNG :: GEORG REIMER :: KARL J. TRÜBNER :: VEIT & COMP.

KLEINES WÖRTERBUCH
DER
BIOCHEMIE UND PHARMAKOLOGIE

VON

PROF. CARL OPPENHEIMER
DR. PHIL. ET MED., MÜNCHEN

BERLIN UND LEIPZIG 1920
VEREINIGUNG WISSENSCHAFTLICHER VERLEGER
WALTER DE GRUYTER & CO.
VORMALS G. J. GÖSCHEN'SCHE VERLAGSHANDLUNG :: J. GUTTENTAG, VERLAGSBUCHHANDLUNG :: GEORG REIMER :: KARL J. TRÜBNER :: VEIT & COMP.

Druck von Metzger & Wittig in Leipzig.

Vorwort.

Als mir das Verlagshaus den Vorschlag machte, für seine Serie kleiner Wörterbücher ein solches über Biochemie und Pharmakologie zu schreiben, habe ich zugestimmt, weil ich selbst schon oft das Bedürfnis nach einem solchen kleinen Führer empfunden habe.

Freilich war es leichter, den Plan zu fassen, als ihn auszuführen. Zwei Schwierigkeiten sind es insbesondere, die mildernde Umstände für vorhandene Mängel erbitten lassen.

Erstens die mangelnde Gewähr für sachliche Richtigkeit aller Angaben. Es ist bei einem solchen Werkchen naturgemäß nicht möglich, überall zu den letzten Quellen vorzudringen. Man ist auf Lehr- und Handbücher angewiesen und überträgt damit automatisch manche sachlich falschen Angaben und Versehen. Ich wäre aufrichtig dankbar, wenn mir die Benutzer des Büchleins Mitteilung machten, wenn sie einen solchen Fehler entdecken.

Zweitens die Abgrenzung des Stoffes. Aufgenommen habe ich außer den selbstverständlichen Dingen, wie Organe, Sekrete, Fermente usw., alle biochemisch und pharmakologisch wichtigen Stoffe, auch alle Arzneimittel, selbst ephemerer Wichtigkeit, soweit ich sie auffinden konnte. Weggelassen reine Apothekergemische unter irgendwelchem Namen, Geheimmittel und Kosmetika. Aufgenommen alle giftigen und heilkräftigen Pflanzen und Tiere, soweit sie mir bekannt wurden. Von Grenzgebieten etwas Physik und Chemie, z. B. die Maßeinheiten, etwas Immunitätslehre. Bei den Arzneimitteln ist meist die erzeugende Firma genannt.

Jeder Vorschlag einer Verbesserung ist herzlich willkommen.

München, Januar 1920.
Possartstr. 9.

Carl Oppenheimer.

Firmenabkürzungen.

Agfa, A. G. für Anilinfabrikation, Berlin SO.
Bayer, Farbenfabriken vorm. Friedr. Bayer u. Co., Leverkusen.
Böhringer, C. H. Böhringer Sohn, Niederingelheim a. Rh.
Ciba, Ges. f. chem. Industrie, Basel.
Elb, Max Elb, G. m. b. H., Dresden.
Freund u. Redlich, Berlin NW. 6.
Gans, Pharmac. Inst. v. Ludw. Wilh. Gans, Frankfurt a. M.
Gehe, Gehe u. Co., A.-G. Dresden N.
Goedecke, Chem. Fabrik Goedecke u. Co., Leipzig u. Berlin.
Goldenberg, Goldenberg, Geromont u. Co., Winkel a. Rh.
Güstrow, Chem. Fabrik Güstrow i. M.
Helfenberg, Chem. Fabrik Helfenberg A. G. vorm. Eugen Dieterich, Helfenberg i. S.
Hell, Chemische Fabrik G. Hell u. Co., Troppau u. Wien.
Hellwig, Chem. Fabrik M. Hellwig, Berlin NO.
Heyden, Chem. Fabrik von Heyden, Radebeul bei Dresden.
Höchst, Farbwerke vorm. Meister, Lucius u. Brüning Höchst a. M.
Hoffmann, La R., F. Hoffmann, La Roche u. Co., Basel. Jetzt auch Deutsche Firma Chem. Werke, Grenzach, Baden.
Kalle, Kalle u. Co. A.-G., Biebrich a. Rh.
Klopfer, Dr. Volkmar Klopfer, Dresden-Leubnitz
Knoll, Knoll u. Co., Ludwigshafen.
Krewel u. Co., Chem. Fabrik, Cöln a. Rh.
Lingner, Chem. Labor. Lingner, Dresden.
Merck, E. Merck, Chem. Fabrik, Darmstadt.
Neumann, Charl., Chem. Fabrik Dr. Neumann G. m. b. H., Charlottenburg.
Pearson, Pearson u. Co., G. m. b. H., Hamburg.
Riedel, J. D. Riedel, Chem. Fabrik, Britz b. Berlin.
Rosenberg, Phys. Chem. Labor. Hugo Rosenberg G. m. b. H., Charlottenburg.
Ruete u. Enoch, Hamburg.
Schering, Chem. Fabrik auf Aktien, vorm. E. Schering, Berlin N.
Stroschein, J. E. Stroschein, Berlin S. O. 36.
Ver. Ch. W. Charl., Vereinigte Chem. Werke, Charlottenburg.
Vial u. Uhlmann, Frankfurt a. M.
Weil, Fkft., Dr. R. u. Dr. O. Weil, Fabr. Chem. Pharm. Präp. Frankfurt a. M.
Wülfing, Johann A. Wülfing, Chem. Fabr. Berlin SW.
Zimmer, Ver. Chininfabr. Zimmer u. Co., Frankfurt a. M.

A

Aalbeeren Früchte v. Ribes nigrum.

Aalblut v. Anguilla sowie der Meeraale Conger und Muraena, enthält ein dem Schlangengift ähnl. wirks. Toxin (s. d.), das Ichthyotoxin.

Aalkraut = Herba Saturejae.

Abderhaldensche Schwangerschaftsreaktion Auftreten spezif. Placentareiweiß lösender Abwehrfermente (s. d.) bei Gravidität (s. a. Chorion). Die Reaktion besteht darin, daß das Serum Schwangerer aus Placentareiweiß Abbauprodukte freisetzt, die man z. B. durch die Blaufärbung mit Ninhydrin nachweisen kann, auf andere Eiweißkörper wirkungslos ist. Serum Nichtschwangerer hat meist keine derartige Wirkung. Die Reaktion ist für den praktischen Nachweis der Schwangerschaft genügend sicher.

Abelmoschus moschatus, Bisamstrauch, Malvaceae. Strauch Ostindien, vielfach kultiviert. Samen als Medikament und zur Parfümerie, wegen seines moschusartigen Geruchs. A. esculentus Ostafrika. Früchte als schleimiges Medikament u. Gemüse.

Abführmittel Man unterscheidet milde A. (Ekkoproctica, Lenitiva, Laxantia), die weichen Stuhl verursachen, und Drastica, die in geringen Dosen wässerige Stühle bewirken. Dazwischen stehen die Purgantia simplicia, wie Aloe, Senna und die salinischen A.

Abies Tanne, Coniferae. Einige amerikanische Arten liefern den Canadabalsam.

Abietin s. Coniferin.

Abnutzungsquote nannte Rubner die Summe der Ausscheidungen, die auf den normalen Zerfall lebender Substanz im Stoffwechsel zu beziehen ist: Darmausscheidungen (Galle, Darmsaft) im Kot, Harnstoff etc. im Harn, ferner Hauttalg, Epidermisverluste, Haare, Nägel u. dgl. Sie wird meist am Stickstoff als dem Maßstab der Eiweißverluste gemessen, weil diese am wichtigsten sind. Doch ist auch der Verlust z. B. an Aschenbestandteilen (Ca, Na usw.) wichtig. Diese normalen Verluste müssen durch Nahrungszufuhr gedeckt werden (Erhaltungsstoffwechsel oder Baustoffwechsel). Die wirkliche Abnutzung des Zellmaterials ist viel größer als die nach außen hin auftretende A., weil ein Teil der Verluste im Stoffwechsel selbst aus Abbauprodukten wieder ersetzt wird (endogener Ersatzstoffwechsel).

Abortiva Abtreibungsmittel, zur Herbeiführung von Fehlgeburten in strafbarer Absicht. Alle so verwendeten Mittel haben niemals die Sicherheit der erwarteten Wirkung, sondern sind gefährliche Gifte. Zu erwähnen sind: Phosphor, Arsen, Secale, Physostigmin, drastische Abführmittel, sowie die ätherischen Öle von Sabina, Thuja, Juniperus virginiana (Zedernöl) u. a.

Abrastol = Asaprol.

Abrin ist ein pflanzliches Toxin (s. d.) aus den Samen von Abrus precatorius L. Außerordentlich giftig (0,1 mg p. K. bei intravenöser Einführung tötlich), s. a. Jequirity.

Abrotanum Eberraute, Artemisia Abrotanum L. ist ein selten angewandtes Volksheilm. (Magenstärkung, Wurmkrankheit).

Abrus precatorius L. Paternostererbse, Giftbohne. Papilionacee aus Ostindien. Aufguß der Samen bewirkt Bindehautentzündung, die bisweilen chronische Augenleiden bessert (s. Abrin, Jequirity). Wurzel wie Süßholz verwendet.

Absinthiin $C_{15}H_{20}O_4$, Glykosid a. Absynth (s. d.).

Absinthol = Thujon (s. d.).

Absorption nennt man das Verschlucken von Stoffen oder Strahlen im Innern von Körpern, z. B. die A. von Lichtstrahlen. Im chemischen Sinne Aufn. von Gasen durch Flüssigk., z. B. Stickstoff im Blut. Die A. wächst mit Zunahme des Druckes und Abnahme der Temperatur.

Absynth Blätter und Blüten von Artemisia Absynthium L. Wermut, Europa, Westasien. Pharm. bei Verdauungsbeschwerden. Das äther. Öl wird zur Bereitung des A.-Liqueurs viel benutzt, nach anhaltendem Gebrauch gefährlich. Auch andere Artemisiaarten finden ähnliche Verw., s. a. Genip.

Abuta Gattg. der Menispermaceae Südamerika. Mit anderen Droguen Medizinalwein in Brasilien (Leber- und Nierenkrankheiten), s. a. Pareira.

Abutilon Avicennae, Malvaceae, in China wie Eibischwurzel verwendet.

Abwehrfermente nennt Abderhalden spezif. F. des Blutes, die nach Inj. oder durch pathol. Eindringen blutfremder Eiweißkörper entstehen (Carcinomeiweiß, Placenta usw.). Auf ihrer Spezifität beruht z. B. die A.sche Graviditätsreaktion. Das Blut Schwangerer enthält spezif. F. geg. Placentaeiweiß und greift dieses infolgedessen an, normales Blut nicht (s. a. Chorion). Analog soll Serum Krebskranker Carcinomeiweiß abbauen usw.

Acacia Gattung der Mimosaceae. Liefern das Gummi arabic. Ferner Catechu (s. d.), äther. Öle usw. Hauptsächlich Afrika.

Acalypha Gattung der Euphorbiaceae. Mehrere Arten in den Tropen als Heilmittel.

Acanthosicyos horrida, Cucurbitaceae, Strauch Südafrika. Wurzel medizinisch verwendet.

Acanthus mollis L., Bärenklau, Südeuropa. Wurzel u. Blätter als Schleimmittel verwendet.

Acantophis Gattg. d. Elapinae, Todesotter. Giftschlange, Australien.

Acceptor z. B. für Sauerstoff, nennt man eine Substanz, die bei den durch Katalysatoren bewirkten langsamen Oxydationen den Sauerstoff aufnimmt, während gleichzeitig eine andere als Acceptor für Wasserstoff auftritt.

Accipenserin Protamin (s. d.) aus Sperma des Störs.

Aceta = Aspirin.

Acetal Diäthyläther des nicht existenzfähigen unsymmetr. Dioxyäthans $CH_3CH(OC_2H_5)_2$. Flüssigk. Kp. 103°. Schlafm. 5—10 g.

Acetaldehyd CH_3CHO, entsteht bei der alkoholischen Gärung als Zwischenprodukt aus Brenztraubensäure und geht dann durch Wasserstoffaufnahme in Äthylalkohol über. Findet sich im „Vorlauf" der Spiritusrektifikation. Farblose Flüssigk. Kp. 21°.

Acetanilid $C_6H_5NH\,CO\,.\,CH_3$. 1887 als Antipyreticum eingeführt (Antifebrin). Aus Anilin + Eisessig. Farblose Blättchen. 0,5 p. dos. Nicht unbedenklich (Kollapsgefahr!). Nur noch selten angewendet.

Acetessigsäure Diacetsäure $CH_3\,.\,CO\,.\,CH_2\,.\,COOH$. Sehr unbeständige Fl., die sich beim Erwärmen in Aceton und CO_2 spaltet. A. kommt in pathologischen Harnen, vor allem bei Diabetes vor. Nachweis durch einen Tropfen Eisenchlorid, violettrote Färbung (Gerhardtsche Probe). Entstehung und Bedeutung s. b. Acetonkörper.

Acetolés med. Essige in der frz. Pharm.

Aceton, Dimethylketon, Propanon $CH_3\,.\,CO\,.\,CH_3$. Wird im großen aus rohem Holzgeist oder aus essigsaurem Kalk durch trock. Destill. hergestellt, ferner aus den Ablaugen der Strohaufschließung mit Natronlauge, aus Calciumcarbid, sowie endlich durch eine spezifische Gärung. Ausgangsmaterial für die Gewinnung künstl. Kautschuks sowie des Chloroforms, Jodoforms und Sulfonals. Wasserhelle würz. riech. Fl., Kp. 56,5°, spezif. Gew. 0,8. Spurenweise im Harn, reichlicher bei Diabetes, auch in der Lungenluft. Nachweis z. B. mit Nitroprussidnatrium (Légal) oder durch die Bildung von Jodoform (mit Jod u. Kalilauge), Liebensche Reaktion, s. auch Acetonkörper. Mediz. Verw. geleg. b. inoperabl. Uteruscarcinom.

Acetonchloroform s. Chloretone.

Acetonkörper Unter diesem Namen versteht man in der Pathologie die drei zusammengehörigen Stoffe Aceton, Acetessigsäure und β-Oxybuttersäure. Sie kommen bei schweren Stoffwechselstörungen im Harn vor, z. B. bei Inanition, besonders aber bei schwerem Diabetes. Aller Wahrscheinlichkeit nach sind es Zwischenprodukte des Fettstoffwechsels, die in der Norm, wenn gleichzeitig auch Zucker oxydiert wird, weiteroxydiert werden, bei Störungen des Kohlehydratstoffwechsels aber erhalten bleiben. Es entsteht wohl stets zunächst Acetessigsäure, die dann z. T. durch Reduktion in Oxybuttersäure, durch Abspaltung von Kohlendioxyd in Aceton übergeht. S. a. d. einz.

Acetonresorcin Kondensationsprod. beider Stoffe. Kristalle, unlöslich in Wasser, löslich in Alkohol u. Äther. Pharm. wie Resorcin.

Acetonurie Ausscheidung von Aceton (s. d.) im Harn, vor allem bei schwerem Diabetes, Carcinom, Entziehung von Kohlehydraten.

Acetophenon $C_6H_5COCH_3$, gelegentlich als Hypnoticum (Hypnon) verwendet. 0,05—0,2 mit Glycerin vermischt in Gelatinekapseln.

Acetopyrin Verb. von Acetylsalicyls. + Antipyrin. Weißes, in W. schw. lösliches P. Antipyretikum, Antineuralg., Antirheumat. Dos. 0,5—1,0 g 3—6mal tgl. (Hell, Troppau.)

Acetosellae Herba s. Oxalis.

Acetotoluidid $CH_3.C_6H_4.NH.CO.CH_3$ Weniger giftig als Acetanilid. Dos. Orthoa. 0,5; Paraa. 1,0—2,0 g p. dos.

Acetum Essig ist eine auf natürlichem Wege (Gärung) entstandene verd. Essigsäure, die noch geringe Mengen von Salzen und Extraktstoffen enthält. Die in den Arzneib. vorgeschriebene Konz. schwankt zwischen 4,5 und 8%. D. A. verlangt 6%. Muß frei von Schwermetallsalzen sein. Es werden eine Menge von essigsauren Extrakten von Pflanzenstoffen als Arzneimittel verwendet, die z. T. offiz. sind. A. camphoratum, Cantharidis, Colchici, Convallariae, Digitalis, Opii, Rubi Idaei, Scillae, Sinapis usw. Auch Lösungen von Schwermetallsalzen werden angewendet, so von Sublimat, vor allem Bleiessig (Liq. plumbi subacet.).

Acetum carbolisatum nach D. A. V. 4% Phenol + 96% Acetum.

Acetum fumale Räucheressig, enthält Essigs., Essigäther, Spiritus, Tct. Benzoes und aromat. Öle.

Acetum pyrolignosum Holzessig. Durch trock. Destill. des Holzes; roh eine tiefbraune Fl., die neben Essigs. noch Aceton, Methylalkohol, Phenol, Pyridin usw. enthält. Wird durch Destill. gereinigt. Äußerl. Antisept.

Acetylen HC:CH. Entsteht aus Calciumcarbid C_2Ca durch Wasser. Gas, in unreinem Zustande, hauptsächl. durch Gehalt an Phosphorwasserstoff, unangenehm riechend, giftig. Als Leuchtmittel vielfach verw. A. dient neuerdings als sehr wichtiges Ausgangsmaterial, indem es sofort nach der Freisetzung aus Calciumcarbid nach verschiedenen Methoden in Alkohol, Essigsäure, Aceton, Chloroform usw. übergeführt werden kann.

Acetylsalicylsäure wichtiges Antipyreticum, zuerst unter dem Namen Aspirin (s. d.) in den Handel gebracht.

Acetyltannin = Tannigen.

Acetylzahl der Fette gibt an, wieviel freie OH-Gruppen (Oxysäuren) diese enthalten.

Achibromin Monobrom-isovalerylglykolylharnstoff

$$(CH_3)_2CHBr\,COOCH_2CO\,NH\,.\,\underset{\displaystyle NH_2}{\overset{|}{CO}}$$

Weiße Kristalle, F. 154°, unlöslich in Wasser, 28,5% Br. Schlafmittel 0,6 bis 0,8 g (A. Voswinkel, Berlin).

Achillea Gatt. der Kompositen. Wichtige Arten die Schafgarbe, A. millefolium, die Edelgarbe, A. nobilis L., Bertramgarbe, A. ptarmica L. und die Iva, A. moschata, s. Genip, Millefolium, Iva. Enthalten Bitterstoff Achillein.

Acholie Mangel an Gallensekretion.

Achras Sapota L., Baum Fam. Sapotaceae, Antillen. Vielf. kultiv. Früchte schmecken süß, Samen als bitteres Heilmittel.

Achroodextrin Abbaustufe d. Stärke, welche Jod nicht mehr färbt (s. Dextrine).

Acicarpha Calyveraceae, Brasilien. Wurzel als Aphrodisiacum.

Acidalbumin erstes Abbauprodukt der Albumine durch schwache S. Noch durchaus eiweißähnlich. Das bekannteste ist das Syntonin des Muskeleiweiß.

Acide azotique frz. = Salpetersäure.

Acide prussique frz. = Blausäure.

Acidität Maß des Säuregehaltes. Man untersch. wahre A. = Konz. an Wasserstoffionen (s. d.) oder Konz. an freier S., und die mit Alkalien titrierbare A. der sauren Salze (Bicarbonate, Phosphate) oder Eiweißsäureverbind.

Acidol Betainchlorhydrat, wirkt in wäss. L. genau wie freie HCl. Wohlschm. Ersatz für Salzs. als Stomachicum, 0,5 g (Agfa).

Acidosis des Blutes ist die Abnahme d. titrierbaren Alkalescenz infolge vermehrter Säurebildung im Stoffwechsel (Diabetes, Anstrengungen).

Acidotoxin Auszug aus Tbc-Bazillen mit Phosphorsäure, s. Tuberkulin.

Acitrin Äthylester d. Atophans, verw. wie dieses (Bayer).

Ackerlattich = Fol. Farfarae.

Ackermennig = Herba Agrimoniae.

Ackerwurz = Lathyrus tuberosus.

Acmella Kompositae, Kraut Ostindien. Abc-Pflanze genannt, weil man es Kindern, die schwer sprechen, gibt.

Acocanthera Schimperi afrikan. Apocynacee, enthält stark wirks. Pfeilgift, in dem ein Alkaloid Ouabain und ein amorphes Alkd. Wirken wie Strophantus bzw. Digitalis. Dekokte d. Holzes 1 : 150, Ouabain zu 0,001—0,003 (Merck).

Acoin ist ein Anisyl-Phenetyl-Guanidin. Als Chlorhydrat Anäesthetikum, Kokainersatz in 0,5—1%iger L. Läßt sich durch Kochen sterilis. Es gibt auch ähnliche Verb. desselben Zweckes (Heyden).

Acolyctin Nebenalkaloid a. Aconitum Lycoctonum.

Aconitin Alkd. aus Blättern und Knollen von Aconitum (Napellus, ferox). In der Pfl. an Aconitsäure gebunden. Die aus den Pfl. direkt hergest. A. Präparate sind nicht einheitlich, da sie neben dem A. noch andere Alkde. (Pseudoa., Picroa.) enthalten; daher Wirkung unkontrollierbar. Reines Kristall. A. ist ungemein giftig (Kollaps, allg. Lähmung). Pharm. bei Neuralgien; dos. max. 0,0003 g, dos. let. 0,004 (Merck). Aconitin ist Benzoylacetylderivat d. Aconins $C_{25}H_{39}NO_9$, dessen Konstitution unbekannt ist.

Aconitum Sturmhut, Eisenhut. Fam. d. Ranunculaceae. Einheim. Arten: Napellus, deren Knollen offiz., A. Stoerkeanum (Folia offiz.). Andere giftige Arten in Indien, China, Japan. Diese enthalten eine Reihe Alkaloide, die z. T. ebenfalls sehr giftig sind: Japaconitin, Lycaconitin, Bikhaconitin usw.

Acopyrin acetylsalicyls. Antipyrin.

Acorus Calamus, Kalmus, Araceae. Weitverbreitete Wasserpflanze, liefert Rhizoma Calami.

Acria = Irritantia sind Stoffe, die auf Haut und Schleimhäuten Reizungen und Entzünd. hervorrufen, ohne Ätzwirkung (s. Caustica). Beispiele: Canthariden, ätherische Öle.

Actaea Gatt. d. Ranunculac. A. spicata, Christophskraut, einheim. Wurzel, früher wie Nieswurz angew., A. racemosa, Schlangenwurzel, in Amerika als Fluidextr. Antipyret. 30—60 Tr.

Actol Silberlactat, Weißes geruchl. Pulv., stark reiz. Antisept. Tabl. 0,2. Ersatz f. Sublimatpast. (Heyden).

Adalin Bromdiäthylacetylharnstoff. Farbl. Krist., schw. löslich in W. Gutes Einschläferungsm. u. Sedativum 0,5 bis 1 g (Bayer).

Adamkiewicz-Reaktion Proteine geben mit Eisessig und konz. Schwefelsäure rotviolette Färbung. Sie beruht auf dem Tryptophan (s. d.), das mit Glyoxylsäure diese Färbung gibt; Glyoxylsäure entsteht ihrerseits in geringer Menge aus Eisessig + konz. Schwefelsäure.

Adamon Dibromdihydrozimtsäureborneolester. Hypnotikum und Sedativum. Weiß. geruchl. P., unl. in W. 0,5—1 g mehrmals. Hat nicht die unangenehmen Nebenersch. d. Baldrianpräp.

Adansonia digitata L., Affenbrotbaum, Baobab, Malvac. Afrika. Früchte melonenähnlich. Samen lief. Öl.

Addisonsche Krankheit Bronzekrankheit. Tödliche, mit Dunkelfärbung der Haut verlaufende Stoffwechselerkrankung infolge einer pathologischen Veränderung des Adrenalsystems.

Adenin ein 6-Aminopurin (s. Purine) Bestandteil der Nukleinsäuren (s. d.), aus denen es im Stoffwechsel entsteht. Geht durch ein Organferment Adenase in Hypoxanthin, weiter in Harnsäure über.

Adenosin Glykosid aus Adenin + d-Ribose, Bestandteil der Nukleinsäuren.

Adeps = Schmalz, tierische Fette von Salbenkonsistenz. Offiz. nur noch A. suillus, Schweineschmalz; früher alle möglichen Tierfette.

Adeps benzoatus offiz. aus Fett + Benzoepulver (1%). Zur Herstellung von Salben.

Adeps Lanae s. Lanolin.

Aderminzkraut = Fol. Menthae piperitae.

Adhatoda vasica Nees, Acanthaceae, Indien. Blätter als Antiasthmatikum, Expectorans. Enthält Alkaloid Vasicin.

Adiantum Gattung der Farne, Familie Polypodiaceae. Von A. Capillus Veneris, Frauenhaar, Südeuropa, werden die Blätter (Herba Cap. Ven.) als Expektorans verwendet, ähnlich A. pedatum Amerika, Asien.

Adigan Extr. Digitalis, aus dem Digitonin durch Cholesterin entfernt ist.

Adipinsäure $C_4H_8(COOH)_2$, aus Fetten durch Oxydation.

Adipocire Leichenwachs, haupts. palmitins. und stearins. Ca, durch Zersetzung von Kadavern in feuchten, luftundurchläss. Böden.

Adipol ist ein Mineralfett, das bis 30% Wasser aufzunehmen vermag.

Adlumia fungosa, Papaveraceae, Nordamerika, Kraut. Wurzel enthält ein dem Protopin ähnliches Alkaloid.

Adonidin Glykosid aus Adonis, wahrscheinlich ein Saponin. Das A. des Handels enthält außerdem noch A.-Säure, die giftiger und wirksamer ist. Herztonicum u. Diuretic.

Adonis Gatt. d. Ranuncul. Adonis vernalis, Christwurz. Wurzel u. Bltt. arzneilich angew. Enthalten Glykosid Adonidin, Herzgift, der Digitalis ähnlich.

Adonit fünfwertiger Alkohol $C_5H_{12}O_5$, in Pfl. natürl. vorkommend, gibt bei der Oxydation Ribose.

Adorin Formalinhalt. weiß. Pulver. Fußschweiß (Schering).

Adoxa Moschatellina, Moschuskraut, früher arzneilich verwendet.

Adralgin thymolsulfos. Kokain mit Adrenalin, Lokalanästh. (Zugmeiers Labor. Basel).

Adrenalin Suprarenin, ist der wirksame Bestandteil der Nebennierenrinde. Es wird auch synthetisch hergestellt (Höchst) und hat die Formel $(OH)C_6H_3 . CHOH . CH_2NH . CH_3$. Es hat eine außerordentlich steigernde Wirkung auf den Blutdruck, wird gegen Kollaps und zur künstl. Blutleere benutzt (Conjunctivitis). S. a. Nebenniere.

Adrenalsystem Drüsengewebe mit innerer Sekretion, best. aus d. Nebenniere u. einigen zerstreuten Zellgruppen im Abdomen, die alle Adrenalin liefern, auch chromaffines System genannt (s. Nebenniere).

Adrenochrom Schwefelhaltiger Farbstoff d. Nebennieren. Subkut. geg. Tbc. 0,001 g (Dr. Laboschin, Berlin NW.).

Adsorption Aufnahme von Stoffen durch die Oberfläche anderer Stoffe, z. B. Farbstoffe durch Kohlenpulver. A. spielt vor allem bei Kolloiden mit ihrer großen Oberfläche eine Rolle, infolgedessen auch bei vielen Zellvorgängen, insbesondere bei der Aufnahme von Giften in die Zelle sowie bei den Fermentprozessen.

Adstringentia sind Mittel zur lokalen Behandlung erkrankter Schleimhäute, Verdichtung der obersten Schleimschicht. Gerbsäuren, Metallsalze, Phenol. Bei stärkerer Einw. Ätzwirkung.

Advokatbaum = Persea gratissima (Laurus persea).

Ägyptische Heusamen = Semen Foenu graeci.

Aelosomin ein eisenhaltiges, grünes

Pigment des Wurmes Aelosoma, angeblich ein Globulin. Soll als respiratorischer Farbstoff, wie Hämoglobin, dienen.

Äpfelsäure Oxybernsteinsäure

$$\begin{array}{l} CHOH\,.\,COOH \\ | \\ CH_2\,.\,COOH \end{array}$$

1785 von Scheele aus Äpfeln dargestellt. In vielen Früchten. Eisensalz in Extractum ferri pomatum.

Aërobier Mikroorganismen, die nur bei Zutritt von Sauerstoff gedeihen.

Aeroxydasen nennt man die Oxydasen, welche den Luftsauerstoff übertragen.

Aerugo Grünspan, gegen Maul- und Klauenseuche, auch sonst in Pflastern als Ätzmittel.

Aesculase Ferment, das Aesculin zerlegt, wahrscheinlich mit Emulsin identisch.

Aesculin $C_{15}H_{16}O_9$, Dioxycumarin, Glykosid aus der Rinde der Roßkastanie, Aesculum hippocastanum, gelegentl. als Chininersatz; als 4%ige Glycerinsalbe gegen Sonnenbrand.

Aethal = Cetylalkohol, Hauptbestandteil des Walrats (s. d.).

Aethalium septicum, Fuligo septica, Lohblüte, sehr einfacher Organismus der Klasse der Schleimpilze (Myxomyceten).

Aethanolamin $CH_2NH_2\,.\,CH_2OH$, Aminoäthylalkohol, Colamin, Spaltprodukt einiger Phosphatide (s. d.).

Äther sind die Anhydride der Alkohole von der Formel R—O—R. Am wichtigsten der Äthyläther $(C_2H_5)O$. Entstehen aus den Alkoholen durch Wasserentziehung mit konz. Schwefelsäure. Natürlich vorkommende Äther der Zucker sind die Glykoside (s. d.).

Aether aceticus Essigäther, Äthylacetat, richtig Essigsäureäthylester $CH_3COOC_2H_5$. Aus wasserfr. Na-Acetat mit Alkohol und Schwefels. Farbl. Fl. von erfrisch. Geruch. Kp. 75°. Anregungsmittel, bei Magenkrampf, Einreibung bei Neuralgien. Lösungsmittel für Fette usw.

Aether bromatus der offizielle Name für Äthylbromid.

Aether formicicus Ameisensäureäthylester, Rumäther. Wird zum Einatmen bei Entzündungen der Respirationsorgane verwendet.

Ätherische Öle Flüssige, stark riech. ölige Subst. d. Pflanzenreichs. Meist stark lichtbrechend und optisch aktiv. Chemisch nicht als Gruppe charakt. Enthalten Terpene (s. d.) und besondere Riechstoffe. Werden meist durch Dampfdest. der Pflanzenteile gewonnen; z. T. starke Reizmittel.

Aether nitrosus = Äthylnitrit, Salpetrigsäureäthylester, der wirksame Bestandteil des Spiritus Aetheris nitrosi.

Aether Pini silvestris Fichtennadeläther, 10 T. Ol. Pini silv., 90 T. Petroläther. Einreibung gegen rheum. Schm.

Ätherschwefelsäuren gepaarte Schwefelsäuren, sind Ester der Schwefels. mit aromatischen Körpern wie Phenol, Kresol, Indoxyl, Skatol, die im Harn vorkommen. Es handelt sich um eine physiologische Entgiftung dieser durch Eiweißfäulnis im Darm entstehenden und resorbierten Stoffe in der Leber („Kuppelung", s. an Glucuronsäure).

Aether sulfuricus = Äthyläther.

Äthiops Mohr, veraltete Bezeichnung für feine schwarze Pulver, zuerst für feine Verreibungen von Quecksilber angewendet, dann auch für fein verteiltes Platin, Palladium usw. Ae. vegetabilis wurde aus Tang hergestellt, wegen seines Jodgehaltes gegen Kropf angewendet.

Äthon Methenyltriäthyläther $CH(OC_2H_5)_3$, Flüssigkeit, Kp. 145°. Gegen Husten usw.

Äthoxycaffein aus Caffein hergestellt. Wirkung wie Caffein, zugleich narkotisch. Gegen Migräne 0,3 g.

Aethusa Cynapium, Hundspetersilie, enth. kein Coniin, sondern ein wenig bekanntes Alkd. Cynapin. Giftpflanze, d. Petersilie ähnlich. Wurzel früher als Diuretic. angewendet.

Äthyläther Äther sulfuricus, Schwefeläther, $C_2H_5—O—C_2H_5$, wird aus Äthylalkohol durch konz. Schwefels. dargestellt. Klare, farbl., leicht bew. Fl. Kp. 35°, spez. Gew. 0,72. Brennbar, Lösungsmittel für Fette, Harze usw. Ä. wirkt in kleinen Dosen innerlich oder subkutan anregend auf das Herz, in größeren narkotisch (Äther pro narcosi offiz.). Ferner zu verschied. Tct. und Extr. (Spiritus aethereus).

Äthylalkohol Spiritus, Weingeist. CH_3CH_2OH. Wasserhelle, würzig riech. Fl. vom spez. Gew. 0,79. Kp. 78,4°. Wird durch die Alkoholgärung (s. d.) zuckerhaltiger Pflanzenstoffe gewonnen und ist der Hauptbestandteil aller alkoholischen Getränke (s. d.). Rein durch Destillation. Ä. findet sich auch in geringen Mengen in tierischen Geweben; seine Entstehungsart ist noch nicht sicher aufgeklärt. Ä. ist ein technisch wichtiger Stoff, da er als Ausgangsmaterial für viele Synthesen benutzt wird, sowie als Lösungsmittel. Der zu technischen Zwecken dienende Ä., ebenso wie der für die Liqueurfabrikation, wird fast ausschließlich aus Kartoffelstärke durch Zerlegung in Zucker und Vergärung gewonnen. Daneben kann man ihn auch aus Rüben und aus Holz nach Spaltung der Zellulose (Zellstoff) mit Säuren durch Gärung darstellen sowie aus Calciumcarbid bzw. Acetylen (s. d.). Der „Spiritus" des Handels enthält meistens 92% Ä. Ä. ist ein Nährstoff, der bei der Oxydation im Körper erhebliche Mengen Energie abgibt; gleichzeitig aber ein Gift, das schon in geringen Dosen Verschlechterung der Muskelarbeit, in größeren Rauschzustände bewirkt. Bei dauernder Aufnahme größerer Mengen chronische Erkrankungen des Nervensystems, der Leber usw.

Äthylbromid Bromäthyl, Äther bromatus C_2H_5Br. Aus Alkohol, Schwefelsäure und Kaliumbromid (D. A. V.). Farbl., ang. riech. Fl. Kp. 38—40°. Inhalationsanästhet.

Äthylchlorid Chloräthyl, Äther chloratus C_2H_5Cl. Aus Alkohol durch Erh. mit konz. HCl unter Druck. Leicht entzündl. Fl. Kp. 12°. Lokales Anästhet. durch schnelle Verdunstung (Kälte), s. a. Anästhol.

Äthylen ölbildendes Gas C_2H_4. Bestandteil des Leuchtgases. Addiert leicht Brom bzw. Chlor.

Äthylenbromid $CH_2(Br) . CH_2(Br)$. Aus Äthylen + Brom. Farbl. Fl. Kp. 129°. Gegen Epilepsie.

Äthylenchlorid $C_2H_4Cl_2$, aus Äthylen + Chlor. Klare Flüssigkeit, chloroformähnlicher Geruch. Kp. 85°. Zu Einreibungen bei Neuralgien.

Äthylhydrocuprein s. Optochin.

Äthylsenföl $C_2H_5N:C:S$ aus Rhodankalium + Jodäthyl, wird als örtliches Reizmittel gebraucht.

Ätiophyllin Stammsubst. d. Chlorophylls (s. d.).

Ätioporphyrin ist die sauerstoff- und magnesiumfreie Stammsubstanz von Blut- und Blattfarbstoff. Sie enthält 4 Pyrrolreste aneinander gebunden.

Ätzmittel, -pasten, -stifte s. Caustica.

Afenil Calciumchloridharnstoff, Krist. Intravenöse Inj. Asthma, Heufieber (Knoll).

Aferontang Droge aus der Aizoacee Moolugo nudicaulis, Madagaskar. Amarum gegen Keuchhusten.

Affenbohne = Fructus Anacardii.

Affenbrotbaum s. Adansonia.

Affinität chemische Verwandtschaft, ist eine Kraft, die zur Umwandlg. chem. Energie und damit zu chem. Reaktionen führt. Ist z. B. unter best. Beding. die Kraft zwischen H u. O größer als die Anziehungskraft der Atome zueinander, so tritt eine Reaktion zwischen H u. O (Wasserbildung) ein. Die Aff. ist stark beeinflußt durch die Temp. Als Maß der A. ist die maximale Arbeitsleistung bei einer chem. Umwandl. anzusehen, die in vielen Fällen als Wärmeentwicklung zu messen ist.

Afridiwachs s. Roghan.

Afridol Afridolseife, enth. 4% Oxyquecksilbertoluylsaur. Na. Komplex gebunden. Stark desinf. Hautleiden (Bayer).

Agar-Agar Thallus von versch. asiatischen Algen der Gatt. Florideae. Enthält ein Polysacharid Gelose. Zu Suppositorien u. Ä. sowie Bakt. Nährböden.

Agaricin A.-Säure, Harzsäure aus Polyporus offiz. Fr. (Lärchenschwamm). Es ist eine Cetylcitronensäure. Gegen Nachtschweiße offiz. 0,01—0,05. Das Pulver des Pilzes selbst als Agaricum 0,04—0,1, ferner als Purgans (Volksheilm. in Bitterlikören). Die Droge wird hauptsächlich in Nordrußland gesammelt.

Agarophen Agar-Agar + Phenolphtalein. Abführm.

Agathin Salicylaldehydmethylphenylhydrazon. Weiße Krist., unl. in W. Antineuralg. 0,15—0,5 g.

Agavose ein angebl. besonderer Zucker d. Agave, ist Rohrzucker.

Ageratum Gattung der Kompositae, vielfach als Zierpflanzen. Enthält ein Alkaloid, das blutdrucksteigernd wirkt. In den Heimatländern bei Durchfall, Fieber usw. verwendet.

Agglutination Zusammenbacken korpuskulärer Elemente, hauptsächlich von Blutkörpern und Bakterien gebraucht. Es kann sowohl durch chemische Einflüsse auf die Oberfläche wie auch durch spezifische Antikörper, die Agglutinine (s. d.), zustande kommen. Bewegliche Keime verlieren dabei zuerst ihre Beweglichkeit, kleben dann zusammen und sinken zu Boden. Die spezifische A. der Sera wird zu diagnostischen Zwecken vielfach angewendet, z. B. bei Typhus (Widalsche Reaktion).

Agglutinine spezifische Antikörper, die durch Einführung fremder Blutkörper oder Bakterien entstehen. Namentlich die letzteren wichtig als Mittel zur Serodiagnostik, da sie im Serum infizierter Tiere nachweisbar und durch den Grad der Agglutination meßbar sind. Die A. sind einfache Antigene, stehen den Präzipitinen nahe (s. d.). Sie sind meist nicht absolut spezifisch, wirken auch auf verwandte Bakterien, doch immer am stärksten auf die homologen Bakterien.

Aggressine nennt man hypothetische Stoffe der Bakterien, welche die Leukocyten an der Phagocytose hindern und überhaupt die Widerstandskraft lebender Gewebe gegen das Eindringen der Keime schwächen. Es sind Antigene, die Antikörper bilden, aber von den Toxinen verschieden.

Agmatin Base im Heringssperma, um CO_2 ärmer als Arginin (s. d.).

Agobilin Mittel gegen Gallensteine, enth. chlorsaures und salicylsaures Strontium und Phenolphthalein (Gehe).

Agomensin Tabletten aus Corpus luteum, Amenorrhoe usw. (Ciba.)

Agrimonia Eupatoria, Ackermennig, Leberklette, Steinwurz, Rosaceae, Kraut Europa, Amerika. Herba A. gibt einen aromatischen Infus, der gelegentlich gegen Fieber, als Gurgelwasser usw angewendet wird.

Agropyrum repens = Quecke, s. Gramen.

Agrostemma Githago, Kornrade, Caryophyllaceae. Wichtigste Verunreinigung des Getreides. Enthält ein nicht unbedenkliches Saponin, Agrostemmin oder Githagin.

Aguma Eiweißpräp. aus Soja (s. d.), leicht löslich in Wasser (Agumawerke, Harburg a. E.).

Agurin Theobrominnatrium-Natriumacetat. Diureticum, angebl. herzunschädlich. Dos. 0,25—0,5, pr. die bis 3 g (Bayer).

Aguttan Oxychinolinsalicylsäureester, Gichtm., das die Bildg. von Harns. bei period. läng. Darreich. verhindern soll (Athenstädt u. Redecker).

Ahrand schwarzer = Storax, weißer = Olibanum.

Aiodin Schilddrüsenextrakt. Graues, in W. unl. Pulver. 0,4% Jod. Pharm. b. Myxödem (Hoffmann La Roche).

Ajowanoel aus den Früchten von Ptychotis coptica DC. Riecht stark nach Thymian, enthält ca. 50% Thymol, das daraus gewonnen werden kann. In Indien als Heilmittel gegen Cholera.

Airol Bismut. oxojodogallic. Grüngraues, in W. unl. Pulver. Antiseptikum, Streup. (Hoffmann, La Roche).

Aizameöl vom japanischen Haifisch, Squalus mitrukurii.

Akajoubalsam aus Anacardium occidentale (s. d), Elefantennüsse, enth. Cardol. Blasenzieh. Mittel.

Akapnie Mangel an CO_2 im Blut, vielleicht eine Ursache d. Bergkrankheit.

Akazga Gift, in Afrika gebräuchlich, wahrscheinlich von einer Strychnosart. Enthält wahrscheinlich weder Strychnin noch Brucin, sondern ein anderes Alkaloid, Akazgain.

Akeeöl v. Blighia sapida, Sapindac. Westafrika, Jamaika.

Akrolein Allylaldehyd $CH_2{:}CH.CHO$, entsteht bei der unvollkommenen Oxydation von Fetten oder Glycerin, Flüssigkeit vom Kp. 52°, von unerträglich stechendem Geruch.

Akromegalie krankh. Wachstum der Extremitäten, besonders der Finger, bedingt d. Funktionsstörungen d. Hypophyse (s. d.).

Akrose nannte Emil Fischer den von ihm aus Glycerin synth. hergestellten echten Zucker, den er dann in natürliche d-Glucose umwandeln konnte. Er erwies sich als racemische Fructose.

Aktivatoren Stoffe, welche d. Wirkung d. Ferm. verstärken. Man untersch. unspezifische A., z. B. schwache S., und spezifische, z. B. Galle b. Lipase, vgl. a. Kofermente.

Aland = Rad. Helenii, s. Inulin.

Alangium Lamarckii, Cornaceae, Baum Ostasien. Rinde sicheres Emetikum. Enthält Alkaloid Alangin.

Alanin α-Aminopropionsäure

$CH_3 . CH(NH_2)COOH$,

Spaltprodukt aller Proteine. Quecksilbersalz zu subk. Inj. bei Syphilis.

Alant = Helenium.

Alaun s. Alumen.

Albamin ist ein stickstoffhaltiger Doppelzucker aus Ovalbumin.

Albargin Gelatosesilber, aus Glutinspaltprodukten mit Silbersalzen. Hellgelb. Pulver mit 15% Ag; leicht lösl. in W. Injekt. b. Gonorrhoe 0,1—0,2%ige L. (Höchst).

Albaspidin einer der Bestandteile der Filix (s. d.).

Alboferrin Phosphorh. Eiseneiweißpräp. 0,68% Eisen, 5—30 g p. d.

Albukola Nährmittel aus Casein mit etwas Natrium bicarbon.

Albulactin Lactalbumin-Na. Kindernährm. (Wülfing).

Albumine sind eine Hauptgruppe der Proteine (s. d.). Charakt. d. Löslichkeit in Wasser, Fehlen d. Glykokolls als Spaltprod.; z. T. kristallinisch. Serumalbumin im Blut, Lactalbumin in geringer Menge in Kuhmilch, reichlich in Frauenmilch. Ovalbumin aus Eiern ist eigentlich ein Glykoproteid (s. d.).

Albuminoide nannte man früher häufig eine im System der Proteine schwer einzureihende Gruppe unlöslicher Eiweißstoffe, besser Skleroproteine (s. d.).

Albuminurie Auftreten von lösl. Köpereiweiß im Harn. Meist Anzeichen schwerer Nierenstörungen. Selten über 1%.

Albumosen besser Proteosen, Abbauprod. d. Proteine, die aus einem unentwirrbaren Gemenge von Polypeptiden bestehen (s. d.). Sie unterscheiden sich von Peptonen (s. d.) durch Fällbarkeit mit Zinksulfat. Durch willkürliche Trennungsmethoden hat man eine Reihe verschied. Fraktionen isoliert und besonders benannt (Proto-, Deutero-, Heteroa.). Andererseits unterscheidet man sie nach den versch. Proteinen als Albumosen, Gelatosen, Caseosen usw.

Alcassuz s. Periandra.

Alcopon Alkaloida comp. Opii. Ers. f. Pantopon (Gen. d. Apoth. Hamburg).

Alcornocorinde Rinden verschiedener Bäume, die früher gegen Phthise verwendet wurden.

Alcuenta wasserl. Alkoholsalben, nicht ranzig werdend, leicht resorbierbar. Mit Hg, KJ usw. zu Schmierkuren (Helfenberg).

Aldehyde sind Stoffe mit der charakteristischen Gruppe CHO, die durch vorsichtige Oxydation der primären Alkohole RCH_2OH entstehen. Die wichtigsten Aldehyde sind die Zucker.

Aldehydasen Fermente der Organe, die einige Aldehyde in die zugeh. S. überführen. Früher zu den Oxydasen gezählt, scheinen die A. oxydo-reduzierend zu wirken nach Art der Cannizaroschen Reakt. (s. d.).

Aldehydmutase Ferm., das die Cannizarosche Reakt. (s. d.) katalysiert (s. Aldehydasen).

Aldrovandia fleischfressende Pflanze, enth. pepsinähnl. Proteasen.

Alembrothsalz Ammoniumquecksilberchlorid, früher als Wunddesinficiens verwendet.

Alisma Plantago, Froschlöffel, früher als Herba Plantaginis medizinisch verwendet.

Aletris farinosa, Liliaceae, Nordamerika, Rhizom als Bittermittel.

Aleudrin Carbamidsäureester d. Dichlorisopropylalkohols. Weiß. Pulver. Schlafm. 0,5—2,0 g.

Aleuron geformte Eiweißkörper in den Zellen der Pflanzensamen. Reserveeiweiß für den sich entwickelnden Embryo s. a. Kleber. Nicht selten enthalten sie Proteinkristalle.

Aleuronat Eiweißpräp. aus Getreidekleber. Feines weißl. Pulver, 80% Eiweiß. Gut ausnutzbar und billig. Kindermehle, Diabetikerbrot (Hundhausen, Hamm i./W.).

Alexanderblätter = Fol. Sennae alexandrin.

Alexine Immunstoffe der Sera, dem heutigen Begriff Komplement fast genau entsprechend.

Alformin Konz. Lösg. von basischem Alum.-Formiat. Geruchl., ungift. Antisept. statt Alum.-Acetat (Elb).

Alginoide Metallsalze der Alginsäure, die aus Laminaria durch Auskochen gewonnen wird. Unlösliche Pulver (Eisen, Arsen, Wismut usw.). Gelegentlich medizinisch angewendet.

Alinit ist eine Kultur von Bacillus Megatherium, die zu Düngerzwecken dem Boden zugefügt wird. Sie soll die Umsetzung des unlöslichen Stickstoffes durch Fäulnis beschleunigen. Erfolge zweifelhaft.

Alival γ-Joddihydroxypropan

$$CH_2J \,.\, CHOH \,.\, CH_2OH.$$

Schnell resorbiertes, wirks. Jodpräp. (Höchst).

Alizarin Der rote Farbst. d. Krapps (s. d.), ist ein Dioxyanthrachinon. Jetzt nur synth. hergestellt.

Alkalescenz Grad der alkalischen Reakt., z. B. im Blut. Man unterscheidet wahre A., Konz. an OH'-Ionen, und titrierbare A. durch kohlens. Salze.

Alkalialbuminate erste Abbauprod. d. Eiweißk. d. schwache Alkal. Noch eiweißähnl.

Alkaloide Als A. bezeichnet man meist die basischen Pflanzenstoffe, die sich von stickstoffhaltigen (heterozyklischen) Ringsystemen ableiten, hauptsächlich vom Pyrrol, Pyridin, Chinolin und Isochinolin; doch ist die Abgrenzung unbestimmt. Meist giftige und heilkräftige Stoffe. Seit der Entdeckung des Morphins (Sertürner 1805) sind eine große Anzahl untersucht, z. T. synthetisch dargestellt worden. Neben den reinen A. werden aber heute wieder mehr als je die Extrakte usw. der Drogen selbst benutzt, da diese neben den bekannten noch wenig untersuchte Nebenstoffe in geringer Menge enthalten, die aber für die pharm. W. erheblich sind. Außerdem scheint aber gerade die natürliche Mischung der A. besonders günstige Wirkungen zu haben (Opium). Synthetisch herg. bis jetzt Coniin, Atropin, Cocain u. a. Auch die aus Tieren stammenden Substanzen der heterozyklischen Reihe (Purinderivate, Imidazolderivate) werden als A. bezeichnet.

Alkanna Dunkelroter Farbst. aus Anchusa tinctoria. Haupts. zur Färbg. von Ölen.

Alkaptonurie Schwarzfärbung des Harns bei einer sonst harmlosen Stoffwechselanomalie. Die betr. Substanz ist Homogentisinsäure (s. d.).

Alkarnose Nährpräparat aus Albumosen, Zuckern, Fett und Nährsalzen. Für Kranke mit schlechtem Appetit (Riedel).

Alkarsin Kakodyloxyd, Tetramethyldiarsenoxyd, aus arseniger Säure durch trockene Destillation mit Na-Acetat. Sehr giftige Flüssigkeit.

Alkarson fertige Mischg. von 3 mg Solarson + 0,5 mg Strychnin. sulfur.

Alkekengi Früchte von Physalis Alkekengi L., Judenkirsche, Solanaceae, Mitteleuropa. Werden als Volksmittel gegen Gicht, Fieber usw. angewendet.

Alkermes = Coccionella.

Alkohole sind chemische Körper mit der charakterist. Atomgruppe OH (Hydroxyl). Die wichtigsten sind die pri- primären A., bei denen die Gruppe endständig ist, so daß sie die Formel $R \,.\, CH_2OH$ haben. Der wichtigste A. ist der Äthylalkohol.

Alkoholische Getränke Man unterscheidet vier Haupttypen: Weine, Biere, Branntweine, Liköre. Weine sind, von erlaubten Verbesserungen abgesehen, reine Naturprodukte aus Trauben oder anderen Früchten. Der „Most" gärt durch an den Trauben haftenden wilde Hefen und lagert dann auf dem Fasse, bis er reif ist. Die „Kellerbehandlung" hat den Zweck, den Wein zu bessern oder vor Schäden zu hüten. Biere sind Extrakte aus Gersten- oder Weizenmalz, die nach Zusatz von Hopfenblüten mit Hefen vergoren werden. Branntweine werden aus vergorenen zuckerhaltigen Pflanzenstoffen, aus Beeren, Früchten, Wurzeln, durch Destill. bereitet. Der übergehende Alkohol nimmt dann Aromastoffe mit. Liköre sind künstliche Mischungen von aromatischen Pflanzenextrakten mit Alkohol und Zucker.

Alkoholoxydase ein Ferm., das Äthylalkohol zu Essigsäure oxydiert. Vielleicht auch in tier. Zellen, vor allem in den Bakt. d. Essiggärung. Bleibt auch in den abgetöt. Zellen wirksam.

Allamanda cathartica, Apocynaceae, Trop. Amerika, Strauch; Blätter als Abführmittel.

Allanblackia Talgbaum, Guttiferae, 3 Arten liefern in den Samen wichtige Fette.

Allantiasis = Wurstvergiftung.

Allantoin Harnstoffderivat $C_4H_6N_4O_3$. Bei einigen Tieren das Endprodukt des Purinstoffw. Aus Harnsäure durch Oxyd., auch mittels d. Ferments Uricase (s. d.). Im Harn, Fruchtwasser, einigen Pflanzen. Pharm. als epithelisierendes Mittel bei Wunden u. Geschwüren.

Allergie ungefähr synonym mit Anaphylaxie (s. d.). Besonders werden die Erscheinungen d. Überempfindl. so genannt, bei denen nicht gerade schwere Vergiftung eintritt, so z. B. die Tuberkulinreaktion.

Allermannsharnisch = Gladiolus.

Allihnsche Zuckerbestimmung, Reduktion Fehlingscher Lösung und gewichtsanalytische Bestimmung als metallisches Kupfer durch Reduktion im Wasserstoffstrom.

Allium Gattung der Liliaceae. Mehrere Arten wichtig. A. sativum = Knoblauch. Gelegentlich als Wurmmittel. A. Porrum liefert die Porré- und die Perlzwiebeln. A. Schoenoprasum = Schnittlauch. A. ascalonicum = Schalotte. A. cepa = Zwiebel. A. victorialis s. Gladiolus.

Allmén-Nylandersche Zuckerreaktion, Reduktion von Wismutsalzen in alkalischer Lösung zu schwarzem Wismut.

Allophylus edulis, Sapindaceae, Baum Brasilien, Rinde als Wurmmittel.

Allosan Allophans.-Santalolester. W. Pulver, geschmacklos, reizloser Ersatz f. Santalöl. Tabl. 0,5 g. Gonorrhoe, Cystitis (Zimmer).

Allose eine synth. herg. Hexose, den natürl. stereomer.

Allotropin Hexamethylentetraminphosphat. Weißes Pulver, leicht lösl. in Wasser. Harndesinficiens, 1—2 g (Friedrich u. Müller, Cöln).

Alloxan Ureid der Mesoxalsäure $CO<^{COOH}_{COOH}$. Entsteht durch Oxyd. d. Harnsäure.

Alphen enth. d. wirks. Bestandteile von Allium sativum. Gegen Dysenterie u. Cholera.

Allylsenföl $C_3H_5N:C:S$, wichtigster Vertreter der Senföle = Ol. Sinapis (offiz.). Aus schwarzem Senf und anderen Cruciferen. Entsteht aus dem Glykosid Sinigrin durch ein Ferment Myrosinase neben Traubenzucker. Scharf riechende Flüssigkeit. Kp. 150°.

Allylsulfocarbamid = Thiosinamin.

Almatein Kondensationsprod. aus Hämatoxylin (Blauholzextrakt) + Formaldehyd. Rotes, in Wasser unlösl. Pulver. Jodoformersatz.

Alnus glutinosa, Erle, Betulaceae, Rinde, auch Blätter, früher als Adstringens benutzt.

Aloe Eingedickter Milchsaft der Bltt. von Arten der Gatt. A. (Liliaceae), Afrika, Asien, Westindien. Man unterscheidet glänzende (A. lucida) und matte Sorten (A. hepatica). A. ist ein kräftiges Laxans zu etwa 0,3 g. Der wirksame Bestandteil ist das Aloin bzw. die Aloine, die für die einzelnen A.-Arten verschieden sind. Glykosidische Bitterstoffe, die Anthrachinonderivate, Emodine, enthalten. Diese sind anscheinend die eigentlich wirksame Gruppe, die im Darm aus der Glykosidbindung abgespalten wird (s. Emodine). Der Zucker ist Arabinose.

Alphol α-Naphtholsalicylat, Rötlichweißes Pulver, unlösl. in Wasser. Gegen gonorrhoische Cystitis und Gelenkrheumatismus 0,5—1,0 g.

Alphozon Peroxyd der Bernsteinsäure. Starkes Antisept.

Alraun = Mandragora.

Alsine media, Caryophyllaceae, Vogelkraut, Steinkraut, früher Blätter medizinisch verwendet, jetzt nur Vogelfutter.

Alsol s. Aluminium.

Alstonia Gattg. der Apocynaceae, Ostasien, Australien. Rinde mehrerer Arten als Fiebermittel, s. Ditarinde. Enthält 2 Alkaloide Alstonin und Alstonidin.

Althaea Gattg. der Malvaceae. A. offiz. Eibisch, einheim. auch angebaut. Verw. werden Wurzeln und Blätter. Rad. A. als Decoct. 1 : 25, Sirup als Expectorans, das Pulver zu Pillen usw. Die Blätter zu Species emollientes.

Althaeine Hautsalbe, die Walrat, Gelatine und Glycerin enthält.

Altrose synth. herg. Hexose, den natürl. stereomer.

Alumen Alaun, Kalialaun, Doppelsalz der Schwefelsäure mit K u. Al. $KAl(SO_4)_2 + 12H_2O$. Im großen herg. aus Alaunstein, Feldspat usw. Große Krist., leicht lösl. in Wasser, unlösl. in Alkohol u. Äther. Gibt bei 200° sein Kristallwasser ab (gebrannter A.). Anw. als Beize in der Gerberei und Färberei. Pharm. selten inn. (Decoct. Zittmanni). Äuß. als Stypticum, als Adstringens.

Aluminium Al. Atomgew. 27. Sehr leichtes, weißes Metall. Vor allem als kieselsaure Salze weitverbreitet (Feldspat usw.). Seine Salze wirken beizend und inn. stopfend (s. a. Alaun). Am wichtigsten Al. acet. als basisches Salz im Liq. al. ac., als Wundwasser und Gurgelwasser sowie zu Umschlägen. Al. acetico-tartaricum, Alsol, aus Al. acet. + Weinsäure, haltbares Präparat. Farbl. Lamellen, leicht lösl. in Wasser. Auch gegen Frostbeulen. Als Antisept. finden weiter Anw. Al. aceto-boric., Al. aceto-glycerinat., Al. chloric., Al. sulfur. u. a. (s. a. Alformin, Alumnol). Als Streupulver: Al. borotannic. Cutal, boro-tartar, Boral, Al. salicyl., Al. subgallic. Als Darmmittel: Al. caseinic. bei Kindern stündl. 0,03 g und Al. lact. (Fixin).

Alumnol β-Naphtholdisulfosaures Al. Antisept. bei eitrigen Wunden, Tiefenwirkung, 0,5—2%ige L. Auch Inj. bei Gonorrhoe.

Alutan koll. Alum-hydrox. Antidiarrhoic. 2—3 Eßl. in Aufschwemm. (Ch. F. Siegfried, Zofingen).

Alypi folia s. Globularia.

Alypin synth. herg. Kokainersatz, dem Stovain verw. Weißes Pulver, leicht lösl. in Wasser u. Alkohol. Sterilisierbar. Etwas größere Mengen als Kokain (Bayer).

Alyxia stellata, Apocynaceae, Ostasien, Schlingstrauch. Rinde als Stomachicum, besonders in Japan. Enthält kristall. A.-Kampfer, der mit Cumarin identisch sein soll.

Amandin Globulin aus Mandeln.

Amanita Gattung der Hutpilze, sehr giftige Arten sind A. pantherina DC., Pantherpilz, A. muscaria, Fliegenpilz, und A. phalloides, Knollenblätterschwamm. Enthalten ein Toxin, A.-Toxin (Blutgift) sowie z. T. Muscarin (s. d.).

Amanitatoxin Phytotoxin aus A. phalloides, auch Phallin genannt.

Amara Bittermittel, Medicam. bitteren Geschm. bei Stör. der Magenverd., Blutarmut. Mit Ausnahme des Orexin (s. d.) Pflanzenstoffe.

Amarin ein Nervenmittel, besteht aus Natrium glycerophosphoricum, Strychninum cacodylicum und Novocain (Apoth. Salomon, Charlottbg.).

Amarin stickstoffhalt. Base aus Benzaldehyd + Ammoniak $(C_6H_5)_3C_3N_2H$, Krampfgift.

Amberöl s. Bernsteinöl.

Amblotica s. Abortiva.

Amboceptor Schutzkörper, mit 2 spezifisch bindenden haptophoren Gruppen, mit denen er einerseits das Antigen (s. d.), andrerseits das Komplement (s. d.) bindet. Bildet also den einen wichtigen Bestandteil der komplexen Antikörper, wie Hämolysine, Bakteriolysine usw. Die A. verankern sich an die Receptoren der Zelle (z. B. Blutkörper) und nehmen noch das wirkende Komplement auf.

Ambra Ambarum, Ambra grisea, an den Küsten der Tropen gefundene Masse, stammt aus dem Darme des Pottfisches. Feiner, eigentümlicher Geruch Enthält einen fettähnlichen Stoff, Ambrain, Formel wahrsch. $C_{23}H_{40}O$; der eigentl. Riechstoff unbekannt. Früher beliebtes Nervinum, jetzt fast ausschließlich in d. Parfümerie verwendet.

Ambrosan Blutpräparat mit Weizenmehl, Kakao usw.

Ambrosia Mycelien verschiedener auf Holz wachsender Pilze, die einigen Holzborkenkäfern als Nahrung dienen.

Ambrosia artemisiaefolia, Kompositae, amerikanisches Unkraut, in Europa verwildert. Wird in Amerika als Fiebermittel usw. angewendet.

Ameisenäther = Äther formicicus.

Amenyl Methylhydrastimid-Chlorhydrat. Gelbl. Kristallpulver. Funktionelle Amenorrhoe, 0,05 g (Merck).

Amidasen Fermente, welche die Amidgruppe abspalten. Führen z. B. Guanin in Xanthin über (tierische Organe) oder Harnstoff in $CO_2 + NH_3$ (s. Urease).

Amidon frz. = Stärke.

Amidopyrin = Pyramidon.

Amidstickstoff nennt man im Gegensatz zum Aminostickstoff und Proteinstickstoff den N der Säureamide von der Formel $RCONH_2$. A. findet sich in allen pflanzl. Futtermitteln, hauptsächlich als Asparagin (s. d.) u. Betaine (s. d.). Für den Fleischfresser unverwertbar, wird A. vom Pflanzenfresser sehr gut ausgenutzt, da er von den Bakt. des Darmkanales in Bakterieneiweißkörper umgewandelt wird, die verdaulich sind.

Amidulin veralteter Name für Amylodextrin.

Amigrin Mittel gegen Kopfschmerz, enthält Acetylsalicylsäure und Magnesia usta.

Amikronen die auch ultramikroskop. unsichtbaren kleinen Teilchen d. kolloid. Lösungen.

Amine sind stickstoffhaltige Stoffe, die sich durch Eintritt eines oder mehrerer organischer Reste in das Ammoniak NH_3 ableiten. Danach unterscheidet man primäre, sekundäre und tertiäre A. Von A. in irgend welcher Bindung leiten sich fast alle pflanzl. Heilstoffe und Gifte ab.

Aminoäthylalkohol s. Colamin.

Aminoazotoluol ist der eigentlich wirkende Bestandteil des Scharlach R. (s. Scharlachsalbe) und wird auch für sich zu Salben verw. (Afga, Kalle).

d-α-Aminobuttersäure $CH_3CH_2CH(NH_2) . COOH$, Spaltprod. des Lupineneiweiß, in and. Proteinen nicht sicher nachgewiesen.

Aminocapronsäuren s. Leucin, Isoleucin, Norleucin.

Aminoessigsäure s. Glykokoll.

Aminosäuren Amidosäuren, allgem. Formel $R(NH_2)COOH$, sind sehr wichtig als Spaltprodukte aller Eiweißkörper. Es finden sich stets dieselben, aber quant. stark wechselnd, bisweilen fehlen einige. Man unterscheidet die A. der Fettreihe, der Benzolreihe und Abkömmlinge stickstoffhaltiger Ringe. Die wichtigsten sind: Glykokoll, Alanin, Valin, Leucin, Asparaginsäure, Serin, Glutaminsäure, Phenylalanin, Tyrosin, Prolin, Histidin sowie die kompl. A. Lysin und Arginin und das schwefelh. Cystin (s. d. einz.). Die A. entstehen im Darm bei der Verdauung der Eiweißkörper, teils in freiem Zustande, teils in Form von Ketten von A., den sog. Polypeptiden. A. und Polypeptide werden im Stoffwechsel zu Zelleiweiß aufgebaut.

Ammi Gattung der Umbelliferae, Kräuter, Mittelmeergebiet. Früchte mehrerer Arten als Diureticum usw. Enthalten Glykosid Kellin und Alkd. Visnagin.

Ammoniacum Gummiharz aus Dorema Ammoniacum, Gatt. der Umbelliferen, Indien. Milchsaft aus Wurzel und Stengel. Verw. zu Pflastern gegen Geschwüre und Rheuma. Inn. als Expectorans 0,3—0,4 g in Tct. und Pillen (s. auch Opopanax).

Ammoniak NH_3, Gas von stechendem Geruch. Aus Ammoniumverbindungen durch starke Basen. Leicht lösl. in Wasser zu Salmiakgeist, Liq. ammonii caustici. A. wird heute im großen aus Stickstoff durch direkte Vereinigung mit Wasserstoff dargestellt (Habersches Verfahren). Ausgangsmaterial für wichtige Düngemittel und Salpetersäure.

Ammonium nennt man das Radical des Ammoniaks NH_4. Seine Salze sind sehr ähnlich den Kalisalzen.

Ammonium carbonicum Kohlensaures Ammonium, Hirschhornsalz, Gemisch von Ammoniumbicarbonat und carbaminsauren Amm. Offiz. herg. aus Ammoniumsulfat und Calciumcarbonat. Weiße, nach Ammoniak riech. Masse. Verw. inn. als Expectorans bei Herzkrankheiten 0,2—0,5. Als Riechsalz und Backpulver.

Ammoniumchlorid Sal ammoniacum, Chlorammonium, Salmiak NH_4Cl. Aus Ammoniakgas und Salzsäure. Weißes geruchl. Pulver, beim Erhitzen flüchtig. Expectorans 0,3—1 g p. d., in Salmiakpastillen, Mixtura solvens. Mit Zusatz von Eisenchlorid, Eisensalmiak, bei Rachitis, Chlorose usw.

Ammonium oleinicum Ammoniumsalz der Ölsäure. Farbl., gelatinöse Masse. Hauptbest. der Vasogene (s. d.).

Ammonium persulfuricum starkes Antisept. Gegen Gonorrhoe mit zweifelhaftem Erfolg versucht.

Ammonium sulfoichthyolicum Ichthyol. Aus einigen bituminösen Schiefern (Seefeld in Tirol) durch trock. Dest. Rotbraune, dicke Flüss., sehr wichtiges äußerliches Mittel für Salben usw. bei Hautleiden, Verbrennungen usw.

Ammoniumverbindungen Einige A. werden als Arzneimittel verw. Benzoat als Expectorans, Borat bei Nieren- und Blasenkrankh., Bromid als Ersatz für Bromkali, in der Erlenmeyerschen Bromsalzmischung, das Kampforat als Nervinum, Chlorid und Carbonat als Expectorans, ebenso Tartaricum, sowie ferner eine Reihe von A. organischer Säuren als Ersatz für Kali- oder Natronsalze. Die anorgan. A. sind sehr wichtige Düngemittel.

Amol gegen rheumatische Schmerzen, ist ein „destillierter" Karmelitergeist.

Amomum Gatt. der Zingiberaceae, Afrika, Asien. Samen mehrerer Arten liefern die Cardamomen (s. d.).

Ampère Einheit des elektrischen Stromes. Ein Ampère scheidet in einer Sekunde 1,118 mg Silber aus seinen Lösungen ab. Es ist

$$= \frac{\text{Coulomb}}{\text{Sec.}} \text{ oder } = \frac{\text{Volt}}{\text{Ohm}}.$$

Ampferwurz Wurzel einheimischer Rumexarten.

Amphiolen sterile, in Ampull. abgef. Arzneimittel zu subkut. Verw. (Merck, Böhringer, Knoll).

Amphopepton s. Peptone.

Amphoter nennt man Elektrolyte, welche gleichzeitig positive und negative Ionen abgeben, also Basen und Säuren sind. Die wichtigsten amphoteren Stoffe sind die Eiweißkörper, die mit Basen und Säuren schwach dissoziierte Salze bilden.

Amphotropin Kampfers. Hexamethylentetramin, Desinf. für die Harnwege, bis 5 g tgl., keine Nebenw. (Höchst).

Amygdalase, Amygdalinase s. Emulsin.

Amygdala Mandeln, Samen von Prunus amygdalus, Mandelbaum. Aus den süßen Mandeln wird Mandelöl und Mandelkleie bereitet, die bitteren dienen zur Herstellung von Bittermandelöl und Aq. amygd. amar. (s. d.).

Amygdalin Glykosid in vielen Samen, besonders von Prunus. Zerfällt durch das Ferment Emulsin in Blausäure, Benzaldehyd und Traubenzucker. Hefe spaltet aus dem im A. enthaltenen Doppelzucker nur 1 Mol. Glucose ab; es resultiert Amygdonitrilglucosid.

Amygdalose Disacharid aus Amygdalin, aus 2 Mol. Glucose bestehend, von Maltose verschieden.

Amygdonitrilglucosid, Prunasin, aus Amygdalin durch part. Abspaltung eines Glucosemoleküls mit Hefe. Zerfällt durch Emulsin bzw. Prunase weiter in Glucose, Benzaldehyd und HCN.

Amygdophenin Mandelsäurephenetitid, früher als Antineuralgicum verwendet.

Amylalkohole von der Formel $C_5H_{11}OH$, acht verschiedene Isomere, alle bekannt. Einige entstehen als Nebenprodukt bei der Spiritusbrennerei aus den Eiweißkörpern der Maische. Hauptbestandteil der Fuselöle (s. d.), namentlich der Gärungsamylalkohol. Giftig. Technisch vielfach verw. Pharm. zu Amylnitrit (s. d.). S. a. Amylenhydrat.

Amylane Polysacharide der Getreidekörner. Bestehen aus Glucose.

Amylarin Isoamyltrimethylammoniumchlorid. Starkes Gift, curareähnlich.

Amylase, Diastase, Ferm., das Stärke bzw. Glykogen in Maltose überführt. Überall verbreitet, in jeder leb. Zelle, vor allem im Speichel, Bauchspeichel und keimenden Samen, z. B. Malz. Besteht wahrsch. aus 2 Ferm., der eigentl. A., die Stärke in Dextrine, und der Dextrinase, welche diese in Maltose spaltet. A. ist bei der Verdauung, im Stoffw. sowie in der Brauerei und Brennerei von großer Bedeutung.

Amylcuprein Amyläther des Cupreins (s. d.). Wirkung chininähnlich.

Amylenchloral aus Chloral + Amylenhydrat. Schlafmittel.

Amylenhydrat tertiärer Amylalkohol $(CH_3)_2C_2H_5COH$. Aus Amylen C_5H_{10} und verdünnter Schwefelsäure, dann Dest. Klare ätherisch riech. Flüss., Kp. 100°. Schlafmittel 4—8 g.

Amylnitrit aus Gärungsamylalkohol und salpetriger Säure. Klare Flüss. von fruchtartigem Ger., unlösl. in Wasser. Bei Einatmung starke gefäßerweiternde Wirk., Anw. bei Angina pect., Asthma usw., inn. gegen Gallensteinkolik 0,25—0,5.

Amylodextrin Spaltprodukt der Stärke s. Dextrine.

Amyloform aus Stärke + Formaldehyd. Weißes, in allen Lösungsmitteln unlösl. Pulver. Jodoformersatz.

Amyloid Degenerat. Prod. der Zellproteine bei gewissen Krankheiten, z. B. Niere, Milz. Das pflanzliche A. ist ein Polysacharid vieler Samen, das der Cellulose näher zu stehen scheint als der Stärke.

Amylopectin, Amylose s. Amylum.

Amylsulfonal Kombination von Amylenhydrat und Sulfonal. Schlafmittel (Rhenania).

Amylum Stärke. Sehr kompliz. Polysacharid (s. d.), findet sich in allen höheren Pflanzen, deren Hauptreservestoff für den Kohlehydratstoffw. sie darstellt. Fehlt den Pilzen. Bildet sich bei der Assimilation im Lichte in den Blättern und wandert dann durch den ganzen Pflanzenkörper. Ist in allen Zellen in verschieden geformten Körnchen aufzufinden. Die chem. Zus. ist $(C_6H_{10}O_5)^n$, ihre genauere Struktur unbekannt. Beim Abbau durch Säuren oder das Ferment Amylase geht sie zunächst in Dextrine (s. d.), dann in Zucker über. A. besteht wahrscheinlich aus zwei ähnlichen Substanzen: der Amylose und dem Amylopectin. Gibt mit freiem Jod sehr empfindliche Blaufärbung. A. ist in Wasser nicht lösl., aber quellbar (Stärkekleister). Durch längeres Kochen geht A. in die sog. lösl. Stärke über. Verw. vor allem als Nahrungsmittel, auch in Nährpräparaten. Pharm. zu Oblaten, Verbänden und unzweckmäßig zu Streupulver.

Amylum indicum, A. Manihot = Arrowroot.

Amylum Maydis = Maisstärke.

Amylum Oryzae Reisstärke, als Puder und Streupulver.

Amynin konzentriertes antipeptisches und antitryptisches Serum gegen Ulcus ventriculi (Freund u. Redlich).

Amyrine Bestandteile der Elemiharze, sind den Sterinen (s. d.) verw. Alkohole $C_{30}H_{50}O$.

Anabiose Zustand anschein. Leblosigkeit bei niederen Tieren, z. B. durch Austrocknung oder Kälte.

Anacahuite Holz der mexikanischen Pflanze Cordia Boissieri, Borraginaceae. Als Mittel gegen Phthise früher angewendet.

Anacaonaextrakt gegen Hämorrhoiden, enthält frische Pflanzensäfte, z. B. Capsicum, Argemone mexicana, Phyllantus Niruri usw.

Anacardium occidentale L., Nierenbaum, Acajou, Baum, Tropen. Früchte (Elefantennüsse) enthalten giftigen Balsam Cardol. Als Ätzmittel gegen Warzen usw. Holz ist Mahagoni. Ähnlich die ostindischen Früchte, Harzfrüchte, vom Tintenbaum A. officinarum Gärtn.

Anacyclus Compositae, Mittelmeergebiet s. Pyrethrum.

Anaerobier Mikroorganismen, die bei Abschluß von Sauerstoff gedeihen können (fakultative A.) oder nur im sauerstofffreien Medium gedeihen.

Anaeroxydasen s. Peroxydasen.

Anästhesin Paraaminobenzoesäureäthylester, lokales Anaestheticum; Kokainersatz und zu Salben usw. Inn. bei Magenleiden (Höchst).

Anaesthetica Mittel zur Aufhebung des Schmerzes. Allgemeine A. gleich Narcotica. Lokale A. wirken nur am

Orte der Anw. (Cocain und Ersatzmittel, Chloräthyl usw.).

Anästhol Mischg. von Chloräthyl + Chlormethyl, lokal. Anästhet. Zahnhlk. (Dr. Speier u. v. Karger, Berlin).

Anagallis arvensis L., Gauchheil, Roter Hühnerdarm, rote Miere, Primulaceae, enthält 2 Saponine, Volksmittel gegen Unterleibskrankheiten.

Anagyrin Alkaloid aus d. Papilionacee A. foetida, $C_{15}H_{22}N_2O$. Curareähnliche Wirkung.

Anagyris foetida (Papilionaceae), Mittelmeergebiet. Samen wirken emetisch, Blätter als Abführmittel. Samen enthält Anagyrin.

Analeptica (von ἀναλαμβάνω wiederaufrichten), Mittel zur Hebung akuter Schwächezust., insbes. bei Herzschw. Vor allem Alkohol, Äther (Hoffmannstropfen), Kampfer, Ammoniaksalze.

Analgen, Chinalgen, Äthoxybenzoylaminocholin; Antipyreticum, Antineuralgicum 0,1—1 g.

Analgesie (ἀ priv. und ἄλγος der Schmerz). Form der Anästhesie, bei der nur die Schmerzempfindung, nicht die Tastempfindung usw. aufgehoben ist.

Analgesin = Antipyrin.

Anamirta paniculata, Menispermaceae, Schlingstrauch des tropischen Asiens, liefert die Kokkelskörner (s. Cocculus).

Ananas sativus Lindl. Bromeliaceae, stammt aus Südamerika, vielfach kultiviert. Frucht wertvolles Genußmittel, auch zur Weinbereitung. Die unreife Frucht als Diureticum.

Anaphylaxie Zustand der Überempfindl. gegen körperfremde Proteine. Erste Inj. ohne Schaden, wiederholte desselben Proteins in sehr geringer Menge schwer toxisch (Krämpfe, Lungenblähung, Abfall der Temp.). Wahrscheinlich Entstehung giftiger Abbauprodukte (Anaphylatoxine) durch Ausbildung spezif. Fermente (s. Abwehrfermente).

Anaspalin ist unreines Wollfett.

Anchietin Alkaloid aus der Violacee Anchitea salutaris, in Brasilien. Wurzel soll sehr heilkräftig bei Ekzem sein.

Ancistrodon sive Trigonocephalus, Crotalideae, Copperhead, Mokassinschlange. Giftschl. südl. Nordamerika.

Andira Papilionaceae, Samen als Wurmmittel, Brasilien. S. a. Araroba und Geoffraia.

Androctonus s. Skorpione.

Androgaphis panniculata, Acanthaceae, Kraut, Java, bitteres Mittel gegen Schlangenbiß.

Androl nennt Exner das unbekannte, wirks. Prinzip der männl. Keimdrüsen (Pubertätsdrüse, s. d.).

Andromeda G. d. Ericaceae, A. Leschenaultii, Vorderindien, enthält das A.-Öl, das aus Salicyls.-Methylester besteht. A. polifolia, Nordamerika, als Bittermittel.

Andropogon Gattung der Gramineae, tropische Gräser, die sich durch intensiven Wohlgeruch auszeichnen. Vielfach mediz. verwendet. Mehrere Arten liefern wichtige ätherische Öle, Ol. Citronellae, Lemongrasöl, Palmarosaöl usw.

Androsin Glykosid aus Apocynum androsaemifolium, gibt bei der Spaltung, auch durch Emulsin, Acetylvanillon.

Anemone Ranunculaceae, einheim. Kräuter. Mediz. verwendet wird die Herba Pulsatillae von der Küchenschelle A. pratensis L. oder Pulsatilla pratensis.

Anemonin $C_{10}H_8O_4$, aus vielen Ranunculaceen (Anemone, Ranunculus), ist ein Herzgift. Terpenähnl. Körper.

Aneson lokales Anaesth. 2% wäss. Lös. von Acetonchloroform (Hoffmann, La Roche) (s. a. Chloretone).

Anethol *p*-Propenylanisol, Hauptbest. des Anisöls. Weiße Kristalle. F. 22°. In der Parfümerie verwendet.

Anethum graveolens L., Umbelliferae, Dill, vielfach kultiviert. Als Küchengewürz, Früchte gelegentlich noch als Volksheilmittel.

Angelica Umbelliferae. A. archangelica L., Engelwurz, Theriak. Wurz. beliebtes Stomachicum in zahlreichen Mixturen und Magenlikören. Früchte und andere Arten ähnlich verwendet. Enthält Angelicaöl sowie die A.-Säure

$$CH_3 . CH = C \begin{matrix} CH_3 \\ COOH. \end{matrix}$$

Angerers Sublimatpastillen Quecksilberchlorid + NaCl zu gl. T. in Pastillen, um die Löslichkeit zu erhöhen (Pastilli Hydrarg. bichlor.).

Ang-Khak durch Pilzwachstum (meist auf gekochtem Reis) erzeugter roter Farbstoff, der in China zum Färben von Speisen usw. dient.

Angostura Rinde von einer Rutacee, Galipea offic. (zahlr. andere Namen), Baum, Südamer. Bittermittel zu Likören. Vielfach verfälscht. Enthält Alkd. Cusparin.

Anguilla s. Aalblut.

Anhalonium Gatt. d. Cactaceae, Mexiko. Wird dort als narkot. Genußmittel (Mezkal) gebraucht. Enthält mehrere z. T. sehr giftige Alkde. Anhalonin, Anhalonidin, Mezcalin. Pellotin aus A. Williamsi als Hypnot. verw. 0,02 g subkutan.

Anilin Aminobenzol, Phenylamin $C_6H_5—NH_2$. Aus Nitrobenzol d. Redukt. Farbl. Flüss., an der Luft gelb werdend, Kp. 184°. Giftig (Blutgift). Wichtiges Ausgangsmaterial für Heilmittel (z. B. Antipyrin) und Farbstoffe.

Anime uralte Bezeichnung für eine Reihe asiatischer und afrikanischer Harze.

Aniodol (französ.) 1%ige L. von Trioxymethylen mit Glycerin und etwas Rhodanallyl. Desinfic. 1 : 5000.

Anionen sind negativ geladene Ionen (s. d.), die zur Anode wandern, Säureionen, z. B. Cl′, NO_3′, SO_4″. In den Basen das Anion OH′ (Hydroxyl).

Anis Frucht von Pimpinella Anisum L., Umbelliferae. Aus Kleinasien stammend, jetzt angebaut. Enth. 2—6% äth. Öls. Verw. zu pharm. Misch. (Liq. Amm. anis., Decoct. Zittmanni usw.).

Anisol Phenolmethyläther $C_6H_5O.CH_3$ Als Mittel gegen Läuse.

Anisomeria drastica, Phytolaccaceae, Staude, Chile. Kräftiges Abführmittel.

Anisosperma Passiflora, Cucurbitaceae, Strauch, Brasilien. Samen beliebtes Bittermittel.

Anissäure Methyl-p-Oxybenzoesäure, $C_6H_4{<}{}^{O—CH_3}_{COOH}$, in geringer Menge im Sternanisöl. Dargestellt durch Oxydation von Anisöl. Geruchlose Kristalle. Wird wie Salicylsäure verwendet 0,3—1,0 g, auch als Phenylester.

Anisum stellatum Sternanis, Badian, Früchte von Illicium verum, Ostasien. Die ähnlichen Früchte von I. religiosum, Japan, sind giftig. Echter Sternanis vielfach zu pharmaz. Präparaten; in den meisten Pharmacopoen noch offiz., D. A. nicht.

Anodynin = Antipyrin.

Anogen Hg-Salz der Dijodparaphenolsulfosäure. Jodgehalt 30%. Syphilismittel (Trommsdorff, Aachen).

Anona Anonaceae, Bäume u. Sträucher des tropischen Amerika. Zahlreiche Arten werden in der Volksmedizin zu allerlei Zwecken verwendet.

Anovarthyreoidin Serum von Schafen nach Entfernung von Thyreoidea und Ovar. Gegen Osteomalacie, Rachitis.

Anoxybiose Fähigkeit einiger nied. Tiere (Eingeweidewürmer), ohne Sauerstoff zu leben. Sie setzen dabei große Mengen Kohlehydrate durch eine Art Gärung in Energie um. Auch beim Warmblüter kommen ähnl. Prozesse (Milchsäurebildg.) für ganz kurze Zeiträume vor, bei Sauerstoffmangel und schwerer Arbeit.

Antalgin Einreibung aus Linim. Capsici, Stearinseife, Menthol usw.

Anthelminthica = Wurmmittel.

Anthemis Compositae, aromatische Kräuter, Europa, Amerika. A. nobilis s. Chamomilla. A. Cotula ist die amerikanische Hundskamille, als Stimulans und Krampfmittel verwendet.

Anthericum Zaunlilie, Liliaceae. A. Liliago und A. ramosum, früher als Herba bzw. Flores Phalangii gegen Biß giftiger Tiere offiz.

Anthidrotika = schweißbeschränkende Mittel, z. B. Atropin und Agaricin.

Anthokyane, die roten Blütenfarbstoffe, leiten sich von komplexen stickstofffreien Ringgebilden ab (Flavon u.a.).

Anthophylli Mutternelken, Beeren von Caryophyllus aromaticus L. Gelegentl. als Volksheilmittel.

Anthora = Aconitum.

Anthracen ist ein dreifach kondensierter Benzolring $C_{14}H_{10}$= 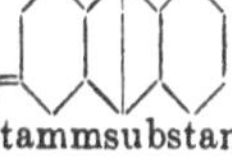 . Im Steinkohlenteer. Stammsubstanz vieler wichtiger Farbst., besonders von

Anthrachinon (s. d.), dem Diketon, das auch die Abführstoffe des Rhabarbers usw. liefert (s. Emodine).

Anthrachinon Chinon des Anthracens, $C_6H_4<{CO \atop CO}>C_6H_4$. Muttersubstanz wichtiger Farbstoffe, z. B. Alizarin, und Heilmittel, wie Chrysophansäure und Emodine, die Verb. des A. mit Zuckern, Anthraglykoside, sind. Auch synthetische A.-Derivate als Abführmittel (Purgatin).

Anthraglykoside s. Emodine.

Anthrarobin Durch Reduktion von Alizarin. Anthrachinonderivat, ähnlich der Chrysophansäure und wie diese verwendet.

Anthriscus Cerefolium L., Umbelliferae, Kerbel, als Küchenkraut seit alten Zeiten kultiviert.

Anthropotoxin Giftstoff, der angeblich von Menschen ausgeatmet werden soll. Weichardt fand toxische Substanzen (Kenotoxine, s. d.) in der Ausatmungsluft.

Anthydropica Mittel gegen Wassersucht.

Anthyllis Vulneraria, Wundklee, Papilionaceae, früher als Herba A. hochgeschätztes Wundkraut.

Antiaris Moraceae, Bäume, Asien. Milchsaft enthält Antiarin, Glykosid, sehr giftig (Herzgift). Pfeilgift, auch als Purgans.

Antiarthryl 50% Melubrinlösg. Intravenös bei Gelenkrheum. 1—4 ccm.

Antibolin nennt Vahlen einen aus Pankreas dargestellten Paralysator der alkohol. Gärung, s. a. Metabolin.

Antidota Gegengifte. Man unterscheidet mech. A. (z. B. Auspumpen, Erbrechen lassen [Tierkohle als adsorbier. Mittel]). Ferner chemische A. (Fällung durch Eiweiß, Neutralis. Fällung durch Bildung unlösl. Metallsalze, Eisenoxydhydrat gegen Arsenik usw.). Endlich dynamische A., welche die Wirkung abschwächen sollen (Sauerstoff bei CO-Vergift., künstl. Atmung, Atropin bei Morphium und Physostigmin, Chloral bei Strychnin usw.).

Antidotum Arsenici Eisenoxydsulfat und Magnesia usta. Es entsteht unlösl. Eisenarsenit.

Antifebrin s. Acetanilid.

Antifermente spezif. Hemmungskörper gegen die Fermentwirkung. Im Blut und Geweben, bisweilen durch Injekt. des Ferm. künstlich hervorzurufen.

Antiformin Liq. Natr.-hypochlorosi + Kalilauge, zur Aufhellung von Sputum. Auch bei Ekzemen usw. (Oskar Kühn, Berlin).

Antigene nennt man alle Stoffe, die bei der Einfuhr in den Organism. Antikörper erzeugen. Alle A. sind kolloider Natur. Giftig brauchen sie nicht zu sein. Die wichtigsten A. sind die Toxine, die Hämolysine, fremde Proteine und fremde Zellen (Blut, Bakterien).

Antigontee besteht aus Boldoblättern.

Antikörper sind die spezif. Reaktionsprod. auf die Einführung von Antigenen in den Organism. Sie binden sich spezif. an die zugehör. Antigene. Die A. sind eiweißartiger Natur oder fest an die Eiweißkörper gebunden. Wichtig vor allem die des Blutes, die aber auch aus den Geweben stammen, nach Ehrlich losgerissene Gewebsrezeptoren sind. Auf ihrer Entstehung beruht die aktive Immunisierung, auf ihrer Anwendung die Heilserumtherapie. Manche A. sind ihrerseits wieder Antigene, z. B. die Hämolysine, bilden also bei der Einführung in den Organismus Antilysine aus, die aus Antiambozeptor und Antikomplement bestehen.

Antileprol Präp. aus Chaulmoograöl (s. d.). Gegen Lepra 2—5 g (Bayer).

Antillentee Kraut von Capraria biflora L. Aromatisch, an Pfefferminztee erinnernd.

Antiluetin Verb. von Brechweinstein + Ammontartrat. Chemother. Mittel gegen Syphilis. 0,025 g steigend inj., bis 0,3 g erreicht sind.

Antimalzin Serum ovariektomierter Schafe, gegen Osteomalacie (Merck).

Antimellin gegen Diabetes angepriesen, enthält Syzygium Jambolanum.

Antimeristem Krebsmittel aus Kulturen eines Schimmelpilzes, Mucor racemosus malignus. Erfolge zweifelhaft.

Antimon Stibium, Sb. Atomgew. 120,3. Als Element metallisch; seine

Verb. stehen den Nichtmetallen nahe. Pharm. wichtig der Brechweinstein (s. d.) sowie einige Verb. in der Chemotherapie. Die Verbb. des dreiwertigen A. sind wirksam (s. Trixidin), des fünfwertigen nicht.

Antinervin Salicylbromanilid. Weißes Pulver. Beruhig. Antipyret. (Dr. Radlauers Apoth., Berlin).

Antinosin Na-Verb. des Nosophens (s. d.). Wundantisept. 0,1—0,5%ige L.

Antipepton s. Peptone.

Antiphlogistica Mittel gegen lokale Entzündungen, Umschläge, Eis usw.

Antiphthirica Mittel gegen Läuse, jetzt zur Bekämpfung des Fleckfiebers sehr wichtig geworden.

Antiphthisin-Klebs s. Tuberkulin.

Antiphymatol von Klimmer eingeführtes Mittel zum Impfschutz bei Rindertuberkulose. Besteht aus säurefesten Kaltblütertuberkelbazillen, die lebend eingeführt werden. Sie sind für das Rind nicht virulent, regen aber die aktive Immunisierung an.

Antipurit Jucksalbe, die Phenol, Alum. acet., Glycerin, Bleiacetat usw. enthält (Koch, München).

Antipsorica Mittel gegen Krätze.

Antipyretica nennt man solche Stoffe, die möglichst ohne sonstige Vergiftungserschein. die im Fieber erhöhte Körpertemp. herabsetzen. Entweder durch Beseitigung der Ursache (Chinin bei Malaria) oder durch Steigerung der Wärmeabgabe (Antipyrin). Wirken gleichzeitig schmerzlindernd und beruhigend.

Antipyrin Phenyldimethylpyrazolon (Knorr 1883), sehr wichtiges Antipyret. und Analgetic. 0,1—0,2 g mehrmals (Höchst). Die synth. Herst. des A. aus Phenylhydrazin + Acetessigester und nachfolg. Methylierung war der Ausgangspunkt der erfolgreichen Darst. anderer synth. Antipyretica.

Antirhinum majus, Löwenmaul, Scrophulariaceae, früher arzneilich verwendet. Unter Herba A. versteht man Linaria vulgaris (s. d.).

Antisepsin p-Bromacetanilid, farbl. Krist., schwer lösl. in Wasser. Antisepticum.

Antiseptica Stoffe, welche die Entwickl. der Mikroben hemmen oder diese abtöten. Entweder wirken sie grob chemisch durch Zerstör. der lebenden Substanz (Eiweißfällung, Oxydation usw.) wie Chlor, Ozon, Sublimat, Phenol, oder spezifisch auf die Mikroben bei geringer W. auf die Zellen des Warmblüters. Auf solchen Mitteln beruht die Chemotherapie (s. d.). Die lösl. A. bei der Wundbehandlung sind bedenklich und fast ganz durch die Asepsis verdrängt (s. d.), dagegen antisept. Wundpulver viel verwendet.

Antispasmin Narceinnatrium-Na-salicylat. Sedativum, schwache morphinähnl. Wirkung.

Antistaphin Pentaborat des Methylhexamethylentetramins. Weißes, krist. Pulver, leicht lösl. in Wasser. Mildes Desinfic., speziell für lokale Schleimhautbehandlung, Diphtherie. (Dr. K. Schmitz, Breslau).

Antistrumalin Kropfsalbe, die freies Jod und Jodkalium enthält.

Antithermin Phenylhydrazon der Lävulinsäure, als Antipyreticum versucht, aber nicht bewährt, giftig.

Antithrombin Ein in der Leber entstehender Hemmungskörper für die Blutgerinnung.

Antithyreoidin Blutserum von thyreoidectomierten Hammeln. Inn. Gegen Basedow, Schlaflosigkeit (Merck).

Antitoxine Antikörper (s. d.) gegen die löslichen Toxine (s. d.). Entstehen durch Einführung der Toxine in den Tierkörper. Am wichtigsten Diphtherieantitoxin, sowie die A. gegen Tetanus, Dysenterie, Schlangengifte, auf denen die Heilserumtherapie beruht.

Antitrypsin Ein Hemmungsstoff gegen Trypsin. Findet sich in jedem Blut, bei manchen mit Kachexie verlaufenden Krankh. vermehrt. Entsteht auch bei aktiver Immunisier. gegen Trypsin.

Antituman chondroitinschwefelsaures Na in 2,5%iger Lösung. Krebsmittel (Riedel).

Antitussin ist Ol. Cupressi. Auch andere Präparate gegen Keuchhusten wurden als A. bezeichnet, so ein dem Pertussin ähnl. Thymiansirup, ferner eine Difluordiphenyl enthaltende Einreibung.

Anumu Zahnpulver aus der Wurzel einer westafrikanischen Pflanze.

Anusol jodresorcinsulfosaures Wismut. Als Zäpfchen gegen Hämorrhoid.

Anytin ist gerein. Ichthyol. Mit Wasser dickfl. Masse, die reichlich sonst wasserunlösl. Substanzen, Kresol, äther. Öle usw. aufnimmt (Anytole).

Aolan ein Kuhmilcheiweiß in sterilen Ampullen zur Bekämpfung der Bartflechte (Beiersdorf).

Aouraöl von Früchten von Astrocaryum vulgare, Palme, Guyana, dem Palmöl ähnl. halbfestes Fett.

Apalachentee Blätter von Ilexarten, in Virginia und Karolina als Tee benutzt (s. Ilex).

Apallagin = Nosophenquecksilber.

Aparine Herba Aparines von Galium Aparine L., Klebkraut, Rubiaceae, früher gegen Skorbut angewendet.

Apenta künstl. Bitterw., hauptsächl. enthalt. $MgSO_4$, Na_2SO_4, $CaSO_4$, etwas Eisen und Kieselsäure.

Apeponin = Laevosin.

Aperitol Isovaleriansäure- und Essigsäureester des Phenolphthaleins. Abführmittel (Riedel).

Apfelsine = Citrus Aurantium.

Aphanamixis Grandifolia, Meliaceae, Südasien, enthält giftigen Bitterstoff.

Aphlogol aus Kampfer und Phenol, angeblich eine Verbindung.

Aphoalin Arsenphosphoralbumin geg. Carcinom.

Aphrodaescin Saponin aus der Roßkastanie, reizt zum Niesen.

Aphrodisiaka Mittel zur Steigerung des Geschlechtstriebes und der sexuellen Fähigkeit. Meist unwirksam oder gefährlich, s. aber Yohimbin.

Aphthisin Kombination von Guajacol + Ichthyol. Graubraunes Pulver, auch als Sirup, gegen Phthise (Hell, Troppau).

Apiin Glykosid aus Petersilie und Sellerie. Zerfällt durch Hydrolyse in Apigenin (Trioxyflavon) $C_{15}H_{10}O_5$ + Apiose und d-Glucose.

Apinol wird bei der fraktion. Dest. von Kiefernöl (Pinus pinaster) zwischen 182 u. 193° abgetrennt. Antiseptikum, Hustenmittel.

Apiol $C_{12}H_{14}O_4$, aus Petersilie. Nadeln. Bei Dysmenorrhoe und Intermittens.

Apiose ist eine Oxymethyltetrose aus dem Glykosid Apiin der Petersilie.

Apium graveolens, Sellerie, Eppich, Umbelliferae, früher offiz., jetzt nur als Gemüse.

Aplysia Schnecke, an deren Herz wichtige pharm. Arbeiten ausgeführt worden sind.

Apnoe Aussetzen der respiratorischen Bewegungen, wenn infolge reichlicher Sättigung des Blutes mit Sauerstoff und Mangel an CO_2 der respiratorische Reiz auf das Atmungszentrum im verlängerten Mark zu gering ist.

Apnol Lös. von Periplocin (s. d.), Inhalation gegen Asthma (Löwen-Apotheke, Nauheim).

Apocodein durch Methylabspaltung aus Codein. Wirkt ähnlich wie Apomorphin.

Apocynamarin Glykosid aus Apocynum cannabinum. Herzm. zu 0,3—1 mg. A. neu ist kristallisiert, Sp. 144°.

Apocynum cannabinum, amer. Hanf. Apocynaceae, Nordamer. Wurzel enthält digitalisähnl. Körper (s. Apocynamarin). Emeticum und Diureticum.

Apollinaris künstl. mit CO_2 vers., schwacher Natronsäuerling aus Heppingen, Rheinland.

Apolloniakörner = Semen Paeoniae.

Apolysin Zitronensaures p-Phenetidin. Wie Phenacetin, aber weniger giftig.

Apomorphin aus Morphin mit HCl unter Druck. Enthält ein Methyl weniger. Expectorans und Emeticum; dos. max. 0,02 g, p. die 0,06 g.

Aponal Carbamidsäureester des tertiären Amylalkoh. $C_4H_{11}C . O . CO . NH_2$ Farbl. Krist. Sp. 83°. Schlafm. 1—2 g (Zimmer).

Apopinöl äther. Öl einer Lauracee, Formosa. Wird zur Fälschung des Kampferöls verwendet. Enthält Kampfer, Cineol, Safrol, Eugenol und Dipenten.

Aporrhegmen nennt man die durch Bakterien oder sonstige sekundäre Umwandlungen entstehenden basischen Stoffe, die von Aminosäuren und der Kreatingruppe herstammen (Basen des Muskels und des Harns).

Apostemkraut = Herba Scabiosae.

Apyron Acetylsalicylsaures Lithium. Schweißtreib. Antineuralg. Tabl. 0,52 g. Auch Inj. (Wülfing).

Aqua amygdalarum amararum Bittermandelwasser, durch Dest. von entölten bitteren Mandeln mit Wasser (offiz.). Enthält Blausäure und Benzaldehyd. Dos. max. 6,0 g. Expector.

Aqua calcariae Kalkwasser aus gebranntem Kalk mit Wasser. Enthält ca. 0,12 % Kalkhydrat (offiz.).

Aqua carminativa enthält Chamomilla Romana, Cortex citri, aurantii, Fol. Menthae crispae, Fruct. Carvi, Coriandri und Foeniculi.

Aqua Chlorata Liq. Chlori, Lös. von Chlorgas in Wasser mit 0,4—0,5 % Cl (offiz.). Leichtes Desinfic. Gurgelwasser, Augenumschläge.

Aqua Coloniensis Köln. Wasser, Eau de Cologne. Zahlreiche versch. Misch. 3 Hauptgruppen, saures, neutrales, ammoniakalisches. Enthalten meist in verd. Alkoh. gelöst: Bergamott-, Zitronen-, Rosmarin-, Lavendel-, Orangenblüten-, Nelkenöl, Essigäther und evtl. etwas Essigsäure bzw. Ammoniak. Die feinen Marken werden nachher destill.

Aqua laurocerasi Kirschlorbeerwasser. Aus den Blättern von Prunus laurocerasus durch Extr. mit Wasser und Destill. Blausäuregeh. 0,5—1,3 p. m. Verw. wie Aq. amygd. amar. (offiz.).

Aqua Menthae piperitae Aus Pfefferminzblättern durch Dampfdest.

Aqua Plumbi Bleiwasser, aus essigsaurem Blei durch Verd. mit Wasser 1 : 50. Umschläge.

Aquifolium s. Ilex.

Arabane Pentosane aus Arabinose, in vielen Pflanzen, namentlich den Gummi- und Pflanzenschleimarten.

Arabinose Eine der natürl. vork. Pentosen, in der Arabinsäure, in vielen Glykosiden. Racemische A. kommt bisweilen im Harn vor. Der zugehörige Alkohol ist der Arabit (s. Pentosen).

Arabinsäure Ein Arabogalaktan, Hauptbestandteil des Gummi arabicum.

Arachin Alkohollösliches Protein aus Erdnuß, Arachis hypogaea. Auch das Triglycerid der A.-Säure, im Erdnußöl, wird als A. bezeichnet.

Arachinsäure, normale Fettsäure $C_{19}H_{39}COOH$, im Öl von Arachis.

Arachis hypogaea tropische Papilionaceae. Vielfach kult. Früchte als Erdnüsse sehr wertvoll, 50 % Fett.

Arachnolysin Hämolysin (s. d.) aus der Kreuzspinne, Epeira.

Aralia Gattg. der Araliaceae, Sträucher oder Bäume der Tropen und Subtropen. Mehrere Arten arzneilich verwendet, z. T. als Ersatz für Sarsaparilla.

Araroba Goapulver, Sekret des Baumes Andira A. (Ostbrasilien); durch Benzol wird daraus reines Chrysarobin (s. d.) extrahiert.

Arausan Einreibung aus Kampfer, Perubalsam und Kaliseife gegen Tbc.

Arbacin Histon (s. d.) aus dem Samen des Seeigels Arbacia.

Arbutase Ferment aus Ericaceen, welches das Glykosid Arbutin spaltet, wahrsch. mit Emulsin bzw. Prunase (s. d.) identisch.

Arbutin Glykosid des Hydrochinons, in vielen Ericaceen, namentlich Arbutus, durch Emulsin spaltbar. Auch im Körper wird es z. T. gespalten, so daß nach Genuß von Bärentraubentee freies Hydrochinon im Harn auftritt (Dunkelfärbung), das leicht desinfiz. wirkt. Anwend. bei Blasenkatarrh usw., vor allem der Blätter von Arbutus s. Arctostaphylos Uva Ursi, Bärentraube, als Extr. oder Tee (s. a. Uva).

Arcanum „Das Verschlossene", von Arca, Kasten; Geheimmittel.

Arctostaphylos Uva ursi, Bärentraube, einheim. Ericacee, Blätter enthalten Arbutin, s. a. Uva.

Ardisia fuliginosa, Myrsinaceae, Holzgewächs, Java. Milchsaft Getah-Adjak gegen Hautkrankheiten. Enthält harzige Stoffe, wahrscheinlich Anthrachinonderivate (s. Emodine).

Areca Gattg. der Palmen. A. Catechu, Pinangpalme, liefert die Betelnüsse. Sehr wichtiges Genußmittel in Ostasien. 14—18 % Fett sowie mehrere Alkaloide (s. Arecolin). Die Nüsse (Gambir) werden in Blätter des Piper Betle eingewickelt und gekaut. Die Früchte liefern auch Farbstoffe, die Blätter Flechtwerk, der Stamm den Palmkohl.

Arecolin Alkd. aus Areca (offiz. D. A. V.), ist ein auch synth. herg.

Piperidinderiv. In der Tierheilk. als Abführm. Wirkt ähnlich wie Pilocarpin. Die anderen Alkde., Arecaidin, Arecain, sind phys. unwirksam.

Arenaria rubra, Caryophyllaceae, Kraut, Mittelmeerländer, gegen Blasenleiden als Tee.

Argaldin Protalbinsaures Silber + Hexamethylentetramin. Gonorrhoetherapie.

Argania Sideroxylon, Eisenholz, Sapotaceae, Baum, Marokko. Samen enthalten Alkaloid Arganin.

Argatoxyl Silbersalz der p-Aminophenylarsinsäure, in Olivenöl zu Injektionen bei Sepsis (Ver. Chem. Werke Charlottenburg).

Argemone Mexicana, mexikan. Mohn, Stachelmohn, Papaveraceae. Asien, Amerika. Kraut als Diaphoreticum. Samen enthalten fettes Öl, das als Purgans verwendet wird.

Argentamin Äthylendiamin-Silber. Farbl. Flüss. zu Inj. bei Gonorrhoe 0,01 % (Schering).

Argentum Silber, Atomgew. 108. Weißes Edelmetall. Seine Verb. sind stark antisept., vor allem die Silbereiweißverbind. viel benutzt (s. Protargol, Albargin usw.). Arg. nitricum ist Höllenstein (s. Lapis). A. colloidale Credé, Kolloid. A. s. a. Collargol.

Argilla Gefälltes Al-Hydroxyd, aus Alaun + Natriumcarb. Weißes, lock. Pulver, als Streupulver austrocknend und adstring.

Arginase Ein Ferment ausschl. der Zellen, das Arginin in Harnstoff und Ornithin spaltet. Vor allem in der Leber.

Arginin Guanidinaminovaleriansäure, ist ein Abbauprodukt fast aller Proteine. Zerfällt durch ein Organferment Arginase in Ornithin (s. d.) und Harnstoff. Auch synth. hergestellt.

Argobol Bolus + Silberphosphat. Fluor albus, Gonorrhoe des Weibes.

Argochrom Verb. von Methylenblau mit Silber mit etwa 20 % Ag-Gehalt. Wenig giftig. Septische Allgemeinerkrank., Gelenkrheumat. (Merck).

Argosan Zur Injektion fertige Lösung von kolloidalem Silber 5 : 1000.

Argonin Argent. caseinic. Aus Kasein-Na + Silbernitrat. Weißes Pulver, in Wasser schwer lösl. Reizloses Antisept. für Injekt. bei Gonorrhoe (1—2 %) (Höchst).

Argulan Antipyrin-sulfamino-Quecksilber, weißes, krist. Pulver mit 46,8 % Hg. 0,1 ccm ein. 40 %igen Emulsion gegen Syphilis (Sächs. Serumwerk, Dresden).

Argyraescin Glykosid aus Samen der Roßkastanie.

Argyrol ein Silber-Vitellin, dunkelbraunes Pulver mit 30 % Ag. 3 %ige Lösung bei Gonorrhoe, Nasen- usw. Krankheiten.

Arhovin Diphenylamin + Thymylbenzoesäure. Flüss., reizlos und ungiftig. Als Balsamersatz bei Entzünd. der Harnwege (Goedecke).

Aribin $C_{23}H_{20}N_4$ Alkaloid aus Arariba rubra, Rubiaceae, Brasilien.

Aricin Nebenalkd. d. Chinarinden.

Aristochin Dichininkohlensäureester. Geschmackloses Chininpräp., besonders für die Kinderprax. Keuchhusten 0,05 bis 0,3 g (Zimmer).

Aristol Dithymoldijodid, Ziegelrotes Pulver, in Wasser unlösl. Jodoformersatz, vor allem bei Psoriasis, Lupus (Bayer).

Aristolochia Gattg. ders. Fam., Osterluzei, Schlangenwurzel, zahlreiche Arten. A. Clematitis, heimische Art. A. serpentaria s. Radix Serpentariae. Als Volksmittel bei Frauenkrankh. und gegen Schlangenbiß. Enthalten gift. Aristolochin, ähnl. dem Aloin wirkend. Rad. Aristolochiae stammt von Corydalisarten (s. d.).

Armeria vulgaris, Grasnelke, Plumbaginaceae, einheimisches Kraut, als Diureticum verwendet.

Arnica montana, Engelkraut, Fallkraut, Kompositae, Gebirge in Europa, Asien, Amerika. Die aromatische Wurzel nebst Rhizom und die Blüten werden innerlich gegen nervöse Beschwerden, als Anthydropicum angewendet, äußerlich als Tinktur oder Balsam bei Wunden (nicht unbedenklich). Enthält Bitterstoff Arnicin sowie ätherisches Öl; wirksame Substanz nicht bekannt.

Aromatische Körper im chemischen Sinne sind die vom Benzolring sich ableitenden Verbb., besser als zyklische Körper zu bezeichnen.

Arrak ist eigentlich Reisbranntwein, doch wird meist noch die Reismaische mit Palmwein (Toddy) versetzt. Kunst-A. aus Ameisensäureäthylester mit Vanille, Tee u. a.

Arrhenal Methylarsins. Na. Weiße Krist., in Wasser lösl. 0,05—0,1 g. Malaria, Tbc.

Arrowroot Stärkemehl aus tropischen Marantaarten, deren Rhizome 13 bis 20% Stärke enthalten. Doch werden auch andere trop. Stärkearten als A. bezeichnet (Curcuma, Canna, Bataten, Palmenstärke u. a. sowie auch Manioka [s. d.]).

Arsacetin Acetyl-Atoxyl, weniger giftiger Ersatz bei Trypanosomenkrankh. (Höchst).

Arsa-Guajakol-Turiopin enthält Arsacetin, Kal. sulfoguajacol. und einen Coniferenextrakt Turiopin. Als Sirup und zu Inhalationen gegen Tbc.

Arsalecin Lecin (s. d.) + 0,1 p. m. Arsen.

Arsalyt Bismethylaminotetraminoarsenobenzol. Dem Salvarsan ähnl. Krebsmittel, Lues, weniger Nebenerscheinungen.

Arsamon = Arrhenal, sterile Lösung von monomethylarsinsaurem Na (Heyden).

Arsan Glidin (s. d.) + Arsen (Klopfer).

Arsen As, Atomgew. 75. Weitverbreit. Element. Seine Verbb. sind z. T. sehr wichtige Gifte und Heilsubst. Vor allem auch die kompliz. organischen Derivate: Kakodyl, Salvarsan usw. In sehr geringen Dosen wirken A.-Verbb. als Stimulans (chronischer Arsengenuß bei den A.-Essern in Steiermark). Als Heilmittel bei Schwächezuständen, Anämien, Hautleiden, Leukämie, sowie in der Chemotherapie bei Malaria, Syphilis. Chron. Vergiftung bewirkt Kachexie und Lähmungserscheinungen. Arsenwasserstoff ist ein Blutgift.

Arsenik Arsenikblüte, Arsenige Säure. Ac. arsenicosum, Weißer A., Arsentrioxyd As_2O_3. Weiße Stücke oder Pulver. Sehr giftig. Dos. max. 0,005, p. dos. 0,01—0,02 p. die. Pharm. bei Hautleiden, als Tonicum. Ferner als Rattengift. S. a. Liq. Fowleri.

Arsenohygrol Methylarsinsäure + Hydrarg. salicyl. 0,5% Hg. 0,8% As. Inj. bei Lues (s. a. Enesol) (Heyden).

Arsenophenylglycin Arsenophenylglykokoll. Na-Salz, hellgelbes Pulver, an der Luft oxydabel. Spirillosen, Lues. (Dr. H. König, Leipzig-Plagw.).

Arsensäure Ac. arsenicicum, H_3AsO_4. Weißes Pulver, in einigen Ph. offiz. Dos. max. 0,005 g.

Arsitriol = Calcium glycerino-arsenicicum.

Arsoferrin Verb. v. arsenig. Säure + Glycerinphosphorsaurem Eisen. Tabl. zu 0,25 g mit 0,5 mg As (Gehe).

Arsotase arsenhaltiges (0,005%) Blutpräparat. Sirup.

Arsotropin Tabletten mit Ac. arsenicos., Jodnatrium, Belladonna. Gegen Neuralgien (Hell, Troppau).

Arsphenamine = Salvarsan.

Arsycodile = N tr. kakodylicum zu Injektionen, Arsentherapie.

Arsylin Arsenphosphoreiweiß mit 0,1% As. Gelbl., unlösl. Pulver. Roborans (Hoffmann, La Roche).

Artamin ist dasselbe wie Atophan (Neumann, Charl.).

Artemidol Tabl. mit Extrakt aus Artemisia abrotanum. Expectorans (Dr. H. Müller, Berlin C.).

Artemisia vulgaris, Beifuß, Gattg. der Compositae. Rhizom selten als Nervinum, als Bestandteil von Geheimmitteln gegen Epilepsie. A. dracunculus ist der Estragon. Blüten und Blätter anderer A.-Arten s. Abrotanum, Absynth, Cina.

Artemisin $C_{15}H_{18}O_4$, aus Artemisiaarten gewonnen, wahrscheinlich dem Santonin (s. d.) chemisch verwandt. Farblose Kristalle. Sp. 200°. Gegen Chlorose verwendet.

Arthanitin = Cyclamin.

Arthigon Vaccine zur Gonorrhoetherap., wäss. Emuls. abgetöt. Gonokokken. Intravenöse Inj. (Schering).

Arthrisin Acetylsalicylamid. Salicylwirkung.

Arum Gattg. der Araceae. A. maculatum, Zahnwurz, Fieberwurz. Alle

Teile der Pfl. giftig, saponinhaltig. Tropische Arten wegen der stärkereichen Wurzeln kultiv. Auch bei Lungenleiden angewendet (Dragon root, Radix Ari indici).

Asa foetida Asam, Stinkasant, Teufelsdreck. Gummiharz aus der Wurzel von Ferulaarten, Umbelliferae, Afghanistan. Widrig riech. Masse; der Geruch rührt von einem flücht. äther. Öl her. Das Harz (ca. 60%) ist in Äther lösl. und ein Ester der Ferulasäure mit Asaresinotannol. Nervinum 0,2—1,0 g. In Indien Speisegewürz.

Asaprol Abrastol, β-naphtolsulfosaures Ca. Antiseptic., Antirheumatic. bei Tbc. Gicht usw. 1,0 g.

Asaron Asarumkampfer aus der Wurzel von Asarum ist 1-Propenyl-2,4,5-Trimethoxybenzol, durchsichtige Kristalle, Sp. 61°.

Asarum Aristolochiaceae, A. europaeum, Haselwurz, Brechwurz einheim. Wurzel und Blätter als Brechmittel, zu Schnupftabak. Enthält Asaron, Asarumkampfer (s. d.). A. canadense, Amerika, wirkt nicht als Brechmittel, nur als Gewürz verwendet.

Aschamin Dimethylpropenylamin $(CH_3)_2NC_3H_5$, ist ein aus Hefe isoliertes Nutramin (s. d.).

Aschantinüsse s. Arachis.

Aschantipfeffer Früchte von Piper guineense, Schlingpflanze, tropisches Afrika.

Asclepiadin Wirksamer giftiger Bestandteil aller Asclepiadaceen. Glykosid, liefert beim Zerfall Asclepin. Wirkung dem Emetin ähnlich.

Asclepias Asclepiadaceae, Kräuter des tropischen Amerika. Mehrere Arten als Diaphoretica und Purgantia angewendet (s. a. Vincetoxicum, Calotropis).

Asebotin durch Emulsin spaltbares Glykosid aus Andromeda und Kalmia.

Asellin Base aus Lebertran.

Asepsis ist das Bestreben, Operationswunden von vornherein keimfrei zu halten durch Sterilisierung der Hände, Haut, Instrumente usw.

Aseptol Sozolsäure, o-Phenolsulfosäure. Farbl. Flüss. Antisept. in 10%iger Lösung.

Asimina triloba, Anonaceae, Strauch, Nordamerika. Samen wirken diuretisch.

Asiphyl p-Aminophenylarsinsaures Hg (Atoxyl-Hg). Weißes Pulver, schwer lösl. in Wasser. Syphilis.

Asparagin Amid der A.-Säure,

$$\begin{array}{l} .\,CH_2CONH_2 \\ | \\ CH(NH_2)COOH, \end{array}$$

findet sich in vielen jungen Pflanzen, oft in großen Mengen. Der Amidstickstoff (s. d.) der pflanzl. Futtermittel ist zum großen Teil A.

l-Asparaginsäure l-Aminobernsteinsäure $\begin{array}{l} CHCOOH \\ | \\ CH(NH_2)COOH \end{array}$ ist ein Abbauprod. fast aller Proteine.

Asparagus Gattg. der Liliaceae. A. officinalis, Spargel. Stengel als Gemüse. Früchte als Fettquelle.

Asparol Fluidextrakt aus Spargelsprossen, gegen Nierenleiden empfohlen.

Asperula Rubiaceae, A. odorata, Waldmeister, wirks. Bestandteil Cumarin, zu Brusttee.

Asphyxie (dem Worte nach Pulslosigkeit, von σφύζω, schlagen), bedrohlicher Sauerstoffmangel, drohende Erstickung, auch von einzelnen Geweben.

Aspidin, Aspidinol, Bestandteile der Filix (s. d.).

Aspidium Polypodiaceae, Farnkräuter. A. filix mas, Wurmfarn. Rhizom als Wurmmittel (s. Filix).

Aspidosamin, Aspidospermin Alkde. aus Aspidosperma Quebracho (s. Quebracho); krist. Aspidospermin bei Emphysem, Asthma 0,05—1 g (Merck).

Aspirin Acetylsalicylsäure. Wichtiges Ersatzm. für Salicylsäure, da es den Magen nicht angreift. 0,5—1,0 g mehrmals tgl. (Bayer). A. „löslich" ist das Ca-Salz.

Asplenium Milzfarn, Frauenhaar, Farne. Mehrere tropische Arten als Wurmmittel.

Assamin Saponin aus Samen von Thea chinensis, var. assamica.

Assimilation nennt man den Vorgang der Umwandlung körperfremder Nährstoffe in körpereigene Zellsubstanz. Jedes Lebewesen und jeder Zelltypus hat eigene Proteinkörper, so daß die Nahrungseiweiße erst chemisch umgeformt werden müssen. Körperfremde Proteine wirken auf die Zellen geradezu giftig (s. Anaphylaxie). Diese Umwandlung geschieht durch Abbau in die einfacheren, unspezifischen Baustoffe (s. Aminosäuren) bei der Verdauung (s. d.). Die Baustoffe gelangen dann durch die Blutbahn an und in die Zellen und werden durch Synthese zu körpereigenem Eiweiß aufgebaut. Ähnliches gilt für die Lipoide, weniger für die Fette. Die tier. Kohlehydrate sind anscheinend unspezifisch.

Assimilation der Pflanze ist der Vorgang der Umwandlung der einfachen Nährstoffe der Pfl. in pflanzl. Zellsubstanz. Aus dem Ammoniak und Nitraten des Bodens werden Proteine u. a. stickstoffhalt. Subst. aufgebaut (s. a. Cyanwasserst ff). Am wichtigsten die Überführung von Kohlensäure in Zucker bzw. Stärke, ein Vorgang, den die grünen Blätter im Lichte mit Hilfe des Chlorophylls (s. d.) vollziehen. Dabei geht die Kohlensäure zuerst in Formaldehyd HCOH über (v. Baeyer, Willstätter) und dieser in Zucker.

Asterol Phenolsulfosaures Hg + Ammon. tartar. Weißes Pulver, in Wasser lösl. Antisept. in 0,2—0,4%iger Lösg. Greift Instrumente nicht an (Hoffmann, La Roche).

Asthmakristalle Charcotsche Kristalle, bei Asthma im Sputum, wahrscheinlich Mucine.

Asthmolysin Kombination von 0,8 mg Adrenalin + 0,04 g Pituitrin. Gegen Asthma (Kade, Berlin).

Astragalus Gattg. der Papilionaceae, Kräuter oder Sträucher, zahlreiche Spezies, die verwendet werden: Traganth, Manna (s. d.). Einige dienen als Nahrungsmittel (Polarländer), als Kaffee-Ersatz, zur pharm. Verw. (Glycyrrhiza, s. d.).

Astrantia major, Meisterwurz, Kaiserwurz, Umbelliferae, wurde früher wie Helleborus angewendet.

Astrephia chaerophylloides DC., Kraut der Anden. Wundheilmittel.

Astrocaryum Ayri, Brejanba-Palme, Palmae, trop. Amerika. Samen enthalten Fett, das als Bandwurmmittel benutzt wird. A. campestre, Früchte gegen Diabetes.

Asurol Hg-Salicylat + Aminobuttersaurem Na. Enthält das Hg komplex gebunden. Syphilismittel zu Inj. (Bayer).

Asymmetrisches Kohlenstoffatom s. Stereochemie.

Ateesknollen von dem ungiftigen Aconitum heterophyllum, Indien (Kaschmir). Fiebermittel, enthält ein ungiftiges Alkd. Atesin.

Atesin ungiftiges Alkd. aus Aconitum heterophyllum.

Athamanta s. Peucedanum.

Athanasiae Herba s. Tanacetum.

Atherosperma moschatum Austral. Sassafras, Monimiaceae, Baum. Rinde enthält Atherospermin und äther. Öl. Verw. als harn- und schweißtreibendes Mittel.

Athrepsie Athreptische Immunität nannte P. Ehrlich den Zustand der Erschöpfung an gewissen für das Wachstum von Tumoren notwendigen chem. Stoffen, so daß eine zweite Überimpfung eines Tumors nicht „angeht".

Athyrium Farnkräuter der Polypodiaceae, häufig mit Aspidium und Asplenium synonym gesetzt. A. alpestre (Herba adianti) früher gegen Brustleiden.

Atisin s. Atesin.

Atmung s. Respiration.

Atmungsfermente nennt man die Gruppe von Stoffwechselfermenten, die bei der energetischen Umsetzung der Nährstoffe mitwirken: Oxydasen und Zymasen (s. d.).

Atmungszentrum noeud vital, der Teil des Halsmarkes, der die Atmung reguliert, liegt am unteren Ende der Rautengrube, Calamus scriptorius. Säuren im Blut, vor allem CO_2, regen das A. an, dadurch Regulation des CO_2-Gehaltes im Blut. Verletzung des A. wirkt sofort tödlich.

Atophan Phenylchinolincarbonsäure. Gichtmittel, auch bei Rheuma und Neuralgien, Dos. 3—5 g. Wegen schlechten Geschmackes Derivate versucht: Paratophan, Methylderivat, Isat., Methoxyderivat und sein Äthylester Novatophan, und Acitrin (s. d.) (Schering).

Atoxyl p-Aminophenylarsinsäure. Weißes Pulver, leicht lösl. in Wasser. Mit Erfolg gegen Trypanosomen (Schlafkrankh.) verwendet, aber nicht ungefährlich (Erblindungen) (Ver. Chem. W. Charl.)

Atrabilin Präparat aus Nebennieren.

Atrinal = Atropinschwefelsäure.

Atropa Belladonna L. Tollkirsche, Solanaceae. Alle Teile der Pfl. giftig. Verw. Wurzel (Radix B.) von 2—3jähr. Pfl. und Blätter. Enthalten Hyoscyamin und Atropin, Wurzel auch Skopolamin.

Atropamin Nebenalkd. der Tollkirsche.

Atropasäure Entsteht aus Atropin usw. durch Kochen mit Alkalien. Der Tropasäure (s. d.) chemisch sehr ähnlich, enthält 1 Wasser weniger.

Atropin Daturin, d,l-Hyoscyamin $C_{17}H_{23}NO_3$. Alkd. mehrerer Solanaceen, vor allem Atropa, Hyoscyamus, Scopolia (s. d.). Stets mit l-Hyoscyamin u. Skopolamin vergesellschaftet, die auch chem. zusammengehören (s. Tropin). Vielleicht ist in der Pfl. A. gar nicht vorgebildet, entsteht erst aus l-Hyoscyamin. A. ist der Tropinester der d, l-Tropasäure

$$C_6H_5—CH(COOH) . CH_2OH .$$

Auch synth. herg. Prismen, Sp. 115°. Schwer lösl. in Wasser, leicht lösl. in Alkohol. Wirkung: Lähm. des Vagus, der sekretor. Drüsennerven und der glatten Muskeln. Steigert Puls, Herzschlag und Atemfrequenz. Mydriasis durch Lähm. des Oculomotorius. Hemmt alle Drüsensekretionen. Erregt die Gehirnzentren, Schwindel, Exaltation, Delirien. Gegengifte: Morphin, Muscarin. Anwendung: Augenheilk. äußerlich; ferner gegen Nachtschweiß, Asthma, Obstipation, Seekrankh. Dos. max. 0,001 g.

Atropinschwefelsäure enthält die Schwefelsäure in Esterbindung. Ersatz für Atropinsulfat, weniger giftig.

Atroscin = d, l-Skopolamin, verhält sich also zu Skopolamin wie Atropin zu Hyoscyamin. Ebenfalls in den Solanaceen.

Attich = Sambucus Ebulus.

Aubépine = Anisaldehyd, in der Parfümerie verw. Geruch nach Weißdorn.

Augenkraut = Chelidonium majus.

Augentrost s. Euphrasia.

Aukubin durch Emulsin spaltbares Glykosid aus Aucuba und Plantago. Gibt Aukugenin $C_7H_9O_3$.

Aurantium Orange, Citrus Aur. L., ist die Pomeranze oder Bigarade. Fol. Aur. enthält äther. Öl, Petitgrainöl 0,3%. Aus den Blüten wird durch Dest. Orangeblütenwasser herg. Enthält Neroliöl. Die Fruchtschalen (Cortex A.), auch Curaçaoschalen, als Stomach. in Konfekt u. dgl.

Aurocantan Kompliz. Verbindung von Cantharidin, Äthylendiamin und Goldcyamid. Auf Grund katalytisch oxydierender W. des kolloid. Goldes als Mittel gegen Tbc. empfohlen.

Aurochin Chininester der p-Aminobenzoesäure. Chinintherapie.

Auro-Natrium chloratum Gemisch von 60 T. Chlorgoldnatr. + 40 T. NaCl. Gelegentlich gegen Hautleiden innerlich. Dos. max. 0,05 g (offiz.).

Ausflockung Übergang kolloidal gel. Stoffe in den festen Zustand, wenn die Verdünnung so groß ist, daß keine zusammenhängende Gallerte (s. d.) entsteht, z. B. Gerinnung verdünnter Eiweißlösungen.

Ausnutzung Anteil von Nahrungsmitteln, der nach der Verdauung von der Darmwand resorbiert wird. Bestimmung der A. durch vergleichende Analyse von Nahrung und Kot. Reine Nährstoffe, wie Fett, Eiweiß, Stärke werden fast zu 100% ausgenutzt, Cellulose beim Mensch fast gar nicht, beim Pflanzenfresser durch Darmgärung zu erheblichem Anteil.

Aussalzung Aussch. in Wasser gel. Stoffe durch Zus. von Neutralsalzen, z. B. Albumine durch Ammonsulfat.

Austernvergiftung s. Muschelvergift.

Autakoide Substanzen nennt Schäfer die Produkte innerer Sekretion, Hormone und seine Chalone.

Autan Paraformaldehyd + Bariumsuperoxyd, beide getrennt. Raumdesinfektion. Bei Gebrauch beides mischen und Wasser zugeben (Bayer).

Autodyne Phenoxypropandiol

$$C_6H_5OCH_2 . CHOH . CH_2OH .$$

Analget. bei Gicht, Rheuma usw.

Autolyse Zerfall der Zellstoffe durch

Zellfermente nach dem Absterben der Zelle. Abbau der Proteine, der Nukleine usw.

Automors Desinf. Mittel aus Rohkresol + Schwefelsäure (Gebr. Heyl, Charlottbg.).

Autotroph nennt man die Lebewesen, welche den Kohlenstoff in Form der Kohlensäure assimilieren können: grüne Pflanzen.

Autoxydation Freiwillige Aufnahme von atmosph. Sauerstoff unter Oxydation. Bei pflanzl. und auch tier. Säften sehr häufig, vielfach unter Verfärbung (s. Chromogene). Dabei wirken häufig Fermente mit: Oxydasen (s. d.). Es entstehen dabei Stoffe peroxydartiger Natur.

Auximone sind durch Bakterienbildung im Boden entstehende Reiz- und Wachstumsstoffe für die Pflanze.

Avantol Kresolschwefelsäurelösung als Desinficiens (W. Friedrich, Hannover).

Avena Hafer, Gattg. der Gramineae. Hauptart A. sativa, daneben A. brevis und strigosa (Rauchhafer).

Avignonkörner Früchte von Rhamnus infectoria L. (s. d.).

Avocado-Birne s. Persea.

Axin Butterartige Masse, die von einer mexikanischen Schildlaus stammt, die auf Bäumen der Gattg. Spondias lebt. Besteht hauptsächlich aus Laurinsäure. Guter Firnis.

Axungia s. Adeps. A. mineralis = Vaseline.

Aya-Pana Blätter von Eupatorium Aya-Pana, einer Komposite Brasiliens. Riechen nach Cumarin. Diaphoreticum.

Azadirachta indica Meliaceae, in Indien kultiv. Baum. Wurzel enthält Bitterstoff Margosin, Wurmmittel Azedarach.

Azodermin Acetylaminoazotoluol. Rotes Pulver, Sp. 186°. Zu epithelisierenden Salben und Pasten, s. a. Scharlach R. (Agfa).

Azodolen Gemisch von Pellidol und Jodolen (s. d.). 5%ige Salbe, Wundbehandlung (Kalle).

Azolitmin s. Lackmus.

Azote frz. = Stickstoff, daher das dort übliche Symbol Az = N und Azotate = Nitrat.

Azotobakter Mikrobe, der freien Stickstoff aus der Luft assimiliert.

B

B IV nennt Nöhring eine von ihm dargest. Subst. aus Galle, die einen „Schutzstoff" der normalen Org. gegen Tbc. darstellen soll, und zu diesem Zweck verw. wird.

Bablah Gerbstoffhaltige Samenhülsen verschiedener ostindischer Acacia-Arten.

Bacharis Gattung der Kompositen, zahlreiche Arten in Brasilien usw. Sträucher, die als Heilmittel benutzt werden. Enthalten angeblich Alkaloid Bacharin.

Bachbunge = Herba Baccabungae.

Bacillus pharm. = Stift, entweder als Arzneimittelträger oder ganz aus den Arzneim. hergest.

Backpulver dienen als Ersatz von Hefe oder Sauerteig zum „Treiben" von Backteig. Fast durchweg Carbonate. Ammoniumbicarbonat für sich, Natr. bicarb. mit Zusatz von Säuren, meist Weins. oder saurem weins. Kali, auch sauren Phosphaten.

Bactoform Formaldehydpräp. mit Seife und Kohlenwasserstoffen. 1—3% Lös. zur Wundbeh. usw.

Badscha Königssalep stammt von Allium Macleani, Afghanistan, s. Salep.

Baeckea frutescens, Myrtaceae, Zweige in Australien als Arzneimittel und Abortivum.

Bähung warmer Umschlag mit Zusatz von Heilkräutern u. dgl.

Bärenfuß = Helleborus viridis.

Bärenklau = Heracleum Sphondylum.

Bärentraube s. Arbutin, Uva.

Bärlapp s. Lycopodium.

Bärwurz = Rad. Mei.

Baissia acuminata, Apocynaceae, Ceylon, Rinde mediz. verwendet.

Bakankosin durch Emulsin spaltbares Glykosid aus Strychnos Vacacoua.

Bakelit synthet. hergest. Harz aus Phenol+Formaldehyd. Harte, unlösl. Masse. Isolatoren, Messergriffe usw.

Bakteriotropine sind den Opsoninen ähnliche Stoffe, aber nicht in normalen, sondern in Immunseren, und thermostabil.

Balamtalg vom Palaquium Pisang, Sapotaceae, Sumatra.

Balata Chicle, Gummi aus demRindenmilchsaft der Sapotacee Mimusops Balata Gaertn. (Guyana.) Ähnlich dem Guttapercha, auch chemisch. Außer techn. Verw. auch als Kaugummi.

Baldrian s. Valeriana.

Ballota nigra L. Labiatae. Häufiges Unkraut (Schwarzer Andorn). Früher als Herba Marrubii nigri Wurmmittel. Neuerdings als Chininersatz empfohlen.

Balnacid Bademittel bei Hautleiden (Ch. F. Nördlinger, Flörsheim a. M.).

Balsame nach D. A. V. = Harzsäfte. Der Begriff ist unscharf. Z. T. Lös. von Harzen in äther. Ölen, z. T. Gemenge aromat. Säuren und Ester. Entstehen in den Pfl. und finden sich in eigenen Sekreträumen.

Bals. Canadense von Abies balsamea und Fraseri. Nordamerika. Verwend. in der Mikroskopie.

Balsamum Chironis Baûme de Lausanne, in Frankreich beliebter Wundbalsam, der neben Olivenöl und Terpentin Wachs, Kampfer und Perubalsam enthält.

Bals. Copaivae Balsam verschiedener Herkunft. Afrika, Südamerika, Ostindien von Dipterocarpus-Arten (Gurjunbals). Der beste Maracaibo-Balsam (D. A. V.) von Copaifera-Arten. Inn. gegen Gonorrhoe 0,5—2,0 g.

Bals. peruvianum von Toluifera Pereirae Baillon. Papilionac. Südamerika, Mexiko, haupts. Honduras, San Salvador. Wertvoll. Bestandeil Cinnamein, Benzoesäurebenzylester mit wenig Zimtsäurebenzylester. Verw.: Parfümerie, Räucherzwecke, Hautmittel (Krätze).

Bals. tolutanum Tolub. von Toluifera Balsamum L. Nördl. Südamerika. Enthält dieselben Ester wie Perub. Inn. gegen Bronchialkat. 0,3—1,0 g.

Banderilla s. Loeselia.

Bandwurmmittel Die fertigen B. des Handels enthalten meist Filix, Coso und Granatum (s. d.).

Bankulnußöl = Kandlenußöl.

Baobab s. Adansonia.

Baptisia tinctoria, Papilionaceae, Kraut, Nordamerika. Enthält ein Glykosid Baptisin $C_{26}H_{32}O_{14}$, das zu 0,03—0,3 als Laxans empfohlen word.ist.

Barbadoskirschen Früchte von Malpighia-Arten. Leichtes wohlschmeckendes Abführmittel.

Barbäthyl neuer Name für Veronal.

Barbaloin s. Aloe.

Barbatimao Cortex adstringens brasiliensis, von der Mimosacee Stryphnodendron Barbatimao, früher als Adstringens und Stypticum angewendet.

Barbital = Veronal.

Barbitursäure Malonylharnstoff,

$$CH_2<\begin{matrix}CO-NH\\CO-NH\end{matrix}>CO.$$

Diäthylb. ist das Veronal (s. d.).

Bardanae Radix, Klettenwurzel von Arctium Lappa L. Enthält einen Bitterstoff. In vielen Blutreinigungstees, gegen Rheuma, Hautleiden.

Barleria Prionitis L. Acanthaceae, Tropen der Alten Welt, Fiebermittel.

Barley engl. = Gerste.

Barosma s. Bucco.

Barutin Doppelsalz von Theobrominbarium + Na — Salicylat. Diureticum.

Baryum Ba, At.-Gew. 137, Element der alkal. Erden. Haupts. als Sulfat (Schwerspat). Ba-Salze sind giftig (Nerven, Herz). $BaCl_2$ zu 0,02—0,05 als Herztonic. und Diuret. bei Pleuritis.

Barzarin Extrakt aus Muira-Puama mit Eisen, gegen Diabetes.

Basanacantha spinosa, Rubiaceae. Südamerika. Rinde Fiebermittel.

Basicin Chinin + Koffein. Gegen Migräne usw. 0,1—0,2 g.

Basilicum Herba B. von Ocymum Basilicum L. Labiatae. Kraut, als Gewürz und zu Bädern. Enthält aromatisches Öl.

Basiloxylon brasiliense, Sterculiaceae, Baum Brasiliens. Liefert das Königsholz. Abkochung der eßbaren fetten Samen gegen Gonorrhoe.

Basitoxin alkal. Auszug aus Tbc-Bazillen, s. Tuberkulin.

Basophile Zellen oder Granula, färben

sich mit basischen Farbstoffen (Methylenblau usw.).

Basselbeeren Früchte von Sorbus Aucuparia.

Bassia besser Illipe (s. d.) Gatt. der Sapotaceae, Afrika, Asien, mehrere Bäume, deren Früchte reichlich Fett liefern, s. Sheabutter, Mowrah.

Basserin Subst. verschied. Gummiarten (z. B. Tragant). Polysacharid, liefert u. a. Galaktose.

Basswoodöl aus dem Holz von Tilia americana.

Bataten Knollen von Ipomoea Batatas. Sehr stärkereich, wichtiges Nahrungsmittel der Tropen.

Bathmotrope Einflüsse veränd. die Anspruchsfähigkeit des Herzens f. Reize.

Batiator Brechwurzel von Spermacoce (s. d.).

Bauchspeicheldrüse s. Pankreas.

Bauhinia tomentosa, Caesalpiniaceae, Afrika, Asien. Wurzelrinde gegen Unterleibsleiden, Blätter gegen Ruhr.

Baumwollsamenöl, Cottonöl, Ol. Gossypii, aus den Samen der Malvacee Gossypium, Baumwolle. Triglyceride der Palmitin-, -Öl-, und Linols. Speisefett, Seifen.

Baykuru Wurzel von Statice-Arten. Südamerika, Adstringens.

Bay-Öl aus Blättern von Pimenta acris, Bay-Baum, Westindien. Enthält Eugenol, Chavicol, Citral und einen Kohlenwasserstoff, Myrcen $C_{10}H_{16}$. Zur Herstellung von Bay-Rum.

Bdellium Gummiharz verschiedener Commiphora-Arten (Burseraceae).

Bebeerin und das ihm stereomere β-B. sind Alkaloide der Pareirarinde und Bebeerurinde. $C_{18}H_{21}NO_3$; das B. sulfuricum Merck ist Isob. Isochinolinderiv. Wirkung narkotisch und chininähnlich. 0,005—0,01 g. Malaria.

Bebeeru-Rinde. Guyana, wahrscheinl. von der Lauracee Nectandra. Enthält Alkaloid Bebeerin.

Beccabunga Herba B., Bachbunge, von Veronica B. Scrophulariaceae, als Volksmittel zu Frühjahrskuren.

Becherblume = Poterium Sanguisorba.

Bechika = Hustenmittel ($\beta\eta\xi$, Husten).

Beggiatoa eine farblose Fadenbakterie, die die eigenartige Fähigkeit hat, aus Schwefelwasserstoff bzw. Sulfiden durch Oxydation zu Schwefel Energie zu gewinnen, mit deren Hilfe sie aus CO_2 organ. Subst. aufbaut.

Behennüsse Samen von Moringa oleifera, Ostindien, Myrobalanum der Römer. Der Name Behen ist auch für die Wurzeln einiger anderer Pflanzen von den Arabern benutzt worden.

Behenöl von Moringa-Arten (s. d.) vielfach kultiviert.

Behensäure $C_{21}H_{43}COOH$, als Glycerinester im Öl aus Samen von Moringa oleifera. Ostindien, s. Elarson.

Beifuß s. Artemisia.

Beilschmiedia obtusifolia, Sassafras of Queensland, Lauraceae. Rinde gegen Dysenterie usw.

Bela Marmelosbeere, Frucht von Aegle Marmelos, Ostindien, Ruhrmittel.

Belahé-Rinde Rinde von Mussaenda Landia, Rubiaceae (s. d.), Fiebermittel.

Belamcanda chinensis L. Iridaceae, Ostasien, Rhizom als Expectorans und Diureticum.

Belladonna Radix B., Wurzel von Atropa B. Die frische Wurzel enthält Atropin und Hyoscyamin, das sich bei der Verarbeitung in Atropin umlagert. Wurzel kaum noch benutzt. Die Blätter, Herba B., enthalten haupts. Hyoscyamin. Gegen Asthma, auch als Zigarretten usw.

Belladonnin Nebenalkaloid der Belladonna, ist Atropin minus ein H_2O.

Bellis perennis L. Maßliebchen, Gänseblümchen, Compositae, früher arzneilich verwendet.

Belloform Kondens. Produkt von hochsiedend. Kohlenwasserstoffen mit Formaldehyd in Oleatlös. Rote mit W. mischb. Fl. Nicht ätz. Antisept. (Teerprodukt. Fabr. Biebrich).

Benediktenwurzel = Rad. Caryophyllatae.

Benegran Salbengrundlage aus Paraffin, Vaseline + Kautschuklös. in Äther oder Toluol.

Beniform Kupfersacharat + Natriumcitrat, lösl. Antisept. zu Spülungen. (Dr. Oestereicher, Berlin.)

Benzacetin Acetamidosalicylsäure, schwer löslich in Wasser, als Antineuralgicum usw. 0,5—1,0 g.

Benzaldehyd C_6H_5CHO, entsteht durch

Spaltung des Amygdalins (s. d.) und findet sich deshalb in vielen äther. Ölen, meist in Verb. mit Blausäure (s. d.). Offic. D. A. V. zur Emulgier. des Lebertrans.

Benzanilid Benzoylanilid C_6H_5NH . CO C_6H_5, farblose Blättchen, unlöslich in Wasser. Mildes Antipyreticum, für Kinder, 0,1—0,5 g.

Benzcyanase s. Emulsin.

Benzin leicht siedender Anteil des Rohpetroleums. Rohbenzin unter 150°. Wird weiter zerlegt in Petroläther 40 bis 70°, Reinbenzin 70—120°, Ligroin 120—135°, Putzöl darüber. Kohlenwasserstoffe der Methanreihe C_6 bis C_8.

Benzoe Harz von Styrax Benzoin und and. Arten. Baum. Hinterindien, vor allem Sumatra. Mehrere Sorten von verschied. Güte und Zus. Hauptbest. Benzoesäure (s. d.), in Esterbindung an zwei Harzsäuren. Das Harz in der Parfümerie, Räuchern.

Benzoesäure Ac. benzoicum. Aus Benzoeharz (Styrax benzoides) auf nassem Wege oder durch Sublimation. (Offiz.) Ferner billiger künstlich aus Toluol. Nadeln, Schmelzp. 120°, lösl. in heißem Wasser, Alkohol, Äther. Pharm. Innerl. als Tonicum (0,1—0,5 g) zu Salben und Verbänden. Wichtiges Konservierungsmittel, für Fruchtsäfte usw. (meist als Natriumsalz).

Benzol C_6H_6 aus Steinkohlenteer. Wasserhalt., stark lichtbrech. Fl. Kp. 80,5. Ausgangsmaterial wichtiger Heil- und Farbstoffe. B. wird therap. bei Leukämie verwendet, 2—3 g tägl.

Benzosalin Benzoylsalicyls.-Methylester. Weißes Pulver, unlösl. in Wasser und Magensaft. Aspirinersatz. (Hoffmann-La Roche.)

Benzosol Benzoylguajakol. Geschmacklos. Guajacolpräp., tgl. 1—10 g bei Phthisis. (Höchst.)

Benzoylecgonin Benzoyltropincarbonsäure, bildet als Methylester das Cocain (s. d. u. Tropin).

Benzoylperoxyd $(C_6H_5COO)_2$. Aus Natriumperoxyd und Benzoylchlorid. Farbl. Krist. schwer lösl. in Wasser gegen Hautkrankh. Anaesthet. und Desinfic.

Benzoylpseudotropin = Tropacocain.

Benzozon Benzoylacetylperoxyd $C_6H_5CO—O—O—COCH_3$ Kristalle, Schmelzp. 40°, leicht lösl. in Wasser. Sehr kräftiges Antisepticum.

Berbamin Nebenalkaloid aus Berberis vulgaris.

Berberin Alkaloid, das als einziges in vielen Pflanzenfam. vorkommt. Zuerst in Wurzel von Berberis vulg. (Berberitze) aufgef. Derivat des Diisochinolins. Gelbe Krist., synth. hergest. läßt sich in Hydrastinin überf., wenig giftig. Pharm. als Stomachic. etwa 0,1 g. Spezif. bei Malaria (Milzschwellung).

Berberis Gattung der danach genannten Familie, Sträucher. B. vulgaris, Berberitze, Sauerdorn. Früchte früher offizin., enthalten reichlich Äpfelsäure. Rinde dieser und anderer Arten enthält Berberin (s. d.). Tropische B.-Arten als Stomachicum. B. aquifolium = Mahonie. Wurzel gegen Hautkrankheiten. Enthält Alkaloid Mahonin.

Bergapten im Öl. Bergamottae, $C_{12}H_{18}O$, Methylester des Dioxycumarins.

Bergkrankheit Krankhafte Erschein. in großen Höhen bei Anstreng. Selten unter 3000 m. Hauptursache Sauerstoffmangel, der ungenüg. Oxydation giftiger Stoffwechselschlacken bedingt. Nebenursache vielleicht CO_2-Mangel (Akapnie), da CO_2 das Atemzentrum reguliert.

Beri-Beri Kakké, schwere Stoffwechselkrankh., welche in Asien epidemisch nach dem Genuß von geschältem Reis auftritt (s. Vitamine).

Bernstein fossiles Harz der Conifere Pinites succinifer. Haupts. Ostseeküste.

Bernsteinöl Amberöl, durch trockene Destillat. von Bernstein und Rektifikat. Krampfstillendes Mittel, inn. zu 5–15 Tr., äußerl. schmerzstillend zu Einreibungen usw.

Berthelotsche Bombe fest verschloss., innen emailliertes oder platiniertes Stahlgefäß, in dem man organ. Substanz (Nahrungsmittel, Harn usw.) mit Sauerstoff unter Druck durch elektrische Zündung verbrennt, um die Verbrennungswärme in Kalorien festzustellen.

Berthelotsches Prinzip Berthelot hatte als Naturprinzip aufgestellt, daß von allen chemischen Umwandlungsmöglichkeiten stets die Reaktion eintritt, bei der die größte Wärmetönung (s. d.) auftritt. Dieses Prinzip ist **kein** Naturgesetz. Es ist bei vielen wichtigen bei niederer Temperatur verlaufenden Reaktionen praktisch zulässig, versagt aber bei höherer Temperatur ganz. Es ist auch nicht imstande, die stets auftretenden Gleichgewichte chemischer Reaktionen zu erklären. Das wirkliche Maß der Affinität ist vielmehr die maximale Arbeit einer Reaktion (s. Affinität).

Bertholletia excelsa, Lecythidaceae, Bäume des tropischen Amerika, liefern die Paranüsse mit hohem Gehalt an Öl.

Bertram = Artemisia Dracunculus.

Berufkraut = Herba Sideritidis von Stachys recta und Sideritis hirsuta, oder Herba Conyzae von Erigeron-Arten.

Besenginster s. Spartium.

Betain Trimethylglykokoll

$$\begin{array}{ll} CH_2 - & N(CH_3)_3 \\ | & | \\ CO - & O \end{array},$$

in der Runkelrübe und Melasse, u. a. Pflanzen. Im tier. Stoffwechsel unangreifbar (s. Acidol). Viele komplizierte Betaine in Pflanzen.

Betel = Piper Betle, Kletterstrauch (s. Piper). Blätter mit Arecanuß zusammen als Genußmittel in Indien allgemein beliebt.

Betit Inositähnl. Kohlehydrat aus Rübenmelasse.

Betol Salicylsäure-Naphthylester. Unlösl. weißes Pulver. Gelenkrheumat., Blasenkat.

Betonicin ist ein Oxystachydrin, ein Betain des Oxyprolins, in Stachys-Arten.

Betriebsstoffwechsel s. Stoffwechsel.

Betulase = Gaultherase (s. d.).

Bezoare Konkremente aus dem Magen verschied. Wiederkäuer. Früher als Pestilenzmittel geschätzt. Zus. sehr verschieden.

Bibergeil s. Castoreum.

Bibernell = Pimpinella.

Bicuiba Wachs mehrerer brasilianischer Myristica-Arten.

Biederts Rahmgemenge, Ramogen künstliche Milchpräparate mit mehr Fett und weniger Casein, um sie der Frauenmilch ähnlicher zu machen.

Bienengift ist wahrsch. ein den Schlangengiften ähnl. Toxin, nach **Langer** eine organ. Base.

Bienensaug = Lamium.

Bienenwachs s. Cera.

Bigarade s. Aurantium.

Bikh Pfeilgift in Assam, aus Aconitum ferox, enthält Bikhaconitin.

Bikhaconitin sehr giftig. Alkaloid aus asiatischen Aconitum-Arten.

Bilirubin ist der Hauptfarbstoff der Galle. Entsteht in d. Leber aus dem Hämoglobin, dem es chemisch verwandt ist. Geht durch Oxydation in den grünen Farbstoff **Biliverdin** über. Weitere Gallenfarbst. sind Bilicyanin, -prasin, -purpurin.

Bilsenkraut = Hyoscyamus niger.

Bingelkraut s. Mercurialis.

Biochemie ist die Chemie der lebenden Organismen. Man unterscheidet die Lehre von den Stoffen der belebten Natur (Pflanzenchemie, Tierchemie), die man als „statische Biochemie" bezeichnet hat, und die Lehre von den chemischen Vorgängen in der lebenden Substanz: Atmung, Verdauung, Stoffwechsel, Sekretion, Exkretion usw. („dynamische Biochemie"). Die B. arbeitet sowohl mit chemischen, wie auch mit physiologischen Methoden, zieht auch die physikalische Chemie in immer steigendem Umfange heran.

Biocitin Lecithinpräp. mit angeblich 10,7 % Lecithin. Roborans bei Anämie, Tbc. usw. (Biocitinfabrik, Berlin SW.)

Biofaex ist ein Hefepräp.

Bioferrin lösl. Blutpräp. mit 76 % Hämoglobin und 20 % Glycerin. Rachitis, Anämie. (**Kalle**.)

Bioglobin alkohol., zuckerhalt. Blutpräp. mit 1,6 % Hämoglobin. (Bioglobin Ges. Magdeburg.)

Bio-Malz flüssiges, nicht klebrig. Malzextrakt + Ca-Phosphat. (Gebr. **Patermann**, Bln.-Friedenau.)

Biorisieren Verf. der Milchsterilis., bei der die Milch in fein verteiltem Zustand schnell auf ca. 70 ° erwärmt und schnell wieder gekühlt wird.

Bios ein ziemlich rätselhafter Stoff, der das Wachstum der Hefe in Minerallösungen durch Assimilation von Stickstoff ermöglichen soll.

Biosen Doppelzucker $C_{12}H_{22}O_{11}$ = Disacharide.

Birkenholzteer s. Ol. Rusci.

Birnöl Handelsbez. für Isoamylacetat.

Bisabol-Myrrhe Gummiharz aus Somaliland, wahrsch. von Commiphora erythrea.

Bisam aus hebr. besem = Wohlgeruch, ursprünglich = Moschus. Name für versch. Tiere und Pflanzen, die starkriech. Subst. enthalten.

Bisbi s. Castela.

Bismal methylendigallussaures Wismut, graublaues Pulver, bei Diarrhoen. 0,1—0,3 g.

Bismon kolloid. lösl. Wismuteiweißverb. Darmadstringens für Säuglinge. 0,25—0,5 g in wäss. Lös. (Kalle.)

Bismutose unlösl. Wismuteiweiß, ca. 22 % Bi. Feines Pulver, quellbar in Wasser. Ungiftiges Darmadstringens für Kinder. Ersatz für Bism. subnitric. (Kalle.)

Bismutum, Wismut ist ein gediegen und in vielen Erzen vork. Metall. Seine Verb. werden vielfach als leichte Adstring. und Antisept., die unlösl. auch als Streupulver u. dgl. verwendet. Ferner zur Magenfüllung für Röntgenuntersuchungen. Wichtigere Präp. sind z. B. B. carbonic., benzoic., citric., lactic., salicyl. Bi. valerian. krampfstillend 0,05—0,25 g. Meistgebraucht Bi. subnitric., basisch-salpetersaures Bi. Schwer lösl. Pulv., s. a. Airol, Dermatol, Thioform u. a.

Bistortae Radix, von Polygonum B., Natterwurz. Wurzel wirkt durch Gerbstoff adstring.

Bitterdistel = Carduus benedictus.

Bittermandelöl = Ol. amygdal. amarar.

Bitterstoffe s. Amara.

Bittersüß = Dulcamara.

Bitterwurzel = Radix Gentianae.

Biuret Derivat des Harnstoffes NH_2—CO—NH—CO—NH_2. Gibt mit sehr verd. alkal. Kupfersalzlös. eine rotviolette Färbung., die auch die meisten komplexen Eiweißspaltprodukte, Peptone (s. d.), geben. (Biuretreaktion.)

Blancardsche Pillen enthalten 0,05 g Ferrojodid.

Blasensteine Harnkonkremente in der Blase. Die meisten bestehen aus Harnsäure oder ihren Salzen oder aus Kalksalzen bzw. Magnesium (Phosphat, Oxalat). Selten sind Cholesterin-, Cystin- und Xanthinsteine.

Blasentang s. Fucus.

Blatta orientalis, Küchenschabe, Kakerlak, wird gelegentlich als Pulver gegen Wassersucht zu 0,2—1,0 g angew.

Blaudium Ferrum carbon. purum für Eisenpillen usw. (Flügge, Hannover.)

Blaudsche Pillen enthalten ca. 0,1 g Ferrosulfat + Kal. carbon.

Blausäure s. Cyanwasserstoff.

Blei Plumbum, Pb., At.-Gew. 207. Seit den ältesten Zeiten bekanntes Metall. In zahlr. Erzen. Gewonnen vor allem aus dem Bleiglanz PbS. Als Metall von großer technischer Bedeutung. Das bas. Carbonat als Bleiweiß wichtige Farbe. Bleizucker ist bas. essigsaures B. Alle Bleiverb. sind sehr giftig. (Koliken, Nieren, Nerven.) Berufskrankheiten der Maler und Schriftsetzer. Pharm. verw. wird Aq. plumbi (s. d.) und die fettsauren Bleisalze zu Pflastern.

Bleiessig = basisch-essigsaures Blei.

Blein gelber Farbstoff aus Weizen

Bleipflaster s. Diachylonpfl.

Bleiseifen Bleisalze der Fettsäuren, zu Pflastern.

Bleizucker = normales Bleiacetat, das widerlich süß schmeckt.

Blenal Santalolkohlensäure-Ester, gelbliche fast geschmacklose Flüssigk. mit 94 % Santalol. Gonorrhoe 3 mal 0,3 g. (Heyden.)

Blennaphrosin Gemisch von Kal.-nitric., Hexamethylentetramin u. Kawa-Kawa. Gegen Gonorrhoe in Kapseln. (Einhorn-Apoth., Berlin.)

Blenotin kombin. Gemisch innerl. Gonorrhoemittel (Santal, Myrrha usw.) (Krewel.)

Blumea Gattung der Compositae, Kräuter, Australien. Einige Arten liefern den Ngai-Kampfer.

Blut Die Ernährungsflüss. der Tiere, die im Herzen und den Gefäßen kreist. Besteht aus Zellen, Blutkörpern (s. d.) und einer eiweißreichen Flüss., dem Plasma. Das Plasma scheidet sich bei der Blutgerinnung (s. d.) in Fibrin und Serum. Dies enthält Albumin und mehrere Globuline, ferner etwas Zucker, Harnsäure sowie Salze, vor allem NaCl.

Blutan alkoholfreier Liq. Ferro-Mangani peptonat. 0,6% Fe, 0,1% Mn. (Helfenberg.)

Blutblumen = Flores Arnicae.

Blutegel Würmer der Gatt. Hirudo. Ihr Saft verhindert die Blutgerinnung (s. Hirudin). Sie werden zur Blutentziehung benutzt.

Blutfarbstoff Hämoglobin, besteht aus einem Histon, dem Globin und dem eigentl. Farbstoff, dem Hämochromogen. Dieses ist ein eisenhaltiges Pyrrolderivat. Das Hämoglobin nimmt Sauerstoff auf zu Oxyhämoglobin. Dies geschieht in den Lungen; in den Geweben gibt das Blut den Sauerstoff z. T. wieder ab und nimmt dafür CO_2 auf (Respiratorischer Stoffwechsel), s. auch Hämin, Hämatin, Hämatoporphyrin.

Blutgerinnung Wenn man Blut sich selbst überläßt, gerinnt es. Dabei scheidet sich ein Eiweißkörper, das Fibrin (s. d.) ab. Der Prozeß ist eine Umwandlung des Fibrinogens (s. d.) in Fibrin, nach der üblichen Ansicht durch ein Ferment Thrombase (s. d.), vielleicht ist es aber nur eine kolloidchemische Zustandsänderung der Bluteiweißkörper. Einige Stoffe, wie Oxalate, Fluoride hemmen die Bl. durch Entziehung der absolut nötigen Kalksalze (s. a. Hirudin).

Blutgifte nennt man die Gifte, die hauptsächlich auf das Blut wirken. Sie verhindern entweder durch Bindung an den Blutfarbstoff seine Sauerstoffaufnahme (Kohlenoxyd, Cyanverb.) oder sie verändern den Farbstoff zu Methämoglobin (s. d.), wie z. B. Kaliumchlorat, Anilin und Derivate, oder sie zerstören die roten Blutkörper (Saponine, hämolytische Toxine der Schlangen, Pilze und Bakterien).

Blutkörper Man unterscheidet rote Bl. (Erythrocyten), weiße Bl. (Leukocyten) (s. d.) und Blutplättchen. Die weißen Bl. sind dem Blute nicht eigentümlich. Die Blutplättchen stehen im Zusammenhang mit der Blutgerinnung (s. d.). Die roten Bl. sind die einzigen Träger des Blutfarbstoffes (s. d.), den sie in das eiweißartige Stroma eingelagert enthalten. Durch Säuren oder destilliertes Wasser werden die Bl. zerstört, der Farbstoff tritt aus (Hämolyse, s. d.). Dasselbe bewirken pflanzliche (Saponine) und tierische Gifte (Schlangengift), sowie bakterielle Toxine. Durch Einfuhr fremder Bl. in den Körper entstehen spezifische Hämolysine (s. d.).

Blutlaugensalz gelbes und rotes sind kompliz. Eisencyanverb. $K_2Fe(CN)_6$ und $K_3Fe(CN)_6$. Technisch wichtige, relativ ungiftige Stoffe.

Blutnachweis in Harn, Fäzes usw. oder auch forensisch 1. durch die charakt. Häminkristalle nach Teichmann, 2. spektroskopisch als Methämoglobin oder Hämatoporphyrin, 3. durch die Oxydation aromat Chromogene (Guajak, Benzidin u. a.). Hämoglobin wirkt ähnl. einer Peroxydase. Als sauerstoffübertragendes Mittel nimmt man altes Terpentinöl oder H_2O_2. 4. Durch die spezif. Präzipitinreaktion, Nachweis bestimmter Blutarten.

Blutpräparate unter Verw. von Blut hergest. diätetische Nährmittel, die haupts. als Zufuhr organ. gebundenen Eisens dienen sollen. Ihre Wichtigkeit erscheint zweifelhaft, da wahrsch. alles Eisen daraus schon im Darm abgespalten wird und als ionisiertes Eisen zur Resorption gelangt (s. Eisen). Es gibt eine große Anzahl B., die z. T. unveränd. Oxyhämoglobin, z. T. reduziertes Hämoglobin mit oder ohne Zusatz von anderen Eiweißkörpern enthalten, oft noch weitere Zusätze, wie Brom, Arsen, Chinin. Pulver oder mit Alkohol bzw. Glycerin konserv. Flüss.

Blutschwamm = Agaricus chirurgorum.

Bocconia frutescens, Papaveraceae, Sträucher, tropisches Amerika, Milchsaft purgierend.

Bockshörndel = Siliqua dulcis.

Boerhavia Gattung der Nyctaginaceae, Wurzeln mehrerer Arten in Brasilien als Brechmittel.

Böttchersche Kristalle = Spermin (s. d.).

Böttger-Nylandersche Probe auf Traubenzucker im Harn. Redukt. von Wismutsalzen + Seignettesalz in alkal. Lös. zu schwarzem Wismut.

Bokolin bluthaltiges und milchzuckerhaltiges Geheimmittel.

Bola de fuego Malvacee Mexikos, die innerlich gegen Hautkrankheiten angewendet wird.

Boldin Alkaloid aus Blättern von Peumus Boldus. Chemisch unbekannt. Wirk., ähnl. wie Kokain, aber schwächer.

Boldoglucin Glykosid aus Peumus Boldus, Wirk. der Drogue bei Leberleiden ist wahrsch. die des Glykosides.

Boletin Muskarinähnl. Gift aus dem Satanspilz Boletus satanas.

Boletus Röhrenpilz, Polyporaceae, die einzelnen Arten z. T. mit Polyporus synonym. Eßbar sind mehrere z. B. B. edulis (Steinpilz), regius (Königspilz). Andere giftig (B. satanas, luridus usw.).

Boluphen Antisept. aus Bolus, Phenol und Formaldehyd. Pulver. Anw. bei Geschwüren. (Vial & Uhlmann, Fkft.)

Bolus alba fein verteiltes Aluminium-Silikat. Wegen starker Adsorption (s. d.) hohe Aufsaugfähigk., Wundpulv. Fluor albus, inn. bei infekt. Darmkat. (Merck.)

Bomarea Gattung der Amaryllidaceae, Südamerika, Wurzeln als Nahrungsmittel, Blätter z. T. als Expektorans.

Bonduknuß Samen von Caesalpinia bonducella, enthalten chininähnl. wirk. Bitterstoff, vielfach als Heilmittel. Sehr fettreich, Öl zu Brennzwecken.

Bor B. At.-Gew. 11. Als borsaure Salze in der Natur. Das wichtigste Salz ist der Borax, Na-Salz einer kompliz. Pyroborsäure.

Boral Al. boro-tartaricum, aus Borax = Al-Sulfat, Niederschlag in Weinsäure gelöst. Antisept., Streupulver.

Borassus flabelliformis, Palmyrapalme, Palmae, vielfache Anwendung, Holz, Blätter (Flechtmaterial), Früchte, Blütensaft zu Palmwein, Mark zu Arrowroot.

Borax Na-biborat oder -pyroborat, in einigen Seen gelöst. Jetzt meist aus Borsäure dargest. Große rhombische Säulen, leicht lösl. in Wasser. Leichtes Antisept. 1—5 % Lösg.

Borneol Borneokampfer, Camphol, im Holz von Dryobalanops Camphora, einer Dipterocarpacee in Borneo und Sumatra. Künstlich aus Kampfer durch Redukt. Ist der zu dem Keton Kampfer (s. d.) gehör. Alkohol. Weiße durchsicht. Krist. Stimulans und Antisept.

Borneotalg aus versch. Shorea-Arten, Dipterocarpac., Südostasien. Techn. verwendet.

Bornesit = i-Inositmethyläther, im Borneo-Kautschuk.

Bornyval Isovalerians. Borneolester, wasserhelle Flüss., unlösl. in Wasser. Baldrianpräp., Herzleiden, Nervosität usw. (Riedel.)

Boroform Formaldehyd + Glycerinborsaurem Na. Ungiftig. Antisept. (0,5 bis 3 % Lösg.). (Ph. Röder, Wien.)

Borogen = Borsäureäthylester, Einatmung gegen Nasen- usw. Erkrank.

Boroglyceride aus Glycerin u. Borsäure bei 150°. Mit Lanolin usw. zu Salben gegen Hautl. (s. a. Byrolin).

Borol aus Borsäure + Natriumdisulfat. Starkes Antisept. 1—2 %ige Lösg. bei Diphtherie.

Boronia rhomboides, Rutaceae, Australien, Wurmmittel.

Borovertin Triborat des Hexamethylentetramins, gelblich-weißes Pulver, leicht lösl. in Wasser. Ersatz für Urotropin. (Agfa.)

Borsäure Ac. boricum. In einigen Gewässern (Fumarolen, Lagoni in Italien), sowie in Mineralien, vor allem Borax. Kristalle, leicht lösl. in heißem Wasser, wenig in Alkohol. Wichtiges Antisept. (Salben, Streupulver). Als Konservierungsmittel (Fleisch usw.) nicht unbedenklich.

Boswellia Gattung der Burseraceae, Bäumchen, Ostafrika, Arabien. Mehrere Arten liefern Weihrauch.

Bothriocephalus latus, der breite Bandwurm, enthält ein blutlösendes Gift, das Ölsäure zu sein scheint.

Bothrops lanceolatus, Lanzenschlange u. a. Arten. Crotalideae. Sehr gefährl. Giftschlange. Südamerika.

Botovera s. Parthenium.

Botrychium lunaria, Mondraute, Farn der Ophioglossaceae, war früher als Herba Lunariae beliebtes Volksmittel (Zauberkraut).

Botulismus schwere Vergift. durch ansch. unverdorb. Fleisch oder Wurst, wird bewirkt durch Ansiedl. des Bac.

botulinus, der ein äußerst giftiges Toxin sezerniert.

Bouandjobutter von Allanblackia floribunda, Guttiferae, Kamerun.

Boulimie von βοῦς, Ochse und λιμός (Hunger). Krankhaft gesteigerte Eßlust (Diabetes, Geisteskrankheiten).

Bourbontee s. Fahamtee.

Boussingaultia baselloides, Basellaceae, Kraut des tropischen Amerika. Kultiv. als Gemüse, Wurzel als Stypticum.

Bovril ein engl. Fleischextrakt.

Brabeium stellatifolium, Proteaceae, Kapland. Früchte werden wie echte Kastanien genossen.

Braga Erfrischungsgetränk aus Hirse, durch alkohol. und saure Gärung. Rumänien.

Bragantia tomentosa, Aristolochiaceae, Java, Emetikum.

Brandts Schweizerpillen Abführpillen, die Extr. Selini, Achilleae, Aloes, Absinth, sowie Trifolium und Gentiana enthalten.

Brassica Gattung der Cruciferae. Enthält die wichtigsten Kohlarten (B. oleracea, viele Unterarten), ferner den Raps (B. campestris oder rapa) sowie Rüben (B. Napus) B. nigra ist der schwarze Senf, s. Semen Sinapis.

Brausepulver bestehen aus Natriumbicarbon. + Weinsäure.

Brechmittel, Emetica, Vomitiva, bedingen durch Reizung des Brechzentr. im verläng. Mark Entleerg. des Magens. Entweder direkt vom Magen aus (Brechweinstein, Ipecacuanha) oder reflekt. (Apomorphin).

Brechnuß, Nux vomica wird heute die nicht brechenerregende Frucht von Strychnos Nux vomica genannt. Wahrscheinlich eine Namensübertragung von den früher als Brechmittel gebrauchten, kein Strychnin enthaltenden Nüssen von Str. potatorum.

Brechweinstein s. Tartarus stibiatus.

Brechwurz s. Asarum.

Brennkraut = Clematis recta (Ranunculaceae).

Brenzcain Guajakolbenzyläther $C_6H_4(OCH_3)-O.CH_2.C_6H_5$. Farblose Kristalle. Kratzender Geschmack. Örtliches Anaestheticum.

Brenztraubensäure Pyruvinsäure $CH_3CO.COOH$, durch Erhitzen von Traubensäure. Ist Zwischenprodukt der alkohol. Gärung (s. d.) und des Zuckerabbaus in der tier. Zelle. Geht durch ein Ferment Carboxylase (s. d.) in CO_2 und Acetaldehyd CH_3CHO über (s. d.).

Brillenschlange s. Naja.

Brom Br. At.-Gew. 80. Die Bromalkalien sind ständige Begleiter der Chloralkalien (Meerwasser, Steinsalz). Br. selbst ist eine schwere dunkelbraune, sehr giftige und ätzende Flüss. Die Salze sind sehr wichtige Heilmittel als Sedativa, ähnl. auch versch. organ. Abkömmlinge (s. z. B. Adalin, Bromural).

Bromalhydrat aus Alkohol + Brom, Formel und Verw. wie Chloralhydrat.

Bromalin Bromäthylat des Hexamethylentetramins mit 23 % Br. Weißes Pulver, leicht lösl. in Wasser. Ersatz für Bromsalze, keine Furunkulose. (Merck.)

Bromamid Tribromanilin-bromhydrat. Farblose Nadeln, unlösl. in Wasser. Antineuralgic. 0,75—1 g.

Bromatik Lehre von der rationellen Zubereitung von Nahrungsmitteln.

Bromatologie Lehre von den Nahrungsmitteln.

Bromeliaceae Fam. des trop. Amerika. Wichtigste Gattung: Bromelia, Ananas.

Bromelin Protease (s. d.) aus der Frucht der Ananas und verwandter Früchte.

Bromglidine Bromhalt. Pflanzeneiweiß. Ersatz für Bromsalze. (Klopfer.)

Bromidia viel benutzte bromhaltige „Spezialität" von Battle & Co. St. Louis. Enthält KBr, Chloralhydrat, Hyoscyamus und Cannabis.

Bromipin Verb. v. Brom mit Sesamöl, mit 10 oder 33,3 % Br. Wird erst im Darm resorbiert. Auch mit Kondensmilch und Zucker als Br. solidum. Wohlschmeckend. (Merck.)

Bromkampfer Kampfermonobromid aus K. + Br, Krist. unlösl. in Wasser. Nervinum zu 0,1—0,5 g subkutan.

Bromlecithin 27—29 % Br. Anämien. (Agfa.)

Bromochinal Dibromsalicyls. Chinin, gelbliche Krist., Schlaf- und Fiebermittel. 0,6—0,75 g. (Zimmer.)

Bromokoll Dibromtannin-Leim, unlösl. im Magensaft, lösl. im Darm. Sedativum bei Neurasthenie, äuß. bei Pruritus als Salbe usw. (Agfa.)

Bromo Tribromphenol, farbl. in Wasser unlösl. Pulver, Ätzmittel, inn. als Darmdesinfiziens.

Bromophor enthält Dibromlaricinolsäure, zum Einpinseln bei Hautjucken. (Paul Stoepel, Elberfeld.)

Bromotan Bromtannin-Methylenharnstof. Unlösl. geruchl. Streupulver bei Ekzem. (Dr. A. Voswinckel, Berlin.)

Bromural Bromisovalerylharnstoff $(CH_3)_2$ CHCHBrCOHN—$CONH_2$. Weiß. Pulver. Schlafmittel. Tabl. 0,3 g, ohne Blutdruckwirk. (Knoll.)

Bronchisan 4 %ige Pyrenollösg. mit Succ. Liquirit. und Thymianextrakt. Hustenmittel. (Kaiser-Friedrich-Apotheke, Berlin.)

Brosimum Gattung der Moraceae, Bäume, tropisches Amerika, enthalten Milchsaft, der vielfach verwendet wird. B. galactodendron liefert wohlschmekkenden Milchsaft, der beim Kochen Wachs liefert (Cow-tree-wax).

Broussonetia papyrifera, Moraceae, Baum, Japan, China; der Bast liefert das chinesische Papier.

Broval Gemisch von Alkalibromiden mit Fluidextrakt aus Baldrian und Serpentaria.

Brovalan Mentholvalerianat-Brom-Brausesalz.

Bruchkraut s. Herniaria.

Brucin Alkd. aus Strychnos (s. d.), vor allem Rinde. Dimethoxystrychnin, viel weniger giftig, Pharm. nicht verw.

Brunnersche Drüsen Drüsen d. Zwölffingerdarms, liefern wie die Magendrüsen Pepsin (s. d.).

Brustkräuter = Herba Galeopsidis.

Brustlattich = Tussilago farfara.

Brustwurzel = Rad. Angelicae.

Bryonia Zaunrübe, Gichtrübe, Cucurbitac. Früher als Rheumamittel und Drasticum. Enthält ein Glykosid Bryonin.

Bucco Blätter von Barosma-Arten, Südafrika. Stimulans und Diuretic. Enthalten wirksame äther. Öle.

Bucheckernöl aus der Frucht der Rotbuche, Fagus silvatica. Sehr wertvolles Speiseöl, dessen Ausnutzung in der Zeit vor dem Kriege wegen der billigen tropischen Pflanzenfette zu sehr vernachlässigt wurde.

Buchweizen Heide, Heidekorn, bei uns kultivierte Arten von Fagopyrum.

Bürzeldrüse Drüse der Wasservögel, unter dem Schwanze, die ein fettiges Sekret liefert. Dies besteht aus Estern des Oktadecylalkohols, $C_{18}H_{37}OH$.

Buettneria scabra, Sterculiaceae, Abkochung der Blätter bei Hautkrankh.

Bufonin, Bufotalin Gifte aus der Haut der Kröte Bufo. Stickstoffrei. Chem. dem Cholesterin verwandt. Digitalisähnl. Wirkung.

Bulbocapnin Alkaloid der Knollen von Corydalis (s. d.).

Bungarus Gattung der Elapinae. Giftschlange Indiens.

Bunochra s. Urena.

Buphane toxicaria, Amaryllidaceae, Zwiebel. Pfeilgift der Hottentotten. Enthält Alkaloid Buphanin.

Bupleurum rotundifolium L. Umbelliferae, früher als Herba Perfoliatae, als Wundmittel usw.

Bursera Burseraceae, tropisches Amerika. Zahlreiche Arten liefern Harze.

Busa alkoholarmes Getränk aus Hirse, in Bulgarien, Rußland, Vorderasien weit verbreitet.

Butadiene sind Butane, also Kohlenwasserstoffe mit 4 C-Atomen, die zwei Doppelbindungen enthalten. B. selbst (Erythren) und seine Homologen, namentlich Isopren (s. d.) sind die wichtigen Ausgangsprodukte der Kautschuksynthese (s. d.).

Buthus s. Skorpione.

Butipyrin ident. mit Trigemin.

Butternut = Juglans cinerea (s. d.).

Buttersäure Normalb. C_3H_7COOH entsteht fast bei jeder Bakteriengärung aus Kohlehydr. Regelmäßig in den Fäzes. Ursache des ranzigen Geruches der Fette. Als Glycerinester (Monobutyrin) in der Butter. Isob. in einigen Pflanzen.

Butylchloralhydrat Trichlorbutylaldehyd $CCl_3 . CH_2 . CH_2, CH(OH)_2$. Weiße Blättchen, lösl. in Wasser. Hypnotic. 0,5—1 g; dos. max. 2 g.

Butyrine Glycerinester der Buttersäure.

Butyrospermum Parkii, Sapotaceae, Afrika. Samen liefern Sheabutter.

Buxin wahrsch. ident. mit Bebeerin (s. d.), Alkaloid aus Buxus sempervirens, Buchsbaum, Südeuropa.

Bynin alkohollösl. Protein aus Malz.

Byrolin Hautmittel, das Borsäure, Glycerin und Lanolin enthält.

Byssus Muschelseide, Sekret der Fußdrüse einiger Muscheln, z. B. Pinna nobilis. Enthält ein dem Fibroin (s. d.) ähnl. Protein. Wird wie Seide, aber in naturbraunem Zustande verwendet.

C

(siehe auch K und Z).

Caapeba Wurzel von Potomorphe (s. d.)

Cabacinho Frucht einer Momordicaart, die gegen Wassersucht verw. wird. Brasilien.

Cabomba peltata, Nymphaeaceae, Kraut, Australien, gegen Ruhr und Tbc.

Cabralea Canjerana, Meliaceae, Baum, Brasilien, Wurzelrinde gegen Intermittens und Wassersucht.

Cachou frz. Name für Catechu (s. d.). Jetzt Name für fertige Lakritzenpräp. mit versch. Zusätzen.

Cactus Opuntia spanische Feige, jetzt Opuntia Ficus indica.

Cadaba Gattung der Capparidaceae, Sträucher, Indien, Ägypten usw. Wurzel mehrerer Arten purgierend, Wurmmittel.

Cadaverin, Pentamethylendiamin $NH_2(CH_2)_4NH_2$ entsteht aus Lysin (s. d.) durch Abspaltung von CO_2. Findet sich selten, z. B. bei Cystinurie, im Harn. Fäulnisprod. der Proteine.

Cadeöl = Ol. Juniperi empyreumaticum.

Cadinen ein terpenähnl. Körper $C_{15}H_{24}$, im Cadeöle und vielen anderen Holz- und ätherischen Ölen, ölige Flüssigkeit. Kp. 275°.

Cadogel kolloid. Teerpräp. aus Ol. cadinum. Braungelbes zähes Öl. Wirkt wie Teer, wenig reizend. Ekzeme. (Chinoin G. m. b. H., Berlin).

Caesalpinia Gattung ders. Familie. C. echinata, hoher Baum, Südamerika, liefert wie andere Arten wertvolle Rothölzer. C. coriaria liefert Dividivi, C. digyna das Tari (s. d.).

Caesium Cs, At.-Gew. 133. Dem Kalium ähnl. Element. Ständiger Begleiter der K-Salze in sehr geringer Menge. Die Salze werden pharm. anstelle der entspr. K-Salze verw. (Br, J usw.).

Caetę bravo s. Stromanthe.

Caferana s. Tachia.

Caffein, Thein, ist 1, 3, 7-Trimethylxanthin (s. Xanthin). Entd. von Runge 1820. Alkaloid aus Coffea arabica, der Kaffeebohne, auch in Teeblättern, im Kakao, dem Mate (s. d.) und der Colanuß (s. d.). Im Großen synthet. hergest. (Emil Fischer). Sehr wichtiges Excitans und Herzmittel, Diuretic. (s. auch Theobromin, Theophyllin) dos. max. 0,5 g.

Cainca Wurzel von Chiococca racemosa, Rubiaceae, Südamerika. Diuret. purgierend. Enthält Glykosid Caincasäure.

Cajaty s. Cryptocarya.

Cajeputsamen s. Ricinus.

Cakile maritima, Cruciferae, Kraut, Europa, Nordafrika, Salzpflanze, altes Mittel gegen Skorbut.

Calabarbohne Eseresamen, Samen von Physostigma venenosum, Papilionac. Trop. Westafrika. Enthält 0,1% Physostigmin (s. d.).

Caladium bicolor, Araceae, Brasilien, Knollen gegen Wassersucht (Tinhorão).

Calamus, Kalmus, Acorus calamus, Schilfart. Rhizoma Calami als Stomach. und Tonic.

Calanthe veratrifolia, Orchidaceae, Molukken, bei Durchfall.

Calcaria s. Calcium.

Calcibram Kalksalz der Brenzkatechinessigsäure. Katarrhe der Luftwege. Mit Veronal zusammen als Combinal. (Chem. Fabrik Bram, Leipzig.)

Calciglycin Chlorcalcium-Diglykolverb. Ersatz für Chlorcalcium. (A. Jaffé, Berlin).

Calciron Mittel gegen Tbc., das u. a. Calc. glycerophosphor., Kal. sulfoguajacol. enthält. (Trenka, Wien.)

Calcium Ca, At.-Gew. 40. Die Verb. des Ca, bes. das Carbonat als Kalkstein, Marmor, Kreide usw. in sehr großen Mengen vork. Auch Phosphate und Sulfat (Gips, Alabaster) häufig. Ca ist ein wesentl. Bestandteil jeder Zelle. Kalkmangel erzeugt Tetanie und ähnl. Krankh. Kalktherapie bei Spasmophilie, Rachitis, Tuberculose usw.

Calcium carbonicum findet in reinem Zustande als gefälltes C. c. (Schlemmkreide) Anw. zu Zahnpulvern u. dergl.

Calciumfluorid Flußspat CaF_2 als Mineral. C. ist ein Bestandt. der Knochen und Zähne.

Calcium hypophosphorosum aus Kalkhydrat durch Kochen mit Phosphor. Geruchlose Krist. leicht lösl. in Wasser. Appetitanreg. Mittel, 0,2—0,5 g. In zahlreichen Spezialitäten, z. B. Scotts Emulsion.

Calciumlaktat Calc. lactic., milchsaurer Kalk, weißes Pulver in Wasser leicht lösl. Wird heute vielfach zur Kalktherapie verw. (s. z. B. Kalzan).

Calciumoxalat findet sich in vielen Pflanzen und in Harn- und Blasensteinen. In Wasser unlösl.

Calciumphosphat findet sich als Mineral (Apatit usw.), sowie in jeder Pflanzenasche. Die Exkremente von Vögeln bilden auf den Inseln des Stillen Ozeans und in Südamerika (Guano) große Lager von C., das als Düngemittel sehr wichtig ist. Auch die Knochen enthalten viel C.

Calcodylin keimfreie Lösung von Calciumkakodylat in Ringerscher Lösung. 1 cm^3 = 12 mg As und 4 mg Ca. (Jaffé, Berlin.)

Calcosan Tabletten von Calc. lact.

Calea Zacatechichi, Compositae, Mexiko, gegen Cholera.

Califig kaliforn. Feigensirup. Enthält etwas Senna und Elixir Caryophyll. comp. Abführmittel.

Callaquol Oxycarballylester in seifiger Emulsion, mit etwas Thymianöl. Wundmittel.

Calliandra Houstoni, Mimosaceae, Holzgewächs, Mexiko, gegen Malaria (Pambotano).

Calmonal Bromcalciumurethan, weiße Krist. mit etwa 27% Br. Sedativum.

Calmyren Hysteriemittel, Pillen, die Baldrian, Pepsin und Kampfer enthalt.

Calomel s. Hydrargyrum chloratum.

Calomelol ist kolloidales Calomel, als Streupulver und Salben gegen Lues.

Calorose keimfreier Sirup, billiger Ersatz für Traubenzucker, zur subkutanen Infusion, gut resorbierbar. (Güstrow).

Calotropis procera, Asklepiadac. Afrika, Südasien. Seit alters her als Mittel gegen Asthma, Hautleiden, Syphilis angew. Milchsaft als Pfeilgift. Wirks. Prinz. Calotropin, stickstofffrei. Herzmittel, prakt. noch nicht erprobt.

Caltha palustris, Sumpfdotterblume, Kuhblume, Ranunculaceae, Samen lief. Kappernersatz. Flores et Herba C. früher arzneilich verw.

Calunga Fieberrinde von Simaba-Arten (s. d.).

Calycanthin Alkaloid aus Calycanthus glaucus, Calycanthaceae, U. S. A. Muskuläres Herzgift, in größ. Dosen curareähnlich.

Calycanthus glaucus, Calycanthaceae U. S. A. enthält ein Alkaloid Calycanthin (s. c.).

Calyptrion excelsum, Violaceae, trop. Amerika, Kletterstrauch, Wurzel brechenerregend.

Calystegia Soldanella, Meerkohl, Convolvulaceae, Strandpflanze, Blätter purgierend.

Camelina sativa, Cruciferae, Leindotter, Dotterkraut, als Ölfrucht angebaut.

Camellin giftiges Glykosid aus Thea Japonica. Ersatz für Digitalis.

Cammidgesche Reaktion Harn bei Entzündung d. Pankreas gibt mit Phenylhydrazin nach Kochen mit HCl hellgelben, in Schwefelsäure lösl. Niederschlag. Vielleicht beruht sie auf Rohrzucker.

Camphen Terpen $C_{10}H_{16}$, Stammsubstanz des Kampfers, enthält die Isopropylgruppe in innerer Parabind.

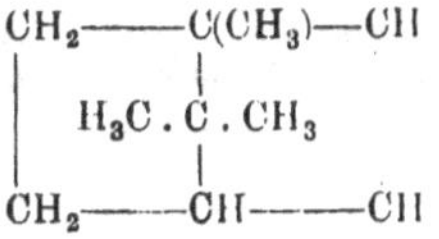

Feste Substanz, Schmelzp. 48°. Beide optische Formen in einigen äther. Ölen.

Camphilen ist ein synthet. Kampfer.

Camphoglykuronsäure im Harn nach Genuß von Kampfer.

Camphosan Kampfersäuremethylester gelöst in Santalol. Blasenkatarrh usw. 2—3 mal 0,3 g. (Riedel.)

Campsiandra augustifolia, Caesalpiniaceae, Trop. Amerika. Als Gapó indian. Heilmittel.

Camptocarpus mauritanicus, Asclepiadaceae, Strauch Mauritius. Wurzel Emetikum.

Canadin Nebenalkaloid aus Hydrastis. Erzeugt Durchfall.

Cananga odorata, Anonaceae, in den Tropen kult., liefert Ylang-Ylang oder Makassaröl.

Canavalin Alkohollösl. Protein aus der Jackbohne Canavalia ensiformis, Papilionaceae neben Concanavalin.

Candelillawachs hartes Wachs von der Euphorbiacee Euphorbia antisyphilitica, Texas.

Candiolin Ca-Salz eines Kohlehydratphosphorsäureesters. Robor. bei Kinderkrankh. Tabl. 1—6 g. (Bayer.)

Candlenuß s. Aleuritis triloba.

Candol reines Malzpräp. Roborans. (Diamalt-Ges., München.)

Canella weißer Caneel, weißer Zimt. Rinde von Winterana Canella, Westindien. Zimtähnl., wasserlösl., in einigen Pharmak. noch offiz.

Cangoura giftiger Strauch in San Salvador (Nervengift). Botanisch nicht genauer bekannt.

Cannabis sativa, Hanf, der Fasern wegen angebaut. Die Samen sind sehr fettreich. Die Blätter des indischen Hanfs sind dort Genußmittel als Getränk oder Rauchmittel (Haschisch). Erregungszustände, Narkose. Pharm. als alkohol. Extrakt als Hypnot. 0,5 bis 1 g. Wirks. Subst. der Harzanteile Cannabin oder Cannabinol.

Cannizarosche Reaktion Veränderung zweier Aldehydgruppen durch Eintritt von Wasser derart, daß eine in Säure, eine andere in Alkohol übergeht.

$$\left.\begin{matrix} RCHO \\ RCHO \end{matrix}\right\} \begin{matrix} +O_2 \\ H \end{matrix} = \left\{\begin{matrix} R.COOH \\ RCH_2OH \end{matrix}\right.$$

Diese Reaktion wird anscheinend auch im Stoffwechsel durch Fermente katalysiert (Oxydoreducasen s. auch Aldehydasen).

Cantharellus cibarius ist der als Eierschwamm, Pfifferling, Rehling geschätzte Speisepilz.

Cantharidin, fälschlich „Spanische Fliege" ist der Käfer Lytta vesicatoria. Südeuropa. Nur der ausgewachsene Käfer enthält das blasenziehend wirks. Prinzip C-in, das auch in anderen (ostasiat.) Käfern vorkommt. Farbl. Blättchen, Schmelzp. 210°, fast unlösl. in Wasser. Abkömmling eines hydrierten Benzols. Die Droge wird zu Pflastern und Salben verw.

Caparrapiöl Öl von Nectandra C., Ersatzmittel für Copaivabalsam.

Capparis spinosa, Capparidaceae, Strauch, Mittelmeer, liefert die Kappern. C. flexuosa, Brasilien, Rinde gegen Epilepsie.

Caprinsäure normale Fettsäure C_9H_{19}-COOH in vielen Pflanzen, als Glycerid in der Kuhbutter und Kokosöl.

Capronsäure normale Fettsäure C_5H_9COOH, entsteht bei der Buttersäuregärung. Im Schweiße und einigen Pflanzen. Aminoc. ist Leucin (s. d.).

Caprylsäure normale Fettsäure $C_7H_{15}COOH$, als Glycerid in Kuhbutter und Kokosöl.

Capsella bursa pastoris, Hirtentäschel, Gänsekresse. Cruciferae. Extrakt gegen Blutungen und Harnbeschwerden.

Capsicum Solanac. Kräuter. Kultiv. Arten liefern Paprika oder Cayennepfeffer.

Capsulae Einhüllkapseln für schlecht schmeckende Arzneimittel. Aus Stärke für Pulver, aus Gelatine für Flüssigk.

Captol Kondens. Prod. aus Formaldehyd + Chloral. Gegen Schuppenbild. Haarwasser. (Bayer.)

Caralluma Autheriana, Asclepiadaceae, Asien, Fiebermittel.

Caramose Karamelpräp. für Diabetiker. (Merck.)

Caranaharz von Protium (s. d.) Carana Brasilien.

Carapa Gattung der Meliaceae, Bäume, Tropen, Rinde Fiebermittel, Samen liefern Fett.

Carbamid s. Harnstoff.

Carbamidsäure, Carbaminsäure, Aminokohlensäure $NH_2.CO.OH$. Nur in Salzen bekannt. Die Ester heißen Urethane (s. d.).

Carbenzym Pflanzenkohle mit adsorbiertem Trypsin. Zur Behandlung jauchender Wunden usw.

Carbo animalis durch Veraschen von Blut, Fleisch, Knochen (Spodium). Innerl. gegen Darmkatarrh, äußerl. als Absorbens für Geschwüre usw.

Carbohydrasen Gruppe der Fermente, welche die höheren Kohlehydrate (Disacharide, Trisacharide, Polysacharide) in einfache Zucker spalten.

Carbovent reine Tierkohle. Darmkatarrh. (Öst. V. f. ch. Prod., Aussig.)

Carbonsäuren nennt man die organischen Säuren, welche die charakt. Gruppen COOH tragen.

Carboxyl nennt man die charakterist. Gruppe der organischen Säuren COOH.

Carboxylase Ferment, das aus einigen Carbonsäuren RCOOH das Carboxyl abspaltet. Findet sich vor allem in der Hefe, sowie in vielen Pflanzen. Hat wahrscheinlich eine ausschlaggebende Funktion bei der alkohol. Gärung, indem sie aus dem Zwischenprodukt Brenztraubensäure (CH_3 . CO . COOH)CO_2 abspaltet, wobei Acetaldehyd CH_3CHO entsteht. Dadurch ist die Entstehung von CO_2 bei der Gärung aufgeklärt. (Neuberg.)

Carcolid Kohlepulver, das in Wasser kolloidal lösl. sein soll. Gegen Darmkat. (Boehringer.)

Cardamomum Gattung der Zingiberae. Frucht als Aromaticum offiz.

Cardamonöl, Marattifett, von ind. Gynocardia u. a. Pflanzen, ist zur Margarinefabr. verw. worden. Ist aber giftig.

Cardiaca herzanregende (Cardiotonica) oder herzberuhigende Mittel.

Cardiopterix moluccana, Icacinaceae, Indien, Molukken, Purgans, Antirheumaticum.

Cardiotonin Präp. aus Convallaria (s. d.) mit Zusatz von Koffein und Natr. benzoic. Leichtes Herzmittel. (Degen u. Kuth, Düren, Rhld.)

Cardol wirks. Bestandt. des Akajoubalsams (s. d.). Gelbl. stark reizendes Öl. Wahrscheinl. keine einheitl. Verb.

Carduus Gattung der Composit. Die Herba C. benedicti, Bernhardinerkraut, Spinnendistel, stammt von Cnicus benedictus L. Enthält Bitterstoff Cnicin. Extrakt als Amarum.

Carica papaya, Melonenbaum, Baum, Caricaceae, trop. Amerika. Die Früchte enthalten eine Protease Papain oder Papayotin (s. d.). Die Blätter ein Alkaloid Carpain (s. d.).

Caricari brasilian. Harz der Elemi-Gruppe.

Cariophyllatae Rhizoma, s. Caryophyllatae.

Carissin Herzgift aus Carissia ovata, Apocynacee, Australien.

Carlina acaulis, wilde Artischocke, Eberwurz, Compositae, Mittel- und Südeuropa, früher sehr beliebtes Heilmittel, Wurzel schweißtreibend und purgierend. Jetzt nur noch in Viehpulvern.

Carmichael besteht aus Guajacholz, Sassafras, Coriander, Anis und Rad. Liquirit, die mit Kalkwasser digeriert, ausgepreßt und filtriert werden.

Carminativa = blähungtreibende Mittel. Viele äther. Öle, bzw. sie enthalt. Pflanzenextrakte (Minze, Fenchel, Anis), ferner Spiritus aethereus u. a.

Carnaubawachs von der Palma Corypha cerifera, Brasilien. Enthält die Carnaubasäure $C_{24}H_{48}O_2$.

Carnaubon Phosphatid aus der Niere. Enthält kein Glycerin, dafür Galactose und angebl. Carnaubas. Wahrsch. ein Gemisch.

Carniferrin Fe-Salz der sogen. Phosphorfleischsäure. Aus Fleischextrakt + Fe. Rotbr. Pulv. Gegen Anämien 0,5 g.

Carnin nannte man eine angebl. Base aus Fleischextrakt, die nicht existiert.

Carnitin Base aus Muskel, ist Oxybutyrobetain (s. Betain)

$(CH_3)_3N{-}CH_2 . CHOH . CH_2CO.$
$\quad\; O$ (Ring)

Carnivoren = Fleischfresser.

Carnosin $C_9H_{14}N_4O_3$, Base des Muskels, zu 1%, im Fleischextrakt 3%. Ist ein Peptid (s. d.) aus Histidin + β-Aminopropionsäure.

Caroba Blätter einiger Bignoniaceen, z.B. Cybistax, Brasilien. Syphilismittel.

Caron $C_{10}H_{16}O$, ist ein Keton, dem Kampfer isomer.

Carotin roter Farbstoff der Mohrrüben, in vielen Blättern und Früchten. Stickstofffrei.

Carpain Alkaloid der Carica papaya (s. d.). Herzgift.

Carrageen irländ. Moos, ganze Pflanze von Chondrus crispus, einer Alge des Atlant. Ozeans. Geben beim Kochen Schleim. Enth. keine Stärke, sondern andere Kohlehydrate. Als Schleimmittel pharm. verw. zum Einhüllen, Brustbonbons usw. Techn. zur Appretur und als Klärmittel.

Carthamin $C_{14}H_{16}O_7$, roter Farbstoff des Saflors (s. d.).

Carthamus tinctorius, Compositae, liefert den Saflor, C. Oxyacantha das Roghan.

Carubin Polysacharid aus Ceratonia siliqua, dem Johannisbrot. Wird durch ein Ferment Carubinase oder Seminase (s. d.) in Mannose und Galactose gespalt.

Carum carvi, Kümmel, Umbellif. Früchte offiz. als Stimulans, bei Magenbeschwerden.

Carvacrol

Isopropylkresol, $C_6H_3\left\langle\begin{matrix}OH\\CH_3\\C_3H_7\end{matrix}\right.$, Bestandt. vieler äther. Öle. Dickes Öl. Kp. 237°.

Carvi s. Carum.

Carvon Keton des Menthens, $C_{10}H_{14}O$. Hauptbestandt. des Kümmelöls. Farbl. kümmelartig riechende Flüssigkeit. Kp. 225°

Carvurol Pillen gegen Gonorrhoe, enthalten Kawa-Kawa und Santalöl.

Caryophyllatae Rhiz. stammt von Geum urbanum, Rosaceae (Nelkenwurz). Tonikum, Chininersatz. Cassia C. ist Rinde von Dicypellium caryophyllatum, Nelkenzimt, Lauraceae, Brasilien.

Caryophyllen Sesquiterpen $C_{15}H_{24}$ im Nelkenöl und anderen äther. Ölen.

Caryophyllenrot s. Phytolacca.

Caryophylli Gewürznelken, Nägelein, Blüten von Eugenia caryophyllata.

Caryophyllin Bestandteil der Gewürznelken. Polymer dem gewöhnl. Kampfer. Farblose Nadeln.

Cascara sagrada Rinde von Rhamnus Purshiana D. C. (s. Rhamnus). Gutes Abführmittel.

Cascarilla Cortex C. von Croton Eluteria, Euphorbiac. Bahamainseln. Offiz. Tonicum. Äußerl. zu Zahntinktur.

Cascarin Wirks. Bestandteil der Cascara Sagrada, $C_{16}H_{12}O_7$, vielleicht mit Rhamnetin identisch.

Cascarine — Leprince Kristall. Prod. aus Cascara Sagrada, Abführmittel. (St. Leonhard's Apoth., Basel.)

Cascoferrin Kombinat. von Cascara Sagrada + Triferrin.

Casease s. Chymase.

Casein, auch Caseinogen, ist der spezif. Eiweißkörper der Milch. C. ist eine Säure. Von den Bausteinen fehlt das Glykokoll, Tyrosin reichlich. Es enthält Phosphor, wahrscheinl. als Aminophosphorsäure. Durch Chymase geht C. in Paracaseine über (Milchgerinnung). Reines C. ist in Wasser unlösl., die Salze (Na, Ammonium) lösl. (s. Nutrose, Plasmon, Eucasin).

Caseosen Albumosen (s. d.) aus Casein.

Cassava s. Arrow-Root.

Cassia fistula, Caesalpiniac. Frucht gibt ein Mus als leichtes Abführmittel.

Cassupa Humboldtiana, Rubiaceae, Südamerika, Rinde gegen Fieber.

Cassytha filiformis, Lauraceae, Indien, Cochinchina, bei Gallenkrankh., Lues.

Castanea vesca, Fagaceae, ist die Edelkastanie.

Castela Nicholsonii (Chaparro, Bisbi), Simarubaceae, Mexiko, Südamerika. Extrakte gegen Amoebenruhr empfohlen (Oral und rectal).

Castilleja canescens, Scrophulariaceae, Mexiko, hat digitalisähnl. Wirkung.

Castoreum, Bibergeil. Sekret einer Drüse an den Geschlechtsorg. d. Bibers. Als Nervinum benutzt.

Castoröl s. Ol. Ricini.

Catalpa bignonioides, Trompetenbaum,

Beantree, Bignoniaceae, Rinde als Brechmittel.

Catechu Holzsekret von Acacia-Arten. Südasien. Enthält Catechin, ein Phloroglucinderivat. Adstringens, zu Mundwassern, Cachou u. dgl. Man unterscheidet Peguc. und Gambirc. Letzteres wird zum Betelkauen benutzt (s. Areca).

Catha edulis, Celastraceae, Blätter werden in Ostafrika, Arabien wie Coca gekaut, auch als Tee. Enthält Alkaloide Cathin, Cathinin und Cathidin. Wirkt auf nervöse Zentren und Muskel.

Cativa-Balsam wahrscheinl. von Prioria copaifera.

Caustica Ätzmittel, Corrosiva, Stoffe, die lokale Gewebszerstörungen hervorrufen. Meist Alkalien, Säuren, Salze von Schwermetallen. Häufig vermischt man sie zur bequemen Handhab. mit indiff. Stoffen (Ätzpasten) oder gießt sie in Stangen (Ätzstifte).

Caviblen s. Uranoblen.

Cayaponia Gattung der Cucurbitaceae, Südamerika, zahlreiche Arten Drastica, Emetic. (Tayuya). Enthalten Glykoside, die dem Elaterin nahestehen.

Cay-Cay-Fett von Irvingia-Arten Ostasiens. Speisefett und techn. verw.

Caydocöl von Garcinia tonkinensis, Clusiaceae, Techn. verw.

Cayenne-Pfeffer s. Capsicum.

Ceanothus americanus L. Redroot, New Yersea-tea. Rhamnaceae, Strauch. Nordamerika. Wurzel dieser und verwandter Arten werden als Adstringentia benutzt.

Cearawachs = Carnaubawachs.

Cearin Salbengrundlage aus Ceara-(Carnauba)-wachs und Paraffin. Auch Ung. Paraffini Issleib genannt. (Riedel.)

Cecidien s. Gallen.

Cedera brausendes Abführmittel, das Weinsäure und verschiedene Natrium- und Calciumsalze enthält.

Cedernholzöl aus dem Holz von Juniperus virginiana. Dickflüssiges Öl. Enthält ein Terpen Cedren $C_{15}H_{24}$ und Cedernkampfer oder Cedrol $C_{15}H_{26}O$.

Cedrela Gattung der Meliaceae, hohe Bäume, trop. Amerika. Liefern das sogen. Cedernholz für Zigarrenkisten usw. C. febrifuga liefert die Soymida-Rinde. Auch andere Arten arzneilich verw.

Cedrin Bitterstoff aus Cedronsamen $C_{21}H_{26}O_8$. Krist. aus Alkohol. Giftig. Vielleicht mit Waldivin identisch.

Cedronsamen Kotyledonen der Samen von Simaba Cedron. Enthalten krist. Bitterstoff Cedrin, werden als Fiebermittel und Stomachicum verw.

Ceiba Gattung der Bombaceae, trop. Bäume, liefern Kapok.

Celastrus scandens, Celastraceae, Nordamerika, Strauch, Rinde und Wurzel als Fiebermittel.

Cellobiose, Cellose, Disacharid aus 2 Glucose, entsteht beim Abbau der Cellulose.

Cellotropin benzoyliertes Arbutin, weißes geruchloses Pulver. Gegen Tbc. usw. (Vilmar, Zellerfeld a. H.)

Cellulase Ferment, das Cellulose angreift. Fehlt bei höheren Tieren. Bei Kaltblütern (Schnecken, Fischen) gefunden. Vor allem bei Bakterien (s. Darmbakt.).

Cellulose ist ein aus Glucoseresten aufgebautes Polysacharid. Es ist nicht ein einheitl. Körper, sondern eine Gruppe ähnl. gebauter Polysach. Physiol. ist C. ein Sammelbegriff für die die Zellwände der Pflanzen bild. Stützsubstanz, außer echter C. noch die sogen. Hemicellulosen, die auch aus anderen Polysach. bestehen, z. B. Mannanen, Galactanen usw. C. ist durch tierische Fermente nicht spaltbar, wird nur durch Bakterien angegriffen. Infolgedessen Nährstoff nur für Tiere mit starker Darmgärung (Pferde, Wiederkäuer, allenf. Schweine).

Celtis Gattung der Ulmaceae, Zürgelbäume, südl. Europa, Amerika, liefern gutes Werkholz, Blätter und Blüten in Amerika als Adstringentia.

Cembra, Arve s. Pinus.

Centaurea Gattung der Compositae, Kräuter. C. Cyanus ist die Kornblume. C. Jacea, Flockenblume, wilder Saflor, früher als Jacea nigra arzneil. verw. ebenso andere Arten, z. B. Radix Cent. majoris von C. Centaurium.

Centaurium Tausendgüldenkraut, Blätter von Erythraea Centaurium. Gentianac. Altberühmtes Bittermittel in zahllosen Geheimmitteln. In Südeuropa dafür Blätter von Chlora perfoliata.

Centrosema Blumieri, Papilionaceae, Mexiko, Südamerika, Wurzel als Emmenagogum, Blüte als Purgans.

Centrospermum brasilum und hirsutum, Compositae, trop. Amerika, Tonicum, Diureticum.

Ceolate Ceriumsalze der Fettsäuren. Als Antiseptica anstelle der Alum.-Salze, z. B. essigsaures und stearinsaures Ce.

Cephaelin Alkaloid aus Ipecacuanha (s. d.).

Cephalantin gift. Glykosid aus Cephalantus occidentalis, Rubiaceae, Nordamerika, auch bei uns als Zierstrauch. Gibt bei der Spaltung Glucose und Cephalantein $C_{16}H_{18}O_3$.

Cephalin s. Kephalin.

Cera flava = Bienenwachs. C. alba ist das an der Sonne gebleichte Wachs (offiz.).

Cerastes, Hornviper, Viperinae, Giftschlange Afrikas.

Cerastium arvense, Hornkraut, Caryophyllaceae, früher als Flor. Auriculae muris albae med. verw.

Cerasus Kirsche, s. Prunus.

Ceratanthera Beaumetzii, Zingiberaceae, Westafrika. Purgans, Wurmmittel.

Ceratonia siliqua, Johannisbrot, Baum, Caesalpiniac., Mittelmeerländer, Cypern (s. a. Carubin).

Cerbera Gattung der Apocynaceae, trop. Bäume, verschied. Arten als Purgans, Stomachicum und Fischgift. Samen enthalten 77% Fett und Glykosid Cerberin.

Cerberin Glykosid. Herzgift aus Cerbera-Arten (Apocynaceae), den Acocantheragiften nahestehend. Zerfällt in Cerberetin $C_{19}H_{26}O_4$ und Glucose.

Cercis Gattung der Caesalpiniaceae; bei C. Siliquastrum, Judasbaum, Südeuropa, werden die Früchte, bei C. canadensis, Nordamerika, die Rinde als Adstringens verw.

Cerealose alter Name für Maltose.

Cerebrin, Cerebron sind phosphorfreie Lipoide des Gehirns. Enthalten Galactose, eine Base Sphingosin und eine Säure. $C_{23}H_{47}COOH$, die Lignocerinsäure, die auch in Pflanzen vork., sowie Cerebronsäure. Man nennt diese Stoffe Cerebroside, außer den genannten noch Kerasin. Es sind anscheinend Stereomere.

Cerebroside s. Cerebrin.

Cerefolium, Anthricus cerefolium, Kerbelkraut, Umbelliferae, aromatisches Kraut als Salat und Küchenkraut.

Cereoli arzneihaltige, bei Körpertemp. schmelzende Stäbchen (Bougies).

Ceresin = festes Paraffin.

Cereus eburneus, Cactaceae, Peru. Enthält eine giftige Base.

Cerevisin Ein Albumin aus Hefe, reich an Lysin.

Cerium Element der „seltenen Erden". Salze wichtig als Zusatz zu den Glühstrümpfen. Oxalat. Pharm. bei Magen-, Darmkatarrh, Erbrechen d. Schwangeren. Auch Adstring. als Ersatz für Al-Salze (s. Ceolata).

Cerolin Aus Hefe extrahiertes Fett. Pillen gegen Furunkulose.

Ceropegia bulbosa, Asclepiadaceae, Ostindien. Knollen als Tonikum, enthalten Bitterstoff (Alkaloid?) Ceropegin.

Cerosin = Laevosin.

Ceroten Kohlenwasserstoff $C_{27}H_{54}$ aus chines. Wachs.

Cerotinsäure $C_{25}H_{51}.COOH$ normale Fettsäure im Bienenwachs und Carnaubawachs, sowie als Ester im chines. Wachs.

Cesol Synthetisch gewonnene, dem Arekolin nahesteh. Verbindung. Näh. bisher nicht bekannt gegeben. Kristalle, Schmelzp. 100°. Leicht lösl. in Wasser. Subkutan gegen Kolik der Pferde. (Merck.)

Cestrum Gattung der Solanaceae, Hammerstrauch, trop. Amerika. Blätter und Wurzelrinde gegen Fieber usw.

Cetaceum Walrat, Spermaceti. Fett der Pottwale. Hauptsächl. Ester des Cetylalkohols $C_{16}H_{33}OH$. Zu Kerzen, Pflastern usw.

Cetosan Salbengrundlage aus Vaseline und 5% Walrat.

Cetraria s. Lichen islandicus.

Cetylalkohol $C_{16}H_{33}OH$ findet sich im Walrat, sowie im Bienenwachs.

Cevadin Alkaloid aus Veratrum Sabadilla (s. Sabadillsamen). Sehr giftig. Nervenenden, Temperaturabfall, Kollaps.

C.G.S.-System Das absolute Maßsystem, abgeleitet von den Grundwerten c = cm, g = Gramm, s = Sekunde. Einheit der Kraft ist die Kraft, die 1 g in 1 s die Geschwindigkeit 1 erteilt = 1 Dyne (dyn). Einheit der Arbeit, die Verschiebung von 1 g um 1 cm gegen die Kraft von 1 dyn = 1 erg. Einheit des Effektes = erg/sec. Den Zusammenhang mit dem Gewichtssystem der Erde liefert die Beschleunigung durch die Erdschwere, das Gewicht, die Masseneinheit von 1 g, das 981 Dynen beträgt. Es ist also die Arbeit von 1 gcm = 981 Erg, 1 Mkg = $9{,}81 \times 10^7$ Erg; 1 Joule = 10^7 Erg, eine Kilowattstunde = 3600×10^{10} Erg.

Chaerophyllum, Kerbel, s. Cerefolium.

Chaetogastra canescens, Sarzilejo, Melastomataceae, gegen Harnleiden, Kolumbien.

Chairamin, Chairamidin Nebenalkaloide der Chinarinde Remijia Purdieana.

Chaloide (χαλάω, schlaff machen) nennt Schäfer diejenigen endokrinen Stoffe, welche hemmend wirken (s. Autakoide).

Chamaelirium Carolinianum, Liliaceae, U. S. A. Tonicum, Diureticum, Wurmmittel. Enthält giftiges Saponin Chamaelirin.

Chamaemorus Baccae und Foliae von Rubus Ch., Europa, Asien. Früher gegen Harnleiden und Skorbut.

Chamar = Gourliea decorticans, Brasilien.

Chamburu s. Jacaratia.

Chamissoa macrocarpa, Amarantaceae, Strauch, Südamerika. Gegen Malaria.

Chamomilla, Kamille, Compositae. Die Blätter als Flores Ch. offiz. zu Tees (Spec. emollientes u. a.). Verw. werden Feldkamillen (Matricaria Ch.) und röm. Kamille, Anthemis nobilis L. (s. auch Chrysanthemum).

Champakafett aus Melia Ch., Niederl. Indien.

Chandu = gestoßenes Opium, in Indien zum Rauchen.

Chaparro amargosa s. Castela.

Chaptalia nutans, Compositae, Südamerika. Wurzel bei Fieber usw.

Chaptalisieren Behandlung des Weines mit Calciumcarbonat zur Herabsetzung des Säuregehaltes.

Charcotsche Kristalle finden sich im Sputum bei Bronchialasthma. Wahrscheinl. Mucinstoffe.

Chavica Gattung der Piperaceae, sehr eng mit Piper verw. (s. d.).

Chavicol aus Ölen von Piper-Arten (Betelöl) ist p-Oxyallylbenzol

$$C_6H_4\begin{matrix}\diagup CH{-}CH{:}CH_2\\ \diagdown OH\end{matrix}.$$

Chavosot entmethyliertes Estragol, $C_6H_4C_3H_5OH$, Antiseptic. (Zimmer.)

Chebulinsäure Gerbsäure verschied. Gerbstoffe, ist eine Verb. von Gallussäure mit Glucose. Nähere Konstitution noch nicht aufgeklärt.

Cheilanthes Farn der Polypodiaceae. Mehrere Arten in Brasilien, Südeuropa arzneil. verw.

Cheirolin entsteht aus einem Glykosid des Goldlackes Cheiranthus durch das Ferment Myrosinase (s. d.) neben Glucose und Kaliumsulfat. Es ist ein kompliziertes Senföl, das noch eine Sulfogruppe SO_2 trägt.

Chelafrin Nebennierenpräp. 1:1000.

Chelerythrin Alkaloid aus Chelidonium u. a. Papaveraceen. Narkot. Gift.

Chelidonium, Schöllkraut usw. Einheim. Papaveracee. Blätter enthalten mehrere Alkaloide, Chelidonin, Protopin, Chelerythrin sowie gift. Harz. Volksmittel gegen Warzen.

Chemodynamische Maschinen nennt man solche, bei denen mechanische Arbeit direkt oder jedenfalls nicht auf dem Wege über Wärme aus chemischer Energie gebildet wird. Eine ch. M. ist der Muskel, bei dem die chem. Energie durch Oxydation erzeugt wird, während die Volumenenergie der Kolloide (Quellung der Muskelproteine oder Änderungen der Oberflächenspannung) die Zwischenenergie bildet.

Chemotaxis Chemischer Reiz auf Einzellige, der sie zur Annäherung oder Entfernung veranlaßt (positive und negative Ch.), s. Tropismen.

Chemotherapie nach Paul Ehrlich ist das Bestreben, durch eingeführte spezif. Giftstoffe Parasiten im Körper zu töten, ohne die Zellen des Wirtes nennenswert zu schädigen (Therapia sterilisans). Die Gifte müssen also „parasitrop" sein, möglichst wenig „organotrop". Ch. ist die Wirkung des Chinins (s. d.) bei Malaria. Neuere Ch. beruht vor allem auf Arsen- und Antimonpräp. bei Spirillosen und Trypanosomenkrankh. (Recurrens, Syphilis, Schlafkrankh.). Das wichtigste Mittel ist Salvarsan (s. d.), sowie Atoxyl, Arsenophenylglycin (s. d.); s. a. Emetin, Optochin.

Chenocholsäure Gallensäure (s. d.) der Gans.

Chenopodium ambrosioides, Jesuitentee, Chenopodiaceae, trop. Amerika kult., ähnl. Ch. anthelminthicum und Botrys (Europa). Wurmmittel (Früchte und deren Öl).

Chia s. Salvia.

Chicarot $C_8H_8O_3$ roter Farbstoff aus Bignonia Chica, Südamerika.

Chicha alkohol. Heilgetränk aus Schinus dependens (s.d.) in Chile, s. Huingan.

Chimaphila umbellata, s. Pirola, Wintergreen, Strauch. Blätter geleg. als Diuretic. (Herba Pirolae umb.) In U. S. A. offiz.

Chinaalkaloide Alkaloide der Chinarinden, Cinchona und Remijia, an Säuren (meist Gerbsäuren) gebunden. Etwa 20 Körper, von denen Chinin, Chinidin, Cinchonin und Cinchonidin die wichtigsten sind. Erstere haben die Bruttoform $C_{19}H_{22}N_2O$, letztere sind deren Methoxylderiv. Ferner zu erwähnen die 4 Dihydroderiv. der genannten, ferner Cuprein, die Chairamingruppe. Konst. sehr kompliziert, enthalten einen Chinolinring und einen Pyridinring.

Chinaphenin Chininkohlensäure-Phenetidid. Weißes geschmackl. Pulver. Keuchhusten, Influenza, Neuralgien. (Zimmer, Bayer.)

Chinarinden Cortex Cinchonae oder Chinae, von verschied. Arten der G. Cinchona und Remijia. Urheimat Kordilleren Südamerikas, jetzt vielf. in den Tropen angepflanzt, vor allem Java, Ostindien, Jamaika. Enthalten die wichtigen Alkaloide in verschied. Mengen. Am reichsten sind die Wurzelrinden. Der Gehalt schwankt stark, meist 2—6% Chinin. Außerdem enthaten die Ch. Chinasäure (s. d.), Gerbsäuren, Farbstoffe u. ein Glykosid Chinovin. Verw. als Extrakt bzw. Tinct. als Tonik.

Chinarsanil Chinin + Atoxyl, gegen Maul- und Klauenseuche.

Chinasäure aromat. Säure aller Chinarinden. Pharm. verw. als Urosin, Sidonal und Urol (s. d.). Hexahydrotetraoxybenzoesäure $C_6H_7(OH)_4 \cdot COOH$. In der Chinarinde als Ca-Salz, in anderen Pflanzen. Wirkt harnsäurevermindernd.

Chinaseptol o-Oxychinolin-m-sulfosäure. Gelbes in Wasser lösl. Kristallpulver. Antiseptikum.

Chineonal Salz des Chinins mit Veronal (s. d.). Antineuralg., Influenza, Keuchhusten. 0,6 g. (Merck.)

Chinesisches Wachs, Pe-la, Wachs der Schildlaus Coccus ceriferus, die auf Fraxinus chinensis lebt. Fast reiner Cerotinsäurecerylester. Gutes Kerzenmaterial.

Chinidin Begleitalkaloid des Chinins in verschied. Chinarinden. Stereomer mit Chinin. Ersatzmittel des Chinins, greift den Magen weniger an. 1—3 g. Herzmittel.

Chinin Alkaloid der Chinarinde (s. d.). $C_{20}H_{24}N_2O_2$. Ch. ist ein außerordentl. wichtiges Arzneimittel. Spezif. bei Malaria durch Tötung der Plasmodien (Chemotherapie). Antipyret. Tonic. Verschied. Salze und Verb. werden angew. (s. a. Aristochin, Euchinin usw.). Chin. sulfur. oder hydrochlor. innerl. 0,5—1 g. Wirkt auf alle tierischen Zellen lähmend, deswegen wahrscheinl. die antipyret. Wirkung. Größere Dosen Ohrensausen, Schwindel, Sehstörungen, schließlich Kollaps (Herz, Atmung).

Chinit ein Ringzucker, ist ein Hexahydrohydrochinon $C_6H_{10}(OH)_2$.

Chinoidin harzartiger Abfall der Chininfabrikation, enthält noch mehrere Alkaloide.

Chinolin

Doppelring 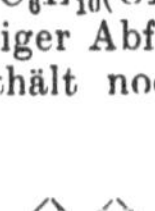 .

Im Steinkohlenteer, Knochenöl. Stammsubstanz wichtiger Heilmittel (Atophan) und Alkaloide.

Chinon Diketon des Benzols $C_6H_4O_2$. Findet sich als Gift in der Assel Julus.

Chinosol Oxychinolinkaliumsulfat. Gelbes Kristallpulver, Desinficiens 1:100—1000.

Chinothein Chinin, Antipyrin und Caffein. Antipyretic.

Chinotoxin Dichinolindimethylsulfat, wirkt wie Curare.

Chinotropin Chinasaures Urotropin (s.d). Gicht 4—8 g. tgl. (Schering.)

Chinovin Glykosid aus einigen Chinarinden, wird in Chinovose und Chinovasäure gespalten.

Chinovit s. Chinovose.

Chinovose ist eine Methylpentose aus einigen Chinarinden. Ihr Äthyläther ist der Chinovit.

Chiococca racemosa, Rubiaceae, s. Cainca.

Chionanthus virginiana, Oleaceae, U. S. A. Wurzelrinde gegen Fieber, Leberstauung, Ikterus. 1—4 g des Fluidextraktes. Enthält Glykos. Chionanthin.

Chione glabra, Rubiaceae, Portoriko, Wurzelrinde als Tonik. usw.

Chiranthodendron planoides, Handbaum, Sterculiaceae, Mexiko. Antiepileptic.

Chirata Kraut der Gentianae. Sweertia Ch., Indien. Bittermittel. Glykosid Chiratin.

Chironjiöl von Buchanania latifolia, Indien.

Chitin hochkomplexes Polysacharid, aus acetylierten Glucosaminresten aufgebaut. Hauptbestandteil des Panzers der Crustaceen (Hummer usw.) und Insekten. Auch in Pilzen.

Chitosamin ein Aminozucker, dem Glucosamin stereomer.

Chitosan, Chitose Kohlehydrate aus Chitin, ersteres ein Acetylglukosamin, letzteres ein ringförmiger Zucker $C_6H_{10}O_5$.

Chlor Cl, At.-Gew. 35,5. Grüngelbes Gas, erstickender Geruch, heftig reizend (Bluthusten). Darst. aus Braunstein, Manganperoxyd + HCl oder durch Elektrolyse von wäss. NaCl-Lösung. Die wäss. Lösung (aq. chlori) als Wundwasser, Augenwasser.

Chlora perfoliata, Gentianaceae, Südeuropa, früher als H. centaurii lutei offiz. Bittermittel. Enthält Glykosid Gentiopicrin, durch Emulsin spaltbar.

Chloral Trichloracetaldehyd CCl_3CHO aus Alkohol + Chlor. Geht durch Wasser in das wichtige Hydrat über.

Chloralamid Chloralformamid, Farbl. Krist., lösl. in Wasser. Schlafmittel, Neurasthenie, Seekrankheit. 2—4 g. (Schering.)

Chloralbacid chloriertes Eiweiß mit 3% Cl, lösl., geschmackl. Pulver. Bei Salzsäuremangel im Magensaft 0,5—2 g. (Gans, Frankft.)

Chloralhydrat aus Chloral + W. farbl. Krist. von stechendem Geruch. Schmelzp. 50°. Leicht lösl. in Wasser, Alkohol und Äther. Wichtig. Schlafmittel. 0,5—2 g, dos. max. 3,0 bzw. 6,0 g.

Chloralose aus wasserfreiem Chloral + Glucose. Farbl. Krist. Hypnot. ohne Herzwirk. 0,2—0,8 g.

Chlorcruorin grüner Farbst. einiger Würmer.

Chlo cosan Lösung von Dichloramin I in gechlortem Paraffinwachs (7—8%). Zur Zerstäubung bei Wundbehandlung, Nasenleiden.

Chloreton Acetonchloroform, Trichlortertiärbutylalkohol. Weiße Krist. von kampferart. Geschmack. Lokal. Anaesth. (Aneson). Innerl. als Hypnot. Seekrankh. 0,3 g. (Parke, Davis u. Co.)

Chloris radiata, Gramineae, Portoriko, gegen Gelbfieber, als Diuretik.

Chlorkalk Calcaria chlorata (offiz.) aus Ätzkalk + Chlor, enthält als wirks. Bestandt. Calciumhypochlorit $Ca(ClO)_2$. Weißes Pulver. Geruch nach Chlor. Kräftiges, billiges Desinfic. und Bleichmittel.

Chlorocodon Whitei, Asclepiadaceae, Liane aus Natal. Wurzel als Heilmittel. S. Mundi.

Chlorodyne Verschied. Chloroform enthalt. Misch. zur Schmerzstillung bei Koliken usw.

Chloroform Trichlormethan $CHCl_3$, 1831 von Guthrie entdeckt; 1847 von Simpson als Narkosemittel eingeführt Darst. aus Alkohol oder Aceton mit Chlorkalk, ganz rein aus Chloral (s. d.) mit Natronlauge. Farbl. bewegl. Flüss. Kp. 62°. Spez. Gew. 1,5, zersetzt sich am Licht. Äußerl. zu schmerzstill. Einreib. Zur Inhalat.-Narkose. Lähmt das Zentralnervensystem.

Chlorogenin Alkaloid $C_{24}H_{20}N_2O_4$ aus Alstonia, bei Malaria, Typhus. Wirkung chininähnl.

Chlorogensäure Gerbsäure aus Kaffeebohnen, kein einheitl. Stoff.

Chlorophyll grüner Farbst. der Blätter, sowie grüner Algen. Besteht aus mehr. komplex gebund. Pyrrolkernen, ähnl. wie das Hämochromogen (s. d.), enthält aber kein Eisen, sondern Magnesium (Willstätter). Das Ch. dient als Vermittler bei der Assimilation des CO_2, indem es dieses bindet und dann zu Formaldehyd reduziert, unter Verbrauch von strahlender Energie der Sonne. Ch. ist ein Ester des Alkoh. Phytol (s. d.) mit Chlorophyllid (s. Chlorophyllase).

Chlorophyllase Ferment der grünen Blätter, das aus dem Chlorophyll einen Alkohol, Phytöl (s. d.), abspaltet. Chlorophyll zerfällt dabei in Chlorophyllid + Phytol.

Chlorosan (Bürgi) Blutbild. und appetitanreg. Mittel aus Chlorophyll + Eisen. 2—3 mal 1—2 Tabl. (Chlorosan-A.-G., Kreuzlingen, Schweiz.)

Chloroxylonin Alkaloid aus Satinholz Chloroxylon, Ostindien. Hämorrhagien.

Chlorwasserstoff, Salzsäure, Ac. hydrochloricum, Ac. muriatic., HCl, farbl. an der Luft rauchendes Gas. Einer der wichtigsten technischen Stoffe. Die konz. wäss. Salzsäure des D. A. enthält 25% HCl. Der normale Magensaft enthält etwa 0,2%. Pharm. in sehr verd. Lösung zur Hebung der Verdauung (s. a. Acidol).

Chokolin Phenolphtalein zu 0.5%, enthaltend. Abführmittel aus Kakao und Manna.

Cholagoga Mittel zur Beförderung der Gallensekretion.

Cholelysin Mittel zur Beförderung der Gallensekretion, ölige Flüssigkeit, hauptsächl. ölsaures Na (Stroschein.)

Cholergol Gallensteinmittel in Tabletten, das Calomel und Podophyllin enthält. (Engelhard, Frankft. a. M.)

Cholesterin Alkohol eines kompliz. hydrierten Ringsystemes, ist ein lebenswichtiger Bestandteil aller tier. Zellen. Hauptsächl. in der Galle (auch Gallensteine); in der weißen Gehirnsubstanz. Frei und als Ester auch im Blut und als Ester höherer Fettsäuren im Wollfett (Lanolin). Seine physiol. Bed. ist noch nicht sicher erkannt. In den Pflanzen ähnl. Stoffe, die Phytosterine.

Choleval Kolloidale Ag-Lösung mit choleinsaurem Na. Inj. bei Gonorrhoe (Merck).

Cholin Oxyäthyltrimethylammoniumhydroxyd $(CH_3)_3N{<}^{OH}_{CH_2CH_2OH}$ findet sich in vielen Pflanzen und ist die Base der wichtigsten Phosphatide (s. d.). Sirupöse, alkal. reag. Masse. Wirkt erniedrig. auf den Blutdruck, spielt vielleicht im Stoffwechsel als Antagonist des Adrenalins eine wichtige Rolle.

Choliton Brausesalz, das Li_2CO_3, Na_2CO_3, Zucker und Weinsäure enthaltend. Gegen Gallensteine.

Chologen Kombinat. von sehr kleinen Dosen Hg mit abführ. und krampfstill. Gewürzen. Gallenkrankh., Verstopfung. (Rosenberg, Berlin.)

Cholosan Saft von schwarzen Rettichen, gegen Gallensteine empfohlen. (Naumann, Dresden-Plauen.)

Cholsäure s. Gallensäuren.

Chondrilla juncea, Compositae, Europa, Asien. Wurzel gegen Durchfall und Schlangengift.

Chondrin Knorpelleim, aus Knorpel durch Auskochen. Keine einheitl. Substanz. Gemisch von Glutin (s. d.) mit Chondroitinschwefels.

Chondrodendron tomentosum, Menispermaceae, s. Pareira.

Chondrodin Nebenalkaloid der Pareirawurzel, s. Bebeerin.

Chondroitinschwefelsäure charakterist. Substanz des Knorpels. Schwefelsäureester eines Aminozuckers Chondrosamin.

Chondromucoid ist das Mucoid (s. d.) des Knorpels.

Chondrosamin ist ein aus Knorpel isoliertes Isomeres des Glucosamins.

Chondrus crispus, Alge der Florideen, liefert die offiz. Carragheen.

Chorion placentares Gewebe, (Chorionzotten). Während der Gravidität werden Chorionzellen ins Blut verschleppt und erzeugen dort ein spezif. Abwehrferment, welches die Abderhaldensche Reaktion (s. d.) bewirkt.

Chorionin aus Insekteneiern, dem Chitin sehr nahe verw.

Christdorn = Ilex aquifolium.

Christwurz = Helleborus niger oder Adonis.

Chrom Cr, At.-Gew. 52. Eisenähnl. Element. Wichtig sind die chromsauren Salze. Kaliumchromat K_2CrO_4 und Kaliumbichromat $K_2Cr_2O_7$, gelb, bzw. rot. Das Chromoxyd CrO_3 ist ein heftiges Ätzmittel, offiz. als Acid. chromicum. Alle lösl. Ch.-Verb. sind giftig (Niere).

Chromaffines System nennt man die innersekretorisch wirksamen Gewebe des Nebennierenmarkes und einiger zerstreuter nebennierenähnlicher Gewebe, wegen ihres charakterist. Verhält. gegen Chrombeizen (s. Adrenalsystem).

Chromatin der durch basische Farbstoffe färbbare Anteil des Zellkernes.

Chromoform Chromsäure + Formaldehyd. Schweißpulver. (Dr. Schmitz, Berlin.)

Chromogene sind Atomgruppen, die leicht in Farbstoffe übergehen Im biolog. Sinne die — meist unbekannten — Stoffe tier. und pflanzl. Säfte, die sich an der Luft durch Autoxydation (s. d.) oxydieren und verfärben (Kartoffeln, Äpfel, Sepia usw.).

Chromsäure, eigentlich Chromsäureanhydrid. Ac. chromicum, CrO_3. Braunrote Prismen, sehr starkes Ätzmittel (Warzen, Geschwüre, Maul- und Klauenseuche).

Chronotrope Einflüsse verändern die Frequenz der Herztätigkeit.

Chrysanthemum Gattung der Compositae, enthält eine Reihe von Arzneipflanzen. Ch. cinerariifolium: Blüten sind das dalmatin. Insektenpulver. Ch. Balsamita, Aromat. früher offiz. Ch. vulgare, Rainfarn, Blätter als Flores Tanaceti Wurmmittel. Ch. Parthenium, Mutterkraut, Volksmittel bei Krankh. der weibl. Geschlechtsorg. Ch. Chamomilla (s. Chamomilla).

Chrysarobin Hauptbest. der Araroba (s. d.). Gmisch von Dioxymethylanthranol und verw. Stoffen. Geruchl. Pulver, unlösl. in Wasser. Wichtiges Hautmittel, in verschied. Pflastern und Salben.

Chrysin $C_{15}H_{10}O_4$, 1, 3-Dioxyflavon, gelber Farbstoff in Pappeln. Gibt bei der Spaltung Phloroglucin neben Essigsäure und Benzoesäure.

Chrysophansäure, Rhein, Rhabarbergelb, Dioxymethylanthrachinon, in Rheum- und Rumexarten. Entsteht durch Oxydat. aus Chrysarobin. Wird geleg. bei Psoriasis verw. Wismutsalz ist Dermol (s. d.).

Chrysophyllum glycyphloeum, Sapotaceae, Baum, Brasilien (s. Monesia).

Chrysosplenium Gattung der Saxifragaceae, mehr. Arten als Milzkraut früher als Abführmittel (H. Chrys.) verw.

Chrysotoxin wenig bekannter Bestandteil des Secale.

Chuchu s. Sechium edule.

Chuncoa obovata, Combretaceae, Baum, Westindien. Rinde Brechmittel.

Chuquicua s. Lychnophora.

Chylurie Auftreten von Fett im Harn, hauptsächl. bei Erkrank. durch den Wurm Filaria (im Blut).

Chylus, Milchsaft, ist der durch emulgiertes Fett weiß gefärbte Lymphsaft der großen Lymphwege des Darmes auf der Höhe der Verdauung.

Chymase, Labferment, ist das Ferment des Magensaftes junger Tiere, das Casein durch hydrolytische Spaltung in die Paracaseine überführt, die leichter mit Kalksalzen ausflocken. Dadurch wird die Milch zur Gerinnung gebracht (Labgerinnung). Auch andere Proteasen (Pepsin, Trypsin, Pflanzenproteasen) können Milchgerinnung bewirken. Die Ch. ist mit dem Pepsin nahe verw., nach manchen Autoren identisch.

Chymosin s. Chymase.

Chymus Speisebrei, wie er vom Magen in den Darm übertritt. Der Ch. ist durch die vom Magen sezernierte HCl sauer. Sobald ein Teil den Pförtner passiert hat, schließt sich dieser und öffnet sich erst wieder, wenn der Ch. das Duodenum passiert hat. Im Darm wird dann der Ch. allmählich schwach alkalisch, sobald er die Galle und das Pankreassekret aufgenommen hat.

Cibotium Gattung der Farnfamilie

Cyathaceae, Ostasien, liefert Penghawar Djambe (s. d.).

Cicatricin sterile Lösung von Antipyrin + Thiosinamin (s. d.).

Cicer arietinum, Kichererbse, Papilionaceae, Hülsenfrucht des südl. Europa, auch als Kaffeesurrogat.

Cichorie Cichorium Intybus, Composit. Wurzel ist ein wichtiger Kaffee-Ersatz (1763). Vielfach angebaut. Enthält Inulin (s. d.) und ein Glykosid Cichoriin $C_{32}H_{34}O_{19}$.

Cicuta virosa, Wasserschierling, Umbelliferae, ist durch seinen Gehalt an Cicutoxin sehr giftig.

Cignolin synthet. hergest., 1,8-Dioxyanthranol, Ersatz für Chrysarobin in 0,15—5%iger Benzollös. Auch zu Salben (Bayer.)

Cimatoxyl Kombinat. von Atoxyl mit einem „aromat. Körper". Gegen Tbc.

Cimicifuga racemosa, Ranunculaceae, Nordamerika. Wurzelextrakt gegen Schmerzen, bes. Ohr (s. Otosklerol).

Cimicinsäure $C_{14}H_{27}COOH$ aus der grauen Blattwanze Rhaphigaster. Schmelzp. 44°.

Cina Flores Cinae, Zitwersamen, Wurmsamen, Blütenkörbchen, wahrscheinl. von Artemisia maritima L. Turkestan. Offiz. Wurmmittel. Enthält als wirksamen Bestandt. Santonin (bis 2%).

Cinchona s. Chinarinden.

Cinchonamin Nebenalkaloid der Chinarinden $C_{14}H_{24}ON_2$, dem Cinchotin isomer. Fieberwidrig, sehr giftig.

Cinchonidin, Cinchonin Begleitalkal. des Chinins, wie dieses pharm. verw.

Cineol Bestandt. vieler äther. Öle (Cina, Eucalyptus, Myrt., Rosmarin usw.). Kompliziert. Derivat eines hydrierten Benzols.

Cinnamein s. Balsamum peruvianum.

Cinnamodendron Gattung der Winteranaceae, trop. Amerika. C. corticosum hat eine aromat. Rinde (Cortex Winteranus spurius). C. axillare gegen Skorbut.

Cinnamomum Gattung der Lauraceae, trop. Ostasien, liefert die Zimtrinde (Cortex C.). Mehrere Arten, bes. C. Cassia, ceylanicum, s. a. Kampfer.

Cinnamoylcocain neben Cocain in den Coca-Blättern (s. d.). Durch Abspaltung des Cinnamoyl- (Zimtsäure-) Restes entsteht Ecgonin (s. d.), das dann durch Einführung von Benzoyl und Methyl in Cocain übergeführt werden kann.

Cipura Paludosa, Iridaceae, trop. Amerika. Zwiebel bei Skrophulose und Gonorrhoe.

Cirrholysin Wismuttrijodid + Thiosinamin (s. d.).

Cismae Samen von Cassia Absus, Indien, Afrika. Augenmittel (s. Schischin).

Cissampelos Gattung der Menispermaceae, trop. Amerika. Mehr. Arten ähnl. der Pareira (s. d.). Als Heilmittel, bes. Diuretika.

Cistus Gattung der Cistaceae, Sträucher, Südeuropa, Orient. Mehr. Arten liefern das schon im Altertum gebrauchte Ladanumharz (s. d.).

Citarin Anhydromethylenzitronensaur. Na, in Wasser leicht lösl. Pulver. Gicht, Rheuma. Erzeugt häufig Diarrhoe. 10—12 g tägl. (Bayer.)

Citral aromat. Prinzip des Zitronenöls u. a. Öle. Ist ein dimethylierter ungesätt. Aldehyd mit offener Kette $(CH_3)_2C{:}CH-(CH_2)_2-C(CH_3){:}CHCHO$.

Citriosma oligandra, Monimiaceae, Brasilien, u. a. Arten liefern Blätter gegen Rheuma usw. Enthalten äth. Öl.

Citrocoll = Phenokollzitrat.

Citromyces ein Schimmelpilz, der aus Zucker Zitronensäure bildet.

Citronellal kompliz. ungesätt. Aldehyd $C_{10}H_{18}O$. Im Zitronenöl. Farbl. Öl, Kp. 205°.

Citrophen Zitronensaures Paraphenetidin; schwer lösl. Pulver, ungiftig. Fieber, Neuralgien, Keuchhusten 0,5 bis 1 g. (Dr. J. Roos, Frankfurt a. M.).

Citrospirin Acetylsalicylsäure + Coffein. citric. Antipyret. Gut vertragen. 3 mal tgl. 0,5 g. (Weil, Frankft.)

Citrozon ist ein Gemisch von Natriumzitrat mit Vanadinpentoxyd. Wird zur Beförderung des Stoffwechsels empf. (A. Kruchen, Cöln).

Citrullus Gattung der Cucurbitaceae, C. Colocynthus ist die Koloquinte. (s. Colocynthis). C. vulgaris die gewöhnliche Wassermelone.

Citrus Gattung der Rutaceae. C. medica ist die Zitrone, C. Aurantium die Pomeranze und Apfelsine.

Clauden aus Lungengewebe isolierter Stoff zur Blutstillung bei Hämophilie, Operationen. (Luitpold-Werk, München.)

Claviceps purpurea, Pilz des Mutterkorns, Secale (s. d.). Pilz aus der Familie der Pyrenomyceten.

Clavicepsin Glykosid aus C. purpurea, dem Mutterkorn, gibt bei der Spaltung Glucose und Mannose.

Clavin nannte Vahlen eine angebl. das wirksame Prinzip des Secale cornutum darstellende Substanz, die sich später als ein Gemisch von Aminosäuren und unwirksam erwies.

Clematis Waldrebe, Gattung der Ranunculac. Mehr. Arten früher als Herba Flammulae pharm. verw. Enthält Clematis-Kampfer.

Clitandra Gattung der Apocynaceae, Lianen des trop. Afrika, mehr. Arten liefern Kautschuk.

Clupein Protamin aus dem Sperma des Herings, Clupea Harengus.

Clupeon, das Pepton des Clupeins, ist ein Polypeptid aus zwei Mol. Arginin + 1 Valin.

Clusia Gattung der Guttiferae, Lianen des trop. Amerika. Liefern ein bitteres abführend wirkendes Gummiharz.

Cnicus Benedictus s. Carduus.

Cnidium Monnieri, Umbelliferae, China, Frucht als Antirheumat. und bei Frauenkrankheiten.

Coagulen-Kocher-Fonio Präp. aus Blutplättchen (s. Blutkörper). Blutstillungsmittel für Operationen und bei Blutungen. (Ges. chem. Ind., Basel.)

Cobitis fossilis, Schlammpeitzger, ein Fisch, der durch den Darm atmet.

Cobragift Gift verschied. Brillenschlangen (s. Naja). Enthält ein tödl. Nervengift (Neurotoxin) und ein Hämolysin. Beide erzeugen im Organismus Antikörper.

Coca Blätter von Erythroxylon Coca Lam. Strauch aus westl. Südamerika, vielfach kultiv. Von Eingeborenen seit alter Zeit als kräftig. Genußmittel benutzt. Enthalten Cocain neben anderen Alkaloiden.

Cocain wichtiges Alkaloid der Cocablätter, ist Methylester des Benzoylecgonins. Daneben enthält die Droge noch andere Derivate des Ecgonins (s.d.). Man kann sie in E. überführen und daraus durch Benzoylieren und Methylieren C. erhalten. Das freie C. ist schwer lösl. in Wasser, von den leichter lösl. Salzen wird vor allem das Chlorhydrat verw. Lokales Anaesthet. Dos. max. 0,05 g.

Cocainol Präp., das kein Cocain, sondern Anästhesin enthält.

Coccognidium s. Daphne.

Cochenill: Coccionella, Cochenillelaus, Coccus Cacti L. Enthält den Farbstoff Karmin (s. d.).

Cochlearia officinalis, Löffelkraut, Cruciferae, Blätt. mediz. verw. (Skorbut usw).

Coclaurin Alkaloid aus Cocculus laurifolius (Menispermaceae), hat Curarewirk.

Cocos nucifera, die Cocospalme, in allen Tropen kult. Samen als Copra sehr wichtige Fettquelle. Das Cocosnußöl ist in rohem Zustande als Speisefett unbrauchbar (stark riechend, bitter), läßt sich aber reinigen und kommt als Palmin usw. in den Handel.

Codamin Nebenalkaloid des Opiums.

Codazzia speciosa, Bignoniaceae, trop. Südamerika, liefert eine sehr bittere Rinde.

Codein Methylmorphin, Nebenalkaloid des Opiums, 0,2—0,8%, auch synthet. a. Morphin. Verschied. Salze als Beruhigungsmittel, Husten. Cod. phosph. offiz., dos. max. 0,1 g.

Codeonal Kombinat. von Codein + Veronal (12:88). Schlafmittel, 0,17 g. (Tabl.). (Knoll.)

Codonocarpus cotinifolius, Phytolaccaceae, Strauch, Australien. Rinde gegen Fieber.

Coeliacin getrockn. Mesenterialdrüsen, Organpräp. gegen Sklerodermie. (Merck.)

Co-ferment spezif. Förderungsstoffe für die Fermentwirkung. Einige Ferm. wirken ohne C. überhaupt nicht (s. Enterokinase). Das Co-F. der Zymase ist ein im Hefesaft und Muskel vorhandener bisher unbekannter dialysabler, kochbeständiger Stoff, der aber jedenf. mit dem bei der Gärung entstehenden Zymophosphat nichts zu tun hat (s. d.).

Coffea Gattung der Rubiaceae. C. arabica und liberica sind die Stammpflanzen der Kaffeebohne. Wirksames Prinzip Caffein (s. d.).

Coffeospirin neuer Name für Citrospirin.

Coix lacrima, Hiobstränen, Gramineae. Früchte in Ostindien als Diuretik.

Cola acuminata, Sterculiac. Afrika. Stammpflanze der Kola (s. d.).

Colamin Aminoäthylalkohol $CH_2(NH_2).CH_2OH$. Spaltprod. einiger Phosphatide, vor allem des Kephalins.

Colchicin Alkaloid aus Colchicum (s. d.). Struktur unbekannt. Höchst giftig. Dos. let. pro Kilo 1,2 mg. Lähmung des Zentralnervensystems. Gegen Gicht gelegentl. angew.

Colchicum autumnale, Herbstzeitlose, Liliaceae. Verw. die Knollen und Samen als Tct. und Vinum gegen Gicht, s. Colchicin.

Coleus Gattung der Labiatae, Kräuter der Tropen der alten Welt. Zahlreiche Arten liefern stärkehaltige Knollen, die gegessen werden. Von anderen Arten werden die Blätter zu allen möglichen Heilzwecken verw.

Collargol kolloidales (s. d.) Silber. Metallglänz. blaugrünes Pulver, in Wass. mit tiefroter Farbe lösl., zu Inj. bei sept. Erkrankungen.

Collemplastra Pflaster mit kautschukhaltiger Grundmasse, s. a. Emplastra.

Colletia spinosa Rhamnaceae, Südamerika. Auszug des Holzes gegen Malaria.

Collinsonia canadensis, Labiatae, U. S. A., salbeiähnl. Kraut. Wurzel gegen Blasenleiden (Store-root).

Collodium Äther. Lös. von Cellulosedinitrat (Colloxylin). Hinterläßt beim Verdunsten feine Häutchen zum Bedeck. von Wunden usw. Auch mit Zusätzen: Jodoform, Salicyl, Kanthariden usw.

Colloxylin Zellulosedinitrat, Collodiumwolle, durch Einwirkung von konz. Salpetersäure auf entfett. Baumwolle, dient zur Ber. von Collodium, sowie Zelluloid und Kunstseide.

Collyrium Augenwasser und Augenumschläge.

Colocasia antiquorum, Araceae, überall in den Tropen kult. Die Wurzel sehr stärkereich (Taro). In frischem Zustande giftig.

Colocynthin Glykosid der Koloquinthen, Früchte der Cucurbitac. Citrullus C. Afrika, Asien, deren starke Abführwirkung und Giftigkeit auf ihm beruht. Von der Droge dos. max. 0,3 g, vom Glykosid 0,03 g.

Colombo Wurzel von Jatrorrhiza palmata, Menispermac. Bitterstoff Columbin. Offiz. als Amarum.

Colostrum, Biestmilch, Sekret der Brustdrüsen vor und nach der Entbindung. Enthält wenig oder kein Casein, hauptsächl. Albumin. Fett in den sogen. C-Körperchen.

Colubriden, Nattern, Unterabt. der Giftschlangen; die wichtigsten sind die Prunknattern, Elapinae (Bungarus, Naja, Acantophis u. a.).

Coluitrin 20% Extrakt aus dem Hinterlappen der Hypophyse. Wehenschwäche, Atonie des Uterus, Blutungen. (Freund u. Redlich.)

Columbamin Alkaloid der Colombo-Wurzel (s. d.).

Colutea arborescens, Papilionaceae, als Senna germanica verw.

Colzaöl Öl von Brassica-Arten, s. Rüböl.

Coma Zustand schwerer meist tödl. Bewußtlosigkeit, besonders bei schwerstem Diabetes.

Comain Lösung von Jodoform und Kampfer in Sesamöl. (Zimmer.)

Combelen Kombinat. von Triacetylgallussäureäthylester als Adstringens u. Dioxybenzoyl-o-benzoesäureäthylester, das dem Cotoin (s. d.) ähnl. schmerzstillend und antispasmodisch wirkt. Darmmittel gegen Durchfall, Tenesmen. Tabl. zu 0,5 g. (Bayer.)

Combinal s. Calcibram.

Combretum Gattung der Combretaceae, Bäume der Tropen. Mehr. Arten in Afrika mediz. verw.

Commiphora Gattung der Burseraceae, Bäume, Afrika, Indien, liefern Myrrha.

Compretten Deutscher Ersatz für „Tabloids". (Merck, Böhringer, Knoll.)

Conarachin alkohollösl. Protein aus der Erdnuß Arachis hypogaea.

Concanavalin Globulin aus Canavalia.

Conchiolin . eiweißähnl. organ. Gerüstsubstanz der Muschelschalen.

Condalia lineata, Rhamnaceae, Amerika. Früchte als Laxans für Kinder.

Condurango Rinde wahrscheinl. von Marsdenia C. (Asclepiadac.), Ecuador, Peru. Enthält 2 Glykoside. Wird gegen Magenkrebs angew. als Decoct oder Vinum C.

Conessin Alkaloid aus der Conessi-Rinde von der Apocynac. Wrightia sive Holarrhena. Giftig, narkotisch und lähmend auf Atemzentrum. $C_{24}H_{40}N_2$ von unbekannter Konstitut. Wirkt cocainähnl. ohne Wirkung auf das Zentralnervensystem. (Merck.)

Conger s. Aalblut.

Congo-root s. Petiveria.

Conhydrin Alkaloid aus Conium maculatum (s. d.). Weniger giftig als Coniin.

Coniceine eine Reihe verw. Alkaloide aus Conium (s. d.).

Coniferin, Abietin, Glycosid des Coniferylalkohols $C_6H_3(C_3H_4CH_3)(OCH_3)OH$ in allen Holzarten, Rüben, Spargel. Durch Emulsin gespalten. Gibt bei der Oxydation Vanillin (s. d.), techn. Darstellung.

Coniin wirks. Prinzip des gefleckten Schierlings, Conium maculatum. Propylpiperidin, $C_8H_{17}N$, auch synthet. Wirk. lähm. auf motor. Nerven, Atemstillstand. Pharm. als schmerz- und krampflind. Mittel. Herabsetzung der Pulsfrequenz. Keuchhusten.

Conium maculatum gefleckter Schierling, Umbelliferae, überall verbr., sehr giftige Pflanze, besonders Früchte. Enthält neben Coniin zahlreiche Begleitstoffe Coniceine, Conhydrin u. a. Offiz. Herba C.

Connarus africanus, Connaraceae, Westafrika, Wurzel als Wurmmittel.

Contrajerva s. Dorstenia.

Convallaria majalis, Maiblume, Liliac. Wirkt stark diuretisch. Ersatz für Digitalis. Enthält 2 Glykoside Convallarin, Convallaramin, in Dos. innerl. bis 1,0 p die, subc. 0,005—0,02 g (s. a. Cardiotonin). (Merck.)

Convicin s. Vicin.

Convolvulin wirks. Bestandt. der Jalapa (s. d.). Kompliz. Glykosid.

Conydrin Nebenalkaloid des Schierlings = Conhydrin.

Conyza Herba C., Berufkraut, von Erigeron acris, früher als zauberkräft. Heilmittel angesehen. Auch andere Kompositen werden als C. bezeichnet, s. Inula.

Copaiba Gattung der Caesalpiniaceae, Tropen. Die amerikan. Arten liefern Balsam. Copaivae (s. d.).

Copalchi Fieberrinde von Croton niveus, Euphorbiaceae, Südamerika.

Copra s. Cocos.

Coprosterin Reduktionsprod. des Cholesterins im Darm, findet sich im Kot.

Coptis Gattung der Ranunculaceae. Stauden, C. trifolia im nördl. Amerika und Asien. Rhizom gegen aphtöse Geschwüre, enthält Berberin. Noch reicher an Berberin ist C. Teeta (Mamira) im Himalaya.

Coptospelta macrophylla, Rubiaceae, kletternde Sträucher, malayische Inseln. Liefert Pfeilgift „Prual".

Corallina, Algen der Florideae, in allen Meeren. Bestandt. des Wurmmooses.

Coralliorhiza odontorrhiza, Orchidaceae, Nordamerika, Fluidextrakt als Diaphoretic.

Corchorus Gattung der Tiliaceae, Kräuter oder kleine Holzgewächse. Mehrere Arten Indiens liefern die Jute.

Cordalen dasselbe wie Digalen (s. d.). (Dr. Reis, Trier.)

Cordialelexir Tinktur aus Wermut, Orangeschalen, Kalmus, Enzian und Zimt.

Cordol Tribromsalol, in Wasser unlösl. Pulver. Antirheumatic. 0,5—1,5 g.

Cordyceps s. Sphaeria.

Coriamyrtin Bitterstoff der Coriaria-Arten. Sehr giftig, unbekannte Konstit. Gelegentlich als Herzmittel angew.

Coriandrum, Koriander, Umbellif. in Europa kultiv. als Gewürz (Früchte). Pharm. zu Spir. aromat., Aq. carminativa.

Coriomucoid Mucoid (s. d.) der Lederhaut.

Coris monspeliensis, Primulaceae, Strauch, Südeuropa. Same gegen Lues, Wurzel als Wundmittel.

Cornutin-Kobert zitronensaure Lös. eines von Kobert aus Secale isoliert.

Körpers. Subcut. 0,05—0,1 g (s. Secale) (Gehe.)

Coronilla, Kronwicke, Gattung der Papilionaceae, mehr. Arten als Diuretik., Purgans usw., früher im Gebrauch. Samen enthalten giftiges Glykosid Coronillin. Digitalisähnl. 0,1 g. C. scorpioides, Skorpionpeltsche, gerät bisweilen unter die Gerste und erzeugt Vergiftung des Bieres.

Coronopus Gattung der Cruciferae, Kräuter. C. didymus, Brasilien, gegen Leberkrankh. C. Ruelli, Europa, gegen Skorbut.

Corpus luteum die nach der Eiausstoßung umgewandelten leeren reifen Follikel des Ovariums (s. d.). Sie sind neben anderen Elementen des Ovariums die Quelle eines Hormons, das sowohl auf den normalen Ablauf der Schwangerschaft, wie auf die Entwicklung der Mamma usw. Einfluß hat.

Corruda Wurzel und Samen von Asparagus acutifolia, Südeuropa, früher gebräuchlich.

Corvult haltbar gemachte Digitalisblätter. (Krewel.)

Corybulbin, Corycavin, Corydalin, Corydin Alkaloide der Corydalis (s. d.). Dem Berberin ähnl. Giftig. Narkot. Herzwirk.

Corydalis Gattung der Papaveraceae, enthält zahlreiche Alkaloide, Corydalin, Corycavamin, Bulbocapnin, s. a. Aristolochia.

Coryfin Äthylglykolsäuremonthylester. Farbl. schwach riechend. Flüssigk. Kopfschmerz, Schnupfen, Erkrank. der Atmungsorg. (Bayer.)

Corylin Globulin aus Haselnuß.

Corylus Gattung der Betulaceae, mehrere Arten liefern die Haselnüsse, Lambertsnüsse.

Corynocarpin HCN-haltiges Glykosid aus den Früchten der Anacardiacee Corynocarpus, Australien, durch Emulsin spaltbar. Die Früchte heißen Karaka und werden nach Extraktion des Glykosides mit Wasser gegessen.

Corypha cerifera, Palme Indiens, liefert das Carnaubawachs.

Corypinol Coryfin plus Ol. Pini pumili. Schnupfenmittel.

Cosaprin Sulfoderivat des Antifebrins, weniger giftiges Antipyret. 0,5—1 g. (Hoffmann, La R.)

Cosmostigma racemosum, Asclepiadaceae, Liane, Ostindien. Wurzel gegen Nierenkrankheiten.

Cotargit Doppelsalz von Cotarnin (s. d.) mit Eisenchlorid. Gegen Zahnblutungen. (Apoth. Voswinckel, Berlin W.)

Cotarnin $C_{12}H_{15}NO_4$, entsteht aus Narcotin durch oxydative Spaltung. Schwache Base, deren Salze als Stypticin und Styptol (s. d.) als Blutstillm. gebraucht werden.

Cotorinde aus Bolivien, Stammpflanze unbekannt; enthält wirks. Bestandt. Cotoin (Methytrioxybenzophenon) und Resaldol (Resorcylbenzoesäureäthylester) (s. d.), die als Antidiarrhoic. verw. werden. Cotoin ist e. gelbliches Kristallpulver. 0,2 g mehr. Male tgl., s. a. Paracotoin.

Cottonöl s. Baumwollsamenöl.

Coula edulis, Baum, Westafrika. Früchte eßbar, enthalten vorzügliches Speiseöl.

Coulomb Einheit der Elektrizitätsmenge: Diejenige Elektrizitätsmenge, die per Sekunde ein Ampère (s. d.) transportiert.

Coumarouna odorata u. a. Arten, Papilionaceae, Bäume des tropischen Amerika. Liefern die Tonkabohnen, die durch ihren Gehalt an Cumarin bekannt sind.

Coursetia glandulosa, Papilionaceae, Mexiko. Liefert ein fieberwidriges Harz.

Coutarea hexandra, Rubiaceae, trop. Amerika. Liefert Bitterrinde.

Coutoubea spicata, Gentianaceae, Südamerika. Kraut und Wurzel als Tonik., Anthelminthic. usw.

Cowtreewachs s. Brosimum.

Craiboillo Purgans aus Südamerika. Abstammung unbekannt.

Crataegus jetzt zu Mespilus gezogen (s. d.). Rosaceae, zahlreiche Arten in allen gemäßigten Zonen. Am bekannt. C. oxyacantha, Hagedorn, Weißdorn. Früchte eßbar, viele werden gegen Durchfälle angewandt.

Cratoxylon Gattung der Guttiferae. China usw. Mehr. Arten als Adstringens,

Crealbin Creolin + Eiweiß. Darmdesinficiens.

Crédés Salbe Ung. argenti colloidalis, kolloid. Silber mit Fett verrieben.

Crenilabrin Protamin aus dem Sperma des Fisches Crenilabrus pavo.

Crepitin giftiges Prinzip des Milchsaftes des Sandbüchsenbaumes, Hura crepitans. Wirkt als Toxin und Hämagglutinin, soll schwach antigene Eigenschaften haben.

Crescentia alata, Bignoniaceae, trop. Amerika, in Ostasien kultiv. Bäume. Liefern die Teco-Mate, Cuiro als Mittel gegen Brustkrankheiten.

Cresoleps ist eine Kresol-Teersalbe gegen Räude (Weil, Frankfurt).

Cressa cretica, Convolvulaceae, Mittelmeergebiet, Vorderasien. Diuretikum.

Cretaform Oxymethylkresoltannin, Wundmittel.

Crinum Gattung der Amaryllidaceae, Tropen. Mehr. Arten liefern heilkräftige Zwiebeln; ähnl. wie Scilla benutzt.

Crisco Salbengrundlage aus gehärtetem Baumwollsamenöl.

Crithmum maritimum, Meerfenchel, Umbelliferae, Mittelmeerländer, Küchenwürze.

Crocus, Iridaceae, Mittelmeergebiet, überall kultiv. C. sativus liefert den Safran, der aus den Griffelnarben besteht. Gewürz und Zusatz zu pharm. Spezial. Enthält Glykosid Crocin.

Crossopteryx febrifuga, Rubiaceae, Afrika. Fiebermittel, enthält ein Alkaloid.

Crotalus, Klapperschlange, mehr. Art., Crotalideae; Giftschl., Nordamerika. Das Gift (Crotalin) pharm. gegen Epilepsie und Tbc. in Dosen von 0,0003 bis 0,001 g, intramusk.

Crotin Phytotoxin aus dem Samen von Croton tiglium. Hämolyt. Antigen, dem Abrin ähnl., aber schwächer wirks.

Crotolaria sagittalis, Papilionaceae, Amerika. S. Loco-Krankheit. Andere Arten als Schleimmittel verw.

Croton Euphorbiac., C. Eluteria s. Cascarilla. C. Tiglium, Ostasien. Die Samen liefern das Crotonöl, 50—60%. Wirkt stark blasenziehend und purgier. Enthält als wirks. Subst. Crotonolsäure, unbekannter Struktur, s. a. Ol. Crotonis.

Crotonsäure CH_3—CH:CH . COOH, in einigen Pflanzen. Entsteht bei der Destillation von β-Oxybuttersäure und dient zu deren quant. Bestimmung.

Crudia orientalis, Caesalpiniaceae, Strauch, Java. Ruhrmittel.

Crurin Chinolin-Wismut-Rhodanat. Rotgelbes unlösl. Wundstreupulver. In gerein. Form als Emulsion zur Inj. bei Gonorrhoe. (Kalle.)

Crusokreatinin ist ein Ptomain (s. d.).

Cryptocarya mandioccana, Lauraceae, Brasilien. Gegen Durchfall (Cajaty). Andere Arten liefern „amerik. Muskatnüsse".

Cryptopin Alkaloid aus Opium (s. d.). Narkot. Krampfgift.

Cubeben Fructus C. von Piper C., Java, vielfach kultiv. Strauch der Piperaceae. Mittel gegen Gonorrhoe wie Copaiva. 1—3 g p. d. oder Extrakt. Größere Mengen tox., enthalten äther. Öl und Cubebensäure, sowie unwirks. Cubebin.

Cucumis Gattung der Cucurbitaceae. C. Melo ist die Melone. C. sativa die Gurke.

Cucurbita Pepo, Kürbis, überall kultiv. Samen als Wurmmittel.

Cuiro s. Crescentia.

Cumarin $C_6H_4\left\langle\begin{matrix}O—CO\\ \mid\\ CH:CH\end{matrix}\right.$

ist der wirks. Bestandt. des Waldmeisters, der Tonkabohne, des Ruchgrases Anthoxanthum u. a. Pflanzen. Wird synth. oder aus Tonkabohnen gewonnen. Zu aromat. Essenzen, Desodorieren des Jodoforms.

Cuminol, p-Cuminaldehyd, $(CH_3)_2.CH.C_6H_4CHO$. Hauptbest. des Römisch-Kümmelöls. Flüssigkeit. Kp. 237°.

Cuminum cyminum, römischer Kümmel, Umbellif. Früchte als Gewürz.

Cunila microcephala, Labiatae, Südamerika. Gegen Lungenkrankh. verw.

Cunninghamia sinensis, Coniferae, Baum, China (San-Shu). Liefert Harz und dient bei den Chinesen seit alters her als Heilmittel.

Cuorin Phosphatid des Herzmuskels. Enthält wahrscheinl. kein Cholin.

Cuoxam aus Cuproxydammonium, ist eine übliche Abkürzung für die ammoniakalische Lösung von Kupferoxyd, die Zellulose ohne Zersetzung löst (Schweizers Reagens.)

Cupania vernalis Sapindac. Baum, Brasilien. Rindendekokt gegen Asthma usw. Ebenso andere Arten. C. americana, Guara, Samen gegen Durchfall.

Cuprase Kolloid. Kupferhydroxyd, zur Inj. bei Carcinom.

Cuprea ist eine Chinarinde von Remijia cuprea.

Cuprein ist eines der Chinaalkaloide (s. d.); das Äthylhydroc. ist Optochin (s. d.).

Cupreol ein Phytosterin aus Chinarinden.

Cuprocitrol ist zitronensaures Cu. Zu Salben bei Trachom.

Cupronat Kupfer-Eiweißverbindung. Tabl. 1,0 g = 0,004 Cu. Typhus, Würmer. (Troponwerke.)

Cuprum s. Kupfer.

Cuprum kakodylicum, Dimethylarsensaures Cu, blaues Pulver, in Wasser lösl., wird gegen Tbc. bei Hunden verw. 0,06 subcut.

Curanga Kräuter, Scrophulariac. Indien. Volksmittel gegen Fieber und Würmer. Enthält Glykosid Curangin.

Curare Pfeilgift der Indianer Innerbrasiliens. Herst. aus den Rinden mehr. Strychnos-Arten. Verschied. Arten, nach Herkommen und Zusammensetzg. verschied. Enthalten mehrere sehr gift. quaternäre Basen, Curarin, Protocurin, Protocurarin. Struktur unbekannt. Lähmung der motor. Nervenenden. Gelegentl. therap. bei Tetanus.

Curaril gerein. Curarepräp. gegen Tetanus. (Byk.)

Curcas Samen von Jatropha C., Euphorbiac. Strauch, im trop. Amerika kult. Enthält fettes Öl, das sehr stark purg. wirkt. Wirks. Bestandteil Curcin.

Curculigo latifolia, Amaryllidaceae, Borneo, Purgans. C. Scorzonerifolia, trop. Amerika, Abortivum.

Curcuma Zingiberac., Kräuter, Tropen. Von C. longa L. stammt die Gelbwurz, Turmeric. Gewürz als Curry (mit Zusätzen). Gelber Farbst. Curcumin, durch Alkalien braunrot (Reagenzpap.).

Curellasches Pulver = Pulv. Liquiritiae compos.

Curie Maßeinheit der Emanation (s. Niton). Gleich der Menge, die mit 1 g Radium im radioaktiven Gleichgewicht steht.

Cusco Varietät der Coca-Blätter, enthalten Cuskhygrin (s. d.).

Cuscuta Gattung der Convolvulaceae, Schmarotzerpflanzen (Seide). Blätter mehr. einheim. Arten früher als Abführmittel.

Cuskhygrin ein Hygrin (s. d.) aus Cuscoblättern.

Cusol 1%ige Lösg. von Cusylol (s. d.).

Cusparia Rutaceae, Holzgew., Brasilien. Wurzelrinde Wurmmittel. C. trifoliata s. Angostura.

Cusparin Alkaloid aus Angosturarinde. Chinolinderiv.

Cuspidatin Glykosid aus Polygonum cuspidatum. Liefert Emodin (s. d.).

Cusylol Doppelsalz von Cu-Zitrat und Na-Borozitrat. Blaues, leicht lösl. Pulv. Desinf. Nicht ätzend. Trachom, Gonorrhoe, besonders weibl.

Cutal Aluminium boro-tannicum, aus Gerbsäure, Borax und Al-Sulfat. Streupulver bei Erysipel, s. Aluminium.

Cutch = Katechu.

Cutin s. Lignine.

Cutol Alumin. boro-tannicum. Wundstreupulver.

Cyan N—C≡C—N, im freien Zust. sehr giftiges Gas. Wichtig sind seine Verbb., so C-Wasserstoff (Blausäure) und ihre Salze. ferner die organ. Cyanide, Nitrile R—CN. Technisch wichtig die komplexen C-Verbb. des Eisens, Blutlaugensalze und Berliner Blau, die im Gegensatz zu allen anderen C-Verbb. wenig giftig sind.

Cyanmethämoglobin Verbb. des Blutfarbst. (s. d.) mit Cyan bei Vergift. Hellroter Farbst., sehr beständig, im Gegensatz zum ähnl. gefärbten Oxyhämoglobin.

Cyanurie blauer Harn, Auftreten von Indigo.

Cyanvergiftung Vor allem durch Cyankalium. 0,2—0,3 g wirken akut tödlich (Krämpfe, Erstickung). Blausäure wirkt bei etwa 0,05 g tödlich. Die Verbindung des CN mit Blutfarbstoff ist nicht Todesursache.

Cyanwasserstoff Ac. hydrocyanic., Blausäure. HCN. Farbl. Flüssigkeit von betäub. Geruch. Kp. 26,5°. Äußerst giftig. Offiz.: alkohol. 2% Lösung.

Dos. max. 0,1 g. Findet sich in vielen Pflanzen als Spaltprodukt der cyanogenen Glykoside (s. d.). B. spielt wahrscheinl. eine Rolle als erstes Assimilationsprodukt des Stickstoffes zum Aufbau pflanzl. Eiweißes. Darst. aus Ferrocyankalium durch Destillation mit verdünnter Schwefelsäure.

Cyathula Amarantac. Kräuter, Tropen. Volksmittel gegen Syphilis.

Cybianthus detergens, Myrsinaceae, Brasilien. Rinde adstringierend.

Cybistax antisyphilitica, Bignoniaceae, Südamerika, liefert die Carobablätter gegen Syphilis.

Cycas s. Arrow-Root.

Cyclamen europaeum, Alpenveilchen (Primulac.). Rhizom vielfach Volksmittel, enthält giftiges Saponin (Cyclamin).

Cyclea Sträucher der Menispermaceae, Ostindien. Mehr. Arten bei Malaria, Leberleiden usw. Enthalten Alkaloid, dem Buxin ähnl.

Cyclische Verbindungen sind solche, die einen „Ring" von C-Atomen enthalten, z. B. Benzol:

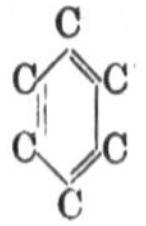

Man unterscheidet 5, 6, 7-Ringe. Besteht der Ring nur aus C-Atomen, nennt man die Verb. isocyclisch, tritt auch N ein (Pyridin, Chinolin) heterocyclisch. Treten mehrere Ringe zusammen (Naphtalin, Indol), so spricht man von Doppelringen oder kondensierten Kernen.

Cycloform Aminobenzoesäure-Isobutylester. Weiße Kristalle, schwer lösl. in Wasser, lokal. Anästh. als Salbe oder Pulver, Brandwunden, Dekubitus, Hämorrhoiden. (Bayer.)

Cyclohexanon Keton des Hexamethylens

$$\begin{array}{l} CH_2—CH_2—CH_2 \\ \;| \qquad\qquad\quad | \\ CH_2—CH_2—CO \end{array}$$

Flüssigkeit von an Menthol erinnerndem Geruch, Kp. 155°. Dient zur Bekämpfg. des Ungeziefers, s. Lausofan.

Cyclopterin Protamin aus dem Sperma des Seehasen, Cylopterus.

Cyclosen zuckerähnl. Substanzen, die sich vom Hexahydrobenzol (Hexamethylen), C_6H_{12} ableiten, als Tetraoxy- bzw. Hexaoxyverb. (s. Inosit, Quercit usw.).

Cydonia vulgaris, Quitte, Rosaceae. Samen enthalten ein Pflanzenschleim lieferndes Pektin. Pharm. verw.

Cygotabletten gegen Gonorrhoe enth. u. a. Uva Ursi, Ononis, Herniaria, Petroselinum, Bucco.

Cylarsol holländisches Kakodyl-Quecksilberpräparat.

Cylista scariosa Papilionaceae, Indien. Wurzel gegen Dysenterie.

Cymarin reine wirks. Substanz aus Apocynum (s.d.). Kristalle; Wirk. Digitalisähnl., diuretisch. Innerl. 0,3 mg. Intravenös 0,5 mg. (Bayer.)

Cymbidium Gattung der Orchidaceae, Indien. Mehr. Arten mediz. verw. So als Purgans und Brechmittel.

Cymodocea aequorea, Wasserpflanze der Potamogetonaceae, Mittelmeer. Gegen Kropf und Hautkrankheiten.

Cymol p-Methylisopropylbenzol

$$C_6H_4{<}^{CH_3}_{C_3H_7}$$

ist die Stammsubstanz der echten Terpene. In vielen äther. Ölen. Flüssigk. von angenehm. Geruch. Kp. 175°.

Cynanchotoxin Gift aus der Asclepiadac. Cynanchum caudatum etc. Wirkt wie Pikrotoxin.

Cynanchum Vincetoxicum, Asclepiad. Staude, überall. (Schwalbenwurz, Giftwurz.) Wirkt als Brechmittel und Purg. (enthält giftigen Bitterstoff).

Cynara Scolymus, Compositae ist die Artischocke.

Cynarase pflanzl. Ferment (aus Artischocken u. a.), das Milch wie Labferm. zum Gerinnen bringt. Wahrscheinl. kein spezif. Ferm., sondern eine Protease.

Cynoctonin Alkaloid aus Aconitum septentrionale.

Cynoglossin Alkaloid aus verschied. Borraginac. (Cynoglossum, Anchusa, Echium, Heliotropium). Wirkt curareähnlich.

Cynometra ramiflora, Caesalpiniaceae, Indien. Wurzel als Purgans, Blätter bei Asthma.

Cynosbata = Hagebutten, Früchte von Rosa canina.

Cyprinin Protamin aus dem Sperma des Karpfens.

Cypripedium Frauenschuh, Gattung der Orchidaceae. Rhizome einiger amerikan. Arten als Nervinum.

Cyprus antiquorum = Henna.

Cyrtosperma Gattung der Araceae, ostasiat. Archipel, Tahiti. Enth. freie Blausäure. C. Mercurii wird als Maota kultiv. und gegessen.

Cystein α-Amino-β-thiomilchsäure $CH_2SHCH(NH_2)COOH$ entsteht aus Cystin (s. d.) durch Reduktion.

Cystin Schwefelhalt. Abbauprodukt fast aller Proteine, bes. reichlich in Keratinen (s. d.). Ist eine Diaminothiopropionsäure.

$$\begin{array}{l} S\,.\,CH\,.\,CH(NH_2)COOH \\ | \\ S\,.\,CH\,.\,CH(NH_2)COOH. \end{array}$$

Gelegentl. im Harn (Cystinurie).

Cystopurin Doppelsalz Hexamethylentetramin + Na-Acetat. Innerl., Gonorrhoe, Cystitis. (Wülfing.)

Cytasen Fermente, welche die Hemizellulosen der Pflanzen angreifen und in Zucker überführen.

Cytidin Spaltprodukt der Nukleinsäure. Besteht aus Cytosin + Ribose.

Cytinus Hypocystis, Rafflesiaceae, Schmarotzerpflanze, Südeuropa. Saft früher als Adstringens (Succ. Hypocystidis).

Cytisin Alkaloid aus Cytisus laburnum, Goldregen u. a. Papilionac. Wirkt lähm. auf Respirat.-Zentr., Brechwirkung. Pharm. zur Erhöhung des Blutdrucks (Paralyse, Katatonie). Dos. max. 0,01 g. (Merck.)

Cytosin Aminoxypyrimidin, Spaltprodukt der Nukleinsäuren.

Cytotoxine Antikörper, die bei der Einführung fremder tier. Zellen in den Organismus auftreten. Sie sind meist streng spezif. und zerstören nur die antigene Zellart. Man unterscheidet Hämotoxine (Hämolysine), Spermo-, Nephrotoxine usw.

Cytozym = Thrombokinase.

D

Daboia Russelii, Viperinae, Giftschlange Indien. Sehr gefährlich.

Daemia Gattg. d. Asclepiadaceae, Indien, Ägypten. Bltt. als Expektorans. Wurzel als Purgans.

Daffodil Narcissus L. (U. S. A.) Blüten als Emetikum.

Dahlin s. Inulin.

Dakinsche Lösung Antisept. Wundwasser, das freies Chlor enth. Aus Chlorkalk, Soda und Bors. Frisch zu bereiten.

Dambonit ist ein Inositdimethylester, in einigen Milch- und Kautschuksäften (s. Inosit).

Dambose s. Inosit.

Dammarharz Malaiischer Archipel, v. versch. Pflanzen. Heftpflaster, Firnisse.

Dammiana Bltt. u. junge Zweige von Turnera-Arten. Mittelamer. Anregungsmittel, Aphrodisiacum.

Danae racemosa, Liliaceae, Vorderasien. Wurzel bei Blasenleiden usw.

Danais fragrans, Rubiaceae, Strauch, Ostafrika. Rinde Feberm. Wl. geg. Hautkkh. Glykosid Danain.

Daphne mezereum, Thymelaceae, Seidelbast, Früchte (Coccognidium) gift. Rinde als Mezereum off. Enth. Glykosid Daphnin, d. Emulsin gespalten in Daphnetin (Dioxycumarin).

Daphnimacrin Alkd. a. Daphniphyllum macropodum, Euphorbiac., Japan. Narkose, Cheyne-Stokes, Herzlähmung.

Darman ist e. Abführm. aus Cascara + Phenolphthalein.

Darmatmung Aufnahme und Abgabe der Respirationsgase durch den Darm, bei einigen Fischen, s. Schlammpeizger, Cobitis.

Darmbakterien Im Darm der Tiere findet sich eine nach d. Art u. d. Ernährungsgewohnheiten ziemlich konstante Bakterienflora, die Gärungen versch. Natur verursacht. Beim Wiederkäuer haben die Bakterien der Vormägen (Pansen), beim Pferde, Schweine,

Kaninchen usw. die des Blinddarms, eine große physiologische Bedeutung für die Verdauung der Zellulose (s. d.) Außerdem aber können die D. aus den Amiden d. Pflanzennahrung vollwertiges Eiweiß aufbauen, so daß diese Amide für Tiere mit starker Flora v. D. die Amide gut ausnützen können.

Darmsaft Sekrete der kleinen Drüsen d. Dünnd., enth. als Hauptferment Erepsin, Reakt. schwach alkalisch.

Darutin Kristallin. Bitterstoff aus Siegesbeckia.

Datura Stramonium, Stechapfel, Solanaceae, off. als Stramonium. Enth. Atropin.

Daturin ist Hyoscyamin (s. d.) aus Datura Stramonium dargestellt (Merck).

Daucus Carota, Umbelliferae, ist die Mohrrübe.

Dauerhefen Trockenpräparate aus abgetöteter Hefe, die ihre Zymasewirkung noch erhalten haben (z. B. durch Äther-Acetonfällung). Zahlreiche Präp. im Handel, pharm. geg. Furunkulose usw.

Decosen synth. herg. Zucker $C_{10}H_{20}O_{10}$.

Dedasol Digitalispräparat, das alle wirksamen Bestandteile enthalten soll (Voswinkel, Berlin).

Degrasin Schilddrüsenpräp. z. Entfettg. Tabl. 0,3 g (Freund u. Redlich).

Deguelia Leguminosae, Liane d. Tropen. Enth. gift. Harze, die als Fischgifte u. Pfeilg. verw. w. Eines davon enth. Derrid, stickstofffrei, sehr gift.

Dehydrasen sind Fermente, die geeigneten Stoffen Wasserstoff entziehen und sie dadurch oxydieren.

Delegon Schutzmittel gegen Gonorrhoe, Stäbchen mit 2% Protargol (Bayer).

Delima, Dilleniaceae, Hinterindien, Neuguinea. Volksm. geg. Syphilis.

Delosan Organpräparat aus Lunge, Tbc.

Delphinin Alkd. aus Delph. Staphisagria, Stefanskörner, Ranunculac. Herzgift (Vaguserregung). Äuß. bei Neuralg. d. Mundes u. d. Zähne (Merck).

Delphinium Ranunculac. Versch. Arten, enth. alle gift. Alkde. D. staphisagria (s. d.), Stefanskörner arzneil. verw.

Delphocurarin Gemisch versch. Alkde a. Delphinium Staphysagria. Als Curareersatz vorgeschlagen.

Demulcentia Gemisch von Zucker mit Ingwerwurzel, Sennesblättern, Amomfrüchten und Zimt. Magen-Darmstörungen (Hülfenhaus, Wachstedt i. Th.).

Denaturieren Zusatz bestimmter Stoffe, um z. B. Alkoh. zum Genuß untauglich zu machen (gesetzlich vorgeschriebene „Vergällung"). In der Hauptsache Methylalkoh. + Pyridin, ferner Äther, Essigsäure, Benzol f. best. Zwecke. Kochsalz wird m. Eisenoxyd denaturiert.

Denitrifikation Zerstörg. der salpeters. Salze d. Bodens durch reduz. Bakterien unter Entwicklg. freien Stickstoffes.

Depside sind synthetisch hergestellte Derivate der einfachen Gerbsäuren, z. B. Gallussäure, die analog. den Polypeptiden (s. d.) gebaut sind. Aus solchen D. bestehen wahrscheinlich die natürlichen komplizierteren Gerbsäuren in Glykosidbindung, z. B. Tannin (s. d.) (Emil Fischer).

Dermaforine Wundpulver aus Jodverbindungen von Quecksilber, Zink u. Wismut.

Derrid Gruppe eigenartiger stickstofffreier Pfl.-Stoffe. Starke Gifte. Lähmg. d. Atemzentrums, Herzlähmg. Dazu gehören Derrid, Pachyrhizid u. Nekoeid; s. Deguelia.

Desalgin Chloroform an einen Eiweißkörper gebunden. Gelblichweißes Pulver mit 25% Chloroform. Gegen Magenkrämpfe usw.

Desamidasen s. Amidasen.

Desaminierung Die Aminosäuren werden durch Bakterien und im Stoffwechsel der Aminogruppe beraubt. Dies kann durch einfache Hydroxylierung geschehen, z. B. Alanin zu Milchsäure. $CH_3CH<^{NH_2}_{COOH} + H_2O = CH_3CHOH \cdot COOH + NH_3$. Meist aber entsteht eine Ketonsäure durch gleichzeitige Oxydation. $R \cdot CH<^{NH_2}_{COOH} + O = R \cdot CO \cdot COOH + NH_3$. Sekundär kann sich noch CO_2 abspalten und der Aldehyd $R \cdot CHO$ entstehen (s. Tyrosinase). Diese Reaktionen sind im

Stoffwechsel sehr wichtig. Auch an den Purinkörpern tritt D. ein, wobei ein OH eintritt (Guanin, Xanthin usw.). Diese D. geschieht durch spezifische Fermente (Amidasen).

Desichthol durch Dampfdest. geruchl. gemachtes Ichthyol (s. d.).

Desmopyrin Weinsäureester d. Salicylsäure. Antipyret.

Desoxycholsäure s. Gallensäuren.

Despyrin = Aspirin.

Detarium Caesalpiniaceae, Bäume trop. Afrika. Samen sehr gift. Pfeilgift.

Detergol Dünnflüssig. Teerpräp. Hauttherapie (Veterinärpraxis) (Noerdlinger-Flörsheim).

Deuterase wird von Vernon ein Ferment genannt, das die Umwandlung von Trypsinogen in aktives Trypsin bewirken soll, s. Enterokinase.

Deuteroalbumose s. Albumosen.

Dextran schleimige Gummiart, die d. Gärung (Leukonostoc) aus Glucose entsteht.

Dextrinase ein Ferment, das Dextrine in Maltose überführt, s. Diastase.

Dextrine sind Zwischenprod. b. Abbau d. Stärke d. Säuren oder Fermente. Man unterscheidet d. d. Stärke noch nahestehenden Amylodextrin, dann nach der Färbung mit Jod Erythrod. und Achrood. Die chem. Natur ist wenig geklärt. Neuerdings hat man krist. D. auffinden können, die aus Kernen $(C_6H_{10}O_5)_3$ zusammenges. sind. Verw. zu Klebstoffen usw.

Dextroform Formaldehyd-Glycerinverb., lösl. i. Wasser. Gonorrhoe, Ausspülungen (Gans).

dextrogyr abgekürzt d—, Bezeichnung f. Stoffe, welche die Ebene d. polarisierten Lichtstrahles nach rechts drehen.

Dextrose s. Glukose.

Dhurra s. Sorghum.

Dhurrin Glykosid aus Sorghum vulgare (Kaffernhirse). Zerf. d. Emulsin in Blausäure + Oxybenzaldehyd.

Diabetes insipidus, krankhafte Steigerung der Harnabscheidung, beruht auf Funktionsstörung d. Hypophyse (s. d.).

Diabetes mellitus. Zuckerharnruhr, pathol. Zuckerausscheidung im Harn. Häufig vereinigt mit Ausscheidg. von Acetessigs. und Oxybuttersäure. Häufig mit Degeneration d. Pankreas verbunden (s. Pankreas, Langerhanssche Inseln). Die theoretischen Erklärungen beruhen auf einer Verminderung des glykolytischen Fermentes (s. d.) durch Fehlen des aus dem Pankreas stammenden Aktivators oder auf Verstärkung der zuckerbildenden Funktion der Nebennieren. Beide Erklärungen sind an sich unzureichend, die eigentliche Entstehungsursache unbekannt.

Diabeteserin Mittel gegen Diabetes, enth. Physostigmin (event. auch Atropin) mit allerlei phosphorsauren und anderen Salzen (Natterer, München).

Diablastin Ameisensaure Salze mit einem Fluidextrakt aus einer Papaveracee. Innerlich gegen Carcinom.

Diaceturie Aussch. v. Acetessigs. im Harn (s. Acetonurie).

Diacetylmorphin = Heroin.

Diachylonpflaster aus Bleicarbonat (Lithargyrum) u. Fett.

Diäthylbarbitursäure ist unter dem Namen Veronal ein sehr geschätztes Schlafmittel. Unter dem obigen wissenschaftlichen Namen ebenfalls im Handel (Höchst).

Diafor Acetylsalicylsaurer Harnstoff. Analgeticum 3mal tgl. Tabl. zu 0,66 g (Dr. Schulz u. Co., Bonn).

Dial = Diallylbarbitursäure, Ersatz für Veronal (Ciba).

Dialiopsis Sapindaceae. Ostafrika. Fr. enth. gift. Saponin, werden n. Auskochen gegessen.

Dialon Name f. Diachylon-Wundpuder.

Dialursäure Ureid (s. d.) der Tartronsäure $CHOH(COOH)_2$.

Dialysate nach Golaz sind d. D. herg. Extrakte frischer Pfl.; verw. vor allem Digitalysat.

Dialyse Trennung von leicht diffundierenden u. schwer diffundierenden (kolloiden) Stoffen durch eine geeignete Scheidewand (Pergament, Schweinsblase, Schilfschläuche u. dgl.).

Diamphidia locusta, ein Käfer Südafrikas, die Larven enth. ein Gift, das als Pfeilgift benutzt wird. Blutlösung, Entzündungen.

Dianole Milchs.-Glycerinester. Dicke

Flüss. Ätzwirkg. mit Anästhesie. Rachenpinselung, Einreib.

Dianthera Kräuter d. Acanthaceae, Westindien, Wundmittel.

Diapasma = Streupulver.

Diaphoretica schweißtreibende Mittel.

Diaphtherin Verb. v. Phenolsulfosäure + o-Oxychinolin. Pulver, leicht lösl. i. W. Antisept.

Diaspirin Succinylsalicylsäure. Salicylersatz (Bayer).

Diastasen stärkespaltende Fermente, in allen Zellen zu finden. Hauptsächl. im Speichel, Pankreassaft, keimenden Samen. D. bestehen aus 2 Fermenten: den Amylasen, die Stärke in Dextrine und d. Dextrinasen, die Dextrine in Maltose überführen.

Diasthenin Extrakt aus interstitiellem Hodengewebe, soll das Hormon der Pubertätsdrüse enthalten.

Diätetica Nährmittel f. Kranke.

Diazellose lösl. Hemicellulose, hauptsächl. Galactan. Kohlehydrat f. schweren Diabetes (Helfenberg).

Diazoreaktion: Harn gibt mit Diazobenzolverbindungen u. NH_3 rote Färbung (P. Ehrlich). Typhus, Masern, Tbc.

Dicentrin Alkd. a. Dicentra pusilla. Erst Narkose, dann Krampferreg. Vermind. d. Herzfrequenz. Lähmg. d. Respir.-Ztr.

Dichapetalum Afrikan. Sträucher, Früchte giftig, Fischgift.

Dichloräthylsulfid s. Senfgas.

Dicoma anomala, Komposit. In Südafrika geg. Kolik. Enth. e. Glykosid.

Dicypellium Caryophyllatum, Lauraceae, Baum Brasilien, s. Caryophyllata.

Didial Verb. von Dial mit Dionin (Ciba).

Didymin Organpräp. aus Stierhoden (Burroughs-Welcome).

Digalen ist lösliches amorphes Digitoxin (Hoffmann, LaR.).

Digestiva Mittel z. Beförderung der Magenverdauung.

Digifolin enth. Digitoxin u. Gitalin (Ciba).

Digifusum Glycerin und Alkohol enthalt. Digitalisinfus.

Digin Saponin aus Fol. Digitalis.

Digipuratum enth. die Digitalisglykoside als Gerbs.-Verb. (Knoll).

Digistrat reines Digitoxinum kristall. Merck in Alkohol-Glycerin (Dr. Bernard, Berlin).

Digistrophan enth. Digitalis + Strophantus (Goedecke).

Digitaferm s. Corvult.

Digitalin Sammelbegriff von wirks. Stoffen der Digitalis, herg. a. Bltt. und Samen. Jetzt gibt es ein kristall. Dig. verum. Glykosid $C_{35}H_{56}O_{14}$.

Digitalis Kräuter d. Familie Scrophulariaceae. Wichtig die D. purpurea, roter Fingerhut. Deutsches Mittelgebirge. Bisweilen angebaut. Eine d. wichtigsten Heilpfl.; seit 1776 off. Fol. D. als Infus. usw. sowie in zahlreichen Präparaten (s. d.). Es enth. an wirks. Stoffen mehrere Glykoside, Digitalin, Digitalein, Digitoxin, Gitalin, Digitonin, auch in d. Samen enth. Die chem. Verhältn. sind noch unklar. W. auf Herz, Regulierung, Kräftigung. Bedenklich die cumulative W.

Digitalispräparate Die Unsicherheit im Gehalt der verwend. Fol. Digitalis an therap. wirks. Substanzen hat eine große Reihe von Präp. auf den Markt gebracht, die einen sicheren Wirkungsgrad haben sollen. Es sind teils physiologisch bestimmte (titrierte) Extrakte, Dialysate usw., teils chemische Präp. d. reinen wirks. Subst.

Digitaliswertung nach Focke. Es wird die Zeit bestimmt, während der eine bestimmte Menge Digitalis im Verh. zum Körpergewicht ein Froschherz zum Stillstand bringt. Wert des Präp. $V = p/dt$ (p das Gewicht des Tieres, d = Dosis, t = Zeit).

Digitalose ein Zucker $C_7H_{14}O_5$ aus den Digitalisglykosiden, ist wahrscheinlich eine reduzierte Methylhexose $CH_3(CHOH)_4CH_2CHO$.

Digititrine Lösg. von Digitalisglykosiden.

Digitonin Best. d. Digitalis, hat keine Herzwirkung. Gibt mit Cholesterin unlösl. Verbindg. Dient zur Best. des Cholesterins.

Digitophyllin dem Digitoxin ähnl. Glykosid aus Digitalis-Blättern.

Digitotal enth. alle wirks. Bestdt. der Fol. Digit. (Heyden).

Digitoxin giftigster Anteil d. Digitalis.

Krist. Glykosid $C_{34}H_{54}O_{11}$. Ein amorphes lösl. Digitoxin ist das Digalen (s. d.).

Digitoxose ein Zucker, der aus den Digitalisglykosiden durch Spaltung entsteht, ist eine reduzierte Methylpentose von der Formel $CH_3(CHOH)_3CH_2 \cdot CHO$.

Digityl Infus. aus titrierten Fol. Digit. mittels hochgespanntem Dampf hergestellt und aromatisiert (Chem. Fabrik Tellus, Berlin).

Dikafett v. Irvingia gabonensis, d. westafrikan. Mango. Techn. verw.

Dimopyran ident. m. Pyramidon.

Dioeat ein sehr zweifelhaftes Mittel geg. Diabetes, aus allerlei Rindenabkochungen.

Diogenal, Dibrompropylveronal, schw. löslich, krist. Pulver. Schlafmittel, wenig giftig.

Dionaea muscipula, fleischfressende Pflanze.

Dionin Morphinäthyläther. Wichtiges Beruhig.-Mittel bes. bei Husten 0,03 bis 0,05 g., dos. max. 0,08.

Dioradin besteht aus Jodpepton, Menthol und Radium. Gegen Tbc. subkutan.

Dioscorea versch. Arten i. d. Tropen kult. Knollen, als Yamwurzel stärkehalt. Nahrungsm. Enth. ein gift. Saponin, beim Kochen unschädl.

Dioscorin Alkaloid aus javan. Gadoeng; sehr gift., Krampfgift.

Diosen Zucker mit 2 Kohlenstoffatomen = $CH_2OH \cdot CHO$ (Glykolaldehyd).

Diosmal Ligroin-Alkoholextrakt aus Buccobltt. (s. d.) 0,3—0,5 geg. Harnleiden.

Diosphenol, Buccokampfer, ein Ketophenol $C_{10}H_{16}O_2$ aus Bucco (s. d.).

Diospyros G. d. Ebenaceae, liefert d. Ebenholz. Fr. einiger Arten wohlschmeckend, andere giftig (Fischgifte).

Dioxyaceton eine Triose $CH_2OH \cdot CO \cdot CH_2OH$ aus Glycerin d. Oxydation, geht leicht in Zucker über. Seine Rolle als Zwischenprod. d. alkohol. Gärung ist mehr als zweifelhaft, da es kaum gärt.

Dipeptide sind Komplexe aus zwei Aminos., bei denen das COOH der einen in die NH_2-Gruppe der anderen eingreift. Synthetisch herg. Einige entstehen b. ferment. Abbau d. Proteine.

Diphtherietoxin ist ein Toxin d. Diphtheriebac., das zuerst entdeckte Bakterientoxin (Roux u. Yersin 1887). Behring stellte seine Fähigk. zur Bildg. von Antitoxin fest und begründete dadurch die Heilserumtherapie.

Dipladenia tenuifolia, Apocynac. Brasilien. Wurzel purgierend. Ikterus.

Diplosal Salicyls.-Salicylester. Weißes Pulver, i.W. unlösl. Salicylersatz, greift d. Magen nicht an (Boehringer).

Dippels Öl s. Oleum animale.

Dipterocarpus Gatt. ders. Fam. Große Bäume Asiens, zahlr. Arten liefern Balsame (Gurjunbalsam, s. a. Bals. Copaivae, Dorana).

Disacharasen Fermente, welche die Disacharide spalten: Maltase, Invertase, Lactase usw.

Disacharide Doppelzucker, Biosen $C_{12}H_{22}O_{11}$ bestehen aus 2 Mol. Hexosen. Die wichtigsten sind Rohrzucker, Milchzucker, Maltose.

Disotrin enth. gleiche Teile Digitoxin und Strophanthin (Fauth, Mannheim).

Dispargen Silberkolloid mit 30% Ag. Intraven. 5 ccm 2%ige Lösg. bei sept. Erkrank. (Chem. Fabrik Reisholz b. Düsseldorf).

Dispersitätsgrad Der Grad der Verteilung d. kleinsten Teilchen in kolloidalen Lösungen.

Dispnon Tabl. aus Theobromin + Quebracho.

Dissoziation freiwillige Zerlegung v. Molekülen. Man unterscheidet: 1. chem. D. meist nur bei höherer Temp., z. B. Wasser in H_2 u. O, Jodmoleküle in freie Atome; 2. hydrolytische D. Zerfall von Salzen (schwache S. bzw. Basen) in Säure u. Base, z. B. kohlensaurer Metallsalze; 3. elektrolyt. D. in Ionen. Im Stoffw. ist eine der wichtigsten D. die Zerlegung von Oxyhämoglobin in Hämoglb. + O_2 bei verminderter Sauerstoffspannung.

Ditain = Echitamin. Alkaloid aus Echites (Alstonia) scholaris, Apocynaceae (s. Ditarinde). Kurareähnl. Gift ohne Herzwirkung. Antifebrile Wirkung (Merck).

Ditarinde v. Alstonia scholaris, Apocynac. Baum Hinterindien. Amarum, Fieberm. Enth. 3 Alkde.: Ditain od. Echitamin, Echitenin u. Ditamin.

Diurase Diuretikum, das Alkalicarbonate, Glykokoll und Terpinhydrat enth. (Chem. Fabrik, Ebenau).

Diurese Vermehr. d. Harnabsonderung.

Diuretica harntreibende Mittel. Man untersch. D., welche direkt auf die Niere wirken (Harnstoff, Purine, Bicarbonate, Pflanzensäfte), und solche, die über die Blutzirkulation wirken (Scilla, Digitalis). Bei anderen wirksamen D., wie z. B. Spartium, Ononis, Pirola, ist die Art d. Wirk. nicht sicher.

Diuretin Theobrominum natrio-salicylicum. Diuretic., Angina pectoris 0,5—1,0 g (Knoll).

Dividivi, Samak, Muatta-Pana, Hülsen von Caesalpinia coriaria, Südamerika. Enthalten 30—50% Gerbstoff, sehr wichtiges Gerbmittel.

Divikaduroöl v. Tabernaemontana dichotoma, Apocynaceae. Zu Einreibg.

d, l— Bezeichnung f. d. razemischen Formen optisch-aktiver Subst.

Döglingöl a. d. Kopfhöhle d. Zergwales Hyperoodon sp. Arktische Meere; ähnl. d. Walrat.

Dolium Galea Schnecke, deren Speichel freie Schwefels. enth.

Dombaöl Lorbeernußöl, v. Calophyllum inophyllum L. Guttiferae, Asien, Ostafrika. Giftig, nur zu techn. Zwecken.

Domopon Pantoponersatz mit 50% Morphin.

Donnerkraut s. Sempervivum.

Donnerwurzel s. Aristolochia.

Dopaoxydase ist eine spezifische Oxydase d. Epidermis, die nur auf 3,4 Dioxyphenylalanin einwirkt u. d. Hautpigmente daraus bildet.

Doppelzucker s. Disacharide.

Doradilla s. Nothochlaena.

Doranaöl a. d. Holze v. Dipterocarpus (s. d.) glandulosus. Als Heilm. geg. Lepra verw.

Dorema, Umbelliferae, Persien (s. Ammoniacum).

Dormiol Verb. v. Chloralhydrat + Amylenhydrat. Hypnoticum ohne Herzw. 0,5—2 g (Kalle).

Dorstenia Kräuter der Moraceae, Amerika, Afrika. Mittel geg. Schlangenbiß u. Fieber.

Doryphora Sassafras, Monimiaceae, Australien. Rinde als Tonikum. S. Sassafras.

Dosis Gabe eines Arzneim. Die eigentliche D. medicinalis ist ein durch Erfahrung gewonnener Maßstab, der sich auf Versuchen aufbaut, die grade noch wirksame D. physiologica und die schädl. wirk. D. toxica zu bestimm. Außerdem bestimmt man noch die D. letalis, die eben noch tödliche D. Die Arzneiverord. schreiben für viele wirks. Stoffe Höchstgaben vor: D. maxima, die meist für die Einzelgabe (p. d.) und für den Tag (p. die) bestimmt sind. Bei Kindern sind die D. geringer, soviel mal $^1/_{20}$ als die Zahl der Jahre.

Dosten, Dostenöl s. Origanum.

Dotter = Eigelb, s. Ei.

Doundaké Rinde v. Sarcocephalus, Rubiaceae, Westafrika. Enth. fieberwidrigen Bitterstoff. D . . . in.

Doveri pulvis ist Opium u. Ipecacuanha.

Drachenblut rotes Harz, vor allem v. Daemonorops Draco, einer Palme Hinterindiens. Nur noch techn. verw. (Untersuchung von Benzin usw.).

Drachenwurz = Radix Bistortae.

Drachme veralt. Gewicht f. Heilm. = 3,75 g.

Dracontii Rhiz. v. Symplocarpus foetidus, Araceae. Antispasmodicum.

Drastica sind energisch wirkende Abführmittel (s. d.), die in geringeren Dosen wässerigen Stuhl hervorrufen, z. B. Kalomel, Koloquinthen, Jalape, Crotonöl.

Dregea volubilis, Asclepiadac. Afrika-Asien. Junge Triebe als Brechm. Samen enth. e. glykosid. Herzgift.

Dreiaform Kombin. v. Alum.-Polysilikat mit e. Formaldehydverb. Wundbeh., bes. Veterinärpraxis. (Chem.-techn. Labor. Maschke, Berlin.)

Droge Wort für Arzneiwaren und deren Rohprodukte. Unbekannten Ursprungs; vielleicht von „drög“ trocken.

Dromotrope Einfl. ändern d. Reizleitungsvermögen d. Herzens.

Drosera Gatt. ders. Fam., fleischfressende, einheimische Pflanze.

Droserin Die Protease der Drosera mit Milchzucker, Keuchhusten.

Drosithym flüssiges Mittel geg. Keuchhusten, das Drosera und Thymus enthält. (Bürger, Wernigerode.)

Drüsen sind Organe für die Abscheidung entweder lebenswichtiger Hilfsstoffe (für die Verdauung und Stoffwechsel, oder andere Funktionen), oder für die Ausscheidung von Stoffwechselschlacken. Danach unterscheidet man D. f. Sekretion und Exkretion. Die D. haben meist Ausführungsgänge, durch welche das Produkt abgegeben wird (Speichel, Pankreas, Talgdrüsen usw.). Es gibt auch eine Reihe von D. ohne Ausführungsgang, bei denen das Produkt direkt von der Blutbahn aufgenommen wird (s. nächstes Stichwort).

Drüsen, endokrine oder Drüsen mit innerer Sekretion nennt man eine Reihe von Organen, die kein äußerlich abgegebenes Sekret besitzen, aber an die Blutbahn chemische Stoffe abgeben, die für den Stoffwechselhaushalt als Regulatoren unentbehrlich sind. So stehen mit dem Kohlehydratstoffwechsel in Beziehungen: Pankreas, Nebenniere und Schilddrüse; mit dem Wachstum: Thymus, Schilddrüse, Hypophyse, Sexualdrüsen usw. Meist finden sich antagonistische Gruppen, deren gegenseitige Beeinflussung das Spiel reguliert. Den Vermittler spielt das sympathische Nervensystem. S. a. Hormone, Organtherapie u. d. einz. Drüsen.

Drymis Magnoliaceae, Holzgewächse d. Tropen. D. Wintera u. granatensis liefern die Winterrinde (s. Wintera).

Dubatol Isovalerylmandelsaures Ca. Bitter schmeck. Pulver, löslich in Wasser. Einschläferungsmittel (Heyden).

Duboisia Solanaceae, Australien, Bltt. enth. Hyoscyamin und Hyoscin.

Duboisin wurde früher ein Alkaloid a. D—a genannt, das in der Hauptsache Hyoscyamin war.

Duboisin-Merck ist das Gemisch aller Alkaloide von D—a myoporoides, enth. neben Hyoscin und wenig Hyoscyamin noch eine unbekannte Base. Als Mydriatikum verw., da weniger reizend als Atropin.

Duhuduöl v. Celastrus paniculatus, Med. verw.

Dulcamara Bittersüß, Stengel v. Solanum D. Enth. e. Glykosid D—in, das erst bitter, dann intensiv süß schmeckt.

Dulcin Phenetolcarbamid, 200 mal so süß wie Rohrzucker, aber als Genußmittel nicht unbedenklich u. nicht zugelassen.

Dulcinol Zuckerersatz für Diabetiker ist Mannit mit Zusatz von etwas Kochsalz.

Dulcit 6 wertiger Alkohol $C_6H_{14}O_6$, zur Galactose gehg., natürl. in Pfl. vork.

Dundakérinde s. Doundaké.

Duodenum Zwölffingerdarm, das kurze Stück zwischen Magen u. Jejunum.

Duotal = Guajacolum carbon.

Dymal salicylsaures Didym (seltene Erde). Unl. Pulver. Ulcus cruris, Wunden, Ekzeme.

Dyne ist das Einheitsmaß der Kraft im C.G.S.-System (s. d.).

Dysbacta Schutzimpfstoff geg. Dysenterie, bestehend aus abgetöt. Kulturen der 3 wichtigsten Stämme (Shiga-Kruse, Flexner, Y.), Dysenterieantitoxin und Toxin, so daß letzteres grade überwiegt (Ruete u. Enoch).

Dysentin Aluminiumacetyltannat, Antidiarrhoicum.

Dysmosil multivalenter Ruhr-Impfstoff, enthält abgetötete Kruse-Shiga- und Pseudodysenteriebazillen (Chem. Fabr. Bram, Leipzig).

Dyspeptine natürl. Magensaft v. Schweinen, als Stomach. verw.

Dysphagin bei Angina etc., enth. Cocain, Menthol, Anästhesin usw. (Goedecke).

Dyspnoe kann einfach mechanisch erschwerte, krankhaft verstärkte Atmung sein. Meist aber kommt diese Verstärkung über die Norm durch Reizung des Atemzentrums im verl. Mark zustande, und zwar durch übermäßigen Kohlensäuregehalt d. Blutes, der als Reiz wirkt (Herzinsuffizienz auf pathol. Basis oder d. Überanstrengung. oder durch Herz- bzw. Gefäßgifte).

Dyszooamylie Unfähigk. d. Leber bei pankreasdiabetischen Tieren, aus Glucose Glykogen zu bilden.

E

Eau oxygénée = Wasserstoffperoxyd.

Ebaga Salbengrundlage, aus Fettsäuren und Mineralölen mit Zusatz von Kaliumsalzen. Weiße, wasserlösliche Masse (Bayer u. Co., Budapest).

Eberraute s. Abrotanum.

Ebullioskopie Best. d. Molekulargewichts einer Substanz durch die Siedepunktserhöhung ihrer Lösung.

Ecballium elaterium, Eselsgurke, Cucurbitac., Mittelmeerländer s. Elaterium.

Ecbolium Acanthaceae, Afrika, Asien. Wurzel u. Bltt. geg. Gicht usw.

Eccoprotica milde Abführmittel.

Ecgonin ist eine Carbons. d. Tropins (s. d.). Stammsubst. d. Alkaloide d. Cocaingruppe.

Echinocactus Cacteae, zahlr. Arten, Amerika; s. Anhalonium.

Echinococcus die Finne von Taenia E.; enth. einen bisher unbekannten Giftstoff.

Echinodorus macrophyllus, Alismaceae, Amerika. Wurzel als Diuretic.

Echinoidea Seeigel, enth. ein auf das Zentralnervensystem wirk. Gift.

Echinops Compositae, Europa, Asien, mehr. Arten als Diuretic.

Echinopsin Alkaloid a. versch. E.-Arten. Gift.

Echitamin s. Ditarinde. Sehr starkes Gift, kurareähnl.

Ecksche Fistel Anlegung e. direkten Verbindg. zwischen Pfortader und unterer Hohlvene zur Ausschaltung der Leber.

Eclipta Compositae, Tropen, mehr. Arten als Brech- und Abführm.

Ecrassol Styraxhaltige Flüss. gegen Scabies (Peltzer, Cöln).

Eczematin calciumhaltige, sauerstoffabgebende Paste (R. u. O. Weil, Frankfurt a. M.).

Edestin Globulin d. Hanfsamens und d. Baumwollsamens.

Effekt nennt man die geleistete Arbeit in der Zeiteinheit, also z. B. mkg/sec.-Einheit ist erg/sec. (s. C.-G.-S.-System). Bekanntestes Maß die Pferdekraft (PS.) = 75 mkg/sec. oder das Kilowatt = 1,36 PS. = 10^{10} Erg/sec.

Efusca Extrakt aus Fucus vesiculosus mit Sagrada und Frangula. Entfettungsmittel (Einhorn-Apoth. Berlin).

Egestogen Tabletten gegen Flatulenz, Darmstörungen bestehen aus Calc. carbon., Bolus und Pflanzenschleim, mit 0,2% Phenolphthalein (Goedecke).

Eglatol Chloralhydrat im Gemisch mit Antipyrin, Coffein u. a. Unschädl. Schlafm. (Goedecke).

Ehrenpreis s. Veronica.

Ei Die Eier der Tiere bestehen entweder nur aus Protoplasma u. Keim der eigentlichen Eizelle (z. B. Säugetiere) oder sie haben noch eine Anlage für Reservenährstoffe f. d. Embryo (z. B. Vögel). Diese großen Eier bestehen aus d. eiweißreichen Eiweiß und dem fett- und phosphatidreichen Dotter. Das Eiweiß enth. mehrere Proteine, haupts. Ovalbumin.

Eibisch s. Althaea.

Eieralbumin s. Albumine.

Eierschwamm s. Pfifferling.

Eigon Bromhydrate, resp. Jodhydrate von Eiweißkörpern, resp. Peptonen. Zur milden Brom-, resp. Jodtherap. (Helfenberg).

Eisen s. Ferrum.

Eisenalbuminate künstlich herg. Verbb. von E. mit Eiweißkörpern, also abgesehen von d. Blutpräp. (s. d.), s. a. Ferrum und die Ableitungen Ferratogen usw.

Eisenextrakt off. Präp. aus äpfels. Eisen, Extract. ferri pomatum.

Eisenhut s. Aconitum.

Eisensäuerlinge natürl. Wässer, d. Ferrocarbonat u. freie Kohlens. enth. (Stahlbäder).

Eisen-Sajodin s. Sajodin.

Eisentherapie geg. Chlorose. Es können anorg. Salze u. organ. Verbb. benutzt werden. Ihre Zahl ist enorm groß. Eisen w. resorbiert, assimiliert u. dann wieder in d. Darm ausgeschieden; s. a. Blutpräp.

Eisenzucker offiz.: = Ferrum oxyd. sacharatum.

Eiskraut s. Mesembryanthemum.

Eiweiß, lebendes nannte man früher

einen hypothetischen Anteil d. gesamten Körpereiweißes, das die Lebensfunktion der Zelle ausüben sollte, im Gegensatz zum zirkulierenden Nahrungseiweiß. Fällt im wesentlichen mit dem Begriff Protoplasma zus. (s. d.).

Eiweißkörper s. Proteine.

Eiweißspaltung Die Proteine zerfallen b. Behand. mit Säuren, Alkalien oder Proteasen (s. d.) auf dem Umwege über mangelhaft gekennzeichnete Zwischenprodukte (Albumosen u. Peptone) in Polypeptide (s. d.) und schließlich freie Aminosäuren.

Ekbolica = Abortiva.

Ekgonin s. Ecgonin.

Ektogan Zinkoxyd ZnO + 50% ZnO_2. Äuß. Antisept. Streupulver (Kirchhoff u. Neirath, Berlin).

Elaeïs G. d. Palmen; E. guineensis, die Ölpalme, liefert d. Palmöl.

Elaeosachara Verreib. v. Zucker m. äther. Ölen.

Elaidin Triglycerid d. Elaidinsäure, die d. Umlag. aus der Ölsäure entsteht. E. ist im Gegs. zu Olein fest (Sp. 38°). Seine Entstehung d. salpetrige S. aus Olein dient zu dessen Nachweis (E.-Probe).

Elaidinsäure ist stereomer mit Ölsäure.

Elaps Korallenschlange, G. d. Elapinae. Giftschlange. Amerika.

Elarson Strontiumsalz einer Cl und As enth. Behensäure. Geschmackl. unl. Pulver mit 13% As. Tabl. zu 0,5 Anämie, Basedow, Tbc. (Bayer).

Elastin ist ein Skleroprotein (s. Proteine) aus d. Bindegewebe, bes. den elastischen Fasern (Nackenband).

Elaterium Frucht von Ecballium elaterium (s. d.). Enth. ein Glykosid Elaterin. Starkes Drasticum.

Elbon Cinnamoyloxyphenylharnstoff. Weiße Krist. Geg. Tbc. (Ciba).

Electuaria Latwergen, brei- oder teigförmige offiz. Arzneibereit. mit Sirup, Honig, Schleimen usw.

Elefantenläuse s. Anacardium.

Elektrargol elektr. hergest. kolloid. Silber.

Elemi Harze d. Burseraceen und Rutaceen, in allen Tropen. Zahlr. Handelssorten. Wirks. Bestandteile die Amyrine (s. d.). Verw. zu Pflastern u. techn.

Elemicin Bestandteil der Elemiöle, ist ein Allyltrimethoxybenzol.

Elettaria Gatt. d. Zingiberac. Mehr. Arten Indiens liefern die Cardamomen.

Elgol Gichtmittel aus alkohol. Tabakauszug und Citronellöl.

Elir Emulsion aus Boroglycerin + Olivenöl, mit Salol und Bals. peruv.

Elixir vom arab. el iksir, Stein d. Weisen, mittelalterl. Name f. alkoh. Tinkturen (Aloes, amarum, Aurantii u. a., in D. A. offiz.).

Ellagsäure $C_{14}H_{16}O$, in vielen Pfl. als Umwandl.-Prod. d. Gerbstoffe. Entst. leicht aus Galluss. Gelbl. Kristalle, als Gallogen als Darmadstring. verw.

Emanosal ein Radiumpräp. als Zusatz zu Bädern (Höchst).

Embarin Lösg. v. merkurisalicylsulfons. Na mit 3% Hg. Zur Inj. b. Syphilis (Heyden).

Embeliasäure in d. Früchten von E. Ribes, Gtt. der Myrsinaceae. Als Ammoniaksalz Bandwurmmittel 0,2—0,4. Grauviolettes Pulver.

Emetamin Alkd. a. Ipecacuanha (s. d.).

Emetika s. Brechmittel.

Emetin Alkd. a. Ipecacuanha, Isochinolinderivat. Wirk. ähnl. d. d. chem. verwandten Papaverins (Lähmg. d. glatten Muskul.). Specificum geg. Amöbenruhr, auch g. Diarrh. u. Leberkkht. verw.

Emmenagoga Mittel z. Beförd. d. Menstruation; s. a. Abortiva.

Emodine Trioxymethylanthrachinone, wirks. Bestandt. mehrerer wichtiger Drogen (Rheum, Cascara usw.). Meist als Glykoside. Wirk. abführend (Anthraglykoside).

Emollientia Mittel z. Erweichung v. Entzündungen. Warme Umschläge, Pflaster usw.

Empetrum nigrum, Krähenbeere, G. ders. Fam. weitverbreit. kleiner Strauch. Früchte w. zur Ber. e. Getränkes verw. (Ostasien, Nordamer.). Bltt. wirk. diuretisch.

Emplastra. Pflaster. Grundmasse entwed. Bleisalze d. Fetts. oder Fette,

Öle u. Wachse. Dieser Grundmasse w. d. verschiedensten Arzneien zuges.

Empyroform Teer + Formaldehyd. Unl. braunes Pulver. Ekzem usw. (Schering).

Emsacin Lecithinpräparat.

Emulsin nannten Liebig und Wöhler das Ferment der bittern Mandeln, welches Amygdalin in Blausäure, Benzaldehyd u. Glucose spaltet. Dasselbe Ferm. in vielen anderen Pfl. spaltet auch andere Blaus. abgebende „cyanogene" Glykoside. Es besteht aus 3 Ferm. Prunase spaltet das Glukosid in Benzalehydcyanhydrin + Amygdalose, Benz-. cyanase d. Cyanhydrin in Benzaldehyd + Blaus., Amygdalase d. Amygdalose in 2 Mol. Glucose. Prunase in zahlr. Pfl. spaltet auch eine Reihe einfacher Glykoside.

Emulsionen sind entweder Verteilungen einer flüssigen Phase in einer anderen, wobei die chem. Stoffe in einander unlösl. sind, z. B. Öl in Wasser. Oder aber Verteilung feiner gequollener Partikeln in Flüssigk., z. B. Eiweiß in Wasser. Auch hier handelt es sich um zwei flüssige Phasen, nämlich Verteilung von Lösungen von W. in Eiweiß in Lös. v. Eiweiß in Wasser (s. a. Kolloide).

Emulsionskolloide, Emulsoide, hydrophile, lyophile K. nennt man solche, bei denen die kleinsten Teilchen der Sole in chemische Beziehungen zum Lösungsmittel treten, hydratisiert sind (s. Kolloide). Die wichtigsten E. sind die Eiweißkörper, Leim, Stärke.

Encytol Borcholin, lockere Verbindung, die im Organismus Cholin abspaltet. Gegen Tbc. (Ver. Chem. W. Charlottenburg).

Endofermente Fermente, die fest an den lebenden Zellen haften und meist mit ihnen zugrunde gehen (s. Autolyse). In einzelnen Fällen (Milchsäurebakterien) sind die toten Zellen noch wirksam, in anderen kann man die E. durch gewaltsame Methoden aus d. Zellen herausbekommen (s. a. Zymasen).

Endolymphe freie Gewebsflüss. einiger abgeschloss. Körperhöhlen, insbes. von der E. d. Gehörorgans gebraucht.

Endoproteasen Proteasen aller Zellen, bilden eine eigene Gruppe, Wirkung am besten bei schwach. saur. Reakt.

Endotherme Reaktionen sind solche, die mit Aufnahme v. Wärme verlaufen, z. B. Bildung von Cyan aus Kohlenstoff und Stickstoff.

Endotoxine Gifte d. Bakterien u. anderer Zellen, die fest an dem Protoplasma haften, erst b. Zerstören d. Zelle wirksam werden.

Endotryptasen sind Tryptasen (s. d.), die fest an die Zelle gebunden sind; am besten bekannt ist die der Hefe.

Energie ist die Fähigkeit, Arbeit zu leisten. Die Energie kann ruhend (potentiell) oder bewegt (kinetisch) sein. Wenn sie in Arbeit übergeht, wird diese in demselben Maße gemessen. Aufgewendete Arbeit liefert wieder E., und zwar dieselbe oder eine andere Energieform. Bei allen Umsetzungen bleibt die E. konstant (I. Hauptsatz der Energielehre). Jede E. besteht aus zwei Faktoren, dem Quantitätsfaktor und dem Intensitätsfaktor oder Potential. So die Wärme aus Wärmekapazität × Temperatur, die kinetische E. aus der halben Masse × dem Quadrat der Geschwindigkeit, die elektr. E. aus Elektrizitätsmenge × Spannung usw. Wärmeenergie kann nicht ohne Verlust in andere Energieformen übergeführt werden, folglich sind alle Vorgänge, bei denen Wärme entsteht, nicht umkehrbar und verlaufen nur in einer Richtung (II. Hauptsatz der Energielehre).

Energie, freie ist der Anteil des Energiegehaltes eines Systems, der vollkommen in Arbeit übergeführt werden kann, bei chemischen Vorgängen gleich der Affinität (s. d.).

Energiequotient nach Heubner die Zahl bei der Säuglingsernährung, die gleich Kalorien der Nahrung divid. durch Körpergewicht. Sie soll etwa 100 betragen.

Engelsüß = Rad. Polypodii.

Engelwurz = Angelica.

Enkabangfett v. Shorea ghysbertiana, Dipterocarpac. Hinterindien.

Ennan Kresol + Na-Stearat. Desinf. M. (B. Braun, Melsungen).

Enolform für Ketoverbindungen u.

Aldehyde nennt man die Strukturformel, in der das doppelt gebundene O-Atom ein H-Atom aufnimmt u. eine Doppelb. zwischen 2 C-Atomen auftritt, z. B. bei Acetessigs. Ketoform $CH_3C{<}^{O}_{COOH}$; Enolf. $CH_2{:}C{<}^{OH}_{COOH}$.

Enterokinase ein Stoff d. Darmschleimhaut, der das Proferment d. Trypsins im Pankreassaft in aktives Trypsin umwandelt (s. d.).

Enterorose Nährpräp., enth. Eiweiß, Fett u. Kohlehydr. Wirkt antidiarrh. (Ges. diät. Prod., Zürich).

Entgiftungsreaktionen im Tierkörper nennt man chemische Vorgänge, bei denen körperfremde od. schädliche Stoffe, auch des Stoffwechsels, in unschädl. Ausscheidungsprodukte umgewand. w. Die E. sind häufig einfache Oxydationen. Am interessantesten sind die sog. Kuppelungsreakt., z. B. von aromat. Säuren an Glykokoll (s. Gallensäuren, Hippursäure) od. an Säuren, vor allem Schwefels. (s. Ätherschwefels.) od. Glukurons. Auch durch Anlag. v. Methylgruppen finden einige E. statt, z. B. die Bildung von Betainen.

Entozoen tierische Parasiten, die im Innern d. Wirtes leben.

Entquellung Abgabe v. Wasser aus gequollenen Kolloiden (s. Quellung).

Enwekain gereinigt. Wollfett d. Nordd. Wollkämmerei in Delmenhorst.

Enzian s. Gentiana.

Enzyme s. Fermente.

Eosinophile Blutkörper s. solche Leukocyten, die Granula enth., die sich besonders mit Eosin färben.

Eosin-Selen eine Kombination von Selencyankalium und Eosinnatrium, wurde von Wassermann experimentell gegen Tumoren der Mäuse versucht.

Eosot Valeriansäureester der Kresole, gelbes Öl, unl. i. Wasser, Kreosottherap. bei Tbc.

Epeira diadema, die Kreuzspinne, enthält ein hämolytisches Gift, das Arachnolysin.

Ephedra schachtelhalmähnl. Kräuter d. Gnetaceae, Südeuropa. Volksm. geg. Gicht. Enth. Alkd. Ephedrin.

Ephedrin $C_{10}H_{15}O$. Alkaloid aus E. vulgaris var. helvetica. Konstitution Phenylmethylaminopropanol: $C_6H_5 \cdot CHOH \cdot CH(CH_3)NHCH_3$. Krampfgift. Als Mydriaticum verwendet, am besten mit Homatropin zusammen (Merck).

Epicarin Oxynaphthyltoluyls. schw. l. Pulver geg. Hautkrkh., bes. Scabies, wie β-Naphthol (Bayer).

Epiguanin 7-Methylguanin, im Harn. Entsteh. s. b. Heteroxanthin.

Epinephrin älterer Name für Adrenalin.

Epinin Adrenalinähnlicher synth. herg. Stoff, der eine Alkoholgruppe weniger enth. Wirkg. ähnl. (Burroughs u. Welcome).

Epiphyse Zirbeldrüse, Glandula pinealis, ein drüsiges Gebilde am Gehirn, hat anscheinend keine innere Sekretion u. keine lebenswichtige Bedeutung. Vielleicht rudimentäres Sinnesorgan.

Epirenan Nebennierenpräp. (Byk).

Episan Bromsalz mit Zinc. valerianic. und Borax. Epilepsiemittel.

Episarkin = Epiguanin.

Epispastica hautreizende Mittel zur Rötung oder b. stärkerer Wirk. Blasenbildg., s. Vesicantia.

Epitheliotoxine s. Cytotoxine.

Epithelkörperchen s. Parathyreoidea.

Equisetum arvense, Schachtelhalm, Zinnkraut. Stengel als Diuretic. (Herba E. minoris). Wegen seines hohen Gehaltes an Kieselsäure auch bei Phthise verw.

Eragrostis Gramineae, in d. Tropen als Getreide gebaut. E. cynosuroides in Indien heilige Pfl. Geg. Dysenterie.

Erdalkalien Gruppe des Calcium, Strontium, Barium.

Erdbeere s. Fragaria.

Erdmandelöl v. Cyperus esculentus, feines Speiseöl.

Erdnußöl s. Arachis.

Erepsin ist die einzige Peptase in einem Sekret, nämlich dem Darmsaft und Pankreassaft. Sie greift das durch Trypsin vorverdaute Eiweiß an und spaltet es bis zu Aminosäuren.

Ereptasen Gruppe von Ferm. (s. Peptasen), welche genuine Proteine nicht angreifen, wohl aber bereits z. T. abgebaute bis zu freien Aminos. aufspalten. Im Darmsaft, Pankreas, Geweben, wie auch i. Pflanzen.

Erepton vollst. abgebautes Fleischpräp. nach Abderhalden z. rektalen Ernährg. (Höchst).

Eresol Chinolinsulfosalicylat, weißes Salz, wenig löslich in Wasser. 0,25 g bei Rheuma usw.

Erethystica = Reizmittel.

Ergänzungsstoffe s. Nutramine.

Ergamin = Histamin.

Ergocornal Präparat aus Secale, 1 cm = 3 — 4 Teile der Droge.

Ergopan Zuber. von Mutterkorn 1 cm = 4 g Mutterkorn D. A. V. 1 Tabl. = 1,0 g Mutterk. (Haas-Cannstadt).

Ergosterin ein Sterin aus Secale (s. d.) u. vielen and. Pilzen.

Ergothionein schwefelhaltiger Bestandteil des Secale; ist ein Mercaptobetain des Histidins.

Ergotin s. Secale.

Ergotismus chronische Erkrkg. nach Genuß v. Secale (s. d.), tritt als nervöse u. brandige Form auf. Welches das eigentl. Gift ist, ist zweifelhaft, wahrsch. d. Sphacelotoxin. Heute als Kkht. in Deutschl. nicht mehr zu beobachten.

Ergotoxin s. Secale.

Erigeron G. d. Kompos. haupts. Amerika: E. canadense (auch bei uns überall), enth. äth. Öl, deshalb als Wurmm., Wassersucht usw.

Eriocephalum Compos. Afrika. Mehr. Arten Diuretic.

Eriodendron s. Kapok.

Eriodictyon, Hydrophyllaceae, Nordam., liefert die Yerba santa, Expectorans.

Eritrichium Borraginacaeae E. gnaphalioides, Chile „Kordillerentee" geg. Durchfall.

Ermüdungsstoffe s. Kenotoxin.

Ernutin Kombin. der drei wirks. Best. d. Secale.

Erodium cicutarium, Reiherschnabel, Geraniaceae. Alkoh. Fluidextr. als Ersatz f. Hydrastis verw. Nur Kaliwirkg.

Errhina sind Niesmittel.

Eruca Semen E. stammt v. Sinapis alba (s. d.).

Ervasin Acetyl-p-kresotinsäure, Homologes u. Ersatzm. d. Acetylsalicyls. (Goedecke).

Erysimum crepidifolium, Schotendotter, Gänsesterbe, Cruciferae, Unkraut, Mitteleuropa, ist für Gänse sehr giftig; enth. sehr giftiges Alkaloid Crepidin (?), über das noch nichts bekannt ist. Andere Arten (z. B. E. aureum) enth. schwefelhaltige Glykoside, ebenfalls giftig (Herzgift). Herba E. stammt von Sisymbrium officinale, Wegsenf.

Erystypticum Kombin. v. Hydrastis u. Secacornin (Hoffmann LaR.).

Erytamin Durch Emulsin spaltbares Glykosid aus Centaurea.

Erythraea Gentianaceae, Tausendgüldenkraut s. Centaurium.

Erythrin Butadien $CH_2 : CH \cdot CH : CH_2$, ist einer der ungesättigten Kohlenwasserstoffe, die zur Synthese des Kautschuks dienen (s. d.). Ausgangsmaterial ist Äthylen (s. d.).

Erythrina Leguminosae, Tropen. Rinde geg. Ruhr. E. Broteroi, Australien, enth. gift. Alkd. Erythrinin.

Erythrit vierwertiger Alkohol

$$CH_2OH(CHOH)_2CH_2OH.$$

In einigen Flechten als Orsellinsäureester.

Erythrodextrin s. Dextrine.

Erythrolnitrat Salpeters. Ester d. Erythrits. Ersatz f. Nitroglycerin geg. Angina pectoris usw. Tabl. 0,03 g (Merck).

Erythrophlein Gift aus der Rinde von E—um guineense, Caesalpiniaceae (Sassy-Rinde), die als Pfeilgift in Westafrika benutzt wird. Muskel- und Herzgift, digitalisähnlich. Gelegentlich als Herzmittel und als lokales Anaestheticum (Auge) angewendet (Merck).

Erythrophloeum Caesalpiniaceae. E. guineense liefert d. Sassyrinde Enth. sehr gift. Alkd. E—in. (s. o.).

Erythropsin Sehpurpur ist der im Lichte gelb werdende Farbstoff der Netzhaut. Chem. Natur unbekannt.

Erythroxylon s. Coca.

Erythrozym Ferm. des Krapps Rubia tinctoria, das aus dem Glykosid Ruberythrinsäure Alizarin abspaltet.

Esbachs Reagens z. Ausfäll. v. Eiweißkörp. ist Picrinsäure.

Escallonia Saxifragac. Sträucher, Südamerika. Rinde u. Bltt. als Tonicum usw.

Eselsgurke s. Ecballium.

Esere, Eserin s. Calabarbohne, Physostigma.

Eskalin feingepulv. Aluminium i. Glycerin. Ulcus ventric. Rhagaden usw. (Ch. Werke Charlottenburg).

Essangöl Samen v. Ricinodendron (Jatropha) Hendelotti. Afrika.

Essentia Essenz, früher weingeistige konz. Auszüge v. Arzneistoffen, jetzt allgemeiner konz. Auszüge auch f. Genußzwecke.

Essigäther s. Aether aceticus.

Essolpin aus Schwefel + äther. Ölen aus Nadelhölz. Angenehm riech. Fl. Stark. Antisept. (Ch. Fabrik Vechelde).

Esterasen Ferm., welche die Esterbindung auflösen, z. B. Fette in Glycerin + Fettsäuren spalten. Im Magensaft, Darm, Pankreas, Geweben, vielen Pfl., Bakterien.

Eston bas. Aluminiumacetat. Streupulver f. Wunden, Ekzeme usw. Inn. als Darmantisept., Cystitis (Chem. W. Friedländer, Berlin).

Estoral Borsäurementholester, weiß. geschmackl. Pulver f. Nasenkatarrhe (Zimmer).

Estragon ist Artemisia dracunculus, resp. d. daraus herg. Essig.

Etelen Triacetylgallussäure-Äthylester. Unl. w. Pulver. Darmadstringens, Antidiarrh. Tabl. 0,5 (Bayer).

Eubilein aus tier. Galle. Zur Beh. v. Gallensteinen (Weil, Frankfurt).

Eubornyl bromierter Isovalerians.-Ester d. Borneols. Nervinum (Lüdy, Burgdorf, Schweiz).

Eucain Benzoyl-vinyl-diazetonalkamin, lokal. Anaesthet. Ungiftigerer Kokainers., bes. Augenhlkd. (Schering).

Eucalin s. Melibiose.

Eucalypteol aus Eucalyptol d. HCl. Farbl. Krist. unl. i. W. Bronchitis, Diarrhoe 0,25.

Eucalyptol s. Cineol.

Eucalyptus Myrtaceae, Australien. E. globulus, Gummibaum, Fieberbaum. häufig kultiv. Fol. E. offiz. enth. äther. Öl (auch in anderen Arten). Hauptbest. Cineol (s. d.).

Eucarbon reine Tierkohle, Darmdesinficiens, Ruhr usw.

Eucasin Ammoniumcaseinat als Nährmittel.

Eucathymin Keuchhustenmittel, enth. Thymus u. Eucalyptus.

Eucerin Cholesterine + Paraffin mit Wasser. Kühlende Salben (Hegeler u. Brunings, Vegesack).

Euchinin Chininäthylcarbonat. Fast geschmackl. Chininers. Kinderpraxis Dosis doppelt so groß wie Chinin (Zimmer).

Eucupin Isoamylhydrocuprein. Anaesth. u. Desinf. bei Hautcarcin., Diphtherie Öl-Susp. oder Salben oder Einpins. m. 5%iger alkoh. L. (Zimmer).

Eudermol Lanolin + 0,1% Nicotin salicyl. Scabiessalbe (Marquart, Beuel a. Rhein.)

Eudoxin = Nosophenwismut.

Euferrol Arseneisenpräparat (Riedel).

Eugenia Gattung der Myrtaceae, liefert mehrere wichtige Drogen, s. Myrtus, Caryophylli, Piment.

Eugenoform aus Eugenol + Formaldehyd. Darmantisept. 0,5—1,0.

Eugenol Hauptbest. d. Nelkenöls. Allylmethoxyphenol. Zur künstl. Darst. d. Vanillins. E. wurde als Zimts.-Ester g. Tbc. empfohlen.

Euglobulin Protein d. Blutserums, zur Globulinfraktion gehörig, das i. reinem Wasser unl. ist.

Euguform Acetylguajacol + Formaldehyd. Streup. Ulcus cruris, Lupus, Ekzeme usw. (Güstrow).

Eukalin = Melibiose.

Eukodal Dihydrooxykodeinon HCl, w. krist. Pulv. Narcotic. ohne Herzwirkg., stärker als Morphin (Merck).

Eukodin Codeinbrommethylat. Codeinersatz b. Husten 0,2 p. die (Merck).

Eulachonöl v. Fisch Taleichthys pacificus, Alaska usw.

Eulatin Aminobrombenzoesaures Antipyrin. Weißes Pulver, Keuchhusten 0,1—0,5 (Dr. Oesterreicher, Berlin).

Eulaxans Phenolphthalein-Natrium. Abführmittel (Hell, Troppau).

Eulophia Orchidee, Indien, Knolle Abführ- und Wurmm.

Eumattan s. Mattan.

Eumecon Opiumpräp. Morphin vorhanden, schädliche Nebenstoffe fehlen (H. Herzfeld, Hamburg.)

Eumenol Fluidextr. einer chines. Araliaceae-Rinde Tang-kui. Dysmenorrhoe auf nerv. Basis (Merck).

Eumydrin Atropin-methylo-nitricum, weniger giftiger Atropinersatz. Aughlk. u. innerl. (Bayer).

Eunatrol ölsaures Na., Gallensteine (Zimmer).

Eupatorin natürlicher Süßstoff aus Eupatorium Rebaudianum, Uruguay. Soll 180mal so süß sein als Zucker. Näh. bisher nicht bekannt.

Euphorbia Wolfsmilch, artenreiche Gattg. ders. Familie, überall verbreitet, mehrere Arten enth. im Milchsaft Gifte (Pfeilgifte, Fischgifte). Die einheim. w. nicht mehr pharm. verw. E. resinifera Nordafrika liefert ein Harz, Euphorbium, Reizm. im Empl. Cantharid. perpet.

Euphorbon Sterin aus Euphorbia.

Euphrasia officinalis, Augentrost, Scrophulariac. Volksm. geg. Gelbsucht, Magenbeschw.

Euphthalmin mandels. Salz d. Methylvinyldiacetonalkamins, d. Eucain chem. nahesteh. Mydriaticum (Schering).

Euphyllin Theophyllin + Äthylendiamin. Diuret., leicht lösl. in Wasser, z. Inj. ca. 0,5 g intramuskulär u. Klysma (Byk).

Euporphin Apomorphinbrommethylat. Farbl. Krist., leicht lösl. i. Wasser. Ersatz f. Apomorphin als Expektorans 0,005 (Riedel).

Euprotan Unlösliches Eiweißpräparat aus Blutkörperchen.

Eupyrin Vanillin-Phenetidin-kohlensäure-äthylester. Gelbl. Krist., schw. lösl. i. Wasser. Anregendes Fiebermittel 1—2 g (Zimmer).

Euresol Resorcinacetat. Dicke Flüss. v. angen. Geruch. Geg. Bartflechte, Frostbeulen usw. (Knoll).

Eurespiran Tabl., die 0,02 Lobelia (s. d.) enth., geg. Asthma, als Expectorans.

Eurobin Chrysarobintriacetat. Rotgelbes P., unlösl. i. W. Chrysarobinersatz (Knoll).

Europhen Isobutylorthokresoljodid mit 28% Jod. Gelb. Pulver, schwach. Geruch. Jodoformersatz (Bayer).

Euryale ferox, Nymphaeac. China, altbekanntes Heilm., Adstringens usw.

Eurythrol Organpräparat aus Rindermilz, fleischextraktähnlich (Landshoff u. Meyer, Grünau).

Eusapyl Lösung von Chlormetakresol in rizinolsaurem Kal. Desinfic. (Höchst).

Euskopol reines, opt. inakt. Scopolaminum hydrobrom. (Riedel).

Eustenin Gemisch v. Theobromin-Na + NaJ. Diuretic., Atherosklerose (Zimmer).

Eustrophinum Lösung von reinstem Strophantin.

Eutannin Chebulinsäure + Milchzucker, lösl. i. Wasser. Ersatz f. Tannigen usw.

Eutectan saures Wismutsalz des Guajacols. Braunes Pulver, Streupulver, Salben f. Geschwüre usw.

Eutonine nennt Abderhalden die in den frischen Nahrungsmitteln enth. organischen Basen, welche die bei einseitiger Ernährung auftretend. schweren nervösen Erscheinungen beseitigen, s. a. Nutramine, Vitamine. Das E. aus Hefe beschleunigt auch die Zuckergärung stark (s. Zymase).

Euxanthinsäure ist ein Glykosid aus Euxanthon + Glucuronsäure. Bildet sich nach Fütterung mit Euxanthon im tierischen Organismus und findet sich im Harn (s. Purree).

Euxanthon Dioxyxanthon

$$OHC_6H_3{<}{\genfrac{}{}{0pt}{}{CO}{O}}{>}C_6H_3OH,$$

findet sich in einigen Pflanzen, z. B. Mangoblättern. Gibt bei der Einführung in den Tierorganismus Euxanthinsäure.

Evaäpfel sehr gift. Früchte v. Tabernaemontana, Apocynac.

Everniin Schleim der Flechte E—ia, Polysacharid aus Glucose.

Evernsäure Säure a. Flechten.

Evonymus Celastraceae, E. europaea, Pfaffenhütchen u. a. Arten wirken als Brech- und Abführm Aus der Rinde w. Präp. herg. (Evonymin), die ein Glykosid E—in enth.

Excelsin Protein (Globulin) aus der Paranuß.

Excitantia = Anregungsmittel.

Exkrete nennt man Ausscheidungen der Drüsen, die keine physiologische Funktion mehr zu erfüllen haben, sondern als Mittel zur Abscheidung endgültig umgewandelter Stoffwechselprodukte dienen. Vor allem der Harn, in gewissem Sinne Galle und Schweiß.

Exodin ein Oxyanthrachinonderivat (s. Emodine), u. zw. Methyläther d. Diacetylrufigallussäure. Gelbes Pulver unlösl. i. Wasser. Abführm. 0,5 g (Schering).

Exogonium Purga, Convolvulaceae, Mexiko, liefert die Jalapa (s. d.).

Exotherme Reaktionen sind solche, die m. Abgabe v. Wärme verlaufen.

Expektorantia auswurfbefördernde Mittel.

Externol Gemisch von Balnacid + Rohkresol; gegen Räude usw. (Nördlinger, Flörsheim).

Extrakte Auszüge aus Arzneistoffen, meist pflzl. Drogen, mit Wasser, Alkoh. usw., die dann bei niederen Temp. (ev. im Vakuum) auf d. gewünschte Konsist. eingedickt werd.

Extraktivstoffe stickstofffreie, in Nahrungsmitteln, ist die Gesamtheit der lösl. Kohlehydrate.

F

Fabiana imbricata, Solanaceae, Strauch, Südamerika. Blätter als Mittel gegen Blasenleiden (Pichi).

Faeces, Exkremente, Kot, sind die von der Verdauung übrig bleibenden, vom Mastdarm abgeschiedenen Massen. F. werden auch im Hunger abgeschieden, sie bestehen dann fast ausschließlich aus Schleim, Darmsekreten, Darmepithelien und Bakterien. Diese Bestandteile enthält auch der Kot der Fleischfresser, neben den unverdaulichen Anteilen seiner Nahrung: Knochenresten, Sehnen, Haare usw. Am kompliziertesten ist der Kot bei gemischter Kost. Er enthält neben den anderen Bestandteilen noch Fäulnisprodukte der Eiweißkörper (Indol- und Skatolderivate), veränderte Gallenfarbstoffe usw., vor allem aber unverdauliche Pflanzenteile, Cellulose und verholzte Stoffe, Samenschalen u. dgl., sowie eine sehr große Menge Bakterien.

Färberwau, Wau, = Reseda luteola, lief. gelben Farbst.

Fäulnis Abbau d. Proteine d. bestimmte Bakt. Dabei entstehen zuerst freie Aminos., die sekundär weiter verändert werden, es entstehen die typischen, z. T. stinkenden Fäulnisstoffe: H_2S, Phenole, Indol, Skatol, Aminobasen, Fettsäuren, s. a. Aporrhegmen.

Fagin ein angebl. Alkaloid aus Buchekern. Vergift.-Ersch. bei Tieren (Darmkolik, Krämpfe, Lähmung). Chem noch nicht sichergestellt. Das angebl. Alkaloid hat sich als Cholin herausgest.

Fagol aus Kreosot + Formaldehyd. Weiße Kristalle, wenig gift. Kreosottherap.

Fahamtee Bltt. v. Angrecum fragrans, Orchidee, Mauritius. Enth. Cumarin. Geleg. als Heilm. g. Schwindsucht.

Fallkraut s. Arnica.

Farfara Fol. F. v. Tussilago F., Huflattich. Zu Brusttee usw.

Farnkrautöl aus Aspidium filix mas.

Faulbaum Rhamnus frangula s. Frangula.

Fawestol Wasserlösliches 100%iges Kresolpräparat. Antiseptikum.

Feankenia Grandifolia, Yerba Reuma, Kalifornien, salz- und gerbstoffhaltiges Kraut. Äußerl. geg. Katarrhe.

Fehlingsche Zuckerprobe Redukt. ei. weins. Kalium enth. alkal. Kupfersulfatlösg.

Fejoprot organ. Eisen-Jod-Eiweißverb. mit je 0,025 Fe u. J (Troponwerke).

Feldgarbe s. Achillea.

Feldkamille s. Matricaria.

Feldkümmel s. Cuminum.

Fellinsäure Gallens. d. Menschengalle. Zweifelhaft.

Feminierung Gegensatz zur Maskulierung s. d.

Fenchel s. Foeniculum.

Fenchon ein Isomeres d. Kampfers $C_{10}H_{16}O$, aus Fenchelöl, Flüss. Kp. 192⁰. Als Kampferersatz zu Einreibungen usw. unter d. Namen Terpacid verw.

Fenchyval Fenchylisovalerylester, Flüss. Kp. 120⁰. Ersatz für Bornyval, nicht eingeführt.

Feolathan Ferroammoniumlaktat. Dunkelbraune, l. lösl. Masse (Goedecke).

Fermente od. Enzyme sind Stoffe, von lebenden Zellen produziert, die chem. Vorg. in den Zellen selbst oder den Sekreten als Katalysatoren beschleunigen. Sie sind dadurch f. d. Ablauf d. biolog. Vorgänge (Verdauung, Stoffwechsel) von größter Bedtg. Man untersch. die F. der Sekrete (Verdauungsf.) von den F. der Zellen selbst (Endof., Stoffwechself.). Die F. erkennt man nur an ihrer Wirk. u. untersch. danach folgende größere Gruppen: 1. Lipasen od. fettspalt. F. 2. Karbohydrasen od. kohlehydratspalt. F. 3. Glykosidasen. 4. Proteasen od. eiweißspalt. F. inkl. Labf. 5. Oxydasen od. oxydier. F. 6. Zymasen od. Gärungsf. 7. Katalase.

Fermentin Präp. a. Bierhefe (Goedecke).

Fermozyl Hefepräp. + Pankreas, Tabl. Diabetes (Vial u. Uhlmann).

Ferraria purgans, Iridaceae, Brasilien. Abführm.

Ferratin eisenhaltiger Stoff i. d. Leber, entsteht dort d. Zerfall von Hämoglobin. Wahrsch. e. Nucleoproteid m. locker gebund. Eisen. Ferner ein künstl. herg. Präp. aus Eiereiweiß, Chlorose usw. (Boehringer).

Ferrichlorid Eisenchlorid, $FeCl_3$. Rotgelbe, leicht zers. Krist. Mit Kristallw. in gelben od. braunen Krist. Blutstillungsm.

Ferrichthyol Eisenichthyolat. Urticaria usw. (Ichthyol-Ges., Hamburg).

Ferripyrin Antipyrin + Eisen. Rote Krist. Anämien.

Ferro— ist die Bezeichnung für eine übergroße Anzahl von Eisenpräparaten mit allen möglichen Zusätzen, die sich meist aus dem Namen ergeben.

Ferrocyn Zinkferrocyamid + Kola min, weißes unlösl. P. Keuchhusten (Krewel).

Ferrohypophosphit unterphosphorigs. Eisen, als Sir. F. hypophosph. offiz.

Ferro-Kalium tartaricum, Tartarus ferratus, weinsaures Eisenoxyd-Kalium, aus frisch gefällt. Eisenoxydhydrat + Weins. Schwarze Krist., leicht löslich i. Wasser. Eisenther.

Ferroplasma organ. Fe-Verbindung aus Rumex crispus, mit 3⁰/₀ Fe. Eisentherapie.

Ferrosol Kochsalzhaltige Eisenzuckerlösg.

Ferrovose Eisenoxydul-Alkalialbuminat.

Ferrum Eisen, Fe. Atomg. 56, ist das wichtigste aller Metalle. In der Natur als versch. Oxyde, sowie als Sulfid (Schwefelkies, Pyrit) und Phosphat (Minette-Erze). Stahl ist C-haltiges Eisen. Fe ist ein unentbehrlicher Stoff d. leb. Substanz, insbes. in den roten Blutk., u. dient d. Übertragung v. Sauerstoff. Fe wird in anorg. wie in org. Form vom Darm resorbiert u. assimiliert, z. T. wieder durch den Darm ausgeschieden. Als Eisendepot fungieren Leber u. Milz. Als Mittel geg. Anämien werden zahllose Eisenpräp. angew. (s. Eisentherapie).

Ferrum albuminatum aus Hühnereiweiß durch Fällg. mit alkal. Eisenlösg. Braunes P. oder Lamellen. Eisentherapie.

Ferrum oxydatum sacharatum Eisenzucker, offiz. durch Fällen v. Eisenchlorid mit Soda und Zusatz v. Zucker. Beliebtes Eisenpräp.

Ferrum peptonatum Eisenpepton, durch Fällen v. Pepton m. alkal. Eisenlösg. Braunes Pulver.

Ferrum reductum Reines Fe, durch Red. von Ferrihydrat in Wasserstoffstrom, offiz.

Ferrum sesquichloratum ist $FeCl_3$ + $5H_2O$, s. Ferrichlorid.

Ferrustan Eisenzucker mit Magnesia.

Ferrysin Eisenglycerophosphat + Milcheiweiß.

Fersan aus Rinderblutkörp. mit HCl. Braunes Pulv. als kräftig. Mittel.

Ferula Umbelliferae, liefert d. Asa foetida (s. d.)

Fette sind Glycerinester d. Fetts. Wichtigste Reservestoffe d. Tiere u. Pflanzen. Die flüssigen F. nennt man Öle oder Trane. Der physiol. Brennwert der Fette ist ca. 9 Cal. Fette entstehen im Tierkörper aus Kohlehydraten, so bei der Mast. Ihr Abbau im Stoffwechsel erfolgt wahrsch. über Acetessigsäure (s. d.).

Fetthärtung von Ölen, insbes. Fischtranen, beruht darauf, daß d. ungesättigten Fetts. mit Wasserstoff b. Gegw. v. metallischen Katalysatoren, bes. Nickel, zu gesätt. reduziert werden. Dadurch erhält man feste, für alle Zwecke brauchb. Fette.

Fettphanerose Auftreten von Fett in gefärbten Organpräp., das zwar schon vorher vorhanden, aber maskiert war und dadurch Neubild. von Fett vortäuscht.

Fettsäuren sind die in den Fetten gebundenen S. Wichtigste Palmitins. u. Stearins., sowie die ungesättigte Öls. Ferner noch Butters., Capryls., Erucas., Arachins. u. a., s. d. einz.

Fettspaltung Die Spaltg. d. Fette in ihre Komponenten, Fettsäure u. Glycerin, geschieht in d. Praxis entw. durch gespannten Wasserdampf bei 300—350° od. durch Säuren oder durch fettspalt. Fermente, vor allem des Rizinussamens (Lipase s. d.). Bei der Spaltg. mit Alkalien erh. man fetts. Salze, s. Seifen.

Fibrin unl. Protein, das b. d. Blutgerinnung (s. d.) aus d. Fibrinogen entsteht. Unsicher, ob durch ferment. Spaltung oder durch kolloidale Umlagerung.

Fibrinferment s. Thrombase.

Fibrinogen Globulin d. Blutplasma, das b. d. Gerinng. in unl. Fibrin übergeht.

Fibrinoplastische Substanz älterer Name für eine der Substanzen, welche zur Blutgerinnung nötig sind, ungefähr mit Thrombokinase identisch.

Fibroin ist das Protein der Seide. Besonders reich an Serin (s. d.).

Fibrolysin Doppelsalz von Thiosinamin + Natriumsalicylat. Weiße Krist. Pulver, leicht löslich in Wasser. In steriler Lösung zu Inj. zwecks Auflösung von Narben, bei Lupus usw. (Merck).

Ficaria Herba F. Feigwarzenkraut, v. Ranunculus F. Volksm. zu „Frühlingskuren".

Ficus Feige, Moraceae, hptsächl. Tropen. Die Eßfeige ist F. carica. Andere Arten liefern versch. Heilm.

Fieberbaum = Eucalyptus.

Fieberklee = Menyanthes trifoliata.

Fiebermoos = Lichen islandicus.

Filicin ist eine aus Filix herg. Substanz, die aber kein einheitl. chem. Stoff ist.

Filix Rhizoma F. von Aspidium filix mas. Wicht. Wurmm., aber weg. häufiger Vergift. nicht unbedenkl. Wirks. Stoff unbekannt. Enth. mehr. Subst.: Filixsäure, Filmaron usw.

Filmaron ist nach einigen Angaben d. wirks. Subst. d. Filix. Liefert wahrscheinl. b. d. Zers. die Filixsäure. Wird in Lösg. mit Ricinusöl verw. 5—10 g (Boehringer).

Fingerhut s. Digitalis.

Fischgifte Eine nicht unerhebl. Anzahl v. Fischen enth. wirkliche Giftstoffe, die sich häufig in den Geschlechtsorganen lokalisieren, und vielleicht auf giftige Proteine zu beziehen sind. Auch die Protamine d. Spermas sind giftig. Einen Giftapparat besitzt nur die Muraene. Gifte enth. ferner die Barbe, ferner Tetrodon (Japan) (s. d.), sowie Trachinus (Petermännchen). Unter F. versteht man andererseits Gifte, die zur Tötung v. Fischen benutzt werden, namentlich in den Tropen.

Fischschiefer s. Ichthyol.

Fisetin In Rhus-Arten, an Rhamnose gebunden, als Glykosid.

Fixin Granuliertes Alum. lactic. Darmdesinfic., das den Magen unverändert passiert.

Flagellaria indica L. G. ders. Fam. Australien, Asien, Afrika. Wurmm. Hautkrh.

Flammulae Herba s. Clematis.

Flavon, Muttersubst. vieler Pflanzenfarbst. $C_6H_4\left\langle\begin{matrix}O-C\cdot C_6H_5\\ \qquad \| \\ CO-CH\end{matrix}\right.$, in Glykosidbindg. in den Anthokyanen.

Fleischextrakt eingedickte Fleischbrühe, enth. eine Reihe von Stoffen, die zwar keinen eig. Nährwert, aber diätet. Wert f. d. Magensekr. besitzen. Welche Stoffe, ist unklar. Die wesentl. Bestandt. sind Kreatin (s. d.) u. verw. Basen. Daneben Spaltprod. v. Proteinen u. Nukleins., sowie die zieml. rätselhafte Phosphorfleischs. oder Nukleon (s. d.). Stoffe, welche nur Eiweißabbauprod. enth., aber nicht d. spez. Basen, sind dem F. nicht gleichwertig, sondern nur als Würze anzusprechen.

Fleischfressende Pflanzen sind Pfl. ohne Nährwurzeln, die ihren Stickstoffbedarf durch Verdauung kleiner Tiere decken, die sie in eigenartigen Organen der Blätter fangen. Sie sezernieren Proteasen vom Pepsintypus. Etwa 500 Arten in 9 Familien. Bei uns vork. vor allem Drosera, sonst wichtig Pinguicula, Utricularia, Dionaea, Nepenthes, Aldrovandia.

Fleischmilchsäure = d-Milchs. (s. d.).

Fleischvergiftung wird d. verschiedenste Ursachen bedingt. Entw. durch Gifte, welche d. Tiere selbst aufgenom. haben, oder durch Fäulnis. Die eigentl. F. beruht wieder auf zwei ganz versch. Ursachen: 1. auf dem Botulismustoxin (s. d.); 2. auf Infektion mit Bakterien, welche schwere Darmersch. hervorrufen (Paratyphus, Bac. Enteritidis Gaertner u. a.).

Flero fertige Salvarsanaufschwemmung (Chem. Fabrik, Liestal).

Fletchern nennt man nach dem Vorbild des Amerikaners Horace Fl. das systematische, langausgedehnte Kauen aller Speisen, das ein erheblich vermindertes Nahrungsbedürfnis hervorrufen soll.

Flieder = Syringa vulgaris L.

Fliegenpilz s. Amanita.

Fluor F. Atom G 19. Gas. Verbindet sich mit fast allen Stoffen außer Platin. Vork. vor allem als Flußspat CaF_2. Alle lösl. Fluorsalze sind starke Antisept. u. sehr giftig.

Fluoroform dem Chloroform entspr. Fluorverb. CHF_3. Gas, in W. etwas lösl. Diese Lösg. wird geg. Tbc. gegeben.

Fluorrheumin Mischg. v. Fluorphenetol + Difluordiphenyl, Salbe geg. Rheuma usw.

Foeniculum vulgare, Fenchel, Umbelliferae. Früchte enth. äther. Öl. Pharm. als Karminativum in Tees.

Foenum Graecum v. Trigonella F. g., Bockshorn, Papilionac. Enth. Cholin u. Trigonellin. Pharm. nicht mehr verw.

Foligan Präp. aus Orangenbltt. Schlafm. b. Hysterie usw. Kinderpraxis (Henning, Berlin).

Folliculin Fluidextr. a. Folliculi Sennae. Geg. Obstipat. (Lucae-Apoth., Berlin).

Fomitin Fluidextr. a. Baumschwämmen der Gattg. Fomes. Regt die Zirkul. d. Bauchgefäße an, Dysmenorrhoe, Diarrhoen usw. (Hellwig, Berlin NO.).

Fonabisit Formaldehyd-Na-Bisulfit, als inn. Desinf. u. b. Phenolvergift. verw. Ampullen zu 5 ccm (Krewel).

Fontaria gracilis, ein Tausendfüßler, der ein blausäurehalt. Glykosid produziert.

Forbil Abführmittel. Schokoladenplätzchen + Phenolphthalein.

Formaldehyd, Formalin, Formol Niederstes Glied der Reihe der Aldehyde. Formel HCHO. Gas, Kp. - 21°. Entsteht durch Oxydation von Methylalkohol (Überleiten über eine glühende Kupferspirale). In 40% Lösung Handelsprodukt (Formalin). Geht leicht in ein festes weißes Produkt der dreifachen Formel (Paraformaldehyd) über. F. ist das erste Assimilationsprodukt der Kohlensäure in grünen Blättern durch Reduktion mittels des Chlorophylls (v. Baeyer, Willstätter). Er geht dann in Zucker über. F. dient in Lösung (Formalin, Formol) zur Konservierung eiweißhaltiger Stoffe, da es sich mit Eiweiß zu einer festen widerstandsfähigen Masse verbindet. Es ist ferner ein sehr wirksames Desinfektionsmittel, besonders geeignet zur Raumdesinfektion, da es sich überallhin gasförmig verbreitet. Man kann dazu auch das feste Paraf. anwenden, das beim Erhitzen auf 180° wieder in gasförmiges F. übergeht. Formaldehyd wird in zahlreichen Verbindg. als äuß. und innerl. Desinfic. verw., s. z. B. Almatein, Fortoin, Tannoform, Pneumin, Pittylen usw.

Formamint Verbindung von Formaldehyd mit Milchzucker. Tabletten b. Rachenerkrankungen (Bauer u. Cie., Berlin).

Forman Chlormethylmenthyläther, aus Menthol, Formaldehyd + HCl. Öl, das mit W. in s. Kompon. zerfällt. Inhalat. b. Halskrkht. (Lingner).

Formicin Formaldehyd + Acetamid, Flüssigk. mischb. m. Wasser. Antisept. zu Injekt. in Gelenke, Abszesse usw. Blasenspülungen usw. (Kalle).

Formoltitration nach Sörensen, wichtige Methode zur Best. d. Stickstoff d. Aminos. Durch Zusatz von Formaldehyd wird die basische NH_2-Gruppe abgesättigt, und das COOH kann mit Phenolphthalein austitriert werden.

Formose nennt man den Zucker, der aus Formaldehyd durch Alkalien entsteht. Es entsteht dabei ein Gemisch mehrerer Zucker, haupts. F. Sie ist eine Ketose, doch auch wohl nicht einheitlicher Natur. Enthält sehr wahrscheinlich d-l-Fructose.

Formurol Gemisch von Hexamethylentetramin mit Na-Zitrat. Gicht, Harndesinf.

Fortoin Cotoin + Formaldehyd. Gelbe Krist. unl. i. Wasser. Antidiarrh. (Zimmer).

Fortose lösl. Eiweißpräp. aus Muskelfleisch ohne Extraktivstoffe (Brückner, Lampe u. Co., Berlin C.).

Fortossan Phytin + Milchzucker enthalt. Tabl. Roborans.

Fourcroya, Amaryllidaceae, Mexiko. Saponinhalt., geg. Hautkrkh. u. als Diuret.

Fragaria = Erdbeere (Rosaceae). Bltt. als Teeersatz verw.

Frangula Cortex Fr., Faulbaumrinde, v. Rhamnus frangula L. Frische Rinde wirkt a. Brechm., später nur abführ. Enth. ein Glykosid, das bei d. Spaltg. ein Emodin (s. d.) gibt, isomer d. Aloe-Emodin.

Franzbranntwein verd. Spiritus mit aromat. Zusätzen.

Fraudes Reagens auf Alkaloide ist wäss. L. v. Überchlorsäure.

Fraxin Glykosid in der Esche und Aesculusarten, zerfällt in Glucose und Fraxetin, ein Trioxycumarinderivat.

Fraxinus Ornus, Mannaesche, Oleaceae, Südeuropa (s. Manna). Rinde enth. neb. Gerbst. das Glykos. Fraxin.

Freßzellen s. Phagocyten.

Fritillin Alkaloid a. F—a verticillata. W. lähmend, veratrinähnl.

Fröhdes Reagens auf Alkaloide ist 0,01 Natriummolybdat in 1 ccm konz. Schwefels.

Fruchtäther sind künstl. herg. Mischungen, welche den natürlichen Aromastoffen d. Früchte ähneln. Insbes. werden Amylester verw.

Fruchtwasser ist die vom Fötus d. d. Niere abgegeb. Flüssigk.

Fruchtzucker s. Fructose.

d-Fructose Fruchtzucker, die wichtigste Ketose $CH_2OH(CHOH)_3CO \cdot CH_2OH$. In vielen Früchten. Vom menschl. Organismus auch bei Diabetes gut verwertet. dl-F. ist die synthet. hergestellte Acrose.

Fruktosidasen Fermente, welche die Äther (Glykoside) der Fructose aufspalten.

Fucol Lebertranersatz aus jodhaltigen Algen u. Sesamöl. Jodgehalt sehr gering (Fucolwerke, Bremen).

Fucus vesiculosus, Blasentang, große Alge d. Meeres. Jodhalt. Geg. Kropf u. Fettleibigkeit als Extr. angew.

Fugu-Gift s. Tetrodonin.

Fugusin Dijodlaricinolsäure. Gegen Frostbeulen (Stoepel, Elberfeld).

Fukose eine Methylpentose d. Seetangs u. and. Algen.

Fukosan gerbstoffähnl. Subst. a. Meeresalgen.

Fulmargin elektrisch zerstäubtes kolloid. Silber (Rosenberg, Berlin).

Fumaria officinalis L., Erdrauch, Feldraute, Papaverac. Einheim. Kraut. Als salin. Bitterm. angew. Enth. viel Kali sowie Alkaloid Fumarin, wahrsch. mit Protopin identisch.

Fundulus heteroclitus ist ein vielfach zu physiol. Unters. benutzter Fisch.

Fünffingerkraut = Potentilla.

Fungisterin Sterin aus Secale (s. d.).

Fungus Chirurgorum Wundschwamm, Feuerschwamm ist d. Pilz Polyporus (Fomes, Boletus) fomentarius.

Furfurol Furol, Aldehyd d. Furans C_4H_3OCHO, entst. aus Pentosen u. Pentosanen, also auch aus Holz, d. Dest. mit Säuren. Gibt mit Anilin + Eisessig rote F.-Reaktion, mit Phloroglucin schwarzgrüne Fällung (quantit. Best. d. Pentosen).

Furunkuline Hefepräp. (Zyma, Montreux).

Fuselöle Nebenprod. d. alkoh. Gärung, bes. d. Kartoffelbrennerei; best. hptschl. a. mehr. Amylalkoholen (s. d.). Sie bilden sich nicht aus Zuckern, sondern a. d. Eiweißabbaustoffen, d. Maische, d. Aminosäuren. Amylalkoh. a. Leucin. Giftig. Trinkbranntw. wird von F. durch Rektifik. befreit. Anw. i. d. Technik und pharm., s. Amylnitrit, Amylenhydrat.

G

Gadiol aromatis. Lebertran (Vial u. Uhlmann).

Gadose Salbengrundlage aus Lebertran + Wollfett.

Gadus Fischgattg., welche d. Dorsch oder Kabliau (G. morrhua L.) u. d. Schellfisch (G. aeglefinus L.) enth. G. morrhua liefert d. Lebertran (s. d.).

Gänseblumen s. Bellis.

Gänsefuß = Chenopodium.

Gänsekresse = Capsella.

Gärung Unter G. versteht man langsam meist unter Gasbildung verlauf. Vorgänge, bei denen die Lebenstätigkeit bestimmter Kleinwesen (Hefen, Bakterien usw.) chemische Veränderungen an Kohlehydraten und ähnlichen Substanzen bewirkt. Zu trennen davon ist die Fäulnis als Veränderung von Proteinen usw. Man unterscheidet reine Gärungen (die übrigens in der Praxis niemals ganz rein sind), bei denen nur ein Hauptprozeß vor sich geht, und gemischte Gärungen. Die wichtigsten G. sind: 1. Die alkoholische G. durch Hefepilze (Sacharomyceten) führt Zuckerarten (Glucose, Fructose, Galactose) in Äthylalkohol und Kohlendioxyd über. Die der Hefe nicht direkt zugänglichen höheren Kohlehydrate (Rohrzucker, Stärke) werden durch Fermente der Hefe vorher aufgespalten. Der Vorgang verläuft scheinbar nach der Formel

$$C_6H_{12}O_6 = 2\,CO_2 + 2\,C_2H_6O;$$

er ist in Wirklichkeit sehr kompliziert und noch nicht völlig aufgeklärt (s. a. Zymase). Es entstehen dabei Zwischenprodukte, z. B. Methylglyoxal, Brenztraubens., Acetaldehyd. 2. Die nahe verwandte Milchsäuregärung durch verschiedene Bakterien. 3. Die Buttersäuregärung, wobei als wichtigster Stoff Buttersäure entsteht, ebenfalls durch Bakterien, daneben häufig Wasserstoff. 4. Die Methangärung aus Cellulose, wobei Methan (s. d.) neben anderen Stoffen entsteht. Endlich 5. eine Reihe von Oxydationsg., z. B. Essigsäure aus Äthylalkohol; Zitronens. u. Oxals. aus Zuckern usw.

Gärungsmilchsäure ist meist d,l-Milchs., doch entsteht b. vielen Gärungen auch überwiegend d-Milchs.

Gaisklee s. Galega.

d-Galactose eine aldehydische Hexose (s. d.), die neben Glucose aus Milchzucker b. d. Spaltung entsteht. Gärt schlecht.

Galacturonsäure entspr. d. Glucurons., von d. Galactose abzuleiten. Findet sich in einigen Saponinen, sowie in den Pectinstoffen.

Galaktagoga die Milchsekr. beförd. Mittel, z. B. d. Eiweiß d. Baumwollsamens (s. Lactagol), sowie einige Pflanzenstoffe, z. B. Galega.

Galaktane Polysacharide d. Pflanzen, die b. d. Spaltung Galactose liefern. Bestandt. d. Pectinstoffe.

Galakton ein Polysacharid aus Lärchenholz, das bei der Spaltung nur d-Galactose liefert.

Galaktoside Glykoside, die als Zucker Galactose enth. In der Gehirnsubstanz, s. Sphingomyelin.

Galalith kondens. Prod. aus Casein + Formaldehyd. Hartes elast. Material, zu Griffen, Geräten usw.

Galanga Rhizoma G., Galbanwurz, Galgant v. Alpina officinarum, Zingiberaceae, China. Zu aromat. Tees usw. Enth. Galangin u. Kämpferid, beides Deriv. d. Flavons (s. d.), sowie äth. Öl, das Cineol u. Eugenol enth.

Galbanum Räucherharz a. versch. Ferulaarten: Vorderasien. Auch pharm. wie Asa foetida (s. d.) verw.

Galega officinalis L. Gaisklee, Papilionaceae, Bltt. schweißtreib. und milchbeförderndes Mittel, enth. Alkd. G—in, das ein lähmendes Gift ist.

Galegol Extr. a. Galega officinalis, wird als milchtreibend. M. in Frankreich usw. b. Milchkühen verw.

Galeopsis ochroleuca, Labiatae. Bltt. zu versch. Tees! Veraltet.

Galgant s. Galanga.

Galipin, -idin Nebenalkaloïde d. Angosturarinde.

Galium Gattung der Rubiaceae, Kräuter, überall verbreitet. Mehrere einheimische Arten früher arzneilich verwendet (Herba Galii albi, lutei). Enthalten ein dem tierischen Labferment an Wirkung analoges Ferment, daher der Name Labkraut.

Galläpfelgerbsäure s. Tannin.

Gallanol aus Galluss. + Anilin. Streup. u. Salben b. Hautkrkh. (Merck).

Galle Sekret d. Leberzellen. Enth. als wicht. Bestdt. Gallenfarbstoffe u. Gallensäuren (s. d.), sowie Cholesterin und Schleimstoffe. Die G. ist z. T. ein Exkret, das bestimmte, in der Leber hergestellte Stoffe aus dem Körper herausbefördert, z. B. Ätherschwefelsäuren u. a. Produkte der Entgiftung. Sie wirkt aber auch als Sekret, da sie für die Verdauung wichtig ist, z. T. durch ihren Schleimgehalt, z. T. wegen der Gallensäuren, die die Fettverdauung durch Aktivierung der Lipase des Darmes befördern, vielleicht auch die Eiweißverdauung.

Gallen im allgemeinen nennt man alle durch Parasiten entstandenen Gewebsneubildungen an Pflanzen, z. B. durch Pilze oder Insekten. Im engeren Sinne versteht man unter G. die durch Gallwespen (Cynipidae) verursachten Anschwellungen, die Gallusgerbsäure (Tannin) enthalten und sowohl zum Gerben wie pharm. vielfach benutzt werden (s. z. B. Tannalbin). Die türkischen G. werden von Cynips tinctoria auf den Blättern einiger Quercus-Arten erzeugt. Andere werden durch andere Gallwespen auf anderen Eichen gebildet. Auch auf Rhus, Tamarix, Pistacia usw. finden sich technisch verwertbare G. S. a. Knoppern, Valonea.

Gallenblase Reservoir f. d. Galle. D. Ausführungsgang ist d. Ductus cysticus, der sich mit dem v. d. Leber kommenden D. hepaticus zum D. choledochus vereinigt u. i. d. Darm mündet.

Gallenfarbstoffe entstehen aus Hämoglobin b. Zerfall d. roten Blutk. in d. Leber, sind ebenfalls Pyrrolderiv., s. Bilirubin.

Gallensäuren, dem Cholesterin nahestehend u. wahrsch. aus ihm entsteh. G., sind wichtig f. d. Fettverdauung, da sie die Lipase d. Darmes aktivieren. Die wichtigste G., die Chols., wird in d. Galle als Glykokollverb. (Glykocholsäure) oder als Taurinverb. ausgesch. Daneben gibt es noch andere G., z. B. Fellinsäure, Chenocholsäure, Scymnolschwefelsäure.

Gallensteine bestehen meist a. Cholesterin mit etwas anorg. Salzen, meist Kalk. Weniger häufig sind Bilirubinkalksteine.

Gallisieren Verbesserung saurer Moste d. Verdünnen mit Wasser zur Abschwächg. d. Säuren u. Zusatz v. Zucker.

Gallogen Darmadstringens, ist nicht ganz reine Ellagsäure (s. d.).

Gallussäure Ac. gallicum, Trioxybenzoesäure $C_6H_2(OH)_3COOH$, in allen Gerbstoffen. Aus Tannin mit Schwefelsäure. Pharm. bei inneren Blutungen 0,5—1,0 g.

Galyl Tetraoxydiphosphamino-diarsenobenzol, Arsenpräp. geg. Lues. Angebl. weniger giftig als Salvarsan.

Gamander Herb. Chaemaedryos s. Teucrium.

Gambogebutter v. Garcinia pictoria, Guttiferae, Indien, Speisefett.

Gambogiasäure wirks. Prinzip des Gutti (s. d.), findet sich auch in dem Pilz Polyporus hispidus in Deutschland.

Gapó s. Campsiandra.

Garance franz. = Krapp.

Garcinia Guttiferae, Baum d. Tropen. G. Morella liefert d. Gutti (s. d.), andere Arten eßbare Fr. (Mangos), Ölfrüchte (s. Gamboge) u. Rinden geg. Dysenterie.

Gargarisma = Gurgelwasser.

Garouille Gerbstoff aus der Rinde von Quercus coccifera.

Garrya Fremontii, Cornaceae, Kaliforn. Blätt. Fieberm. (Fluidextr.).

Gartenkresse = Lepidium sativum.

Gasteria disticha, Liliaceae, Kapland, liefert Aloe.

Gastrin eine spezifische Substanz d. Gewebe, die neben Senkung d. Blutdruckes Steigen d. Magensekretion bewirkt. Vor allem im Magen (Pylorusschleimhaut), fehlt z. B. in d. Muskeln.

Gastrolobium Papilionaceae, Westaustralien. Sträucher. Angebl. f. Schafe giftig, Glykosid G—in.

Gastrosan = salicyls. Wismut. Bei Hyperazidität d. Magens (Heyden).

Gaswechsel Aufnahme v. gasförm. Sauerstoff u. Abscheidung and. Gase als Stoffwechselprod., vor allem CO_2, außerdem als Produkte der Darmgärung Wasserstoff u. Methan. Aufnahme v. O_2 und Abgabe v. CO_2 sind das Maß der Energieumsetzungen im Tierkörper.

Gaultherase Ferm. a. Gaultheria, w. d. darin befindl. Glykosid Gaultherin in Zucker + Salicylsäuremethylester spaltet.

Gaultheria procumbens, Labradortee, Wintergreen, Ericaceae. Nordamerika. Tee geg. Asthma u. als Diuret. Das äth. Öl enth. Salicyls- Methylester, wird d. Ferm. Gaultherase gespalten.

Gease, Gein Gein ist ein Glykosid aus Geum urbanum, das bei der Spaltung Eugenol und Glucose liefert. Das dazu gehörige Ferment heißt Gease.

Gedrovan Tabletten, die in der Hauptsache aus Natrium benzoic. bestehen. Konservierungsmittel (Merck).

Geissospermin Alkaloid a. d. Pereira-Rinde.

Geissospermum Apocynaceae, Bäume, Brasilien, liefern d. Pereira-Rinde. Enth. Alkd. G—in, Pereirin u. Vallosin.

Gelaphal s. Randia.

Gelase ein in einigen Meeresbakterien aufgefundenes Ferment, welches das Kohlehydrat Gelose der Algen aufspaltet.

Gelastoide elastische Arzneiformen (Kugeln, Bougies, Suppositorien usw.) aus sterilis. Gelatine (Austria-Apoth., Wien).

Gelatinase ein Ferm., das Gelatine abbaut. Ihre Spezifität gegenüber d. and. Proteasen ist nicht sicher.

Gelatine ist gereinigter Knochenleim, s. Glutin. Wird zu Fruchtgelees, Trockenplatten, u. zu versch. pharm. Zubereitungen verw. Sterilis. G. geg. Blutungen (Bougies, Zäpfchen usw.).

Gelatosen Albumosen (s. d.) aus Leim.

Gelbbeeren Fr. v. versch. Rhamnusarten, z. B. Avignonkörner v. Rh. infectorius. Enth. Glykos. Xanthorhamnin, das d. e. Ferm. in Rhamnetin u. Rhamnose gespalt. w.

Gelbwurz s. Kurkuma.

Gelidium Alge der Fam. Florideae, liefert Agar-Agar (s. d.).

Gelodurat-Kapseln sind Kapseln aus in Formaldehyd + Alkohol gehärt. Gelatine. Unl. i. Magen, l. lösl. im Darm. Z. Verabreich. schlecht schmeck. od. d. Magen belästig. Arzneimittel (Balsame, Kreosot, Chinin usw.) (Pohl, Schönbaum b. Danzig).

Gelonida Tabletten, die als Grundsubst. Trioxymethylen-Gelatine enth. u. schnell zerfallen (Goedecke).

Gelose komplexes Kohlehydrat, in Algen, besonders i. Agar-Agar (s. d.). Durch Diastase nicht angreifbar, nur d. einige Bakt. (Ferment Gelase).

Gelsemium sempervirens, Loganiac. Nordamer. Enth. Alkaloide Gelsemin u. G—inin. Wurzel u. Rhizom als Fluidextr. geg. Fieber u. Neuralg.

Genever = Gin, Wacholderschnaps.

Genipi heißen in Holland Achillea-Arten, die geg. Epilepsie verw. wurden, jetzt zur Bereitg. d. Ivaliqueurs dienen. In d. Schweiz w. Artemisiaarten als Genip bezeichnet.

Genista Gattung der Papilionaceae. G. tinctoria (Färberginster) und and. Arten liefern gelben Farbstoff. Andere Arten enth. giftiges Cytisin. Flores G. stammen von Sarothamnus oder Spartium.

Gentiacaulin Glykos. a. Gentiana acaulis. Die Zucker sind Glucose u. Xylose.

Gentiamarin Bitterstoff d. Gentiana.

Gentiana Enzian, Gentianaceae, Gebirgspflanzen Europas u. der Anden. Mehr. Arten w. zur Likörbereitg. und pharm. verw. Rad. G. rubrae v. G.

lutea, purpurea u. Ae. Als Amarum viel verw. Enth. Glykosid Gentiopicrin, sowie ein Trisacharid G—ose.

Gentianose Trisacharid aus Gentianawurzel, das d. e. Ferm. in Fructose u. Gentiobiose gespalt. w.

Gentiobiose ein Disacharid, das aus Gentianose d. Abspaltg. v. Fructose entsteht u. durch ein F. Gentiobiase in 2 Mol. Glucose gespalt. w. Das F. ist vielleicht m. Emulsin identisch.

Gentiopikrin d. Emulsin spaltbar. Glykosid aus Gentiana und Chlora. Gibt Gentiogenin.

Geoffrea, Papilionac. Trop. Amerika. Bäume. Cortex G. als Wurmm. Enth. Alkaloid Andirin.

Geophagie Gewohnheit einiger Völker, bestimmte Erdarten als Genußm. zu verzehren (Schweden, Guatemala, Australien).

Georgia bark s. Pinckneya.

Geosot Isovalerians.-Guajacolester. Flüssigk. Tbc. Bronchitis 0,1—0,4 g (Berliner Capsules Fabrik).

Geraniol $C_{10}H_{18}O$, Kompliz. sekund. Alkoh. d. Fettreihe. Bestandt. mehrerer wichtiger äther. Öle. Riecht nach Rosen.

Geranium Storchschnabel; Wurzel mehrerer Arten als Styptic. verw.

Geraniumöl stammt v. versch. Pelargoniumarten (Südfrankreich, Spanien, Algier). Hauptbest. Geraniol. Das indische G. stammt v. Andropogon Schoenanthus.

Gerbsäuren Finden sich in zahlreichen Pfl.-Stoffen. Sie leiten sich als Glykoside (Depside, Tannoide) v. d. Galluss. u. ähnl. Benzolderivaten ab.

Gerhardtsche Probe s. Acetessigsäure.

Germer = Veratrum.

Gerontin Base aus Hundeleber.

Gerüsteiweiße = Skleroproteine.

Gesol Synthetische, dem Arecolin nahestehende Verbindung, weniger giftig, wie dieses verw. (Merck).

Geum urbanum, Rosaceae, Benediktenwurz, Nelkenwurz liefert Rhiz. Caryophyllatae.

Gewürzbüschelöl aus Laurus benzoin, U. S. A.

Gewürznelken = Caryophylli.

Gheddawachs ist ostindisches Bienenwachs.

Gibahalan Inhalation aus Chloretone und Adrenalin.

Giesekia pharnaceoides L., Phytolaccac. Afrika, Indien. Wurzel starkes Drastic.

Gifte sind Stoffe, welche d. ihre chemische Wirkung schon in relativ geringer Menge die Gewebe selbst oder deren Funktion schädigen u. zu Gesundheitsstörungen od. zum Tode führen können. Die Einteilg. der G. geschieht nach verschiedenen Grundsätzen. Man kann unterscheiden: Örtlich wirkende Gifte, die direkt durch Koagulat. der Gewebsproteine (Ätzung) wirken, wie Säuren, Alkalien, Schwermetallsalze, Phenol, od. durch Reizung, z. B. Cantharidin, ätherische Öle, Drastica. Andere G. werden resorbiert u. haben dann meist W. a. best. Organsysteme, ihre „Organotropie" ist versch. Danach untersch. man in der Hauptsache: Blutgifte, Nervengifte, Herz- u. Gefäßgifte, Nierengifte usw. G., welche Antigene sind, bezeichnet man als Toxine.

Gifte, tierische sind in fast allen Klassen vertreten. Die eig. giftigen Tiere haben einen eigenen Giftapparat (Schlangen, Skorpione, Fische), bei anderen sind einzelne Organe giftig (einz. Würmer, Käfer, Fische). Die giftigen Tiere sind einzeln aufgeführt.

Giftefeu = Rhus toxicodendron.

Giftfische Eine ganze Reihe von Fischen enth. Gifte, nur wenige aber haben einen wirklichen Giftapparat, z. B. die Muräne und das Petermännchen Trachinus draco. Bei anderen sitzt es in Organen, z. B. den Eierstöcken, z. B. den Barben u. b. Tetrodon (Fugugift), das Kurare ähnl. ist.

Giftlattich = Lactuca virosa.

Giftmorchel = Ithyphallus impudicus.

Giftreizker = Lactarius torminosus.

Giftspinnen s. Epeira, Karakurte, Lathrodectes, Tarantel.

Gillenia trifoliata u. stipulacea, Rosaceae, Kräuter. Nordamerika. Wurzel als mildes Brechm. angew.

Gingellikuchen s. Niggerkuchen.

Gingergrasöl dem Geraniumöl ähnl. Stammpfl. unbek.

Ginkgo biloba, einzig dasteh. Baum (eigene Familie u. Klasse d. Gymnospermen), China, Japan, b. uns kult. Früchte als Stomach.

Ginsengwurzel v. Panax Ginseng, in China auch kult., als Volksheilm. gegen allerlei Kkht. hoch geschätzt. Neuerdings vielfach durch d. aus Amerika eingef. ähnl. Wurzel v. Panax quinquefolius ersetzt. Ohne wesentl. pharm. Wirk.

Ginster s. Genista.

Gips ist Calciumsulfat + 2 H_2O.

Girardinia heterophylla, Urticaceae, Brennesseln aus Nepal, dort als Diuret. verw.

Gitalin wirksames Glykosid der Digitalis (s. d.), s. a. Verodigen.

Gitin Saponin aus Fol. Digitalis.

Gitonin Saponin aus Digitalissamen.

Givasan Zahnpasta, Hptbest. Hexamethylentetramin (Riedel).

Gladiolus palustris, Allermannsharnisch. Iridaceae, Moorwiesen. Rhizome früher als Wundm. v. magischem Ansehen.

Glandophysin Präp. aus dem vorderen Lappen der Hypophysis (Poehl).

Glanduitrin Hypophysenpräp. (s. d.) (Dr. Max Haase, Berlin).

Glanduovin Eierstockspräp. z. subkut. Inj. (Max Haase, Berlin).

Glaubersalz s. Natr. sulfuric.

Glaucin Alkaloid a. Glaucium. Narkotisch, Herzlähmung.

Glaucium flavum, Hornmohn, Papaveraceae, früher zu Frühlingskuren verw. Enth. Alkd. G—in, neben Protopin.

Glazial Misch. v. Chloräthyl + Chlormethyl. Lokales Anästhet.

Glechoma hederacea, Labiatae, Gundermann. Kraut, geleg. geg. Lungenleiden u. Blasenleid. verw.

Gliadin ein alkohollösl. Protein des Weizens. Enth. kein Lysin, ist also kein vollwertiges Eiweiß.

Globba Zingiberac. Eine westafrik. Art liefert e. purgier. wirks. Rhizom.

Globin Der Eiweißanteil des Hämoglobins, ist ein Histon (s. d.).

Globularia Kugelblume, versch. Arten, z. B. G. Alypum L., enth. drastisch wirk. Glykosid G—in, das auch digitalisähnl. Herzw. hat.

Globuline wichtige Klasse der Proteine. Charakt. d. Unlöslichk. in reinem W. Lösl. in verdünnten Salzlös. G. sind Säuren. Finden sich im Blut, Milch, Eiern, zahlr. Samen, wenig bekannt in Geweben, s. a. Edestin.

Glockenwurzel = Radix Helenii.

Glucacetase Ferment, das aus Alkohol durch Oxydation Essigsäure bildet. In den Essigbakterien, vielleicht auch in Organen höherer Tiere.

Glucal ist ein Zuckerderivat $C_6H_{10}O_4$, zuerst durch Redukt. von Glukose dargest., soll ein Bestandt. der tierischen Nukleinsäure sein. Enthält einen Fünfring.

Glucase frühere Bezeichnung für Maltase, jetzt bisweilen für die Zymase (s. d.) angewendet.

Glucese ein Ferment, das die synthetische Bildung einer Biose aus Glucose katalysiert. Im Malz usw.

Glucin künstlicher Süßstoff, ist Aminotriazinsulfosäure.

Glukonasturtiin Glykosid aus Nasturtium, dem Sinigrin ähnlich gebaut, liefert bei der Spaltung Phenyläthylsenföl.

Glukoneogenese im Stoffwechsel ist die Entstehung v. Zucker a. Eiweiß, bzw. die — nicht erwiesene — aus Fetten.

Glukosamin ist eine Glukose, in der e. d. Aldehydgruppe benachbart. OH durch NH_2 ersetzt ist, ein Aminozucker. Gibt dasselbe Osazon wie Glucose. Findet sich als Spaltprod. des Chitins (s. d.) und i. d. Glykoproteiden (s. d.).

Glukose, Dextrose, Traubenzucker ist d. wichtigste Aldehyd-Hexose. Frei in sehr vielen Früchten, z. B. im Traubenmost. Bildet mit Fructose zus. d. Rohrzucker (s. d.). Im Tierk. im Blut, normal ca. 0,1%. Im Harn in größeren Mengen b. Diabetes. In den Pfl. vielfach an aromat. Körper gebunden (s. Glykoside). Gärt leicht. Gibt b. d. Redukt. Sorbit, b. d. Oxyd. Zuckersäure. Von E. Fischer synthet. hergestellt (s. Akrose). G. besteht in 2 stereom. Formen α- u. β-Gl.

Glukotannoide Abteilung der Gerbstoffe, die aus Glykosiden der Gerbsäuren bestehen.

Glukothionsäure gepaarte Schwefels.

aus tier. Organen. Enth. Kohlehydrat. Näh. nicht bek.

Glukotropaeolin Glykosid aus Tropaeloum majus, dem Sinigrin (s. d.) ähnlich gebaut. Gibt bei der Spaltung Benzylsenföl.

Glukuronsäure Oxyd.-Prod. d. Glukose, $COOH(CHOH)_4CHO$. Tritt nach Einführung vieler aromat. Stoffe i. d. Tierkörp. an diese gebunden im Harn auf (gepaarte G., Entgiftungsreaktion), z. B. Kampfer, Chloral. Normal i. Harn Phenolgl. u. Indoxylgl., wirken nach d. Kochen reduz.

d-Glutaminsäure

$$CH_2 \begin{matrix} \nearrow CH(NH_2)COOH \\ \searrow CH_2 \cdot COOH \end{matrix}$$

ist ein Spaltprod. fast aller Proteine.

Glutannin Verbind. von Tannin mit Albumin aus Weizenmehl, Darmadstringens (Roos, Frankfurt).

Glutannol aus Glutenfibrin + Tannin. Darmadstring.

Gluteline Sammelname für eine wenig charakterisierte Gruppe pflanzl. Proteine, zu denen Glutenine (Mais, Weizen) u. Oryzanin gehören.

Gluten Kleber, Gemisch d. Proteine aus Weizenkörnern. Best. a. Gliadin (s. d.) u. Glutenin, das i. Wasser u. Salzlös. unl. ist. Gl. wurde auch als Glutenfibrin bez., das Gl—in als Glutencasein.

Glutin Leim, entst. a. d. Kollagen (s. d.) durch Kochen. Gl. ist ein Skleroprotein (s. d.). Wichtig durch s. Quellbarkeit mit warmem W. Unter d. Spaltprod. fehlen Tyrosin u. Tryptophan völlig. Infolgedessen ist Gl. kein vollwertiges Eiweiß. Reinstes Gl. ist die Gelatine (s. d.).

Glutinase Protease, die Leim aufspaltet, von Tryptase nicht sicher verschieden.

Glutoidkapseln aus mit Formaldehyd gehärteter Gelatine, sind im Magensaft unl. Für Medikamente, die erst i. Darm wirken sollen (Hausmann, St. Gallen).

Glutol Gelatine + Formaldehyd, antisept. Wundpulver, auch mit Blutserum (Gl—serum) (Dr. Laboschin, Berlin NW).

Glutolin nicht näher bek. Protein a. Pferdeblut.

Gluton abgebautes Glutin, als Nährm. verw. Gelatiniert nicht mehr (Agfa).

Glutose ein Ketozucker $C_6H_{12}O_6$, entst. durch Alkalien aus Glukose u. Fructose; findet sich in Melassen, nicht gärfähig.

Glutubes Kapseln aus Kleber, die im Magen unlöslich sind. Zur Einführung von Arzneimitteln, die erst im Darm wirken sollen.

Glyarsenbenzol 0,3 Novarsenobenzol, 0,1 Guajacol, 0,1 Stovain in 1 ccm aq.

Glyceride Ester d. Glycerins mit Fetts. sind d. Bestandt. der Fette. Palmitin, Stearin, Olein, Butyrin usw.

Glycerin, Ölsüß, dreiwertiger Alkoh. $CH_2OH \cdot CHOH \cdot CH_2OH$ ist der den Fetten zugrunde lieg. Alkohol, der s. m. versch. Fetts. verestert. Auch i. d. Phosphatiden als Glycerinphosphors.-Ester. Entst. als Neb.-Prod. b. d. alkoh. Gärung. Dicke Fl. v. rein süßem Geschm. Kp. 240°. In d. Technik (Nitroglycerin) u. Pharm. vielf. verw.

Glycerinaldehyd ist eine Triose $CH_2OHCHOHCHO$. Entsteht aus Glycerin durch Oxydation. Geht leicht in Zucker über. Gärt nicht, ist also kaum als Zwischenprodukt bei der alkohol. Gärung aufzufassen.

Glycerinphosphorsäure wichtiger Best. d. Phosphatide. Ester d. Glycerins mit Phosphors. Optisch aktiv. Auch als Nervennährm. therap. (s. Candiolin).

Glycerophosphatase Ferment der Spaltung der Glycerinphosphorsäure. In Hefen und tierischen Geweben.

Glycin = Glykokoll.

Glycine hispida, Papilionac., ist die Soja (s. d.).

Glycinin Globulin aus d. Sojabohne.

Glycomecon Vereinigung der beiden Präp. Glykopon und Laudopan. Gesamtalkaloide des Opiums an Meconsäure und Glycerinphosphorsäure gebunden (Temmler-Werke).

Glycyrrhicin Glykosid a. Liquiritia (s. d.) gibt rein süß schmeck. Kalium- u. Ammonsalz. Zerfällt in Glycyrrhetin + Zucker.

Glycyrrhiza Süßholz, Papilionac., Südeuropa, Asien (s. Liquiritia).

Glyk— — — s. a. Gluk— — —

Glykaemie übermäßige Mengen von

Zucker im Blut. In der Norm ist der Gehalt an Blutzucker sehr konstant, ca. 1 p. m. Bei verschiedenen Störungen (Diabetes, Nebennierenreizung usw.) kann er bis auf 1% steigen. Der Zucker ist sowohl im Plasma wie in den Körpern enthalten.

Glykobrom Bromzimtsäureglycerid. Weißes Pulver mit 50% Brom. Zur langs. Bromtherapie.

Glykocholsäure s. Gallensäuren.

Glykogen tierische Stärke, der Stärke verw. Polysacharid aller tier. Gewebe bes. der Muskeln u. d. Leber. Wichtiger Reservestoff d. Tierkörp., der leicht durch Amylase in Zucker übergeht. Färbt sich mit Jod braun.

Glykogenase Ferment der Zelle, das Gl. spaltet. Wahrsch. mit Amylase ident.

Glykokoll Leimsüß, Aminoessigs. $CH_2CH(NH_2)COOH$. Spaltprod. fast aller Proteine außer Casein u. Albuminen. Wird im Tierk. auch synthet. gebild. (s. Hippursäure).

Glykol $CH_2(OH)CH_2(OH)$ ist der einfachste zweiwertige Alkohol. Neuerdings als Glycerinersatz benutzt, ist diesem physikalisch u. chemisch sehr ähnl. (Gleitmittel, Nitrokörper). Im großen aus Acetylen herg.

Glykolsäure Oxyessigsäure,

$$CH_2{<}^{OH}_{COOH}$$

aus Glykol durch Oxydation oder Glykokoll durch salpetrige Säure.

Glykolytisches Ferment ist das zuckerspalt. F. (Zymase) der Gewebe. Sicher nachgew. ist nur d. F. der roten Blutkörper, das Zucker in Milchs. umwandelt. Sonst hypothetisch. Wird vielleicht durch eine Kinase aus dem Pankreas aktiviert.

Glykopon Gesamtalkaloide des Opiums gebunden an Glycerinphosphorsäure. 50% Morphium (Hirschapotheke, Wiesbaden).

Glykoproteide Gruppe der Proteine, charakt. d. Gehalt an Aminozuckern, bis 30%. Die wicht. Gl. sind die Mucine der Schleimstoffe, die Mucoide des Blutes, des Eies und der Gewebe (Knorpel, Knochen, Sehnen, Haut). Auch im Harn (Nubecula) und in Exsudaten. Auch das Ovalbumin gehört wegen seines hohen Gehaltes an Glukosamin eigentlich zu d. Gl.

Glykosal Salicylsäure-Glycerinester. Weißes Pulver. Als Antirheumat. usw. 0,25—0,5 g (Merck).

Glykoside sind in Pfl. weit verb. Äther der Zucker mit aromat. hydroxylhalt. Stoffen, Phenolen u. dgl. Der Zucker ist meist Glucose (Glucoside), doch gibt es auch Fructoside, Galactoside, Rhamnoside usw. Einige Gl. sind blausäurehaltig (cyanogene Gl., s. Amygdalin). Viele Gl. zerfallen d. Ferm. (s. Emulsin) in ihre Paarlinge, die z. T. noch unbek. s. Einige G. sind synthet. herg. Eine große Reihe Gl. s. wichtige Heilm., z. B. Digitalis und die Emodine. Abarten d. Gl. sind d. Saponine u. d. Gerbstoffe.

Glykosurie Auftreten v. Zucker i. Harn. Bei vielen Vergift., z. B. Phlorizin, bei Verletz. d. Hirns (Zuckerstich) (s. d.) sowie b. Diabetes (s. d.).

Glyoxal $\begin{matrix} CHO \\ | \\ CHO \end{matrix}$, der einfachste Dialdehyd. Das Methylglyoxal (s. d.) ist ein Zwischenprod. der alkoh. Gärung.

Glyoxalase Ferment, der Gewebe, das Glyoxal in Milchsäure überführt $(CHO)_2 + H_2O = CH_3CHOH \cdot COOH$.

Glyoxalin = Imidazol (s. d.).

Gmelinsche Reaktion Nachw. der Gallenfarbstoffe durch Unterschichten mit konz. Salpeters. Auftreten versch.-farbiger Ringe, hpts. Grün.

Gnoskopin Alkd. d. Opiums, isomer mit Narcotin, liefert dieselben Spaltprod.

Gold Aurum, At.-Gew. 197, Vork. meist gediegen. Edelmetall, nur in Königswasser lösl. Mediz. gebraucht, s. z. B. Aurocanthan.

Gomenol äth. Öl v. Melaleuca viridiflora, Myrtac. Neu-Kaledonien. Geg. Tbc. angew.

Gomphocarpus crispus, Asclepiadac. Kapland. Strauch. Wurzel als Brechm.

Gomphrena Amarantac. Südamerika u. Indien. Wurzel geg. Fieber, Schlangenbiß usw.

Gonargin Vaccine aus Gonokokken-Kulturen. Geg. Komplikat. d. Gonorrhoe intramuskul. (Höchst).

Goniothalamus macrophyllus, Anonaceae, Java. Wurzel als Abortivum.

Goñomehl aus geröstet. Getreide. Nahr.-Mittel auf d. kanarischen Inseln.

Gonorol gerein. Sandelholzöl. Inn. geg. Gonorrhoe (Riedel).

Gonosan 20%ige Lösung v. Kawa-Kawa (s. d.) in Sandelholzöl. Gelatinekapseln zu 0,3 geg. Gonorrhoe (Riedel).

Gonotoxin Toxin d. Gonococcus.

Gorgonin jodhaltg. Protein aus Korallen.

Gossypium ist Baumwolle, Watte.

Gossypose = Raffinose.

Gottesgnadenkraut ist Herb. Gratiolae.

Goudangwachs a. d. Milchsaft d. Wachsfeigenbaumes Ficus ceriflua, Moraceae, Südostasien.

Gracilaria Alge d. Familie Florideae, Ostasien, liefert Agar-Agar (s. d.).

Grahambrot ungegorenes, aus Weizenschrot bereit. Brot, das d. ganze Kleie enthält.

Gramen Rhiz. Graminis, Queckenwurzel v. Triticum (Agropyrum) repens L. Früher b. Blasenld. verw. Jetzt wichtig als Futterm. wegen ihres Stärkegeh.

Graminin Polysachar. a. Gramineenrhizomen. Gibt b. d. Spaltg. Fructose.

Graminol ähnl. wie Pollantin, Heufieberserum (Ruete-Enoch).

Gran gr, veralt. Gewicht f. Heilm. = 0,06 g.

Granatillöl s. Ol. Crotonis.

Granatonin = Pelletierin.

Granatum Cortex Gr. v. Punica Gr. Meliaceae, Indien. Rinde v. Stamm u. Wurzel als Bandwurmmittel. Enth. neben Gerbsäure versch. Alkaloide, Pelletierin u. Derivate.

Grangea Compositae, Asien, Afrika, Kraut als Stomach. verw.

Granugenol Mineralöl für nicht klebende Verbände bei Ulzerationen (Knoll).

Granugenpaste aus Granugenol + Zinkoxyd (Knoll).

Granula sind kleine Pillen.

Grasöl Äth. Öle versch. Arten v. Andropogon.

Gratiola officinalis L., Gnadenkraut, Scrophulariac. Herba G. Abführm. 2 Glykos.: Gr—in u. Gratiosolin.

Gravidin Fluidextrakt aus Fucus serratus. gegen Erbrechen d. Schwangeren (Zimmer).

Grayanatoxin Stickstofffreie Substanz a. Leucothoe Grayana, Ericaceae. Kein Glykosid; giftig, reizt die sensibl. Nerven, lähmt die motor. ähnl. wie Aconitin.

Grewia Gttg. d. Tiliaceae, alte Welt. Sehr viele Arten dienen zu d. versch. Heilzwecken.

Griffinia hyacinthina, Amaryllidac. Zwiebel in Brasilien als Brechmittel, Abführmittel. Herzgift.

Grindelia robusta, Compositae, Kraut. Mexiko, Kalifornien. Viel benutzter Fluid-Extr. geg. Fieber, Asthma usw. Glykosid G—in.

Griserin Loretin (s. d.) + 6,75% $NaHCO_3$. Angebl. inn. Desinf. bei Tbc.

Grotan Natriumsalz d. p-Chlor-m-Kresols. Reizl. Antisept., fast geruchl. 0,5%ige L. (Schülke u. Mayr, Hamburg).

Grubengas s. Methan.

Grünkorn getrockn. unreife Fr. v. Triticum spelta. Beliebtes Nahrungsm. f. Suppen usw.

Grünspan s. Aerugo.

Grugruöl Öl der Palme Acrocomia sclerocarpa, die der Kokospalme sehr nahe steht. Trinidad.

Guacamphol Guajacol-Kampfersäure-Ester. Weiße Krist., im Darm zerlegt. Tbc., vor allem Nachtschweiße (Henning, Berlin).

Guachamaca toxifera (Malonetia nitida), Apocynaceae. Venezuela. Giftpflanze, enth. Alkaloid G—in, das wie Curare wirkt.

Guaco Sammelname f. Drogen Südamerikas. Geg. Syphilis, Schlangengift usw. Haupts. Mikania Guaco (Kompositae).

Guajacetin Brenzkatechin-essigs. Na. Farbl. Krist. Kreosotersatz b. Tbc. Stomachikum (Hartspiritus, A.-G., Grünau).

Guajacol Brenzkatechinmonomethyläther $C_6H_4<^{O \cdot CH_3}_{OH}$. Entst. d. trock. Destill. d. Guajacharzes, findet sich im Buchenholzteer. Auch synth. herg. Krist. Sp. 31°, meist als Flüssigk.

geg. Tbc. als weniger reizender Kreosotersatz. 0,05—0,1. Dos. max. 0,5, p. die 2,0. Auch in Verbindungen, z. B. Duotal, Geosot usw. (Heyden, Bayer).

Guajacose flüssige G—Isomatose, enth. g—lsulfos. Kalk. Tbc. (Bayer).

Guajacum Zygophyllaceae, Sträucher u. Bäume. G. officinale u. sanctum, Haiti, Venezuela, liefern d. Guajacholz, Pockholz. Das Harz enth. hpts. Guajacons. $C_{20}H_{24}O_5$. Da sich diese S. u. damit das Harz durch Oxyd. blau färben, dient G. als wichtiges Reagens einerseits auf Oxydasen (s. d.), andererseits auf Blut (s. Blutnachweis).

Guajamar Guajakolglycerin. Weißes Pulver. Darmdesinf. 0,2—1,0 g.

Guanidin Iminoharnstoff

$$C(NH) <\begin{matrix} NH_2 \\ NH_2 \end{matrix},$$

in einigen Pflanzenkeimlingen. Oxyd.-Prod. des Guanins. Zerfließ. Kristallmasse. Bildet im Stoffwechsel, wahrsch. aus Arginin entsteh. die Vorstufe des Kreatins im Muskel. Giftig. Der Weiterabbau hängt vielleicht mit der Funkt. der Parathyreoidea zusammen, so daß bei deren Störung durch die Giftwirk. des G. Krämpfe auftreten.

Guanin 2-Amino, 6-Oxypurin (s. Purin) im Guano. Spaltprod. der Nukleinsäuren. Pathol. vermehrt b. d. Guaningicht d. Schweine i. d. Muskeln. Geht durch Ferm. Guanase in Xanthin über.

Guano ursprüngl. Huanu = Mist. Exkrem. v. Seevögeln an der südl. pazifisch. Küste. Stickstoffreicher G. enth. viel Harns., stickstoffarmer hpts. Kalkphosphate. Wichtiges Düngem.

Guanosin Nucleosid (s. d.) aus Guanin + d-Ribose. Frei im Pankreas.

Guanylsäure Nucleotid d. Nukleins. a. Pankreas. Best. a. Guanin, Phosphors. u. e. Pentose, d-Ribose.

Guara s. Cupania.

Guaraná Genußm. des inn. Brasiliens mit reichlichem Kaffeingehalt (5%) aus d. Samen der Sapindacee Paullinia Cupana.

Guarea trichilioides L. Meliaceae, Westindien. Rinde als Drast. u. Emet.

Guatannin = Guajacol. tannocinnamylic. Feines unl. Pulver.

Guatteria Anonac. Bäume u. Sträucher, Amerika. Versch. Arten liefern heilkr. Rinden.

Guaxima s. Urena.

Guimauvre frz. = Althaea.

Guipsine Präp. a. Mistel, Viscum album. Geg. Arteriosklérose empfohlen.

Guizotia Composite, in Afrika u. Indien kult. Ölpfl.

Gujasanol Diäthylglykokoll-Guajakol. Weiße Krist. v. bitt. Geschm. Ungiftig auch zu Inj. 3—12 g tgl. Tbc. (Höchst).

Gulose synth. herg. Hexose, den natürl. stereomer.

Gummi sind pflanzl. Polysacharide, d. Jod nicht färbbar. In Wasser quellbar, klebend. Der Hauptbest. sind Salze d. Arabinsäure, die b. d. Spaltung Pentosen, Arabinose u. Hexose, meist Galactose liefert, sowie Gummisäure (Geddinsäure).

Gummi arabicum Gummi versch. Acacia-Arten.

Gummi tierisches = Mucin.

Gundermann s. Glechoma.

Gunnera Halorhagidac. Chile. Eßbare Pfl. Wurzel als Adstring.

Gurjun s. Bals. Copaivae.

Gurmin Antistreptokokken - Serum geg. Druse d. Pferde (Höchst).

Gustavia Lacythidac. Südamerika. Versch. Arten zu Heilm.

Guttapercha Milchs. mehrerer Sapotaceen. Bäume Südostasien. Hpts. Isonandra Gutta. Enth. hpts. Gutta $(C_{10}H_{16})^x$ u. deren Oxyd.-Prod. Dem Kautschuk chem. verwandt.

Gutti, Gummigutti, Milchsaft versch. Garcinia-Arten. Ostasien. Starkes Drastic.

Guvacin Nebenalkaloid d. Areca-Nuß (s. d.).

Gymnartocarpus venenosa, Urticaceae, Java. Milchsaft sehr giftig, Best. unbek.

Gynesan Mineralbestandteile d. Frauenmilch in natürl. Mischung. Für stillende Frauen usw. (Adler-Apoth., Herford i. W.).

Gynesin Base a. Frauenharn.

Gynocardase Ferm. a. Gynocardia, spalt. d. Glykosid G—in in Blausäure, Glucose und ein Diketon.

Gynocardia odorata, Flacourtiac. Hinterindien. Baum. Fr. liefern Gynocardia od. Chaulmoogra-Öl (s. d.). Enth. außerd. Glykosid G—in.

Gynocardiasäure, Chaulmoograsäure, aus Samen von Gynocardia odorata; Pharm. bei Lepra 0,02—0,03 g.

Gynocardin Glykosid aus G—um und Pangium; wird durch ein Ferment G—ase in Glucose, HCN und ein Diketon $C_6H_8O_4$ gespalten.

Gynormon Organpräp. aus Ovarium (Laves, Hannover).

Gynoval Isoborneolester d. Isovalerians., farbl. aromat. riech. Flüssigkeit. Kp. 132°. Baldrianwirkg. (Bayer).

Gyrophorsäure Säure aus versch. Flechten d. Gattg. G—a.

H

[H·] ist die Bezeichnung f. d. Wasserstoffzahl (s. d.).

Hadromal Celluloseester im Holze, s. Lignine.

Hadromase Ferment, welches das Hadromal, einen Celluloseester des Holzes, in seine Bestandteile spaltet.

Haemagglutination Zusammenkleben d. roten Blutkörper durch spec. Gifte, die H—inine, z. B. Ricin.

Haemanthus Amaryllidac. Südafrika. H. toxicarius lief. gift. Zwiebel. Pfeilgift.

Haemase überflüssiger Name für die Katalase des Blutes.

Haematin ist das Oxyd.-Prod. d. Blutfarbstoffes Haemochromogen. Seine Salze sind d. Hämine. Bei der oxydat. Spaltg. entst. H—säure $C_8H_9NO_4$.

Haematin-Albumin nach Finsen, Blutpräp. a. Tierblut (Friedrich Feustell, Altona).

Hämatogen nannte Bunge eine aus Eidotter isolierte, Eisen maskiert enth. Verb. Sie ist wahrsch. nicht einheitl.

Haemato-, Hämo- usw. sind die Anfangssilben unzähliger Blutpräp. (s. d.).

Hämatokatharhika Blutreinigungsmittel, meist Abführm.

Hämatokrit Apparat zur Messung des Volums d. roten Blutkörp. im Blut.

Haematoporphyrin eisenfreies Derivat d. Blutfarbstoffes Geleg. pathol. im Harn.

Haematoporphyrinurie angeborene Stoffwechselanomalie, bei der anfallsweise ein Porphyrin im Harn auftritt. Auch nach mehreren Giften tritt H. auf (Sulfonal u. a.).

Haematoxylon Campechianum L. Caesalpiniaceae, Zentralamerika. Baum, Holz ist d. Blauholz, Campecheholz. Enth. H—in. Abkoch. geg. Durchfall d. Kinder.

Haemine sind die Salze des Haematins, z. B. Chlorhaemin, Bromhaemin.

Haemochromogen der eiweißfreie Farbstoffanteil des genuinen Blutfarbst. (s. d.).

Haemocyanin kupferhalt. Blutfarbstoffe wirbelloser Tiere (Kephalopoden, Insekten usw.).

Haemoglobinämie, —urie Austritt v. H. aus den durch Gifte zerstörten roten Blutk. in das Plasma. H. geht dann auch in d. Harn über.

Hämokonien feinste Fetttröpfchen im Blut nach Nahrungsaufnahme.

Hämol aus Hämoglobin durch Red. mit Zinkstaub. Braunes, schwer lösl. Pulver mit versch. Zusätzen (Merck).

Haemolyse, H—ine Schädigung d. roten Blutk., so daß der Farbstoff austritt. Bedingt d. rein chem. Wirkung (Säuren, Alkalien) od. d. spez. Gifte (Blutgifte, z. B. Hydrazine, Ölsäure). Am wichtigsten sind die antigenen H—ine, der Pflanzen (Saponine), der Bakterien (Vibrionen, Tetanus, Dysenterie usw.), sowie die durch Eindringen fremder Blutk. in d. Organismus entsteh. spezifischen H—ine.

Hämometer Fleischls, kleiner App. z. Best. d. Haemoglobingehaltes im Blut durch kolorim. Vergleichg. mit einem Keil aus Rubinglas.

Haemopyrrol ein relativ einfaches Derivat des Pyrrols, entsteht bei der reduktiven Spaltung des Blutfarbstoffes, gleichzeitig damit entstehen Phyllopyrrol und Kryptopyrrol, ebenfalls einfache Pyrrolderivate.

Hämorrhoisid Extr. Pantjasonae. Tabl. od. Fluidextr. inn. geg. Hämorrhoiden (Chem. Fabrik, Erfurt).

Haemorrhosan Extr. aus Arnica. Hamamelis u. Chamomilla. Geg. Hämorrhoiden (Apoth. Burger, Stuttgart).

Haemostatica = Styptica, Blutstillungsm.

Hafer Avena sativa L. Gramineae. Wichtige Getreideart, spez. als Tierfutter, doch auch f. Suppen, Schleime usw.

Hageen Seifencreme mit 33,3% Hg-Gehalt. Schmierkuren (Werner u. Co., Berlin).

Hagenia abyssinica, Kuso, Cosso, Rosaceae, Baum Abessynien. Die weiblichen Rispen sind das Bandwurmmittel Koso (s. d.).

Hageolin ist eine Salbe aus gelbem Quecksilberoxyd in reiner Vaseline D. A. V.

Hahnenfuß = Ranunculus.

Haimarada s. Lindernia.

Hallimasch ist d. Eßpilz Armillaria mellea.

Halogene nennt man d. Elemente Chlor, Brom, Jod u. Fluor.

Halophyten Salzpflanzen, welche nur am Meeresstrand od. an Salzquellen gedeihen.

Hamamelis virginiana L. Nordamerika, Sträucher. Bltt. (Fol. H.) u. Rinde als stopf. u. blutstill. M. verw. Enth. wirks. Gerbst. H—tannin.

Hanf s. Cannabis.

Haptophore Gruppe d. Antigene (s. d.) ist die Gruppe, mit der d. spezifische Bindung des Antigens an die Zelle od. an den Antikörper erfolgt.

Hardersche Drüse fettlief. Drüse in. d. Augenhöhlen.

Harlemer Balsam s. Ol. Terebinth. sulfur.

Harmalin, Harmin, Harmalol Alkaloide aus Peganum Harmala, Rutaceae, Rußland. Antipyretische Wirkg., therap. nicht verw.

Harnbasen Im Harn treten geringe Mengen basischer Stoffe auf, die z. T. Purine sind (Heteroxanthin, Paraxanthin, Epiguanin), z. T. der Kreatingruppe angehören (Carnitin, Vitiatin, Oblitin, Novain, Myokynin, Neosin), z. T. polypeptidähnlich, wie Carnosin.

Harneiweiß ist meist Serumalbumin, daneben Serumglobulin; außerdem kommen auch Mucine im Harn vor.

Harnindikan Indoxylschwefelsäure, ist eine Ätherschwefels., die aus dem Indol der Darmfäulnis entsteht.

Harnruhr = Diabetes.

Harnsäure Acid. uricum, Trioxypurin (s. Purine) ist d. Endprodukt (beim Menschen) des Nukleinstoffwechsels. Bei Vögeln entsteht sie auch synthetisch aus Aminos. Menschenharn enth. normal ca. 0,5 g tgl. H., und einige ihrer Salze sind schw. lösl. (Entstehg. v. Harnsteinen).

Harnsedimente sind unlösl. Stoffe, die sich a. d. Harn abscheiden. Die des sauren u. alkal. Harns sind versch. In saurem H. sind d. wichtigsten oxalsaurer Kalk, Urate, im alkal. Calciumcarbonat, Ammonium-Magnesiumphosphat, Calciumphosphat, Ammoniumurat.

Harnstickstoff besteht hpts. a. Harnstoff, ferner aus Harnsäure, Kreatinin, Ammoniak, Purinbasen u. den Oxyproteinsäuren.

Harnstoff Urea, Carbamid $CO<\genfrac{}{}{0pt}{}{NH_2}{NH_2}$ ist das Endprodukt d. Eiweißstoffw. Farbl. Prismen od. Nadeln. Sp. 132°.

Harnzucker ist fast stets Glucose. Bei Wöchnerinnen kommt Milchzucker vor. Normaler Glucosegeh. sehr gering; bei Diabetes usw. stark vermehrt (s. Glykosurie).

Haronga panniculata, Guttiferae, Afrika. Rinde u. Bltt. geg. Darmkkh. u. als Emmenagog.

Harpullia Sapindaceae, Bäume, Asien, Austral. Rinde, auch andere Teile gift. (Fischgift).

Harthechel = Ononis.

Hartheu = Hypericum.

Harze sind Pflanzenstoffe, die unlösl. i. Wasser, leicht lösl. i. Alkohol u. Äther sind, beim Erwärmen erweichen u. zu einer klebenden Fl. schmelzen. Alkoh. Lösungen hinterlassen b. Verdampfen durchsichtigen Lack. Stickstofffrei. Chem. nicht einheitl. Man untersch. echte Harze, Gummih., Ölh., Balsame.

Harzseifen Resinate, entst. d. Erwärmen best. Harze mit Alkalien.

Haschisch s. Cannabis.

Haselwurz = Asarum.

Hauhechel = Ononis spinosa.

Hausenblase Schwimmblase versch. Störarten, auch and. Fische. Liefert Fischleim. Auch zu englischem Pflaster usw.

Haya s. Sassyrinde.

Hazeline alkoh. Destillat. d. Rinde v. Hamamelis (s. d.). Verw. wie Tct. Arnicae.

Hechtia Gattg. d. Bromeliaceae. Mexiko. Als Aromat u. Antisept.

Heckeria Piperaceae, trop. Amerika. Wurzel, Beeren u. Bltt. mediz. angew. (Aromaticum, Skorbut usw.).

Hedera helix ist d. Epheu. Herba H. terrestris stammt v. Glechoma hederacea. Beliebtes Volksm. im „spanischen Kreuztee".

Hederose angeblich ein besonderer Zucker aus Efeu, existiert nicht.

Hediosit ist Glykoheptonsäure, ein der 7-Zuckerreihe angehör. Stoff, der von Diabetikern ausgenutzt wird (Höchst).

Hedonal Methylpropylcarbinolurethan. Weiße Krist. Hypnot. 1,5 bis 2 g (Bayer).

Hedychium Zingiberac. mehr. Arten in Brasilien geg. Rheuma (Knollen).

Hedyotis auricularia L. Rubiac. Ostasien. Nervenleiden, Wechselfieber.

Hedyosmum Chloranthac. Bäume trop. Amer. H. brasiliense, Moschusbltt. b. Fieber usw. als Heilm. Tee.

Hefen sind Pilze, welche d. wichtigsten Gärungen (s. d.) verursachen. Die echten Hefen sind Sacharomycesarten. Mediz. wird Hefe geg. Furunculose, Diabetes, Fluor albus usw. verw. Zahlreiche Präparate. S. a. Zymase. H. enthält auch reichlich gut ausnutzbares Eiweiß, ferner Nutramine, ist also ein wertvolles Nahrungsmittel.

Hefenextrakte als Ersatz für Fleischextrakt (s. d.) sind in großer Zahl in d. Handel gebracht worden. Durch Geschmack u. Basengehalt ganz gut brauchbar, z. B. Ovos, Siris, Wuk (s. d.).

Hegonon leicht lösl. reizloses Silbereiweißpräp. bei Gonorrhoe (Schering).

Hegospirin Gemischte Tabletten aus Chinin, Pyramidon, Salipyrin, Acetylsalicylsäure. Grippemittel.

Hehnersche Zahl bei Unters. d. Fette gibt die in 100 g enth. in Wasser unl. Fettsäuren an.

Heide = Buchweizen.

Heidelbeere s. Myrtillus.

Heilserum = antitoxinhaltiges Serum, von durch Toxin immunisierten Tieren (meist Pferden) gewonnen (Diphtherie, Tetanus). H., welche nicht antitoxisch, sondern bakterizid wirken sollen, sind noch wenig angew. (Streptokokken usw.)

Helechobrot auf den Kanaren ist das entbitterte Rhizom von Pteridium.

Helenin Alantkampfer, a. d. Wurzel von Inula Helenium. $C_{15}H_{20}O_2$. Farbl. Nadeln. Innerl. Antisept. (0,01 g).

Helenium Radix H. von Inula H., Alantwurzel, Glockenwurzel. Volksm. Expectorans u. b. Scabies. Enth. Alantöl, best. aus H—in u. Alantol.

Helgotan Methylen-Tanninverbindung. Ers. f. Tannoform (s. d.).

Helgotanum bromatum, Bromtanninmethylenamid, 20% Br. Äußerlich in Pulvern und Salben.

Helianthella tenuifolia Compositae, Nordamerika. Wurzel als aromat. Expector. u. Diuretic.

Helianthenin Polysacharid aus Topinambur. Wird von Hefe angegriffen. Besteht nur aus d-Fructose.

Helianthus annuus ist Sonnenblume, ölhaltige Samen eßbar, feines Speiseöl. H. tuberosus ist Topinambur, eßbare Knollen.

Helichrysum Arenarium, Immortellen, Katzenpfötchen, Compositae, ebenso H. Stoechas als Volksm. geg. allerlei Leiden (Flores Stoechados).

Helicin Glykos. d. Salicylaldehyds. Aus Salicin d. Oxyd.

Helicoproteid phosphorhaltiges Glykoproteid aus Eiweißdrüse d. Weinbergschnecke Helix, liefert b. d. Spaltg. ein Kohlehydrat Sinistrin.

Helicteres Sterculiac., in allen Tropen.

Wurzel versch. Arten ähnl. wie Eibisch verw.

Heliocarpus americanus Tiliaceae, Bäume od. Sträucher Südamer. Rinde als Adstring.

Heliotropium Borraginaceae, Kräuter, viele Arten i. wärmeren Zonen. Enth. d. Alkaloid Cynoglossin, einige d. gift. Alkaloid Heliotropin.

Helleborein Glykosid a. mehreren H.-Arten. Sehr gift. Digitalisähnl. Gibt b. d. Spaltg. neben Glucose ungift. H—etin. Daneben findet sich noch ein zweites Glykosid H—in.

Helleborus Ranunculaceae, Kräuter d. Mittelmeergeb. H. viridis, grüne Nießwurz. H. niger, schwarze Nießwurz, Christwurz, Christrose. Wurzel med. verw. Rhiz. H. albi stammt von Veratrum (s. d.). H. als Infus usw. uraltes Volksm., z. B. in Abführtees.

Hellersche Blutprobe i. Harn. Kochen mit Kalilauge. Abscheidg. d. Calciumphosphats, das b. Anwesenh. von Blut rot gefärbt ist. H.sche Eiweißprobe ist d. Ringbildg. b. Unterschichten mit konz. Salpeters.

Hellsirin = Sirup Guajacoli compos. (Hell, Troppau).

Helminthocarpum abyssinicum, Papilionac. Kraut, Wurzel als Emetic.

Helminthochorton Wurmmoos, Gemenge versch. Algen. Atlant. Ozean, Mittelmeer. Hpts. Alsodium H., Florideae; das Wurmmoos ist als Wurmm. in Frankreich noch offiz.

Helmitol Anhydromethylenzitronensaures Hexamethylentetramin. Weiße Kristalle, gibt mit Alkalien Formaldehyd ab. Harndesinfic. (Bayer).

Heloderma horridum, Krusteneidechse, enth. ein Gift, Herzwirkung. Chem. nichts bekannt.

Helvella Infula ist die Herbstmorchel, andere Arten d. Lorcheln.

Hemerocallis Liliaceae, H. graminea, China, Japan. Knolle als Diuretic.

Hemialbumose der durch Trypsin weiter verdauliche Anteil des Gemisches d. Pepsinverd. d. Proteine (s. Albumosen).

Hemicellulasen Ferm., welche die H—osen aufspalt., auch Cytasen gen.

Hemicellulosen nennt man Stützsubstanzen u. Reservestoffe d. Pflanzenzellen, Polysacharide, die im Gegens. zur echten Z. nicht nur Stützsubstanz sind, sondern auch Reservestoffe. Sie bestehen meist nicht nur aus Glucose, sondern auch anderen Zuckern (Mannose, Galactose), auch Pentosen. Werden durch besond. Ferm. aufgespalten (Cytasen).

Hemidesmus indicus, Asclepiadac. Lianen Ostindien, Rinde wie Sarsaparilla (s. d.) verw.

Hemipepton fast dasselbe wie Hemialbumose (s. Albumosen u. Peptone).

Hemisine = Adrenalin.

Hemlock nennt man die Tanne Tsuga canadensis. Rinde lief. wichtigen Gerbstoff.

Henna oriental. Kosmetikum z. Färben d. Fingernägel usw. Gepulv. Bltt. von Lawsonia inermis.

Hepar sulfuris = Kalium sulfuratum.

Heparaden Leberextrakt vom Schwein (Knoll).

Heparon Organpräparat aus Leber durch Pankreassaft (Rhenania).

Hepatrilobin d. Emulsin spaltbar. Glykosid aus Anemone hepatica.

Hepin Katalase aus Leber, wird mit H_2O_2 zu Sauerstoffbädern verw. (Behringwerke, Marburg).

Heptapleurum Araliac. Sträucher, Bäume, Ostasien. H. rigidum Rinde u. Bltt. als Purgans usw.

Heptosen sind Zucker mit 7 Kohlenstoffen. Kommen i. d. Natur nur vereinzelt vor. Meist nur synth. herg. Gären nicht, werden vom Diabetiker verwertet.

Heracleum Umbelliferae, Stauden, H. Sphondylium, Bärenklau u. a. Arten. Wurzel u. Bltt. geg. Epilepsie.

Heratsuno-Öl vom japanischen Haifisch Deania eglantina.

Herba s. b. d. Gattungsnamen. H. febrifuga s. Matricaria, H. sanguinalis s. Verbena, H. Trinitatis s. Viola.

Herbivoren (herba, Gras) sind die Pflanzenfresser.

Herbosan Brusttee, der u. a. Galeopsis, Polygala, Tussilago, Lichen islandic. Rad. Liquiritiae, Fruct. Anisi usw. enth.

Heritiera litoralis, Sterculiaceae, Küsten d. Tropen d. alten Welt,

Bäume, Samen geg. Durchfall (Gerbstoff). Eine and. Art enth. i. d. Wurzel gift. Alkaloid Heritin.

Hernandia tropische Holzgewächse. Mehr. Arten enth. gift. Alkaloide u. w. als Purgans verw.

Herniaria glabra, Bruchkraut, Harnkraut, Caryophyllac. Herb. H. offiz. als Diuretic. Enth. H—in (Umbelliferon-methyläther) u. e. Saponin.

Heroin Diacetylmorphin, als Chlorhydr. leicht lösl. in Wasser. Als Morphinersatz bei Husten usw. Keine allg. schmerzlind. Wirkg. 0,003 bis 0,005 Dos. max. 0,01 (Bayer).

Herzynin Base verschiedener Pilze, ist ein Betain des Histidins.

Hesperidin Glykos. d. Aurantiaccae (Citrus usw.), bes. in d. Schalen d. Früchte. Zerfällt in Hesperetin, Glucose u. Rhamnose.

Hesperonal H—natrium bzw. H—-calcium, die entspr. Salze der Sacharosephosphorsäure. Als Roborans verw. (Merck).

Heterogene Systeme sind in chem. Sinne solche, die Stoffe in versch. Formarten enth., z. B. fest-flüssig. Die wichtigsten h. S. sind die feinen Verteilungen fester Stoffe in flüss. Medien, die Suspensionen u. Emulsionen. Sind die festen Partikeln sehr klein, spricht man von mikroh. S. (s. d. Kolloide).

Heterolyse ist die Auflösung von Organgewebe durch Fermente, die aus anderen Geweben stammen, im Gegensatz zur Autolyse. Besonders bei Fermenten aus malignen Tumoren beobachtet.

Heterotropa asaroides, Aristolochiaceae, Kraut, Japan, China. Rhizom Diuretic. Purgans. Wurzel in China als Sa-isan geg. Cholera.

Heterotroph nennt man die Lebewesen, welche Kohlenstoff nur in komplexer Bindung aufnehmen können (s. Autotroph): Tiere, Pilze, Bakterien.

Heteroxanthin 7-Methylxanthin. Im Harn, nicht aus Nukleinsäure, sondern aus Purinen d. pflanzl. Nahrung entstehend (Kaffee, Tee).

Hetoform Zimtsaures Wismut. Antisept. u. Adstring. inn. 0,1—0,5. Streupulver, Salben.

Hetokresol Cinnamylmetakresol. Geg. offene Tbc-Erkrankg. (Kalle).

Hetol simtsaures Na. Weiße Krist., lösl. in Wasser. Zur Inj. geg. Tbc. (Kalle).

Hetralin Hexamethylentetramin-Resorcin. Farbl. Krist., leicht lösl. in Wasser. Harndesinf. 3—4mal tgl. 0,5 g (Zimmermann, Hamburg).

Heufieber heftige Katarrhe der Nase u. Bindehaut, Asthma usw. Bewirkt durch ein nur für wenige Menschen schädl. Gift der Pollen einiger Gräser, anaphylaxieähnl. Erscheinung. Gegengift Pollantin, durch Immunis. v. Tieren gegen Pollengift erhalten.

Heusamen ägyptische od. griechische = Semen Foenu graeci.

Hevea Euphorbiaceae, Bäume, trop. Südamerika. Mehr. Arten sind die wichtigsten Lieferanten des Parakautschuks.

Hexal sulfosalicyls. Hexamethylentetramin. Inneres Desinf. Harnwege, Rachenerkkg. (Riedel).

Hexamethylentetramin, Urotropin, aus Formaldehyd + NH_3, $C_6H_{12}N_4$. Farbl. Krist., leicht lösl. in Wasser u. Alkoh., unlösl. in Äther. Als Harndesinf. vielfach angew., da es im Organism. Formaldehyd abspaltet, auch in zahllosen Kombinat.

Hexapyrin acetylsalicylsaures Hexamethylentetramin (Egger, Budapest).

Hexenmehl = Lycopodium.

Hexite sechswertige Alkohole CH_2OH $(CHOH)_4$ CH_2OH, entstehen aus den Hexosen d. Reduktion, schmecken süß, reduzieren nicht, gären nicht. In der Natur vorkommend Dulcit (zu Galactose), Sorbit (zu Glucose u. Fructose), Mannit (zu Mannose). Andere (Talit, Idit), künstl. herg.

Hexophan Oxyphenylchinolindicarbonsäure (s. Atophan), 3—4mal tgl. 1,0 g bei Gicht, Lumbago usw. H—Na z. subk. Inj. (Höchst).

Hexosen sind die Zucker mit 6C-Atomen, $C_6H_{12}O_6$ s. Zucker.

Hexosephosphatase Ferment, welches die Hexosephosphorsäure in ihre Bestandteile spaltet. Jetzt Zymophosphatase gen. In Hefen.

Hexosephosphorsäure eine Verbindung von Fructose mit 2 Mol. Phosphorsäure, die sich bei der Gärung der Zucker bildet und dabei eine noch nicht aufgeklärte Rolle spielt, jetzt Zymophosphat genannt.

Hickory Versch. Arten v. Carya. Amerika. Sehr gutes hartes Holz, Samen sehr ölreich.

Hidrotika schweißtreibende Mittel. Hpts. heiße Pflanzenaufgüsse, sowie heiße Bäder aller Art. Spezif. wirkt z. B. Pilocarpin d. Erreg. d. peripheren Nerven u. d. Schweißzentrums.

Hiobstränen Früchte von Coix lacrima, Gramineae.

Hippeastrum Amaryllidac. Trop. Amerika. Zwiebeln gift. (Pfeilgift).

Hippocastani cortex v. Aesculum H., Roßkastanie (s. d.).

Hippocoprosterin Reduziertes Cholesterin a. Pferdekot.

Hippocratea Sträucher ders. Fam. in allen Tropen. Blüten als Fieberm. u. Expect.

Hippol Methylenhippursäure. Farbl. Krist. Harnantiseptic.

Hippomane Mancinella, Euphorbiac. im trop. Amerika ist der sagenhafte Manzanillabaum. Die Giftigk. der Früchte ist nicht erhebl.

Hippomarathrum Umbelliferae, Stauden Mittelmeergeb. Vorderasien. Geg. Gallensteine, als Emmenagogum.

Hippursäure Benzoylglykokoll,

$$C_6H_5CO \cdot NH \cdot CH_2 \cdot COOH,$$

regelmäßiger Bestandt. des Harns der Pflanzenfresser, bei anderen Tieren nach Genuß benzoesäurehalt. Nahrung od. nach exp. Einfuhr von B. Krist. v. Sp. 187°, schw. lösl. in W. Die Bild. von H. im Körper ist eine sog. „Entgiftungsreaktion“ (s. d.) durch Kuppelung.

Hirschhornsalz s. Ammonium carbonicum.

Hirschzunge = Scolopendrium.

Hirse Gräser der Gattg. Panicum, Kaffernh. und Zuckerh. sind Arten von Sorghum (s. d.). Wichtige Nähr- und Futterpfl.

Hirsutismus Störung der Konstitution, besonders starke Fettentwicklung, überreichlicher Haarwuchs, Störungen der Genitalsphäre, bedingt durch Hyperplasie der Nebennierenrinde.

Hirtentäschel = Capsella.

Hirudin Substanz aus Blutegeln (s. d.). Verhindert die Blutgerinnung.

Hirudo = Blutegel (s. d.).

Histamin β-Imidazyläthylamin, Ergamin, findet sich in Secale. Aus Histidin durch Abspaltung von CO_2, Wirkung der der Hypophyse sehr ähnl., vasokonstriktorisch, im Gegensatz zu Adrenalin auch auf d. Koronargefäße. Relativ ungift. Verw. als Herzm. u. als wehentreibendes Mittel.

Histidin Spaltprod. fast aller Proteine, ist ein Derivat d. Imidazols, eines 2 N enth. heterozyklischen Fünfringes, u. zw. Imidazylalanin. Am meisten enth. das Globin. Auch synth. herg.

Histogenol Mischg. v. Arrhenal mit Nukleins. aus Heringssperma. Geg. Tbc.

Histone einfache Eiweißkörper basischer Natur, haupts. in Leukocyten u. lymphoiden Geweben, sowie Hoden v. Warmblütern, an Nucleins. gebunden.

Histopin Extrakte aus Staphylokokken in Salbenform. Zur Immunisierung der Haut gegen Ausbreitung von Infektionen (Nitritfabrik, Köpenick).

Histosan Guajakol + Hühnereiweiß. Tabletten (Fehrlin, Singen i. Baden).

Histozym nannte Schmiedeberg Ferm. d. Gewebe, die Hippursäure aufspalten. Auch die Spaltg. von Arginin führte er auf dasselbe Ferm. zurück (s. Arginase).

Hodorin Alkaloid a. Stemona sessiliflora.

Hoffmannseggia melanosticta, Papilionac. Sträucher, Amerika. Wurzel u. Rinde enth. 25—30% Tannin. Adstring.

Hohlwurzel = Rad. Aristolochiae cavae.

Holarrhena Antidysenterica, Apocynac. Ostind., Conessi-Rinde. Samen als Fieberm. (Indageer), enth. Alkd. Conessin (s. d.).

Holarrhenin Alkaloid a. H—a congolensis, lokalanästh. wirk. Herzgift.

Holler, Holunder = Sambucus nigra.

Holocain Verbind. v. Phenacetin mit p-Phenetidin. Als Chlorhydrat weiße Krist., lokales Anaesthet. in 1% Lösg. für Auge, da sonst zu gift (Höchst).

Holopon Ultrafiltrat (s. d.) 1 : 10 von Opium, das weniger Nebenwirkungen zeigen soll. Klare Fl. Dos. wie Tct. Opii (Byk).

Holzessig entst. b. d. trock. Dest. v. Holz, s. Acetum pyrolignosum.

Holzgeist, durch trock. Destill. v. Holz, ist unreiner Methylalkohol, der noch Allylalkohol, Aceton u. Methylacetat enth.

Holzstoff s. Lignine.

Homalium Flacourtiaceae, trop. Holzgew. Wurzel als Adstring.

Homalomena Araceae, Kräuter trop. Asien. Rhizome als Aphrodisiac., zum Fischfang, stark riechend.

Homatropin Mandelsäuretropein, dem Atropin (s. d.) chem. nahesteh. Synth. herg. Als Mydriatic. in d. Augenheilk. Wirk. weniger andauernd als Atropin. Dos. max. 0,001.

Homobetain Base a. Fleischextr.

Homocerebrin s. Cerebroside.

Homochelidonine mehrere isomere Alkaloide aus Chelidonium majus u. a. Papaveraceen.

Homochinin, Homocinchonin Nebenalkaloide d. Chinarinden.

Homogene Systeme im chem. Sinne sind solche, die Stoffe der gleichen Formart enth. (Gase oder Lösungen).

Homogentisinsäure Dioxyphenylessigsäure, scheidet sich b. d. Alkaptonurie aus (s. d.). Bildet sich a. Tyrosin.

Homoiotherme Tiere sind solche mit gleichmäßiger, von d. Temp. d. Umgebung unabh. Körpertemp., sog. Warmblüter (Säugetiere, Vögel).

Homorenon Äthylaminoaceto-brenzcatechin, ähnl. d. Adrenalin, weniger gift. (Höchst).

Honthin Durch Keratinierung gehärtet. Tanninalbuminat. Unlösl. i. Magensaft. Darmadstr., wie d. ähnl. Tannalbin (Hell, Troppau).

Hopfen = Humulus lupulus.

Hoplocephalus Tigerschlange, Gattg. d. Elapinae, Giftschl. Australien.

Hopogan Magnesiumsuperoxyd + MgO. Darmantisept. (Kirchhoff u. Neirath).

Hordenin ein Alkaloid des keimenden Gerstensamens, ist p-Oxyphenyldimethyläthylamin.

$$C_6H_4<^{OH}_{CH_2CH_2N(CH_3)_2}.$$

Auch synth. herg. Wenig giftig; verw. bei Darmkrankh. bes. der Kinder (etwa 0,05).

Hordeum sativum, Gerste, Gramineae. Als wichtiges Nahrungs- u. Futterm. kult., sowie zur Bierbereitung, s. Malz.

Hormin Zusammenges. Organpräparat aus Hoden u. Prostata, bzw. Ovarium und Placenta, sowie Thyreoidea und Hypophysis gegen männl. bzw. weibl. Sexualinsuffizienz, Chlorose, Amenorrhoe usw. (Natterer, München).

Hormonal Organpräp. aus Magen (Peristaltik-hormon, s. Hormone). Geg. Obstipation intramusk. (Schering).

Hormone (ὁρμάω ich bewege, rege an) nannt man nach Starling die Produkte der endokrinen Drüsen. Sie sind z. T. chemisch bekannt, wie z. B. Adrenalin, Thyreoglobulin, zum großen Teil nicht, wie die H. der Hypophysis usw.

Horneiweiß nennt man fälschlich die Reservekohlehydrate (Hemicellulosen) einiger Samen, die hpts. aus Mannanen, Galaktanen usw. bestehen. Sie werden durch spezif. Fermente in Zucker aufgespalten (s. Seminase).

Hornklee = Lotos corniculatus.

Hortia Rutaceae, Bäume, Brasilien. Rinden einiger Arten als Fieberm. Chinasurrogat.

Hoya Asclepiadac. Sträucher, Indien bis Australien. Vielfach als Brechm. u. b. Vergift. verw.

Huamanripa südamer. Heilm. geg. Krkh. d. Respirat.-Organe, stammt wahrsch. v. d. Komposite Cryptochaete andicola.

Huechys sanguinolenta, eine in China vork. Zikade, enth. ein scharfes, blasenzieh. Öl.

Hühnerkraut = Herba Serpylli.

Huflattich = Farfara.

Hugonia Mystax, Linaceae, Sträucher, Tropen d. alten Welt. Wurmmittel.

Huingan Droge aus Chile, kleine Beeren, wahrsch. v. d. Anacardiac. Duvana dependens DC.; geg. Blasen leiden, u. zur Bereitung e. alkohol. Getränkes Chicha.

Huminsäuren sind die Hauptbest. d. dunklen Farbstoffe aus zersetzten Pflanzen (Torf, Braunkohle). Entst. auch bei chem. Zers. organischer Stoffe (Zucker, Eiweiß). Konstit. noch wenig bek.

Humiria balsamiferum u. a. Arten, Südamerika, liefern einen dem Copaivabalsam ähnl. Balsam.

Humulus lupulus L. Hopfen, Moraceae, gemäß. Zonen aller Erdteile. Weibl. Blütenzapfen zur Bierbereitung. Enth. d. Bitterstoff Lupulin.

Hundsblume = Taraxacum offic.

Hundskamille = Anthemis sp.

Hundskürbis = Bryonia.

Hundspetersilie = Aethusa Cynapium.

Hundszunge = Cynoglossum.

Hura crepitans L. Euphorbiaceae, Trop. Amerika. Milchs. u. Samen drastisches Gift. Enth. kristall. Bitterstoff Hurin.

Husinol = Ennan.

Hyacinthus orientalis L., Hyacinthe, Liliaceae. Samen b. Ikterus u. Blennorrhoe angew.

Hyaenasäure Fettsäure $C_{24}H_{49}COOH$ als Glycerid in d. Analdrüse d. gestreiften Hyäne.

Hycolin = Creolin. puriss. (Pearson, Hamburg).

Hycyan Tabl. mit Quecksilberoxycyanid. Desinficiens (Weil, Frankfurt).

Hydantoin Glykolylharnstoff,

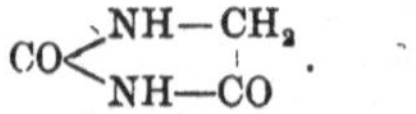

Hydnocarpus Gattung der Flacourtiaceae, Bäume des trop. Asiens, mehrere Arten liefern in den Samen das Chaulmoograöl. Enthalten auch cyanogene Glykoside. Das Genus Taraktogenos ist jetzt mit H. vereinigt.

Hydrangea arborescens L. Saxifrageceae, Nordamer. Wurzel geg. Blasenleiden, enth. Glykosid H—in.

Hydrargyrum Quecksilber, das einzige bei Zimmertemp. fl. Metall. Atomg. 200. Kommt gediegen u. als Zinnober vor. Wird als Metall zu der grauen Salbe (Ung. cinereum) verw. Seine Verb. sind sehr gift. (Niere) u. wichtige Heilm. Zahlreiche Salze u. auch komplex-organische Verb. geg. Syphilis.

Hydrargyrum-bichloratum, Mercurichlorid, Sublimat, $HgCl_2$, aus $HgSO_4$ + NaCl durch Sublimieren im großen dargestellt. Weißes Pulver, l. lösl. in W. u. Alkoh. Starkes Gift u. hervorrag. Antisept. 1 : 1000—5000. Gleiche Teile $HgCl_2$ + NaCl sind die l. lösl. Angererschen S.-Pastillen.

Hydragyrum bijodatum HgJ_2, rotes Jodquecksilber. Rotes, in W. fast unl. Pulver. Offizinell. Inn. als Antiluetic. 0,005—0,01, dos. max. 0,02. Äußerlich zu Salben.

Hydrargyrum chloratum Mercurochlorid, Kalomel HgCl, im großen herg. durch Sublim. von $HgSO_4$, Hg u. NaCl. Weiße Masse, unl. i. Wasser u. Alkoh. Sehr wichtiges Arzneim. als Diureticum, Darmdesinficiens, Abführm., bei Lues.

Hydrargyrum jodatum Mercurojodid, gelbes Jodquecks. HgJ, aus Hg + J. Offic. inn. b. Lues 0,01—0,03, dos. max. 0,05.

Hydrargyrum oxycyanatum Quecksilberoxycyanid, aus HgCN + HgO. Weiß. Pulver, leicht lösl. in W. Ersatz f. Sublimat, da es weniger reizt u. Metallgegenstände nicht angreift. Auch geg. Blennorrhoea neonator.

Hydrargyrum oxydatum 1. rubrum, rotes Qu.-Oxyd, roter Präzipitat, aus Nitrat durch trockenes Erhitzen, rotes Pulver, fast unl. i. W. Zu Salben, bei Lues u. and. Geschwür. 2. flavum od. via humida paratum, gelbes Qu.-Oxyd durch Fällen v. $HgCl_2$ mit Natronlauge. Anw. wie das rote, etwas energischer ätzend (gelbe Präzipitatsalbe).

Hydrargyrum praecipitatum album, weißer Präzipitat, aus $HgCl_2$ + Ammoniak, ist ein Mercuriaminochlorid $Hg{<}^{NH_2}_{Cl}$. Weißes amorph. P., unl. i. W. Flüchtig ohne zu schmelzen. Zu Salben.

Hydrargyrum sulfuratum rubrum Zinnober, HgS, kommt natürlich vor, herg. durch Sublim. von Hg + S. Wichtige Malerfarbe, als Arzneim. veraltet.

Hydrastin Alkaloid a. Hydrastis. $C_{21}H_{21}NO_6$. Krist. fast unlösl. in W., l. in Chloroform, Benzol. Chem. dem Narkotin und Berberin nahestehend, Isochinolinderivat. Gibt bei der oxydativen Spaltg. Opiansäure $C_{10}H_{10}O_5$ + H—inin $C_{11}H_{13}NO_3$, das d. Isochinolinkern enth. H. u. H—inin bew. Gefäßkontraktion, Steigerung d. Blutdruckes. Anw. bei Uterusblutungen. H—inin wird jetzt synth. hergestellt (Bayer).

Hydrastis canadensis, Ranunculac. U. S. A. Die Wurzel (Kanad. Gelbwurz, Goldsiegelw.) enth. H—in neben Berberin u. Canadin. Wirks. Best. H—in u. das durch Zersetz. entst. H—inin. Anw. b. Uterusblutg.

Hydrazin $(NH_2)_2$ ist die Stammsubstanz der wichtigen H—e, z. B. Phenylhydrazin $C_6H_5NH \cdot NH_2$, die für die Untersch. d. Zuckerarten grundlegende Bedeut. besitzen. Starkes Blutgift.

Hydrazone sind Verbb. der Aldehyde u. Ketone mit d. organ. Hydrazinen. Besond. wichtig die Verb. der Zucker mit Phenylhydrazin u. ä. Die Phenylh. der Hexosen haben die Formel $CH_2OH(CHOH)_4CHN—NHC_6H_5$, s. a. Osazone.

Hydrochinon Paradioxybenzol $C_6H_4(OH)_2$. Farbl. Krist., leicht lösl. in W., Alkoh., Äth. Geleg. als Fieberm. u. innerl. Antisept., z. B. bei Typhus verw. 0,3—0,5 g.

Hydrocinchonidin, Hydrocinchonin Nebenalkaloide der Chinarinden.

Hydrocotarnin Nebenalkaloid d. Opiums. Entst. aus Narkotin durch Hydrolyse neben Opiansäure. Isochinolinderiv. $C_{12}H_{15}NO_3$.

Hydrocotoin Nebenalkaloid der Cotorinde (s. d.).

Hydrocotyle vulgaris. Wassernabel, Umbelliferae, enth. scharf reizenden Stoff Vellarin, Darmentzünd. bei Haustieren.

Hydroklastische Fermente s. Oxydoredukasen.

Hydrolasen Hauptgruppe der Fermente, welche die hydrolytischen Spaltungen, z. B. der Fette (Lipasen), der Kohlehydrate (Carbohydrasen), der Proteine (Proteasen) katalysieren.

Hydrolyse Reaktion, bei der unter Eintritt der Elemente d. Wassers eine Spaltung d. Moleküls eintritt, z. B. bei Proteinen (s. Aminos.), bei Stärke, Glykosiden usw.

Hydrophile Kolloide s. Emulsionskolloide.

Hydrophyllum canadense L. Kraut, Nordamer. Saft als Gegenmittel geg. Vergift. (Giftsumach, Schlangen).

Hydropyrin Acetylsalicylsaures Lithium. Weiß. Pulver, lösl. i. Wasser. Salicylwirkg.

Hydrothionurie Auftreten v. Schwefelwasserstoff i. Harn.

Hydroxydasen sind diejenigen Oxydasen, welche mit Hilfe des Wassersauerstoffes oxydieren.

Hydroxyl ist die Gruppe OH des Wassers. Das Hydroxylion, OH', ist das negativ geladene Anion aller Basen.

Hydroxylamin Oxyammoniak NH_2OH. Als Chlorhydrat farbl. Krist. Sehr gift. Geleg. äußerl. b. Hautkrkh. in 0,1 bis 0,5% Lös. als starkes Antisept.

Hygiama Dr. Theinhardt Nährpräp. aus Milch, Malz, Weizenkleber, Kakao u. Zucker.

Hygiopon elektrochem. herg. Eisenpräp. Goldbraune Flüssg. (Berliner Elektrochem. Werke).

Hygralon Quecksilber-Kaliseife. Schmierkuren (Oesterreicher, Berlin).

Hygrine Nebenalkaloide d. Cocabltt. Deriv. d. Pyrrolidins, auch in and. Pflanzen.

Hygrophila Gattg. der Acanthaceae. Kräuter d. Tropen. Mehr. Arten geg. Wassersucht als Diuret.

Hymenodictyon excelsum, Rubiac., Indien. Rinde als Fieberm. Enth. Alkaloid H—in.

Hymetarol, Hymetarsan, Ersatz für Enesol.

Hyotaurocholsäure Gallensäure d. Schweinegalle.

Hyocholsäure Gallensäure d. Schweinsgalle.

Hyoscin = Skopolamin.

Hyoscyamin Alkaloid aus versch. Solanaceen, H—us, Scopolia, Datura, Atropa, stereomer mit Atropin, in das es leicht übergeht. $C_{14}H_{23}NO_3$. Optisch aktiv. Zerfällt in l-Tropas. + Tropin,

W. ähnl. dem Atropin, auch d. mydriatische W.

Hyoscyamus niger, Bilsenkraut, Tollkraut, Solanac. Kraut, Europa—Asien. Verw. werden Folia u. Herba H., die Samen zur Fabrik. von H—in. Alle Teile d. Pfl. enth. H—in, Skopolamin u. vielleicht Atropin. Geg. Neuralgie inn. u. als Klistier. Das Ol. H—i enth. kein Alkaloid. Auch and. Arten v. H. werden ganz ähnl. verw. H. albus in Süddeutschl. H. muticus in Ägypten mit reichem Gehalt an Alkaloiden usw.

Hyospathe Palmae, Baum, Brasilien. Geg. Schlangenbiß.

Hyowanaharz von Protium Carana, Brasilien.

Hypamin 15%iger Hypophysenextrakt, veter. Praxis (Chem. Fabrik, Aubing b. München).

Hypaphorin Alkaloid aller Erythrinaarten, wahrsch. mit Erythrinin ident., Krampfgift. Betain d. Tryptophans.

Hypericum perforatum, Hartheu, Johanniskraut, Hasenkraut (Guttiferae). Diese u. viele and. Arten als Volksheilm. b. Gicht u. Rheumat.

Hyphaene Palmae, Nutzpflanzen Afrikas. H. thebaica, Dumpalme, liefert ein diuret. wirk. Harz (Bdellium aegyptiacum).

Hypholoma fasciculare, Schwefelkopf, Pilz d. Agaricaceae. Giftig.

Hypnal Hypnoticum aus Chloral + Antipyrin. Weiß. Pulver, geschmackl., leicht lösl. in Wasser. 1,0—3,0 g (Bayer).

Hypnotica = Schlafm. Unterschied geg. Narcotica der Mangel der Aufhebung der Reflexe u. die — mehr oder minder — fehlende Herzwirkung bei therap. Dosen.

Hypnotoxin ist eine angebl. im Blute schlaflos gehaltener Hunde vork. giftige Substanz.

Hypnoval Bromisovalerylamidochloral. Schlafmittel (Ged. Richter, Budapest).

Hypocystis s. Cytinus.

Hypophyse Hirnanhang, am Boden d. Gehirns sitzende endokrine Drüse, besteht aus mindestens zwei, vielleicht drei funktionell versch. Teilen. Der hintere Lappen erzeugt bludrucksteigernde Substanzen, die mit Erfolg als Wehenmittel ang. werden (s. z. B. Pituglandol, Pituitrin usw.); wahrsch. Imidazolderivate (s. Histamin). Der vordere Lappen steht funktionell in sehr interessanten Wechselbeziehungen mit den Genitaldrüsen u. dem Wachstum (s. Akromegalie). Die Pars intermedia hängt mit d. Harnsekretion zus., z. B. mit Diabetes insipidus.

Hypophysin isolierte wirks. Bestandt. d. Hypophyse. Wehenm., Tonikum (Höchst).

Hypoquebrachin Alkaloid der Quebrachorinde.

Hyporit festes, lösliches, fast reines Calciumhypochlorit. Als Antisept. in 0,05% Lösung, in Salben usw.

Hypotensin eine aus Organen erhaltene, chemisch nicht bekannte Substanz, die den Blutdruck erniedrigt.

Hypoxanthin ist 6-Oxypurin (s. Purine). Entst. aus Adenin durch oxydierende Organfermente, tritt deshalb scheinb. als Spaltprod. der Nukleinsäure auf (s. d.).

Hyraceum Exkremente des Klippschiefers Hyrax capensis, Südafrika, eines kleinen dachsähnl. Tieres. Enth. ein stark riech. saures Harz. Früher als Ersatz für Castoreum (s. d.), mediz. verw.

Hyrgol kolloidales Quecksilber, zu Injektionen (Heyden).

Hyssopus officinalis L., Ysop, Josefskraut, Labiatae, Volksm. zu Brusttee usw.

Hysterionika Baylahuen, Kompositae, Chile, erzeugt wohlriech. gelbes Harz. Volksm. geg. Dysenterie.

Hyvalon Tete Kombination von Trivalin mit Hyoscin. valerian. Sedativum in der Psychiatrie.

I und J

i-, Abkürz. f. optisch-inaktive Substanzen, die nicht racemische Mischungen sind, s. d,l-.

Jaborandi Bltt. mehr. Arten v. Pilocarpus, Rutaceae, Südamer. Drogen selten als schweißtreib. Mittel verw., meist das Alkaloid Pilocarpin (s. d.). Daneben enth. J. noch Isopilocarpin u. Pilocarpidin.

Jacaratia digitata, Caricaceae, Bäume, Amerika, lief. sehr gift. Milchsaft Chamburi (s. a. Carica).

Jacea s. Centaurea.

Jachandel = Juniperus.

Jacobinia Acanthaceae, trop. Amerika, Kräuter. Gift., auch arzneil. geg. Fieber usw. verw.

Jacquinia Myrsinaceae, Bäume u. Sträuch., trop. Amerika, lief. Fischgifte.

Jalapa Wurzelknollen v. Exogonium Purga, Mexiko, auch kult. Enth. ca. 9% Harz Jalapurgin. Sehr ähnl. Drogen stammen v. Ipomoea-Arten. Drastische Abführm. Das Harz ist offiz.

Jalapin Glykosid nicht d. eigentl. Jalapenwurzel, sondern der v. Convolvulus und Scammoniumarten stamm. Stipit. Jal. Gibt bei d. Spaltg. J—olsäure.

Jalon Lösung von Collargol (Helfenberg).

Jambaöl aus Samen v. Brassicaarten.

Jambul Früchte v. Syzygium j—anum Myrtac. Ostindien. Geg. Diabetes empfohl. und in zahlreichen Geheimmitteln.

Jambulol phenolartiger Körper $C_{16}H_8O_4(OH)_5$ aus Sizygium jambulanum.

Japaconitin Alkaloid a. Aconitum japonicum. Chem. u. physiol. ganz ähnl. wie Aconitin.

Japantalg v. versch. japan. Rhusarten. Techn. verw.

Japarandiba Lecythidac. Bäume, Amerika. Wurzel v. J. brasiliana b. Unterleibsleiden, andere Arten ebenf. med. verw.

Jasmin Blüten von J—umarten, Oleaceae, Europa, Asien. Der Wohlgeruch des J. läßt sich künstlich herstellen. Seine Hauptträger sind ein Keton Jasmon $C_{11}H_{16}O$ und eine geringe Menge Indol. Außerdem enthält er noch Linalool, Benzylalkohol usw. Alle Bestandteile sind synthetisch herstellbar und ergeben im richtigen Verhältnis gemischt den Wohlgeruch.

Jatrevin Kondensationsprodukt von Mentholkampfer + Isobutylphenol. Aromatisch riech. Flüssigkeit. Inhalation bei Katarrhen usw.

Jatropha Euphorbiaceae, s. Curcas, Manihot.

Jatrophasäure = Crotonsäure.

Jatrorhizin Alkaloid a. Colombowurzel. Chem. d. Berberin sehr ähnl.

Jatrorrhiza Menispermaceae s. Colombo.

Javamandelöl v. Canarium commune L. Burseraceae, Niederl.-Indien. Kult.

Javatee s. Orthosiphon.

Javelle-Lösung ist Natriumhypochlorit.

Ibit Tannin + Wismutoxyjodid. Graugrünes geruchloses Pulver. Antiseptisches Streupulver.

Ibogin Alkaloid a. versch. Arten v. Tabernanthe (Apocynaceae), die als Ibogo am Kongo als Anreg.-Mittel benutzt wird.

Ibol Tierkohle mit 5% fest adsorbiertem Jod. Wundpulver (Merck).

Ichthalbin Ichthyol-Eiweiß. Anw. wie Ichthyol (Knoll).

Ichthargan Ichthyol-Silberpräp. Gonorrhoe, Augenleiden (Ichthyol-Ges.).

Ichthoform Ichthyol-Formaldehyd, Antisept. (Ichthyol-Ges.).

Ichthuline Phosphorproteide d. Fischeies.

Ichthynat Ichthyolersatz, aus bituminösen Schiefern. Dem Ichthyol fast gleich und ebenso verw. (Heyden).

Ichthyocolla = Hausenblase.

Ichthyol s. Ammonium sulfoichthyolicum.

Ichthyotoxin s. Aalblut.

d-Idit sechswertiger Alkohol $C_6H_{14}O_6$, zu dem Zucker Idose gehörig, zuerst synth. hergest., dann in den Vogelbeeren gefunden.

Idonaftan Jodhalt. Naphthapräp., dem Naftalan ähnl. (Apoth. Brandt, Altona).

Idose synth. herg. Hexose, d. natürl. stereomer.

Idrialit fossiles Harz, Idria i. Krain.

Jecorin lipoidähnl. Stoff aus Leber von wechselnd. Zus. Sicher kein einheitl. Stoff. Wahrsch. lockere Verb. von Lecithin mit Eiweiß u. Kohlehydr.

Jecorol Sirup, der Jodtannin, Ratanhiaextrakt u. Kalziumphosphat enth.

Jegosaponin Saures Saponin aus dem Harzbaum Styrax japonica.

Jequiritin s. Abrin.

Jersey-Tee Bltt. v. Ceanothus.

Jervasäure Pyrondicarbonsäure aus Veratrum album.

Jervin Nebenalkaloid d. Veratrumwurzel. Ebenso Rubij. u. Pseudoj. Ungift.

Igazol Verbindg. v. Formaldehyd, Terpinhydrat u. Jodoform. Gelbl. Pulver zur Inhal. b. Tbc.

Igbusan Hautcreme aus Vaselin, Wollfett, Zinkoxyd, Olivenöl u. Stärke.

Igname frz. = Yam.

Ignotin Base d. Muskels, wahrsch. = Carnosin.

Ikterogen Der eigentliche Giftstoff der Lupine, der die Lupinose der Schafe erzeugt. Entsteht durch Pilze, chem. nicht bekannt.

Ilex aquifolium, Stechpalme, Aquifoliac. Immergrüne Holzgew. s. Aquifolium. Andere Arten ähnl. verw. s. a. Maté.

Illecebrum verticillatum L., Knorpelblume, Caryophyllac. Adstringens.

Illicium Magnoliaceae, mehr. Arten lief. d. Sternanis.

Illipe (Bassia), Sapotaceae, Bäume d. trop. Asiens. Samen sehr fettreich. I. (Bassia) latifolia lief. die Mahwahbutter, I. longifolia d. Mowrahbutter (s. d.).

Ilmesol ist neutrales Oxychinolinsulfat.

Ilsopon Präp. der Gesamtalkaloide des Opiums.

Imidazol Fünfring mit zwei N:

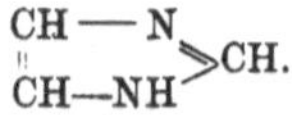

Stammsubst. wichtiger tierischer Stoffe, so des Kreatinins u. des Histidins, vielleicht auch der wirks. Stoffe d. Hypophysis (s. a. Histamin).

Imidazyläthylamin s. Histamin.

Imide Stoffe mit der Gruppe >NH.

Imido-Roche 1‰ige Lösg. von Histamin.

Immergrünbaumöl v. Amoora Rohituka. Ostindien.

Immunität Unempfindlichkeit oder verminderte Empfindl. geg. gewisse Gifte. Am besten beschränkt man den Begriff auf die Stoffe von Antigencharakter (s. Antigene). Man untersch. einerseits angeborene I. (Resistenz) und erworbene I., dabei wieder aktiv erworbene (Schutzimpfung) und passive I. (Serumtherapie). Andererseits unterscheidet man antitoxische I. (Schlangengifte, Diphtherietoxin) und antizelluläre I. (Bakterien, Blutkörper s. a. Hämolysine).

Imperatoria Gattg. d. Umbelliferae. Rhiz. I. (Rad. Ostruthii, Astrantii) von I. major (Peucedanum Ostruthium), Meisterwurz, Astrang usw. Enth. Milchsaft, der sich b. Trocknen in Balsam verwand. Früher wicht. Arzneim., z. Z. veralt.

Imperialin Alkaloid a. Fritillaria imperialis (Kaiserkrone). Herzgift.

Incarbon Aufschwemmung v. Blutkohle zur intravenös. Inj. b. Sepsis u. ähnl. (Merck).

Incarnatrin d. Emulsin spaltbar. Glykosid aus Trifolium incarnatum, gibt Quercetin.

Indaconitin Alkaloid a. Aconitum chasmanthum, sehr gift.

Indageer s. Holarrhena.

Indigblau, Indigotin der blaue Farbstoff d. Indigo. Derivat d. Indols (s. d.). Entst. auch im Tierkörper a. Indol und ist im Harn nachzuweisen. Auch synth. herg., viele Verfahren.

Indigo der Farbst. v. Indigoferaarten, in diesen als Indican (s. d.) enth. Auch Isatis tinctoria u. einige Polygo-

d-Idit sechswertiger Alkohol $C_6H_{14}O_6$, zu dem Zucker Idose gehörig, zuerst synth. hergest., dann in den Vogelbeeren gefunden.

Idonaftan Jodhalt. Naphthapräp., dem Naftalan ähnl. (Apoth. Brandt, Altona).

Idose synth. herg. Hexose, d. natürl. stereomer.

Idrialit fossiles Harz, Idria i. Krain.

Jecorin lipoidähnl. Stoff aus Leber von wechselnd. Zus. Sicher kein einheitl. Stoff. Wahrsch. lockere Verb. von Lecithin mit Eiweiß u. Kohlehydr.

Jecorol Sirup, der Jodtannin, Ratanhiaextrakt u. Kalziumphosphat enth.

Jegosaponin Saures Saponin aus dem Harzbaum Styrax japonica.

Jequiritin s. Abrin.

Jersey-Tee Bltt. v. Ceanothus.

Jervasäure Pyrondicarbonsäure aus Veratrum album.

Jervin Nebenalkaloid d. Veratrumwurzel. Ebenso Rubij. u. Pseudoj. Ungift.

Igazol Verbindg. v. Formaldehyd, Terpinhydrat u. Jodoform. Gelbl. Pulver zur Inhal. b. Tbc.

Igbusan Hautcreme aus Vaselin, Wollfett, Zinkoxyd, Olivenöl u. Stärke.

Igname frz. = Yam.

Ignotin Base d. Muskels, wahrsch. = Carnosin.

Ikterogen Der eigentliche Giftstoff der Lupine, der die Lupinose der Schafe erzeugt. Entsteht durch Pilze, chem. nicht bekannt.

Ilex aquifolium, Stechpalme, Aquifoliac. Immergrüne Holzgew. s. Aquifolium. Andere Arten ähnl. verw. s. a. Maté.

Illecebrum verticillatum L., Knorpelblume, Caryophyllac. Adstringens.

Illicium Magnoliaceae, mehr. Arten lief. d. Sternanis.

Illipe (Bassia), Sapotaceae, Bäume d. trop. Asiens. Samen sehr fettreich. I. (Bassia) latifolia lief. die Mahwahbutter, I. longifolia d. Mowrahbutter (s. d.).

Ilmesol ist neutrales Oxychinolinsulfat.

Ilsopon Präp. der Gesamtalkaloide des Opiums.

Imidazol Fünfring mit zwei N:

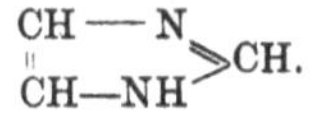

Stammsubst. wichtiger tierischer Stoffe, so des Kreatinins u. des Histidins, vielleicht auch der wirks. Stoffe d. Hypophysis (s. a. Histamin).

Imidazyläthylamin s. Histamin.

Imide Stoffe mit der Gruppe >NH.

Imido-Roche 1‰ige Lösg. von Histamin.

Immergrünbaumöl v. Amoora Rohituka. Ostindien.

Immunität Unempfindlichkeit oder verminderte Empfindl. geg. gewisse Gifte. Am besten beschränkt man den Begriff auf die Stoffe von Antigencharakter (s. Antigene). Man untersch. einerseits angeborene I. (Resistenz) und erworbene I., dabei wieder aktiv erworbene (Schutzimpfung) und passive I. (Serumtherapie). Andererseits unterscheidet man antitoxische I. (Schlangengifte, Diphtherietoxin) und antizelluläre I. (Bakterien, Blutkörper s. a. Hämolysine).

Imperatoria Gattg. d. Umbelliferae. Rhiz. I. (Rad. Ostruthii, Astrantii) von I. major (Peucedanum Ostruthium), Meisterwurz, Astrang usw. Enth. Milchsaft, der sich b. Trocknen in Balsam verwand. Früher wicht. Arzneim., z. Z. veralt.

Imperialin Alkaloid a. Fritillaria imperialis (Kaiserkrone). Herzgift.

Incarbon Aufschwemmung v. Blutkohle zur intravenös. Inj. b. Sepsis u. ähnl. (Merck).

Incarnatrin d. Emulsin spaltbar. Glykosid aus Trifolium incarnatum, gibt Quercetin.

Indaconitin Alkaloid a. Aconitum chasmanthum, sehr gift.

Indageer s. Holarrhena.

Indigblau, Indigotin der blaue Farbstoff d. Indigo. Derivat d. Indols (s. d.). Entst. auch im Tierkörper a. Indol und ist im Harn nachzuweisen. Auch synth. herg., viele Verfahren.

Indigo der Farbst. v. Indigoferaarten, in diesen als Indican (s. d.) enth. Auch Isatis tinctoria u. einige Polygonium. Gibt mit Jod keine Färbung. Wird auch vom menschlichen Darm langsam aufgeschlossen und für Diabetiker verw.

Inversion Umkehrung, speziell auf Rohrzucker beim Kochen mit Säuren od. d. Wirkung v. Invertase angew. Rohrzucker dreht rechts, nach der Spaltg. wegen d. stärkeren Linksdrehung der entstand. Fructose aber links.

Invertase, Invertin Ferment, welches Rohrzucker in Glucose + Fructose spaltet (invertiert). In vielen Pflanzen, auch d. meisten Hefen, Darmsaft, fehlt in tier. Geweben. Auch Sucrase, Sacharase gen.

Invertzucker nennt man den mit Säuren aufgespaltenen Rohrzucker, z. B. Hauptbest. d. Kunsthonig. Gemisch v. gleichen Teilen d-Glukose und d-Fructose mit etwas erhalt. Rohrzucker. Sirup, dreht links.

Jod J, Atomgew. 127, 1811 v. Courtois aus Asche v. Algen herg. Als NaJ im Meerwasser u. Steinsalz. Braune Kristalle. Jodverbindungen sind außerord. wichtige Heilm., resorptionsbeförd. u. bes. bei Lues. Sowohl anorgan. wie organische (Jodipin, Lipojodin, Jodostarin usw.). Auch die Schilddrüse enth. jodhalt. Protein Thyreoglobulin.

Jodella = Jodeisenlebertran.

Jodein = Codeindijodid.

Jodex Jodsalbe mit Vaseline, 5% Jod.

Jodfortan CaJ_2 + Harnstoff. Farbl. Krist. Jodtherapie (A. Jaffé, Berlin).

Jodiperol Kombin. v. Jodkali m. Wasserstoffsuperoxyd. Wunddesinf. (Knoll).

Jodipin bromiertes Sesamöl. Jodther. (Merck).

Jodipsol besteht aus Jod, Oxymethylen und Kresol. Darmkrankh. 0,1—0,5 (Wolfram, Augsburg).

Jodismus Vergiftung durch Jodpräp. (Schnupfen, Akne).

Jodival Jodisovalerylharnstoff mit 47% Jod. Kristalle. Passiert den Magen unzersetzt, im Darm gespalten. Kräftiges Jodpräparat, Tabl. 0,3 g (Knoll).

Jod-Neol fette Salbe mit 1,3% freiem Jod, Jodnatrium und organisch gebund. Jod enth. (Carl Boer, Berlin).

Jodocitin Jodhaltiges Lecithinpräp. Bei Lues sowie Gelenkrheumatismus, Anämien usw. bes. als Eisen-J.

Jodocrol ist Jodcarvacrol, gelbbraunes, in Wasser unlösliches Pulver, Jodoformersatz.

Jodofan aus Formaldehyd und Jodresorcin, angeblich Monojododioxybenzaldehyd. Geruch- und geschmackloses rotes Pulver. Jodoformersatz (Goedecke).

Jodoform CHJ_3, aus Alkohol + Jod bei alkal. Reakt. Gelbe Krist. v. durchdring. Geruch, unlösl. in Wasser. Wichtiges Wunddesinficiens.

Jodoformal Jodoformin + Äthyljodid. Fast geruchloser Jodoformersatz.

Jodoformin Jodoform + Hexamethylentetramin. Geruchloser Jodoformersatz (Dr. Marquart, Beuel b. Bonn).

Jodoformogen Jodoform-Eiweißverbindung, mit 10% Jodoformgehalt. Fast geruchloser Jodoformersatz (Knoll).

Jodogallicin Wismutoxyjodidmethylgallol, Ersatzpräp. f. Airol (s. d.).

Jodol Tetrajodpyrrol. Gelbl. Pulver, unlösl. in Wasser. Jodoformersatz. Auch mit Eiweiß als Jodolen (Kalle).

Jodolen Jodolhaltiges Jodeiweißpräparat. Gelbl. Pulver, in Alkali langsam löslich. Äußerl. als Jodoformersatz, inn. als Jodpräp. (Kalle).

Jodomenin Jodwismuteiweiß, im Magen unlöslich. Inn. Jodpräparat (Wülfing).

Jodone Perjodid des Phthalsäureanhydrids. Dunkelgrüne Krist. Sp. 163° Jodtherapie.

Jodophen = Nosophen (s. d.).

Jodopyrin Jodantipyrin mit 40% Jod. Inn. Jodtherapie, Asthma, Frauenkrankh. Auch Antipyreticum. 0,5 bis 1,0 g.

Jodosapol Monojodhydrin mit naphtensaurem Na. Wundantisept. (Zimmer).

Jodostarin Dijodid einer ungesättigten Fettsäure $C_{18}H_{32}O_2$ der Taririnsäure. 47,5% Jod. In Wasser unlösl. fettige Kristalle. Inn. zur kräftigen Jodtherapie (Hoffmann, La R.).

Jodothyrin Abbauprodukt d. Thyreoglobulins (s. d.). Wahrsch. ein jodiertes Tyrosin oder ähnl. Pharm. als Schilddrüsenpräp. verw.

Jod-Prothämin Bluteiweißpräp., mit 10% Jod. Langsame Jodtherap. Keine Nebenwirkg.

Jodtriferrin jodnukleinsaures Eisen, enth. ca. 15% Fe, 8,5% Jod und 2% Phosphorsäure. Zur Jodeisentherapie (Knoll).

Jodylin jodsalicylsaures Wismut. Geruchloser Jodoformersatz.

Jodzahl bei der Untersuchung der Fette ist die Zahl, welche in cem einer bestimmten Jodlösung die Bindung von Jod an die ungesättigten Säuren angibt.

Joha Salvarsan in Öl zur Injektion (Dr. Kade, Berlin SO).

Johannisbrot = Siliqua.

Johanniskraut = Hypericum.

Ionen Verbind. von Atomen mit positiver oder negativer Elektrizität (Elektronen). Die Kationen (Wasserstoff, Metalle) tragen posit. El. und wandern zur Kathode, die Anionen mit negat. El. zur Anode. Alle Säuren, Basen und Salze sind in Ionen elektrolytisch dissoziiert. Man bez. d. negative Ladung mit ', die posit. mit · und die Zahl der Ladungen entspr. der Valenz durch die Zahl der Punkte bzw. Häkchen.

Jonidium Ipecacuanha, Violaceae, Brasilien, liefert falsche Ipecacuanha.

Jonon Ein synthetischer Riechstoff von Veilchenaroma, aus Citral und Aceton kondensiert, ist ein Keton eines terpenähnlichen Ringes. Formel $C_{13}H_{20}O$, dem natürlichen Veilchenwurzelriechstoff Iron (s. d.) isomer.

Jonquillenöl v. Narcissus J. a. Wohlgeruch.

Jothion Dijodhydroxypropan, ölige Flüssigkeit, bei Einreibung sehr schnell resorbiert. In Salbenform mit Lanolin usw. zur äußerl. Jodtherapie, auch rektal usw. (Bayer).

Joule Maßeinheit der elektrischen Energie = Volt × Coulomb oder Wattsekunde. Im C.G.S.-System (s.d.) ist ein Joule = 10^7 Erg. 1000 Joule = 1 Kilojoule. 1 Joule ist im Wärmemaß = 0,24 cal.

Joulesche Zahl ist die Umrechnungszahl von Wärmeenergie in Arbeit. Sie ist = 427 mkg für eine große Kalorie (s. d.).

Ipecacuanha ist ein Sammelname f. e. Reihe v. Pfl., die Brechm. enth., und zwar aus den Gattungen Uragoga, Psychotria, Jonidium u. Richardsonia. Die eig. I. stammt v. Uragoga (Cephaelis) I., Rubiaceae, in Innerbrasilien, in Indien kult. Es wird nur die Rinde der Wurzel benutzt. Enth. als Hauptbest. Emetin (Expektorans), ferner Cephaelin (Brechmittel) u. Psychotrin. Verw. als Brechm. 0,3 bis 1 g als Expectorans 0,01 bis 0,05 g. Neben d. echten I. kommt noch die Carthagena-I. von Uragoga granatensis oder Psychotria emetica in Betracht, die weniger Emetin, mehr Cephaelin enth. Zahllose and. Sorten v. and. Pfl. sind frei v. Emetin.

Ipel Samenkerne von Leucaena glauca, Baum, Ostasien, die ähnl. d. Kaffeebohnen verw. werden.

Ipoh Pfeilgift d. Malaien, hpts. Milchsaft v. Antiaris toxicaria. Daneben Strychnos-Arten.

Ipomoea Convolvulaceae, tropische Schlingpfl. Die sehr artenreiche G. wird heute in viele Gatt. eingeteilt. Mehr. Arten wirken d. Jalape ähnl. als Abführm. I. Batatus ist die süße Kartoffel, Batate. Das Glyk. I—in stammt a. d. Wurzel v. Convolvulus panduratus.

Ipuh = Ipoh.

Iresine Amarantaceae, Kraut d. Tropen. Mehr. Arten med. verw.

Iridin Glyk. a. d. Veilchenrhizom, s. Iris, b. d. Spaltg. entst. Irigenin, ein aromat. Keton.

Iris Iridaceae, Kräuter. Mehr. Arten d. Mittelmeergebietes liefern d. Rhizoma Iridis, Veilchenwurzel, die man Kindern zum Kauen gibt. Enth. Iridin und als Geruchsstoff ein Keton Iron.

Irisin Polysacharid aus Fructose, Knollen d. Iris.

Irisöl Veilchenwurzelöl, aus Rhiz. Iridis florentinae. Feste Masse. Sp. 44—50°. Hauptbestandteil Myristinsäure. Geruchsprinzip Iron, s. d.

Irländisches Moos = Carrageen.

Iron das riechende Prinzip der Veilchenwurzel, ist ein Terpen, das dem synthetisch hergestellten Jonon isomer ist. $C_{13}H_{18}$. Ebenfalls synth. herg.

Isapogen Seife mit 6% Jod und 6% Kampfer. Zu Einreibungen bei Rheuma usw. Auch mit Bolus als Pulver bei Ulcus cruris (Carl Peltzer, Cöln).

Isarol durch konz. H_2SO_4 aus Rohichthyol erhalten. Verw. wie Ichthyol (Ciba).

Isatase Ferm. a. Isatis tinctoria (Waid), spaltet d. Glykosid Isatan.

Isatis tinctoria, Cruciferae, enth. d. Glyk. Indican. Früher sehr wicht. einheimische Farbpfl. (Färberwaid). Jetzt durch Indigo verdrängt.

Ischämin gebrauchsfertige Lösung von Adrenalin 1:1000 (Armour).

Isertia Rubiaceae, d. China verwandt, Südamerika. Rinde als Fieberm.

Isländisch Moos s. Lichen islandicus.

Iso — — — siehe auch die entsprechenden Stichworte, z. B.:

Isobebeerin s. Bebeerin.

Isobuttersäure Dimethylessigsäure $(CH_3)_2CH.COOH$, in einigen Pfl. als Ester.

Isochinolin Doppelring 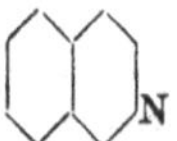. Stammsubst. sehr wichtiger Alkaloide (Opium, Berberin, Hydrastinin).

Isodynamie der Nahrungsmittel nennt Rubner die Gleichwertigkeit aller im Körper oxydierten Nährstoffe für die Energieerzeugung, wenn man ihren Brennwert zugrunde legt. Eine von Rubner selbst aufgefundene Ausnahme bilden die Eiweißkörper, die unter besond. Beding. um ca. 15% schlechter verwertet werden (spezifisch-dynamische Wirkung, s. d.).

Isoelektrischer Punkt Die amphoteren Elektrolyte, z. B. Aminosäuren, Proteine, geben sowohl Anionen wie Kationen ab, bei saurer Reaktion mehr Kationen, bei alkalischer mehr Anionen. Der Reaktionspunkt, gemessen durch die „Wasserstoffzahl" [H·], bei dem die Elektrolyte gleiche Mengen beider Ionen abgeben, ist ihr isoel. P. Dieser hat einige wichtige Eigenschaften, z. B. erfolgt bei ihm die Koagulation der Eiweißlösungen am leichtesten. Er liegt bei diesen meist bei schwach saurer Reaktion.

Isoform p-Jodoanisol $C_6H_4<^{O.CH_3}_{J.O_2}$. Kräft. Antisept. auch für Magen-Darm in Kapseln 0,5 g (Höchst).

Isoleucin ein Isomeres des Leucins (s. d.) und zwar Methyläthylaminopropionsäure $^{C_2H_5}_{CH_3}>CH.CH<^{COOH}_{NH_2}$, ebenfalls ein Spaltprodukt der Proteine, und in der Maische als Quelle eines Amylalkohols der Fuselöle.

Isomaltose Disacharid aus 2 Mol. Glucose. Eine natürl. I. findet sich im Bier, eine andere, nicht durch Ferm. spaltb., hat E. Fischer synth. erhalten.

Isonandra s. Palaquium.

Isopral Dichlorisopropylalkohol $CCl_3CH<^{OH}_{CH_3}$. Farblose Kristalle, Sp. 49°. Schwer löslich in Wasser. Schlafmittel 0,5—1 g (Bayer).

Isopren Kohlenwasserstoff C_5H_8 von der Formel $^{CH_3}_{CH_2}\geqslant C.CH:CH_2$, β-Methylbutadien. Gibt bei der Kondensation mit Eisessig über 100° künstlichen Kautschuk (Harries). Es gibt viele Wege, um zum Isopren zu gelangen, oder zu ähnlichen Kohlenwasserstoffen, man kann vom Benzol oder von Aceton, sowie Terpentinöl oder von den Pentanen des Rohpetroleums ausgehen (s. Kautschuk).

Isoptera borneensis, Dipterocarpac. Baum, fetthalt. Samen.

Isopyrin Alkaloid aus I—um thalictroides, Muschelblümchen, Ranunculac.

Isotomin Herzgift a. I—a longiflora, Campanulaceae. Westindien.

Istizin 1,8-Dioxyanthrachinon, mildes Abführm. wie alle Emodine (s. d.). Tabl. zu 0,15 g (Bayer).

Ithyphallus impudicus, Giftmorchel, einheim. gift. Pilz der Gattg. Phallinae.

Itrol = zitronens. Silber. Bei Gonorrhoe in 0,2%iger Lösung, auch Augenkrankh. (Heyden).

Jubol Abführmittel, das Agar-Agar mit Gallenextrakt und Darmextrakt enth.

Judendorn = Dulcamara.

Juglans regia, Walnuß, Ju—daceae, Blätt. geg. Skrofeln usw. Schalen desgl. u. als Haarfärbem. ähnl. J. cinerea, Butternut, U. S. A. Bltt. enth. Alkd. J—in.

Juglansin Globulin a. Walnüssen.

Juglon Oxynaphthochinon, in den Walnußschalen.

Jujubae Brustbeeren, getrocknete Früchte v. Zizyphus, Rhamnaceae, Mittelmeerländer, Indien. Lösendes Mittel, Genußfrüchte.

Jungfernkraut = Artemisia vulgaris.

Junicosan Mischung von Kal. sulfoguajacol., Extr. Juniperi usw. Stomachikum. Juniferron enth. Extr. Juniperi u. Extr. Chinae mit Eisen (Lichtenheldt, Meuselbach i. Th.).

Juniperus Cupressineae, immergrüne Bäume d. gemäßigt. Zone. J. communis, Wacholder. Rinde äther. Öl. Die Beeren Diuretikum, Räucherm., J. sabina, Sadebaum s. Sabina. J. virginiana, virgin. Zeder, liefert Abortivmittel. Holz zu Bleistiften. J. oxycedrus das Kadeöl (s. d.).

Jurubeba hochgeschätzte Arzneipfl. Brasiliens v. Solanum paniculatum. Wurzel, Beeren als Abführm. u. Diuretic.

Jussiaea Onagraceae, Sumpfpfl. d. Tropen. Zahlr. Arten i. d. Med. d. Eingebor.

Jute Textilstoff, stammt von mehr. Arten d. Tiliacee Corchorus, Indien.

Iva = Achillea moschata, Kraut zu Liqueuren. Enth. Bitterstoff Ivain.

Ivaranchusa Wurzel von Andropogon squarrosus, Gramineae, Grasart Indiens. Noch in Spanien offiz. Gibt das I—öl oder Vetiveröl (s. d.).

Iwantee Bltt. von Epilobium angustifolium. In Rußland als Tee genossen.

Ixolon Dibor-Zink-tetraoxybenzoesäure, Antisept.

Ixora Rubiac., Sträucher Ostasiens. Wurzel mehr. Arten als Fieber- und Wurmm.

Izal kreolinähnl. Kresolpräp.

K

Kachexia strumipriva ist die schwere Stoffwechselstörung, die nach operativer Entfernung der ganzen Schilddrüse beim Menschen auftritt, wobei auch die Epithelkörperchen mit entfernt werden. Es ist also ein Aufasll beider Funktionen. Das Bild ist dem Myxödem und Kretinismus ähnlich.

Kadamfett v. Hodgonsia Kadam, Cucurbitac. Sumatra.

Kadeöl Ol. cadinum, aus d. Holz v. Juniperus oxycedrus d. trockene Dest.

Kälberkropf = Chaerophyllum bulbosum (Umbelliferae).

Kämpferid Bestandteil des Balsams aus Galangawurzel. Methyläther des Kämpferols, das ein Trioxyflavanol ist.

Käse nennt man das Koagulum, das sich aus Milch ausscheidet, nach gewissen typischen Reifungsprozessen, bei denen Schimmelpilze und Bakterien mitwirken. Man unterscheidet Sauermilchkäse (Quark, Topfen, Handkäse usw.) und Süßmilchkäse aus Vollmilch (Schweizer, Holländer, Tilsiter, Camembert usw.), s. Milchgerinnung.

Käsemalve = Flores Malvae.

Kaffee Samen der Rubiaceae Coffea, s. a. Caffein.

Kaffeegerbsäure Coffeinsäure, Chlorogensäure, die Gerbsäure des Kaffees, der Maté usw. Gibt bei Spaltung neben Zucker Kaffeesäure = Dioxyzimtsäure.

Kaffe grün Farbstoff aus rohem Kaffee, zur Färbung von Konditorwaren, ist kein Chlorophyll, entsteht vielmehr aus der Kaffeegerbsäure, enthält Viridinsäure.

Kafirin Alkohollösl. Protein aus der Kafirhirse, Andropogon Sorghum.

Kagnébutter v. Allanblackia Sacleuxii, Guttiferae, Zanzibar. Speisefett.

Kahmpilz ist Sacharomyces Mycoderma, der durch Oxydieren des Alkohols Bier und Wein verdirbt.

Kairin, Kairolin die ersten historisch interessanten, synthetisch hergestellten Antipyretica waren Hydrochinolinderivate. Wegen ihrer bedenklichen Nebenwirkungen (Nerven, Herz, Blutfarbstoff) wohl schwerlich noch verwendet.

Kaiserling eßbarer Pilz, Amanita Caesarea.

Kakao aus den Bohnen von Theobroma Cacao, aus Südamerika stammend, vielfach kultiviert, ist ein durch seinen Fettgehalt gleichzeitig sehr nahrhaftes, durch den Gehalt an Theobromin anregendes Genußmittel. Das Öl (K—butter) wird zum großen Teil entfernt und gesondert verwendet, der K. meist auf Schokolade verarbeitet.

Kakke s. Beriberi.

Kakodylsäure Dimethylarsensäure $(CH_3)_2As . O . OH$. Ph rm. bei Pseudoleukämie 0,15 g.

Kalabarfett v. Physostigma (s. d.).

Kaladana s. Kalandana.

Kalaf im Orient beliebter Tee aus Blüten von Salix Sassaf, Fiebermittel.

Kalagua Extrakt aus südamerikanischen Polypodium-Arten. Verdauungskrankheiten, Phthise.

Kalandanasamen von Pharbitis Nil, Ostindien, enth. drastisches Glykosid Pharbitisin.

Kalbsmilch = Thymus des Kalbes.

Kali causticum Kaliumhydrat KOH.

Kalinüsse Samen einer Papilionacee Westafrikas, wahrscheinlich Mucuna spec. Ähnlich den Calabarbohnen, enthalten anscheinend auch Physostigmin.

Kalium K, Atomg. 40, sehr wichtiges Element, fast in jedem Mineral enthalten, in großen Massen als ozeanische Ablagerungen, vor allem in Mitteldeutschland; als Chlorkalium, z. T. mit Chlormagnesium usw. K. ist ein unentbehrlicher Bestandteil jeder lebenden Zelle, die Kalisalze deshalb sehr wertvolle Düngemittel. Die roten Blutkörper sind besonders reich an K. Seine Salze finden sehr vielfach medizinisch Anwendung, jedoch kaum jemals wegen der Wirkung des K-Ions, sondern wegen der spezifischen des Anions, z. B. Acetat, Bromid, Arsenit usw. Das Kation K hat in größeren Dosen eine giftige Wirkung auf das Herz, die Salze werden jetzt meist durch die auch billigeren Natriumsalze ersetzt.

Kalium-Antimonyltartrat s. Tartarus stibiatus.

Kaliumbromid KBr, weiße würfelförmige Kristalle, leicht löslich in Wasser und Alkohol. Ausgezeichnetes, viel angewendetes Nervinum.

Kaliumchlorat Kali chloricum $KClO_3$. Monokline Tafeln von kühlendem Geschmack, leicht löslich in Wasser. Antisepticum, hauptsächlich zum Gurgeln benutzt. Auch innerlich, 0,5 g höchste Einzeldose.

Kalium cyanatum Cyankalium, blausaures Kali, weiße kristallinische Masse, leicht löslich in Wasser, an feuchter Luft zersetzlich, gibt Blausäure ab. Ungemein giftig.

Kaliumhypochlorit Unterchlorigsaures Kalium, KClO, ist der wirksame Bestandteil des Eau de Javelle. Wirkt durch Abspaltung freien Chlors bleichend.

Kalium jodatum Jodkali, KJ. Harte farblose Würfel, leicht löslich in Wasser und Alkohol. Sehr wichtiges Arzneimittel, als Resorbens und vor allem bei den Spätformen der Lues (s. Jod).

Kaliummyronat Myronsaures Kalium, ist das besser als Sinigrin zu bezeichnende Glykosid des schwarzen Senfsamens von Brassica nigra. Wird durch Säuren oder das spezifische Ferment Myrosinase zersetzt in Traubenzucker. Allylsenföl und Kaliumbisulfat $KHSO_4$.

Kaliumoleat ölsaures Kalium, gelbliche Seifenmasse, löslich in Wasser und Alkohol. Anwendung wie Sapo kalinus.

Kalium permanganicum übermangansaures Kalium, dunkelgrüne Kristalle, die sich in Wasser mit purpurroter Farbe lösen. Intensiv antiseptisch und fäulnishemmend.

Kalium silicicum, kieselsaures Kalium, Kaliumwasserglas, glasartige Masse, löslich in Wasser zu einer dicken Flüssigkeit, die zu Verbänden sowie als Konservierungsmasse für Eier verwendet wird.

Kaliumsulfocyanid Sulfocyankalium, Rhodankalium $K-S-C\equiv N$. Zerfließliche Kristalle, leicht löslich in Wasser, im Gegensatz zum Cyankali kaum giftig. Findet sich ständig im Speichel, seine Entstehung im Tierkörper ist unaufgeklärt.

Kalium sulfuratum Kaliumsulfid, Schwefelkalium, Schwefelleber, Hepar sulfuris K_2S. In unreinem Zustand aus Kaliumcarbonat + Schwefel. Grünlichgelbe Masse, an feuchter Luft unter Entwicklung von H_2S zerfließend. Zu Waschungen und Bädern.

Kalium tartaricum neutrales weinsaures Kalium. Weißes Kristallpulver, leicht löslich in Wasser. Diureticum, in größeren Dosen Laxans. Das saure weinsaure Kalium s. unter Tartarus depuratus.

Kaliumwasserglas s. Kalium silicicum.

Kalk s. Calcium oder Calcaria.

Kalktherapie system. Anwdg. lösl. Kalksalze (Loew). U. a. bei Übererregbarkeit des Nervensystems (Spasmophilie usw.), bei Rachitis, Basedow und bei Infektionen (Schnupfen, Tuberk.). Verw. z. B. Calc. chlorat. oder lactic. oder Spezialpräp., z. B. Kalzan.

Kallstroemia maxima, Zygophyllaceae, Strauch trop. Amerika. Blätter als Purgans.

Kalmia Gattung der Ericaceae, Nordamerika. K. angustifolia enthält Arbutin; K. latifolia das giftige Andromedotoxin, Infus als Adstringens.

Kalmopyrin Acetylsalicylsaures Calcium, weißes Pulver, löslich in Wasser. Soll die Wirkung des Salicyls mit der des Ca vereinigen. Polyarthritis, Tuberkulose 0,5—1,0 g (Dr. Max Haase, Berlin).

Kalo Arrowroot (s. d.) aus Colocasiaarten, Tahiti.

Kalodal Eiweißpräparat aus Fleisch. Klar löslich in Wasser, auch zur subkutanen Ernährung (Heyden).

Kaloderma glycerinhaltige, kosmetische Präparate, gegen Hautreizungen.

Kalomel s. Hydrargyrum chloratum.

Kalomelol Kolloidal lösliches Kalomel. Weniger giftig als Kalomel, mit Salben zu Schmierkuren (Heyden).

Kalorie (Kal.) Einheit der Wärmeenergie, ist diejenige Wärmemenge, die 1 kg Wasser von 15 auf 16° erwärmt. Der tausendste Teil davon ist die kleine K. (cal.). Auf Arbeit umgerechnet ist die K. = 427 mkg (Joulesche Zahl), im absoluten Maß = $4{,}10 \times 10^{10}$ Erg. Da man auch die Gesamtumsetzungen des lebenden Körpers als Wärme messen kann. ist die K. auch der übliche Maßstab des Energieumsatzes lebender Organismen. Der Umsatz eines erwachsenen Mannes bei Körperruhe beträgt rund 1 Kal. pro Kilogramm und Stunde.

Kalorimeter Apparate zur Bestimmung von Wärmemengen, die bei einer chemischen Reaktion abgegeben werden, insbesondere der Verbrennungswärme organischer Stoffe (Berthelotsche Bombe). Man hat auch K. konstruiert. in denen man die Wärmeabgabe lebender Wesen mißt, z. T. gleichzeitig mit dem Gaswechsel (Respirationsk.), Apparate kleineren Umfanges, insbesondere von Rubner, ein großer für Menschen von Atwater und Rosa.

Kalorischer Quotient ist das Verhältnis der Energieausscheidung im Harn, ausgedrückt in Kalorien, zur Stickstoffausscheidung. Kal./N. Er ist bei normalem Harn = 8, steigt aber bei Ausscheidung von Zucker, Acetessigsäure usw. sehr stark an, bis auf 14.

Kalorischer Wert des Sauerstoffes ist die Wärmemenge, die 1 Liter Sauerstoff erzeugt, wenn er sich mit den Grundsubstanzen der Nährstoffe verbindet. Er beträgt für Fett 4,7 Kal., für Eiweiß ca. 4,5 Kal., für Stärke 5,0. Die kalorischen Werte, die 1 Liter CO_2 bei der Entstehung aus denselben Stoffen ergeben, sind sehr viel weiter voneinander abweichend. Man kann also aus dem Sauerstoffverbrauch allein unter Berücksichtigung des R. Q. den Gesamtumsatz eines Tieres ziemlich genau berechnen, nicht aber aus der Abgabe von Kohlendioxyd.

Kalosin Alkohol. Extrakt aus Rad. Urticae, Sarsaparilla u. Herba Cochleasiae. Gegen Wassersucht usw.

Kalzan Doppelsalz v. milchs. Ca u. milchs. Na. Tabl. zu 0,5 g. Kalkpräparat (s. Kalktherapie) (Wülfing, Berlin).

Kalzine Chlorcalciumgelatine, zur subkutanen Kalktherapie, besonders bei Blutungen (Merck).

Kamala Früchte von der Euphorbiac. Mallotus philippinensis, Ostasien. Wirksamer Bestandteil Rottlerin (s. d.). Nicht häufig gebrauchtes Wurmmittel.

Kamja s. Kanya.

Kamille s. Chamomilla.

Kamillenöl Das „Deutsche" von Matricaria Chamomilla L. Das „Römische" von Anthemis nobilis L.

Kammfett aus dem Halsfett des Pferdes, halbflüssig. Zur Seifenfabrikat.

Kampfer Camphora, Japankampfer. Sekret von Cinnamomum (Laurus) Camphora. Ostasien, vor allem Formosa. $C_{10}H_{16}O$. Keton eines hydrierten kompl. Doppelringes, Camphan, s. a. Borneol. Weiße kristallin. Masse, d. Sublimation gereinigt. Pharm. zu Einreibung. Inn. als Herzmittel. Auch synthet. herg. aus Terpentinöl.

Kampferöl Nebenprodukt der Kampferherstellung. Wird noch auf Kampfer und Safrol verarbeitet, die Rückstände in der Parfümerie verwendet.

Kampfersäure Ac. camphoricum. Aus Kampfer durch Oxydat. off. D. A. V. Mildes Adstringens, innerlich 1—5 g gegen Nachtschweiß.

Kanadisches Wasserkraut = Hydrastis.

Kanahia laniflora, Asclepiadaceae, Strauch, Arabien. Milchsaft gegen Scabies.

Kandlenußöl, Bankulnußöl, aus Samen v. Aleurites moluccana u. a. Arten. Abführmittel.

Kankroidin Abgetötete Kulturen eines angeblichen Krebserregers aus der Klasse der Mycetozoen mit Sporen von Mucor racemosus. Zur subkut. Inj. bei Carcinom.

Kanyabutter v. Pentadesma butyracea, Westafrika.

Kaolin Porzellanerde, rein weißes Aluminiumsilicat zur Porzellanfabrikation, kann auch pharm. wie Bolus alba verwendet werden.

Kapern Blütenknospen v. Capparis spinosa, Strauch d. Mittelmeerländer.

Kapok Frucht- und Samenhaare verschiedener Bombaceen, z. B. Eriodendron. Ersatz für Watte, nicht spinnbar.

Kapuzinerpilz der eßbare Boletus scaber.

Karagrut aus Milch durch Gärung erzeugtes Genußmittel des Orients.

Karakin Glykosid aus Corynocarpus, blausäurehaltig, durch Emulsin spaltbar, Näh. nicht bekannt.

Karakurte giftige Spinne Lathrodectes, Südrußland.

Karamel dunkelgefärbtes Gemisch verschiedener Stoffe, das beim Erhitzen von Rohrzucker auf ca. 200° entsteht (Zuckercouleur).

Karapaöl, Andirobaöl v. Carapaarten, Tropen. Brennöl, Holzkonservierung.

Karbenzym an Tierkohle gebundenes, adsorbiertes Trypsin. Wirkt langsam, greift normales Gewebe nicht an. Innerlich bei Verdauungsstörungen und Darmgeschwüren, die es reinigen soll, Magencarcinom usw. Zur Injektion in Abszesse, besonders Tbc. (Freund und Redlich).

Karitifett a. versch. Bassia-Arten (s. Sheabutter).

Karmin roter Farbst. der Cochenille (s. d.). Es ist ein Naphthochinonderivat. Unlösl. in Wasser.

Karsan Fleischpräparat (Pick, München).

Kartoffelbovist der giftige Pilz Scleroderma vulgare.

Kartoffel, süße, Batate stammt von Ipomoea Batatus.

Karuben Früchte von Ceratonia siliqua L.

Karwinskia Humboldtiana, Rhamnaceae, Sträucher, Mexiko. Samen enthalten Lähmungsgifte, gegen Krämpfe verwendet.

Kasak Laxativum aus Cascara Sagrada.

Kasukol Bezeichnung für Kalium sulfoguajacolicum.

Katabolie = Abbau der Zellstoffe in den Lebensprozessen, im Gegensatz zu Anabolie = Aufbau lebender Substanz.

Katalase Ferment, das Wasserstoffperoxyd H_2O_2 in $H_2O + O$ zerlegt. In allen lebenden Zellen. Funktion bisher nicht sichergestellt, wahrscheinlich zerstört es Peroxyde, die sich im Überschuß bei den oxydativen Vorgängen im Stoffwechsel bilden.

Katalyse Veränderung (meist Erhöhung) der Reaktionsgeschwindigkeit einer chemischen Reaktion durch Stoffe, welche in der Endgleichung der Reaktion nicht auftreten, scheinbar also nicht daran teilnehmen. In Wirklichkeit nehmen sie wohl stets doch teil, indem sich labile, schnell wieder zerfallende Zwischenprodukte bilden. Die Stoffe nennt man Katalysatoren. Der wichtigste K—or ist das H'-Ion, das die hydrolytische Spaltung katalysiert. In der belebten Welt spielen als

K—oren die Fermente (s. d.) eine ungemein wichtige Rolle. Auch in der Technik werden k—ische Reaktionen mit größtem Erfolge angewendet, so bei der Herstellung von Schwefelsäure (Kontaktverfahren), Härtung der Fette (s. d.), Herstellung von Alkohol aus Calciumcarbid usw.

Kataphorese Einführung von Arzneistoffen durch deren Wanderung mit dem elektrischen Strom.

Kataplasma = Umschlag mit breiartigen Substanzen. Man unterscheidet einfache und K. composita, wobei Arzneimittel (reizende, schmerzlindernde, antiseptische) zugefügt werden.

Katappaöl v. Terminalia Catappa L., indischer Mandelbaum.

Katapyrin Mischung von Pyramidon und Acetylsalicylsäure, die angeblich stärker wirkt als die Komponenten (Weil, Frankfurt a. M.).

Kath erregendes Genußmittel von Catha edulis, Ostafrika, Arabien. Enthält kein Caffein, vielmehr Alkaloid K—in.

Katharol = Wasserstoffsuperoxyd (3 %ige Lösung).

Kathartica s. Abführmittel.

Katjang-idjoe, Phaseolus radiatus, eine in Ostasien und Afrika viel angebaute Bohnenart, wird als wertvolles Heilmittel gegen Beriberi geschätzt, s. Vitamine.

Kationen s. Ionen. Die wichtigsten K. sind die des Wasserstoffes $H^{\cdot}$, ferner der Metalle, $K^{\cdot}$, $Ca^{\cdot\cdot}$, $Fe^{\cdot\cdot\cdot}$ usw.

Katipo giftige Spinne der Gattung Lathrodectes, Australien.

Katzenminze = Nepeta Cataria.

Katzenpfötchen Flores Stoechados citrinae oder Flores Gnaphalii.

Katzenschwänze = Herba Equiseti.

Katzenwurzel = Rad. Valerianae.

Kauri Kopale (Gummiharze) von Dammara-Arten, Polynesien.

Kautschuk Gummi elasticum, India rubber, wurde zuerst 1536 beschrieben. Milchsaft verschiedener wildwachsender und kultivierter Pflanzen, namentlich Moraceen (Castilloa, Ficus), Euphorbiaceen (Hevea, Manihot), Apocynaceen (Kicksia). Die Konstitution des K. ist noch nicht völlig, aber doch im großen aufgeklärt. Er enthält einen 8-Ring. Sehr ähnliche Stoffe bilden sich aus Isopren (s. d.) durch Kondensation (synthetischer K.). Auch andere Kohlenwasserstoffe, z. B. Erythren C_4H_6 und Dimethylbutadien (aus Aceton) eben K. Es gibt eine Reihe von ungemein wichtigen Methoden zur Gewinnung dieser Stoffe und damit des Kautschuks.

Kaviar Eingesalzener Rogen verschiedener Störarten (Accipenser). Der minderwertige rote K. stammt von Karpfen, Hechten u. a. Fischen.

Kawa-Kawa Wurzel von Piper methysticum, Strauch der Südseeinseln. Wird dort als Stimulans und Berauschungsmittel angewendet. Wirksame Bestandteile sind einige Harze. Pharm. wegen seiner anästhetischen und antiseptischen Wirkung innerlich bei Gonorrhoe, s. Gonosan.

Kawasantol, Kawatropin, Kawotal sind Gemische aus Kawa-Kawa und Santalöl, gegen Gonorrhoe.

Kefir gegorenes Getränk aus Kuhmilch, im Kaukasus heimisch. Die Gärung wird durch verschiedene spezifische Hefen (Sacharomyces, Kefir usw.) und Bakterien bewirkt. Nährmittel, speziell bei Lungenleiden und Verdauungskrankh.

Kelakkifett v. Payena lancifolia.

Kellerhals = Daphne Mezereum L.

Kemkanuger Westafrika, Pfeilgift von Palisota (s. d.).

Kengashl s. Pharbitis.

Kennedya monophylla, Papilionaceae, Kraut Neusüdwales, wie Sarsaparilla verwendet.

Kenotoxine nannte Weichardt Giftstoffe, die sich i. d. Muskeln schwer ermüdeter Tiere bilden. Sie erzeugen bei der Einspritzung Antikörper, die ihre Wirkung auch bei d. ermüdeten Tieren aufheben. Es sind wahrscheinl. Eiweißabbauprod. u. stehen dem Anaphylaxiegift nahe.

Kentucky-Kaffee Surrogat aus den Früchten von Gymnocladus canadensis, Caesalpiniaceae. Angeblich giftig.

Kephaldol-Stohr Umsetzungsprodukt von Phenetidin und Chinin mit Zitronensäure und Salicylsäure. Antipyretikum usw. 0,5—1,0 g.

Kephalin Phosphatid d. Gehirns u. Eigelbs. Enth. neben Glycerinphosphorsäure Colamin (s. d.), sowie noch nicht sicher erkannte Fettsäuren.

Kephalopin mit Olivenöl hergestellter Auszug aus frischer Gehirnsubstanz. Bei Neurasthenie, Epilepsie empfohlen.

Kephalosan Gemisch von Dimethylaminoantipyrin, p-Aminophenacetin, Koffein und Bromwasserstoff. Kopfschmerzen (Sicco).

Keraminseife Natronkaliseife mit Bals. Peruvian. Eintrocknende Einreibung bei Ekzemen usw.

Kerasin eine Substanz aus Menschenhirn, ungenügend bekannt, s. Cerebrin.

Keratine schwefelreiche Skleroproteine d. Haut u. ihrer Anhänge (Haare, Federn, Hufe usw.), ferner in der Eihülle von Vögeln usw.

Keratosen Albumosen (s. d.) aus Keratin.

Kerbel = Cerefolium.

Kermes Gattung der Schildläuse. Mittelmeergebiet, liefert den gleichnamigen Farbstoff (Alkermes, Carmoisin). Haust an der Eiche Quercus coccifera L. Der Farbstoff ist dem der Coccionella sehr ähnlich.

Kermesbeeren Früchte von Phytolacca.

Kernletee = Semen Cynosbati.

Kerzenblume = Flores Verbasci.

Kerzennußöl s. Kandlenußöl.

Kessowurzelöl äth. Öl der japanischen Baldrianwurzel.

Ketone sind Stoffe der Formel R-CO-R'.

Kettira = Traganth.

Kharu Pflaumenähnliche Frucht aus Brasilien. Mildes Abführmittel.

Khaya senegalensis, Meliaceae, Baum Westafrika, Rinde gegen Malaria.

Khusum = Schleichera, s. Makassaröl.

Kichererbse = Cicer arietinum L.

Kicksia elastica, Apocynaceae, Baum Afrika. Wichtige Kautschukpflanze, vielfach kultiviert.

Kiefernadelöl s. Ol. Pini.

Kjeldahlsche Stickstoffbestimmung Diese sehr viel benutzte Methode beruht darauf, daß der Stickstoff organischer Substanzen durch Kochen mit konz. Schwefelsäure in Ammonsulfat übergeführt, dann das Ammoniak abdestilliert und in titrierter Säure aufgefangen und bestimmt wird.

Kilowatt, KW, Großpferd = 1000 Watt. Einheit des Effektes = 102 mkg/sec. = 1,36 PS, oder 10^{10} erg/sec.

Kilowattstunde kWh, Einheit der Arbeit (hauptsächlich elektrischer Arbeit), wenn ein Kilowatt eine Stunde lang verbraucht ist, oder 2 KW $^1/_2$ Stunde usw. = 3600 Kilojoule (s. Joule) = $3{,}6 \times 10^{13}$ Erg. = $3{,}67 \times 10^5$ mkg. = 859 Kal.

Kimanga heftiges Gift aus allen Teilen des auf den Seychellen heimischen Baumes Erythrophleum Couminga. Rinde als Cardiacum, enthält Alkaloid Erythrophlein.

Kinasen nennt man spezifisch wirkende Substanzen, welche die Fermentwirkung stark beschleunigen, und ihrer chemischen Natur nach nicht bekannt sind. Die wichtigste K. ist die des Trypsins. Sie findet sich im Darm (Enterokinase), sowie in Leukocyten, Bakterien usw.

Kineurin = Chininum glycero-phosphoricum.

Kinkeliba Fiebermittel aus Westafrika, von Combretum micranthum, Abkochg. der Blätter. Wirksamer Bestandteil unbekannt.

Kino Sammelname für rote gerbstoffreiche Pflanzensäfte Indiens, Westafrikas, Australiens. Meist von Pterocarpus- oder Eucalyptusarten. Das Amboina-Kino von Pterocarpus Marsupium wird als Adstringens in verschiedenen Catechupräparaten verwendet.

Kinobaumöl v. Butea sp., Papilionac. Indien.

Kirschlorbeeröl Oleum Laurocerasi von Prunus L. Sehr ähnlich dem Bittermandelöl. Enthält ebenfalls Benzaldehyd und Blausäure.

Kitjantung javanisches Abortivum s. Oxymitra.

Klappertopf = Alectorolophus.

Kleber Eiweißsubstanz der Getreidekörner. Besteht stets aus mehreren Proteinen, die nach der Art der Pflanze verschieden sind. Einige sind alkohollöslich, andere von Globulincharakter.

Klebhirse = Sorghum vulgare.

Kleie Rückstand der Mehlfabrikation, hauptsächlich also von Roggen und Weizen. Je mehr das Korn ausgemahlen wird, desto geringer wird der Anteil der K. Sie enthält einen großen Anteil des Proteingehaltes, ist also für Nutztiere ein vorzügliches Futter, für den Menschen wegen der harten Hüllen aber schwer verdaulich. Außerdem enth. sie die sog. Vitamine (s. d.).

Kleinhofia hospita, Sterculiaceae, Baum Ostafrika — Asien. Blätter gegen Haut- und Augenleiden.

Klettenwurzel = Radix Bardanae.

Knappsche Lösung zur Zuckerbestimmung besteht aus 10 g HgCN + 100 Natronlauge auf 1 Liter Wasser.

Knochenmark fetthaltige Substanz im Inneren der Knochen, namentlich der großen Röhrenknochen. Das K. ist die Hauptbildungsstelle der roten Blutkörper, ferner des Fibrinogens und der Leukocyten.

Knöterich = Polygonum.

Knollenblätterschwamm = Amanita phalloides, sehr giftiger Pilz.

Knop-Hüfnersche Harnstoffbestimmung beruht auf der Zersetzung des Harnstoffes mit Brom und Natronlauge und gasanalytischer Messung des gebildeten Stickstoffes.

Knoppern Darunter versteht man zwei ganz verschiedene Dinge, die beide wichtige Gerbmaterialien sind. Die ungarischen Kn. sind Gallen, die durch das Insekt Cynips calicis auf Eichen erzeugt werden. Die orientalischen Kn. sind identisch mit Valonea, Fruchtbecher mehrerer Quercus-Arten in Griechenland und Kleinasien.

Koagulation Übergang kolloidaler Stoffe aus der Lösung (Solzustand) in flockigen (Gel-) Zustand. Die K. erfolgt durch Hitze oder durch Elektrolyte (Ausflockung). Der letztere Vorgang ist meist umkehrbar und dann keine echte K., bei der eine irreversible Zustandsänderung der Kolloide eintritt (Denaturierung der Eiweißkörper durch Kochen). Die Koagulation ist dann am leichtesten, wenn die amphoteren Elektrolyte ein Minimum von Ionen abgeben (isoelektrischer Punkt): dieser liegt meist bei ganz schwach saurer Reaktion.

Koaguline blutgerinnende Stoffe aus den Geweben wirbelloser Tiere, von dem eigentlichen Thrombin verschieden.

Kochsalzlösung, physiologische enthält 0,6% NaCl-Lösung, oder 0,4 NaCl + 0,3 Soda.

Königskerze = Flores Verbasci.

Königskraut Herba Basilici.

Königspilz = Boletus regius.

Kofermente sind spezifisch wirkende Stoffe, welche die Wirkung von Fermenten ermöglichen, also Kinasen (s. d.) von besonderer Wirksamkeit. Am wichtigsten das Kof. der Hefenzymase, das in den Hefen vorkommt. Seine Natur und Art der Wirkung ist noch nicht völlig aufgeklärt. Ein Kof. d. alkoh. Gärung findet sich auch im Tierkörper, s. a. Eutonine.

Kognaköl s. Ol. Vitis viniferae.

Kohlehydrate Unter K. versteht man eine sehr wichtige Körperklasse von der allgemeinen Formel $C_xH_{2x}O_x$. Aus dieser Bruttoformel geht hervor, daß sie Kohlenstoff und die Elemente des Wassers so enthalten, daß auf ein Kohlenstoff ein Wasser entfällt. Man könnte sie also als die Hydrate des Kohlenstoffes auffassen, und diesem Umstand ist der historische Name zuzuschreiben. Obgleich diese Charakterisierung für die K. durchaus nicht allein zutrifft, ist der alte Name auch heute noch gebräuchlich. Er deckt eine Reihe von in ihren Zusammenhängen verwandter Stoffe, nämlich die einfacheren Zucker (s. d.) und die aus dem Zucker durch Wasseraustritt entstehenden hochkomplexen Stoffe, die sog. Polysacharide, vor allem Stärke und Cellulose, ferner auch Glykogen, die Pentosane und die Pectinstoffe (s. d. e.). Die höheren K. leiten sich von den einfacheren Zuckern durch Wasseraustritt ab- und gehen bei der Spaltung, z. B. vermittelst verdünnter Säuren oder durch spezifische Fermente wieder in die einfacheren Zucker über (Hydrolyse, s. d.). Die K. spielen eine außerordentlich wichtige Rolle in der belebten Natur, da sie jede Zelle enthält. Ihre Entstehung ist ausschließlich in die grüne Pflanze zu verlegen, die allein imstande ist, aus der

Kohlensäure der Luft durch den Assimilationsprozeß mit Hilfe des grünen Pflanzenfarbstoffes, des Chlorophylls (s. d.) zunächst Zucker und aus diesem K. höherer Ordnung, Stärke, Cellulose usw. aufzubauen. Die K. höherer Ordnung sind dann wiederum die wichtigste Nahrungsquelle der Tiere, die sie durch spezifische Fermente bei der Verdauung in einfachere Zucker zerlegen, diese aufnehmen und in ihrem Stoffwechsel verbrauchen. Dabei gehen die K. unter Abgabe der in ihnen enthaltenen chemischen Energie in Kohlensäure und Wasser über. Die im tierischen Körper selbst enthaltenen K., vor allem Glykogen (s. d.), dienen als Energiereserve und werden in Zeiten von Nahrungsmangel oder besonderen Anstrengungen unter Zerlegung in Zucker und dem folgender Oxydation als Energiequelle herangezogen. Bei übermäßiger Fütterung mit K. tritt eine Umwandlung in Fette ein, die mit einer Reduktion verbunden ist (Mästung der Tiere mit fettarmer Nahrung).

Kohlendioxyd vulgo Kohlensäure, eigentlich aber Kohlensäureanhydrid, CO_2, ist das höchste Oxydationsprodukt des Kohlenstoffes, und das letzte Stoffwechselprodukt der kohlenstoffhaltigen Stoffe der lebenden Substanz und der Nahrungsmittel. Die CO_2 wird von den Pflanzen im Assimilationsprozeß (s. d.) zu Kohlehydraten und zahlreichen anderen organischen Stoffen umgeformt, die dann im respiratorischen Stoffwechsel wieder zu CO_2 oxydiert werden. Sie findet sich auch in der Luft, normal etwa 0,04%, und in allen natürlichen Gewässern; Quellen, die reicher an CO_2 sind, werden als Säuerlinge therapeut. verwendet. CO_2 ist nicht giftig, setzt aber in höherer Konz. die Atmungsfähigkeit herab, erzeugt Kopfschmerzen, Schwindel usw. und in sehr hohen Konz. Erstickung.

Kohlenhirse = Setaria italica.

Kohlenoxyd CO, entsteht durch unvollkommene Verbrennung von Kohlenstoff oder wenn bei bestimmten hohen Temperaturen Kohle und CO_2 miteinander reagieren, so daß sich ein Gleichgewicht $2CO \rightleftarrows C + CO_2$ ausbildet. Deshalb ist CO in den Hochofengasen usw. Farbloses geruchloses Gas. Sehr giftig (Giftigkeit des Leuchtgases). Verbindet sich mit Hämoglobin zu einem dem Oxyhämoglobin spektroskopisch sehr ähnlichen Farbstoffe, dem CO—Hb, das keinen Sauerstoff mehr aufnehmen kann, vernichtet also schon in kleinen Mengen die Sauerstoffkapazität des Blutes, und damit die Atmung.

Kohlenstoff Carbonium, C. Vierwertig. Atomg. 12. In der Natur kristallisiert als Diamant und Graphit, ferner als Grundsubstanz der kohlensauren Salze, die namentlich in Form von Ca- und Mg-Carbonaten gebirgsbildend auftreten. Ist ferner die Grundsubstanz aller Stoffe der belebten Welt. Durch seine Fähigkeit, lange Ketten von C-Atomen und auch Ringsysteme zu bilden, ist die Zahl der K-Verbindungen unabsehbar groß.

Kohuneöl der Palme Attalea cohune, Zentralamerika. Brennöl.

Koji japanische Hefe, Reis, der mit Kulturen des Schimmelpilzes Aspergillus Oryzae besät ist und zur Herstellung des Reisweines (Saké) dient.

Koilin hornartiger Stoff aus dem Überzug d. Vogelmagens.

Kokonetza s. Pistacia.

Kokos s. Cocos.

Kokumbutter a. Garcinia indica, Guttiferae, Indien. Techn. verw.

Kolanuß Samen verschiedener Arten von Cola (s. d.). Enthalten Coffein u. Theobromin in Form von Glykosiden. Als Genußmittel und Reizmittel gegen Ermüdung.

Kollagen Gerüsteiweiß d. Bindegewebes. Geht beim Kochen in Glutin über (s. d.).

Kolloide nannte Graham solche Stoffe, die schwer oder gar nicht dialysieren, im Gegensatz zu den Kristalloiden (Salze, Zucker). Es sind vor allem Stärke, Eiweißkörper u. dergl. In neuerer Zeit hat die Erforschung der K. eine ungemeine Bedeutung erlangt. Man erkannte, daß es nicht nur kolloide Stoffe gibt, sondern daß auch einfache Stoffe in kolloidem Zustand auftreten können, wie z. B. Metalle, wenn man sie sehr fein verteilt. Kolloidale

Lösungen von Metallen oder Metallhydroxyden, Stärke, Proteinen sind in Wirklichkeit feinste Verteilungen (Dispersionen) fester Teilchen, und ihre Eigenschaften hängen von der Teilchengröße und den elektrischen Ladungen der Teilchen ab. Die speziellen Erscheinungen des kolloidalen Zustandes sind eine Funktion der durch die feine Verteilung bedingten außerordentlich großen „spezifischen Oberfläche" der Teilchen. Die kolloidalen Lösungen, Sole, gehen mehr oder minder leicht durch Ausflockung in festen Zustand, in den Gelzustand, über. Je nach der Leichtigkeit dieser Zustandsänderung unterscheidet man labile und stabile Kolloide. Nach den Beziehungen zum Lösungsmittel unterscheidet man auch Suspensoide oder lyophobe, und Emulsoide oder lyophile K. Die K. spielen biochemisch eine sehr wichtige Rolle in den Begrenzungsschichten der Zellen (Plasmahäutchen), als Fermente u. Antigene. Auch therapeutisch sind namentlich die kolloidalen Metalle von großer Wichtigkeit (s. Aktol, Hyrgol usw.)

Kolophonium Rückstand bei der Destillation von Terpentinöl aus Fichten usw. Besteht aus freien Harzsäuren.

Koloquinthen s. Colocynthis.

Kolorimeter nennt man Apparate, in denen Qualität und Intensität einer Färbung mit einer Standardlösung verglichen werden können, zur quantitativen Ausbildung von Farbenreaktionen, z. B. Eisen mit Rhodankali, Kreatinin mit Pikrinsäure usw.

Kolzaöl = Rüböl.

Kombobutter v. Myristica Combo, Westafrika.

Komplemente, früher Alexine, nennt man nach P. Ehrlich die fermentähnlichen Substanzen frischer Sera, die zum Zustandekommen der Immunitätsreaktionen (Hämolyse usw.) notwendig sind. Sie binden sich einerseits an den eigentlichen Immunkörper (Amboceptor), andererseits an die fremde Zelle oder dgl.; dann tritt die Wirkung ein. Die Bindung ist quantitativ, man kann durch Amboceptorüberschuß das Komplement absorbieren (K.-Ablenkung, Wassermannsche Reaktion). Das K. besteht seinerseits noch aus mindestens 2 Teilen, Mittelstück und Endstück.

Komuöl Patavaöl, v. d. Palmen Oenocarpus sp.

Konchiolin Skleroprotein d. organ. Grundsubst. d. Muschelschalen.

Konephrin Gebrauchsfertige sterile Ampullen mit Kokain und Paranephrin-Merck. Lokalanästhesie.

Konfiguration chemische s. Stereochemie.

Kongestin Gift der Cnidarien (Coelenteraten), s. a. Thalassin.

Konglutin Globulin a. Lupinen.

Koniferin Glykosid der Coniferen $C_{16}H_{22}O_8$, durch Emulsin spaltbar in Koniferylalkohol und Glucose.

Konkremente Abscheidungen fester Stoffe in Sekreten und Exkreten (Gallensteine, Harnsteine), in weiterem Sinne auch Festballen von Substanzen, z. B. Haaren oder dergl. im Darm.

Kontraluesin Sehr feine Suspens. v. metall. Hg in Lösungen, die Sublimat, Arsen, Salicyl u. Chinin. sozojodol. enth. Z. Inj. bei Lues.

Kopal Sammelname für harte, erst bei hoher Temperatur schmelzende Harze. Hauptsächlich von Copaifera- und Dammara-Arten.

Kopra Zerschnittene getrocknete Samen der Kokospalme. Sehr wichtiger Fettrohstoff, aus dem (zum großen Teil in Deutschland) das Kokosnußöl gepreßt wird. Rückstand wertvolles Futtermittel.

Koprosterin Reduktionsprodukt des Cholesterins im menschlichen Darm.

Kopsia Gattung der Apocynaceae, Bäume oder Sträucher, Hinterindien. Enthalten sehr giftiges, krampferzeugendes Alkaloid.

Korallenwurzel = Rhiz. Polypodii.

Kordalen Reines wasserlösliches Digitoxin.

Kordillerentee s. Eritrichium.

Kork ist ein besonderes, durch große Widerstandsfähigkeit ausgezeichnetes Rindengewebe, das überall vorkommt. Technisch verwendbar ist nur der K. von Quercus suber, der Korkeiche.

Korksäure normale Säure

$$(CH_2)_6 \langle {COOH \atop COOH}$$

entsteht aus Kork, sowie auch aus Fettsäuren durch Oxydation.

Kornblumen = Flores Cyani.

Kornein jodhaltiges Skleroprotein d. Korallen.

Kornrade = Agrostemma Githago.

Kortizin salzsaures Chinin + Koffein. Antipyretikum, Malaria (Schröder u. Krämer, Hamburg).

Ko-san s. Kossam.

Koso, Kosso, weibl. Blütenstände von Hagenia abessynica, Rosaceae, Baum, Ab ssynien, Ostafrika. Vorzügliches Bandwurmmittel. Enthält „Kosine" von bisher unbekannter Zusammensetzung.

Kossam ölhaltiger Samen der Simarubaceae Brucea, Sumatra, in China Kosan, Volksmittel in Ostasien gegen Dysenterie usw. Enth. Glykosid K—in. Mit Erfolg gegen Amöbenruhr (Collin-Paris).

Krähenaugen = Semen Strychni.

Krameria Gattung der Caesalpiniaceae, Kräuter, Amerika. Mehrere Arten liefern die Ratanha-Rinde.

Krampfwurzel = Rad. Valerianae.

Kranewett, Kranichbeeren = Juniperus.

Kranit Pastillen mit 0,0005 gelbem Phosphor. Rachitis, Osteomalacie (Krewel).

Krapp Farbstoff aus Wurzel von Rubia tinctorum, hauptsächlich Alizarin (s. d.), das jetzt ausschließlich synthetisch hergestellt wird. Die Wurzel enthält das Alizarin in Glykosidbindung als Ruberythrinsäure, die durch ein Ferment Erythrozym gespalten wird.

Kratokbohnen v. Phasolus lunatus, als Nahrungsmittel empfohlen. Enth. aber blausäurehalt. gift. Glykosid Phaseolunatin (s. d.).

Kraunhia floribunda, Papilionaceae, ist als Glycinie beliebter Zierstrauch. Enthält in der Rinde giftiges Glykosid Wistarin.

Krauseminze = Mentha crispa.

Kreatin wichtigste Base des Muskels u. Fleischextr. $C_4H_9N_3O_2$, Methylguanidinessigsäure. Herkunft unklar, wahrscheinl. aus Arginin über Guanidin. Produkt eines speziellen Muskelstoffw., der mit d. Tonus zusammenhängt (Entgiftung des muskelreizenden Guanidins). Geht durch Säuren in sein Anhydrid, K—inin, über.

Kreatinin $C_4H_7N_3O$, Deriv. d. Imidazol's, aus Kreatin durch Abspaltg. v. H_2O. Regelm. in Harn.

Kreatosin Base aus Muskeln bzw. Fleischextrakt $C_{11}H_{22}N_3O_4$.

Kreolin Antiseptikum aus Steinkohlenteer (Kreosotöl) mit Harzseife in Wasser emulgiert (Pearson, Hamburg).

Kreosol $C_6H_3(CH_3)<^{O\cdot CH_3}_{OH}$, im Buchenholzteer. Schwach aromatisch riechende Flüssigkeit. Kp. 220°.

Kreosot aus Buchenholzteer, ist ein Gemenge von Phenolen, Kp. ca. 200°. Farblose, ölige, eigenartig riechende Flüssigkeit, schwer löslich in Wasser, leicht in Alkohol, Äther usw. Hauptbestandteile Guajacol und Kreosol. Viel benutzt, auch in unzähligen Präparaten gegen Phthise. Dos. max. 0,5, s. a. Eosot, Tanosal usw.

Kreosotal Kreosotcarbonat mit 92% Kreosot. Dicke Flüssigkeit. Ungiftiger Ersatz des Kreosots bei Tbc., ferner Bronchitis usw., 10—20 g tägl. (Heyden; Bayer).

Kreospinol Kreosot + Spinol (s. d.). Eisenkreosotpräparat. 0,05—0,1 g.

Kresamin Trikresol + Äthylendiamin, farblose Flüssigkeit von phenolähnl. Geruch. Antisepticum, Inhalation bei Krankheiten der Luftwege (Schering).

Kresan enth. haupts. Kresolinsäure. Als antisept. Pulver und Salbe, Wundbehandlung (Rhein. Serumwerk, Cöln).

Kresepton Antisepticum aus Steinkohlenteer, fast dasselbe wie Kreolin.

Kresochin Chinolin + Trikresol, Lysolersatz (Fritzsche, Hamburg).

Kresole sind die 3 Methylphenole $C_6H_4(CH_3)OH$ (Ortho, Meta, Parakr.). Kr. entstehen b. d. Eiweißfäulnis und finden sich deshalb als Ätherschwefels. im Harn. Gemisch der 3 Isomeren als Rohkresol aus Steinkohlenteer als Desinf. auch in vielen Präp. Am stärksten antisept. m-Kresol.

Kresosteril m-Kresol-o-oxalsäureester. Weißes Kristallpulver. Sp. 53°. Desinficiens (Rütgerswerke, Berlin).

Kresotinsäure Homosalicylsäure

$$C_6H_3\left\langle\begin{matrix}COOH\\ OH\\ CH_3\end{matrix}\right.$$

wird wie die Salicyls. verwendet.

Kresulfol Rohkresol mit roher Schwefelsäure. Zur Großdesinfektion (Riedel).

Kretinismus endemische Erkrankung, Zurückbleiben der geistigen und körperlichen Entwicklung, beruht auf einer mangelhaften Funktion der Thyreoidea (s. d.).

Kreuzdistel = Galeopsis grandiflora.

Kreuzkraut = Herba Cardui benedicti.

Kreuzotter Vipera berus, Viperinae. Gefährlichste Giftschlange Deutschlands.

Kreuzspinne s. Arachnolysin, Spinnengift, Epeira.

Kriebelkrankheit Ergotinvergiftung, s. Secale.

Krinine nennt man spezifisch auf die Drüsen, namentlich auf das Pankreas wirkende, chemische Reizstoffe der Darmschleimhaut. Man unterschied verschiedene K., jedoch scheint es sich um dieselbe Substanz, das Sekretin, zu handeln.

Kristallin veraltete Bezeichnung für Anilin.

Kristalloide nannte Graham zum Unterschiede gegen Kolloide (s. d.) die leicht dialysierbaren Substanzen, wie z. B. Salze, Zucker usw.

Krith ist das Gewicht eines Liters Wasserstoff bei 0° und 760 mm, als Einheitsmaß der Gasdichten, es ist gleich 0,0896 g.

Krötengift Giftstoffe mehrerer Arten von Bufo, die in den Hautdrüsen sezerniert werden, s. Bufonin.

Krullweizen s. Spelz.

Kryofin Methylglykolsäure-Paraphenetidid $C_6H_4\left\langle\begin{matrix}OC_2H_5\\ NH\cdot CO\cdot CH_2\cdot O\cdot CH_3\end{matrix}\right.$ Farbl. Nadeln. Antipyreticum, Antineuralgicum 0,5 (Chemische Fabrik, Basel).

Kryogenin Metabenzamidosemikarbazid $C_6H_4\left\langle\begin{matrix}CO{-}NH_2\\ NH{-}NH{-}CO{-}NH_2\end{matrix}\right.$, farbloses Pulver, schwer löslich in Wasser, Antipyreticum 0,2—1,0.

Kryptopyrrol Pyrrolderivat, Spaltprodukt des Hämins.

Krysolgan Na-Salz einer komplexen Aminoaurophenolcarbons. Geg. Tbc. zur Hemmung d. Entwicklung d. Bakterien u. als Roborans (Höchst).

Krystalline Zwei versch. Globuline d. Kristallinse.

Krystallose Natriumsalz des Sacharins.

Ksopo giftige Wurzel von Menabea venenata (s. d.). Heilmittel gegen Lues usw.

Kubebensäure aus Cubeben (s. d.). Pillen 0,2—1,0 gegen Gonorrhoe.

Küchenschelle s. Pulsatilla.

Kümmel = Carum Carvi, römischer K. = Cuminum, schwarzer K. = Nigella.

Kuhbaumwachs v. Galactodendron americanum u. and. Arten, Südamerika.

Kuhblume = Taraxacum oder Caltha palustris.

Kukuruz = Mais.

Kumys gegorenes Getränk aus Stuten- oder Kamelmilch, ursprünglich nur bei den Tataren gebräuchlich. Enthält hauptsächlich Milchsäure und etwas Alkohol. Diuret. Heilmittel; unvollkommen nachgeahmt.

Kunerol Speisefett aus Kokosnüssen.

Kunsthonig ist Invertzucker mit Zusatz aromatischer Essenzen oder geringer Mengen besonders stark aromatischen (meist tropischen) Naturhonigs. Der Invertzucker wird zu diesem Zweck aus reinem Rübenzucker mit Weinsäure oder dergl. hergestellt. Häufig wird auch Stärkezucker zu K. verwendet.

Kunthia montana, Palme, Brasilien. Fruchtsaft gegen Schlangenbiß.

Kurkasöl Brechnußöl v. Samen d. Jatropha curcas (s. d.).

Kururuape = Paullinia pinnata, eine Liane d. trop. Amerika, Wurzelrinde enthält d. Alkaloid Timbonin.

Kusam = Sophora.

Kus-Kus s. Ivaranchusa.

Kusuöl aus Cinnamomum camphora, Lauraceae (Kampferbaum).

Kutin Bestandteil der inkrustierenden Substanzen des Holzes, welche dessen Unverdaulichkeit bedingen.

Kutrelloöl Öl aus den Früchten der

Komposite Polymnia abessinica, Abessinien, Ostindien.

Kwass alkoholarmes Gärungsgetränk aus Mehlarten oder Brot, bierähnlich, aber hopfenfrei. In Rußland allgemein beliebt, meist im Haushalt bereitet, daher von wechselnder Farbe und Beschaffenheit. Enthält ca. 1% Alkohol und 0,2—0,5% Milchsäure.

Kyanol veralteter Name für Anilin.

Kydia calycina, Malvaceae, Bäume, Ostindien. Rinde gegen Diabetes.

Kyllingia Gattung d. Cyperaceae, Brasilien. Blätter v. K. odorata als Diureticum, Wurzel von K. pungens gegen Dysenterie.

Kymographion (Wellenschreiber), Instrument, bei dem ein berußtes Papier mit bestimmter Geschwindigkeit auf einer rotierenden Trommel bewegt wird, auf dem man verschiedene periodische Prozesse durch einen Hebelschreiber in Kurven festlegen kann (Atmung, Blutdruck, Herzschläge, Darmbewegungen usw.).

Kynazon ist ein Anilinfarbstoff. Innerl. und äußerl. Antisept., auch als Jodbromk. (Hirschapoth., Würzburg).

Kynosin Base a. Hundeharn.

Kynurensäure Oxychinolincarbonsäure, findet sich normal im Hundeharn. Entsteht im Stoffwechsel auf einem nicht näher bekannten Wege aus Tryptophan.

Kyrine sind natürlich in den Proteinen vorkommende und bei deren fermentativem Abbau erhaltene Polypeptide noch komplizierterer Natur, die den Peptonen nahestehen.

Kyroprotsäuren Produkte der energischen Oxydation von Proteinen.

L

Labferment s. Chymase.

Labkraut = Galium.

Labmagen letzter Magen der Wiederkäuer. Hier findet die eigentliche Magenverdauung der Proteine statt (s. Pansen, Netzmagen).

Labradortee Blätter von Gaultheria procumbens oder Ledum.

Laburnum vulgare oder Cytisus Laburnum, Goldregen, Papilionaceae, Strauch. Blätter Diureticum, enthalten das giftige Alkaloid Cytisin (s. d.).

Lacca Gummilack, Produkt der roten Schildlaus Coccus lacca, die wie die Cochenillelaus (s. d.) in Ostasien auf Bäumen lebt. Enthält Farbstoff und technisch wichtiges Harz (s. a. Schellack). Ein ähnliches Produkt liefert die amerikanische Schildlaus Carteria Laneae. Der japanische Lack stammt dagegen von dem Baume Rhus vernicifera.

Laccerol, Laccersäure Alkohol und Säure des Wachses von Tachardia lacca. $C_{32}H_{65}OH$ bzw. $C_{31}H_{63}COOH$.

Lachesis Surucucu, Crotalideae. Giftschlange, Südamerika.

Lachgas ist Stickoxydul N_2O, das eingeatmet leichte Rauschzustände, dann Narkose bewirkt.

Lackmus (lacca musci, also Mooslack) ist der Farbstoff verschiedener Flechten, z. B. Roccella tinctoria. Enthält als Hauptbestandteil Azolitmin. Der freie Farbstoff (bei Abwesenheit von Säure) ist rot, die Salze blau, daher seine Anwendung als Indikator.

Lactacidogen Substanz des Muskels, aus der sich Milchsäure bildet. Sie ist sehr wahrscheinlich mit Fructosediphosphorsäure (Zymophosphat) identisch.

Lactagol Das reine Edestin des Baumwollsamens, wird als Mittel zur Erhöhung der Milchsekretion bei Frauen angew. Gelbl. feines Pulver, unlösl. in Wasser, lösl. in Salzlösungen (Pearson, Hamburg).

Lactalbumin Albumin der Milch, in der Frauenmilch fast 50% des Eiweiß, in der Kuhmilch viel weniger. Enth. reichlich Lysin, deshalb anscheinend wichtig für wachsende Tiere.

Lactarius Gattung der Agaricinae, Hutpilze. Enthalten Milchsaft. Einige Arten (Reizker, Brätling) sind eßbar, andere, wie L. torminosus, uvidus sind giftig.

Lactase Ferment, das Milchzucker in Glukose und Galactose spaltet. Findet sich in Kefyrhefen u. ä. Sproßpilzen, sowie im Pankreassaft und Darmsaft junger Tiere.

Lactobacilline Reinkultur einer bestimmten Art von Milchsäurebakterien. Zur Herstellung eines diätet. Milchpräparates (le Ferment, Paris).

Lactoferment, ähnlich wie Yoghurt (Zyma).

Lactoglobulin Globulin a. Milch, in geringer Menge enth.

Lactophenin Milchsäure-Phenetidid. Farbloses, geruchloses Pulver, ziemlich schwer löslich in Wasser. Wie Phenacetin verwendet (Höchst).

Lactose s. Milchzucker.

Lactosurie Auftreten von Milchzucker im Harn, meist bei Schwangeren u. Wöchnerinnen.

Lactuca Gattung der Compositae, Kräuter hauptsächlich der alten Welt. L. virosa, Giftlattich, enthält weißen Milchsaft, in einigen Pharmakopoen offiz. L. sativa ist der gewöhnliche Salat.

Lactucarium Milchsaft von Lactuca virosa u. a. Arten. Enthält einen Kautschuk und andere, wenig bekannte Stoffe: ein Fett Lactucerin, einen Bitterstoff Lactucin. L. wird als Hypnoticum verwendet. Dos. max. 0,3 g.

Ladanum Harz verschiedener Cistus-Arten. Südeuropa. Schon im Altertum medizinisch und als Räucherharz in Anwendung, jetzt nur noch wenig benutzt (Cypern, Kreta).

Ladenbergia Gattung der Rubiaceae, der Cinchona nahe verwandt, Anden, Südamerika. L. pedunculata besitzt eine alkaloidhaltige Rinde, liefert die China cuprea, andere Arten haben wertlose Rinden, s. Chinarinden.

Laennecia parvifolia DC. (Conyza). Kompositae, in Mexiko gegen Gallensteine angewendet.

Lärchenschwamm s. Agaricum.

Laevogyr = linksdrehend (l--).

Laevosin Polysacharid aus Fructose, in unreifen Getreidesamen.

Laevulin Polysacharid aus Fructose, in vielen Pflanzen.

Laevulinsäure β-Acetylpropionsäure. $CH_3 \cdot CO \cdot CH_2 \cdot CH_2 \cdot COOH$, aus Zuckerarten, Stärke, Zellulose usw. durch Destillieren mit Säuren. Kristalle von Sp. 239°, leicht löslich in Wasser und Alkohol.

Lävulopolyase nennen französ. Autoren ein wenig bekanntes Ferm., das einige Trisacharide unter Bldg. v. Fructose spaltet: Raffinose, Gentianose, Stachyose.

Lagenandra toxicaria, Araceae, Ceylon, sehr giftige Pflanze.

Lagenaria vulgaris, Cucurbitaceae, liefert den als Gefäß viel gebrauchten Flaschenkürbis (Kalebasse).

Lagerstroemia speciosa, Lythraceae, Ostasien bis Australien. Rinde purgierend und diuretisch wirkend.

Lagoecia cuminoides L. Umbelliferae, Mittelmeergebiet, gegen Nierenleiden.

Laibose Nährpräp. aus Vollmilch und Weizenmehl.

Laifan = rohes Borneol.

Lakalut milchsaures Aluminium in fester Form. Zu Umschlägen und Spülungen in 1- bzw. 0,2%iger Lösung.

Lakkase Phenolase aus dem japanischen Lackbaum Rhus vernicifera, die aber auch sonst vorkommt, und aus dem Chromogen des Harzes den schwarzen Lack bereitet.

Lakmoid Farbstoff aus Resorcin + Natriumnitrit, als Ersatz für Lackmus in der Maßanalyse.

Lakritze s. Liquiritia.

Laktamin Wismutlaktotannat. Gelbliches Pulver, unlöslich in Wasser. Darmantisepticum (Usines de Rhône, Lyon).

Laktine = Kokosnußfett.

Lakto— s. a. Lacto—.

Laktogen Pillen, die Extr. Sarraceniae, Galegae, Coca, Cola neben Ferrum pepton. enthalten. Für stillende Frauen zur Beförderung der Milchsekretion.

Laktol Milchsäureester des β-Naphthols, Darmantisepticum, 1 g.

Laktolavol Milchsäurehaltiges Spülmittel für Vaginalspülungen, soll die pathogenen Keime abtöten, die normalen Keime der Scheide nicht angreifen (Dr. Cukor, München).

Laktoserum nennt man das Serum

von Tieren, die gegen Milch immunisiert sind, und das ein Praecipitin gegen Milch enthält.

Laktosin Trisacharid aus den Wurzeln verschiedener Caryophyllaceen. Enthält d-Galaktose.

Laminaria weitverbreitete Algengattung der offenen Mere. Einige Arten werden gegessen oder auf Jod verarbeitet. Hauptverwendung die Stengel (L-Stifte) zur Wunderweiterung und zur Erweiterung der Cervix in der Frauenheilkunde, da sie stark quellen.

Lamium Gattung der Labiatae, mehrere Arten, als Bienensaug bekannt, als Volksmittel.

Lamprachaenium microcephalum, Compositae, Ostindien, als Amarum verwendet.

Lanea mexicana, Kreosotstrauch, Zygophyllaceae, liefert den Arizona-Schellack.

Laneps Salbengrundlage, aus hochmolekularen, künstl. erhaltenen Kohlenwasserstoffen mit etwas Paraffin od. Wachs (Bayer).

Lanesin Mittel gegen Insektenstiche, besteht hauptsächlich aus Lanolin und essigsaurer Tonerde (Ver. Chem. Werke, Charl.).

Langerhanssche Inseln. Bestimmt abgegrenzte Zellmassen im Pankreas. Sie sollen die Träger der inneren Sekretion des Pankreas [Abgabe einer Kinase für das glykolytische Ferment(?)] sein; ihre Entfernung oder krankhafte Schädigung Ursache des Diabètes (Inseltheorie), s. Diabetes.

Lanocerinsäure gesättigte Fettsäure $C_{30}H_{60}O_4$ aus dem Wollfett.

Lanoform Wollfett + Formaldehyd, als Wundsalbe und Streupulver.

Lanolin, Adeps Lanae, Wollfett. Fettähnliche Subst. aus den Wollhaaren, bes. d. Schafe. Besteht hauptsächlich aus Fettsäureestern des Cholesterins (s. d.). Ausgezeichnete, völlig reizlose, leicht resorbierbare Salbengrundlage (Liebreich). Nimmt beträchtliche Mengen W. auf (Ver. Chem. W. Charl.).

Lanopalminsäure gesättigte Fettsäure $C_{16}H_{32}O_3$ aus dem Wollfett.

Lansium domesticum, Meliaceae, Baum Hinterindien. Früchte eßbar, Samen Wurmmittel.

Lantana Verbenaceae, Brasilien. Mehrere Arten gegen Fieber, Rheuma usw.

Lanthopin Nebenalkaloid des Opiums.

Lapachosäure gelber Farbstoff aus verschiedenen südamerikanischen Holzarten. Naphtochinoderivat.

Lapathum Radi Lapathi acuti, Grindwurzel, Wassermangold, von mehreren Rumexarten, enthält Chrysophansäure, als Volksmittel gegen Hautkrankheiten benutzt. Radix L. hortensis von Rumex Patientia und Rumex alpinus, als Geduldampfer, Mönchsrhabarber, als Ersatz für Rheum und bisweilen als Gemüse.

Lapenaform Lösg. von Aluminiumformiat und Formaldehyd, Antisept. (Engelhart, Augsburg).

Lapine = Kaninchenlymphe, die bisweilen zur Schutzpockenimpfung benutzt wird.

Lapis infernalis Höllenstein ist Argentum nitric., salpeters. Silber, d. Auflösg. von S. in Salpeters. Farbl. Krist. Geschmolzen und in Stangen gegossen als Ätzmittel. In L. sehr wichtiges Antisept.

Lappa s. Bardana.

Lappaconitin Alkaloid a. Aconitum septentrionale. Sehr giftig.

Lappula Myosotis, Borraginaceae, Kraut Europa, Asien, früher als Herba Cynoglossi minoris arzneilich verwendet. Herba L. ist Agrimonium Eupatoria.

Lard-Oil Olein aus Schweinefett.

Laretia acaulis, Umbelliferae, Chile, liefert dem Galbanum ähnliches Gummiharz.

Largin Protalbinsaures Silber mit 11 % Silbergehalt. Lösl. in Wasser und eiweißhaltigen Flüssigkeiten. Gonorrhoe usw. (Merck).

Laricol gerein. Teerpräp. a. Nadelhölzern.

Larix europaea, Lärche, Coniferae, liefert das „venetianische Terpentin".

Larosan Casein-Calcium, diätet. Mittel bei Verdauungsstörungen der Kinder, setzt die sauren Gärungen herab (Hoffmann, La R.).

Laserpitium latifolium, Laserkraut, hohes Kraut der Umbelliferae. Wurzel als Rad. Gentianae albae früher als Stomachikum. Enthält einen Ester der Angelikasäure, das L—in $C_{15}H_{22}O_4$. Rad. L—ii ist Radix Levistici.

Lasiosophon anthylloides Thymelaceae, Natal, giftig. Wurzel gegen Schlangengift.

Lassaignesche Probe auf Stickstoff: man schmelzt die organische Substanz mit Kalium, dabei entsteht KCN, das nach Kochen mit Eisenchlorid durch die Berlinerblau-Reaktion mit Eisenchlorür nachgewiesen wird.

Lathrodectes giftige Spinnengattung, in mehreren Arten weit verbreitet, s. Karakurte, Malmignatte, Katipo.

Lathyrismus Vergiftung durch Genuß von Platterbsen (Lathyrus-Arten). Schmerzen und Lähmungen.

Latschenöl Öl von Pinus Pumilio.

Latwergen s. Electuaria.

Laudanin, Laudanosin Nebenalkaloide des Opiums. Zur Papaveringruppe gehörig. L—osin ist sehr giftig.

Laudanon-Ingelheim ist ein künstlich hergestelltes Gemisch reiner Opiumalkaloide in konstanter Zusammensetzung, und zwar von den Hydrochloraten

	in L. I	L. II für Empfindliche
Morphin	10	10
Narcotin	6	2
Codein	1	1
Papaverin	2	0,1
Thebain	0,5	0,5
Narcein	0,5	0,1
		+ Sach. lactis.

Der Zweck der Mischungen ist Verstärkung der narkotischen Morphinwirkung durch die an sich unwirksamen Narcotin-Narcein, und die schwach wirksamen Codein u. Papaverin. Thebain schwächt die unerwünschte Lähmungswirkung des Morphins auf das Atemzentrum ab. 0,02 = 0,01 g. Morph. hydrochlor. (Boehringer).

Laudanum = Opium.

Laudopan enthält d. Hauptalkaloide d. Opiums. Tabl. zu 0,02 = 0,01 Morphin (Haas, Stuttgart).

Laurencia Alge der Florideae, in wärmeren Meeren, s. Helminthochorton.

Laurinsäure normale Fettsäure

$C_{12}H_{24}O_2$,

als Glycerid in verschiedenen Pflanzenfetten, namentlich im Lorbeeröl.

Laurostearin Tri-Glycerid der Laurinsäure. Sp. 45°.

Laurotetanin Krampfgift in der Rinde einiger indischer Lauraceen. Farblose Nadeln, Sp. 134°. Sekundäre Base. Näheres über Konstitution nicht bekannt.

Laurus nobilis, Lorbeer, Lauraceae, Baum oder Strauch der Mittelmeerländer. Blätter als Gewürz. Früchte als Volksmittel.

Laurylalkohol $C_{12}H_{25}OH$, Lethal, als Myristinsäureester im Walrat.

Lauswurz = Rad. Helleboris albi.

Lavandula spica, Lavendel, Labiatae, Strauch oder kleiner Baum, Mittelmeerländer, vielfach angebaut. Blüten zu Bädern u. als Räuchermittel, sowie gegen Motten. L. Stoechas ist der mehr kampferartig riechende „welsche Lavendel", Schopflavendel.

Lavocat Mehl, das 33% Nuklein enthalten soll (Nukleinges. Wien).

Lavoisiera grandiflora, Melastomataceae, Strauch Brasilien. Bei Lungenleiden.

Lawsonia inermis, Alkanna s. Henna.

Laxamin, Laxatol Abführmittel, die Phenolphtalein enthalten.

Laxanin Ricinusöl-Schokolade mit Phenolphtalein.

Laxantia nennt man Abführmittel milderer Wirkung, die weichen Stuhl hervorrufen, z. B. Ricinusöl, Rhabarber, im Gegensatz zu den Drastica.

Laxin Abführmittel in Konfektform, enth. 0,12 g Phenolphtalein neben Fruchtsäuren (Dr. Max Heim, Berlin N.).

Leandra agrestis, Melastomataceae, Franz. Guyana, Früchte gegen Gelbsucht.

Lebedew-Saft Mazerationssaft aus lebender Hefe, der Zymase enthält, durch Stehenlassen der Hefe bei etwa 37°.

Lebensknoten, Noeud vital, ist die Stelle des verlängerten Marks, wo das Atemzentrum sitzt. Verletzung hat sofortigen Tod zur Folge.

Leber Die größte Drüse des Körpers,

hat sehr wichtige Funktionen. Ihr äußeres Sekret ist die Galle (s. d.). Vor allem dominiert die Leber im chemischen Stoffwechsel, dessen Hauptlaboratorium sie ist. In ihr werden die Aminosäuren der Eiweißnahrung desaminiert und Harnstoff gebildet, sie wandelt den Zucker in Glykogen um, entgiftet eingedrungene Giftstoffe, speichert Eisen zur Hämoglobinbereitung u. hat noch viele andere wichtige Funktionen.

Leberklette = Agrimonia.

Leberstock = Rad. Levistici.

Lebertran, Ol. jecoris aselli. Flüssiges Fett aus den Lebern des Kabliau (s. d.) und verwandter Fische. Früher nach rohen Methoden unter Zersetzung hergestellt (Bauernl.), jetzt durch Ausschmelzen frischer Lebern mit Dampf unter Luftabschluß. Dann von schwach gelblicher Farbe. Enthält hauptsächlich Ölsäure und Palmitinsäure, daneben noch andere Fettsäuren (Asellin-, Morrhuinsäure u. a.), auch niedere flüchtige Fettsäuren. Ferner Cholesterin und Gallenfarbstoffe. Wirkung die eines leicht resorbierbaren Fettes, das vermutlich auch reich an Nutraminen ist; der Jodgehalt spielt wohl kaum eine besondere Rolle.

Lecanora esculenta, Mannaflechte, Vorderasien. Wird zum Brotbacken verwendet. Wegen ihres Vorkommens in den Steppen vermutet man in ihr die Manna der Bibel.

Lecanorsäure Säure aus Flechten, identisch mit Diorsellinsäure.

Lechea major, Cistaceae, Amerika, Fiebermittel.

Lecin aus Eiereiweiß und kolloid. Eisenhydroxyd hergestellt, lecithin-haltige Eiseneiweißverbindung. Lösl. in Wasser, lange haltbar (Lecinwerk Dr. Laves, Hannover).

Lecithin Reihe nahe verwandter Phosphatide, die als charakt. Bausteine enthalten: Cholin, Glycerinphosphors., Fettsäuren, darunter Stearins. u. Öls. L. finden sich in allen Zellen, bes. Gehirn und Eigelb. Unentbehrl. Best. d. Nahrung. Ther. bei nervöser Erschöpfg., in zahlreichen Kombin. (s. Biocitin, Sanatogen, sowie in vielen, die mit „Leci—" beginnen).

Lecithol Chemisch reines Lecithin aus Hühnereigelb (Riedel).

Lecutyl Lecithinkupfer, Salben u. Tabl. mit 0,005 Cu. Tbc.

Lederblumen = Flores Stoechados.

Ledum palustre, Porsch, wilder Rosmarin, Ericaceae, Strauch der nördl. Halbkugel, Kraut früher als Narcoticum, jetzt vielfach als Tee (Labradortee). Enthält äther. Öl und einen Kampfer.

Leea Gattung der Vitaceae, Ostasien. Mehrere Arten gegen Dysenterie.

Leersia hexandra, reisähnliche Grasart, wird wie Reis benutzt, aber nicht kultiviert.

Legumelin Albumin aus Erbsen, Linsen und Wicken.

Legumin Globulin aus Erbsen, Linsen und Wicken.

Leguminosen botanisch eine große Familie, welche die Papilionaceae, Caesalpiniaceae und Mimosaceae umfaßt. Im praktischen Leben bezeichnet man als L. die gebräuchlichen Hülsenfrüchte: Bohnen, Erbsen, Linsen, Wikken usw.

Leichenatropin giftige Base, zu den Ptomainen (s. d.) gehörig.

Leichenwachs s. Adipocire.

Leim unreines Glutin, hergestellt aus Häuten, Knochen, Fischereiabfällen usw.

Leimsüß = Glykokoll.

Leindotter, Butterraps, Myagrium sativum. Fettreiche Samen.

Leindotteröl Öl des L. oder Butterrapses, Myagrium sativum.

Leinkraut = Linaria reticulata, Scrophulariae.

Leinöl Öl d. Samen v. Linum usitatissimum.

Lemongrasöl von Andropogon citratus (s. d.). Gelb bis braunrot, intensiv nach Zitrone riechend. Hauptbestandteil Citral (s. d.). In der Parfümerie.

Lenicet trockenes Aluminiumacetat, fein emulgierbar in Wasser, langsam gespalten. Wirkung wie essigs. Tonerde, ferner zu Salben, als Streupulver usw. (Dr. Reiss, Berlin N.).

Lenigallol Triacetylpyrogallol. Weißes Pulver, Sp. 165°, unlöslich in Wasser. Als Salbe bei Ekzemen usw. (Knoll).

Lenirenin Präparat aus Lenicet, 2 % Kokain und 0,004 % Adrenalin. Augenheilkunde.

Lenirobin Chrysarobintetraacetat, gelbes Pulver, mildes Ersatzmittel für Chr. (Knoll).

Lenitiva = milde Abführmittel.

Lens esculenta, Papilionaceae, Linse. Mehrere Variationen seit uralten Zeiten angebaut.

Lentin Chlorhydrat d. m-Phenylendiamins, Antidiarrhoicum 0,1 g (Merck).

Leonotis Kräuter der Labiatae, Tropen. Mehrere Arten mediz. verwendet.

Leontice thalictroides, Frauenwurz, Berberidaceae, Nordamerika, Japan. Rhizom als Diureticum und Emmenagogum.

Leontin Saponin $C_{16}H_{26}O_{5}$ aus Caulophyllum thalictroides.

Leontodon Löwenzahn, s. Taraxacum.

Leonurus Cardiaca, Mutterwurz, Labiatae, in England u. Amerika als Emmenagogum. L. lanatus, Wolfstrapp liefert Herba Ballotae lanatae.

Lepidium sativum L., Gartenkresse, Cruciferae. Vielfach angebaut. Das Kraut wird als Herba Nasturtii hortensis zu Frühlingskuren benutzt.

Lepiota procera, Parasolpilz, Agaricaceae, eßbarer Waldpilz.

Leptadenia reticulata, Asclepiadaceae, Indien, liefert purgierenden Milchsaft.

Leptynol kolloid. Lösg. v. Palladiumhydroxydul in Wollfett + Paraffin. liquid. 2,5 % Gehalt an Pd. Z. Inj. bei Fettsucht, wobei Pd. als Stoffwechselkatalys. dienen soll (Kalle).

Letalbin Lecithinalbuminat, Tonikum mit 20 % Lecithin (Blattmann u. Co., Wädenswil).

Lethal s. Laurylalkohol.

Leucas Gattung der Labiatae, Kräuter der Tropen, mehrere Arten gegen Schlangenbiß, Fieber usw. gebraucht.

Leucin eine l-Aminocapronsäure, und zwar Aminoisobutylessigsäure

$$(CH_3)_2CH \cdot CH_2 \cdot CH{<}^{NH_2}_{COOH},$$

eines der wichtigsten Spaltprodukte aller Proteine. L. geht durch Abspaltung der Aminogruppe in den optisch-aktiven Amylalkohol über. Diese Reaktion findet durch Hefe statt und so entsteht dieser „Gärungsalkohol", der Hauptbestandteil der Fuselöle, aus den Proteinabbauprodukten der Maische, in denen sich L. vorfindet (s. a. Isoleucin).

Leuconostoc mesenterioides, Bacteriaceae, Erreger der in Zuckerfabriken auftretenden schleimigen Gärung der Rübensäfte und Melasse.

Leukocidin Toxin der Staphylokokken, das spezif. auf Leukocyten wirkt.

Leukocyten nennt man freilebende Zellen, die im Blute (weiße Blutkörper) und Geweben vorkommen (Milz, Knochenmark, Lymphdrüsen). Man unterscheidet in der Hauptsache (zahlreiche Unterformen) die gelapptkernigen eigentlichen L. (Phagocyten) von den Lymphocyten. Ferner kommen noch Mastzellen und Eosinophile vor.

Leukofermantin Serum von Tieren, die gegen Pankreastrypsin immunisiert sind; enthält reichlich Antiferment gegen Protease der Leukocyten. Zur Injektion in heiße Abszesse, Phlegmonen usw. Auch bei Diabetes (Merck).

Leukogen Vaccine aus abgetöteten Staphylokokken, einzelnen Stämmen oder gemischt. Osteomyelitis, Akne usw. (Höchst).

Leukoglykodrin Glykosid $C_{27}H_{44}O_{2}$ aus der Proteacee Leukodendron, Kapland.

Leukolin = Chinolin.

Leukomaine basische, im Stoffwechsel z. T. bei krankhaften Prozessen entstehende Stoffe. Die Gruppe ist nicht einheitlich, es handelt sich um weiter veränderte Spaltprodukte der Proteine, Nukleine und Lipoide, die z. T. im Harn auftreten, s. a. Ptomaine.

Leukoprotease Protease d. Leukocyten, weder zu den Tryptasen, noch zu d. Pepsinasen gehörig, vielleicht d. Endoproteasen anderer Zellen nahestehend.

Leukosin Albumin aus Getreidesamen.

Leukotaktika Stoffe, welche durch chemischen Reiz Leukocytose bewirken und dadurch antiseptische und heilende Vorgänge einleiten (ätherische Öle, Perubalsam).

Leukotin Bestandteil der Parakotorinde, vielleicht nicht einheitlich.

Leukotoxine Bakterientoxine, die speziell die Leukocyten schädigen, auch leukocytenschädigende Stoffe der normalen Sera.

Leukozon Calciumperborat + Talcum. Sauerstoff abgebendes Wundstreupulver (Byk).

Leukrol enth. Extr. Jubahar, einer Ranunculacee Ostasiens. Allgemeines Tonikum, speziell bei anämischem Fluor albus (Chem. Fabrik, Erfurt).

Levisticum officinale Koch, Liebstöckel, Heimat wahrscheinlich Italien, jetzt nur angebaut, Umbelliferae. Hohe Staude. Das Rhizom, Rad. L., stark aromatisch, enthält äther. Öl. Gegen Wassersucht in verschiedenen Species diureticae.

Lévurargyre ein Nukleinquecksilberpräparat aus Bierhefe, die auf einem $HgCl_2$ enthaltenden Nährboden gezüchtet wird. Gegen Syphilis subkutane Inj. von 2 ccm^3 der 1 %igen Lösung (Adrian u. Co., Paris).

Levuretin, Levurin, Levurinose sind getrocknete Bierhefen zu mediz. Verwendung.

Leysseria tenella DC., Südafrika, Compositae, liefert einen beliebten Brusttee, Busjestee.

Liantral Präparat aus Steinkohlenteer, Ekzeme usw. (Beiersdorf).

Liatris Gattung der Compositae, Kräuter Nordamerika. Wurzeln von mehreren Arten zu schweiß- und harntreibenden Tinkturen.

Libanol Äther. Öl aus dem Holze der Atlaszeder, Cedrus atlantica, Nordafrika. Wie Santalöl gegen Gonorrhoe tgl. 3 g, auch gegen Lungenleiden mit Lebertran.

Libertia Gattung der Iridaceae, Chile, Australien, Rhizom purgierend und diuretisch.

Lichenin Kohlehydrat der Flechten, färbt sich mit Jod blau, löst sich in Schweitzers Reagens, ist also sowohl der Stärke, wie der Zellulose ähnlich. Wird von Wiederkäuern völlig, von Menschen mangelhaft resorbiert.

Lichen islandicus isländisches Moos, Kramperltee, der getrocknete Thallus von Cetraria islandica (s. d.). In allen Gebirgen Europas, nur in Island nicht. Enthält an Kohlehydraten vor allem Lichenin und einen Bitterstoff Cetrarin. Wird als tonisches Bittermittel verwendet, im Norden als Nahrungsmittel.

Lichtensteinia interrupta, Umbelliferae, Kapland, wird gegen Fieber verw.

Liebensche Reaktion ist die Bildung von Jodoform aus Alkohol, Aceton usw. mit Jod und Kalilauge.

Lieberkühnsche Drüsen sind die Sekretdrüsen des Darmes.

Liebermannsche Reaktion auf Cholesterin u. ä. ist die Rosafärbung mit Essigsäureanhydrid + konz. Schwefelsäure, die dann in Grün übergeht.

Liebesäpfel Früchte von Solanum Lycopersicum (s. d.).

Liebstöckel s. Levisticum.

Lienaden Organpräparat aus Milz (Knoll).

Lienoprotease proteolytisches Ferment aus Milz.

Lignine sind die incrustierenden Substanzen, welche die Cellulose „verholzen". Es handelt sich wahrsch. nicht um chem. Verb., sondern um lockere Gemenge mit Zellulose. Man unterscheidet mehrere solcher Stoffe, das eig. Lignin, ferner Cutin, Hadromal u. a. Enthalten gebundene Acetylgruppen. Nachweis durch Rotfärbung mit Phloroglucin-HCl.

Lignocerinsäure Säure der Fettreihe $C_{24}H_{48}O_2$ im Buchenholzteer, Erdnußöl, sowie im Sphingomyelin (s. d.).

Lignum nephriticum stammt von Pterocarpus-Arten, Mexiko, Philippinen (Narraholz).

Ligusticum mutellina, Umbelliferae, Stauden der Alpenwiesen, Wurzel als Rad. Mutellinae, früher mediz. verw. Dagegen ist Radix Ligustici = Rad. Levistici.

Ligustrin = Syringin.

Ligustrum vulgare, Rainweide, Oleaceae, die schwarzen Beeren früher als Purgans verw. Enthält Glykosid Syringin (s. d.).

Limettin, Citrophen, Zitronenölkampfer, Dimethoxycumarin, aus dem äther. Öl von Citrus Limetta.

Limettöl äther. Öl von Citrus medica, Westindien oder C. Limetta, Südeuropa. Ersteres enthält vor allem Citral, letzteres Limonen und L—in.

Limnanthemum Gattung der Gentianaceae, Tropen; mehrere Arten als Bittermittel verw.

Limone Frucht von Citrus Limonum, Limonenöl = Oleum Citri.

Limonen d-Limonen ist ein weit verbreitetes Terpen in vielen ätherischen Ölen.

Limonia acidissima, Rutaceae, Indien. Früchte „Modja" als Tonikum, Wurzel schweißtreibend.

Linaden Organpräparat aus Milz (Hoffmann, La R.).

Linaloe ist das Holz der Bursera Delpechiana, Mexiko. Enthält das äth. Öl Linaloeöl; denselben Namen tragen aber auch andere ähnliche Öle. Enthält hauptsächl. L—ol.

Linalool ungesättigter Alkohol mit komplizierter offener Kette $C_{10}H_{18}O$. Frei und als Essigsäureester in vielen ätherischen Ölen. Wohlriechende Flüssigkeit vom Kp. 189°. In der Parfümerie viel verwendet.

Linamarin (auch Phaseolunatin genannt) ein Glykosid fast aller Linum-Arten, sowie in Phaseolus lunatus, der Kratokbohne. Zerfällt durch ein Ferment Linase in Blausäure und Acetoncyanhydnin $CH_3C{<}^{OH}_{CN}$. Dasselbe oder ein ähnliches Glykosid findet sich in Manihot-Arten.

Linase Ferm. a. Leinsamen u. a. Papilionac. Spaltet d. Glykosid Linamarin od. Phaseolunatin in Glucose + Acetoncyanhydrin.

Lindera Gattung der Lauraceae, L. benzoin, Nordamerika, Rinde als Fiebermittel. L. Cubeba, wird in Ostasien als Cubeben verwendet (s. d.).

Lindernia diffusa, Scrophulariaceae. Trop. Amerika. Brechmittel, Haimarada.

Lingenblume = Gentiana pneumonanthe.

Linimentum Arznei für äußerlichen Gebrauch von öliger, seifenartiger oder alkoholischer Beschaffenheit.

Linin Bitterstoff aus Linum catharticum. Kristallis. erhalten. Starkes Purgans, giftig.

Linnaea borealis, Caprifoliaceae, kleiner kriechender Strauch, Nordländer, Alpen; Blätter gegen Rheuma.

Linosan-Kapseln gegen Gonorrhoe enthalten Santalöl und Wacholderbeeren.

Linoval Salbengrundlage, die neben Vaseline 5 % einer flüchtigen Säure aus Leinöl enthält. Leicht antiseptisch (Rich. Schmidt, Altona).

Linum usitatissimum, Linaceae, Flachs, Lein, als Faser- und Ölpflanze kultiviert, fast überall, außer am Äquator. Samen zu Kataplasmen und zur Ölbereitung (Leinöl). L. Catharticum, Purgierflachs, s. Linin.

Lipanin Lebertranersatz aus reiner Ölsäure in Olivenöl gelöst.

Liparis odorata, Orchidaceae, Indien. Fieber, Wassersucht.

Lipasen Gruppe von Fermenten, welche die einfachen Ester der Fettsäuren wie auch die echten Fette in ihre Komponenten spalten. Tierische L. finden sich vor allem im Pankreas und Darmsaft, ferner im Magensaft. Pflanzliche (Phytolipasen) in vielen Samen, Hefen und Bakterien.

Lipochrome Rote und gelbe Farbstoffe der Fettgewebe. Nicht rein dargestellt, s. a. Lutein und Carotin.

Lipoide lebenswichtige Best. aller Zellen. Gehen in den Ätherextrakt über. Man untersch. Phosphatide, Cerebroside, Sulfatide und die ganz anders zusammengesetzten Sterine (s. d. einz.).

Lipoidmembran In der Grenzschicht des Zellprotoplasmas spielen Lipoide eine wesentliche Rolle bei der Aufnahme und Abgabe von Stoffen durch die Zelle. Für lipoidlösliche Stoffe (z. B. Alkohole, Fette) ist die Grenzschicht permeabel; bei giftigen Stoffen hängt die Wirkung z. T. von dem Grade der Permeabilität ab. Daher spricht man von einer L. In dieser wirken wieder die quellbaren Phosphatide und die nicht quellenden Sterine als Antagonisten regulierend. Da aber die L. gerade für die wichtigsten Stoffe, Wasser, Salze, Aminosäuren, nicht permeabel ist, kann die Grenzschicht nicht allein aus Lipoiden bestehen. Die Frage ist sehr umstritten; vielleicht handelt es sich um eine mosaikartig aus Lipoiden und Proteinen zusammenges. Grenzschicht.

Lipojodin Äthylester d. Dijodbrassidinsäure. Krist. Sp. 37°. 41 % Jod. Inn. b. Lues, Neuritis, ferner zu Salben (Ciba).

Liposol Quecksilber mit 0,8 % kolloid. Hg (Fehling, Charlottenb.).

Lipotropie Besondere Neigung chemischer Stoffe, sich an die lipoide Zellumhüllung anzulagern und dadurch in die Zelle einzudringen (Alkohole, Äther usw.). Darauf beruht z. T. die narkotische Wirkung (s. a. Lipoidmembran).

Lippia Gattung der Verbenaceae, trop. Amerika, Sträucher. Mehrere Arten als Teegetränke, auch als Hustenmittel, enth. Kampfer L—iol.

Lipurie Auftreten von Fett im Harn.

Liqual enth. essigsaure Tonerde und H_2O_2. Gurgelwasser, Umschläge (Reiss, Berlin).

Liquidambar Orientalis, Hamamelidaceae, Baum Kleinasien, liefert den Styrax (s. d.).

Liquidrast Liq. Hydrastini aus synth. Hydrastinin. Blutungen (Bayer).

Liquiritia Rad. L—ae, Süßholz, Lakritze, Wurzel von Glycyrrhiza (s. d.). Spanische L. von Gl. glabra, die in Spanien und (wenig) in anderen Ländern kultiv. wird. Die russische L. besteht aus den Wurzeln einer anderen Varietät; vor allem an der Wolga, Ural kultiv. Enthält Glycyrrhizin (s. d.) und Mannit.

Liquitalis Aus Digitalis d. Percolation 1 cm³ = 0,1 Fol. Dig. (Gehe).

Liquor Lösungen arzneilicher Stoffe, bei denen das Lösungsmittel (meist Wasser) keine eigene arzneiliche Rolle spielt.

Liquor aluminii acetici 7—10 % Lösung von basischem Aluminiumacetat. Sehr wichtiges mildes Antisepticum für Wunden und Hautkrankh.

Liquor Ammonii anisatus 1 T. Ol. Anisi, 24 Spiritus, 5 Ammoniakwasser. Expectorans.

Liquor Ammonii caustici, Salmiakgeist, wässerige Lösung von Ammoniak, offiz. etwa 10 %.

Liquor calcii sulfurati, Vleminckxsche Lösung, aus gelöschtem Kalk + Schwefel durch Kochen. Enthält Calciumpolysulfide und Ca-Thiosulfat. Gegen Scabies.

Liquor ferri albuminati Lösung von Eisenalbuminat in ganz schwachen Alkalien, mit etwas Alkohol und aromatischen Zusätzen (Zimt). Eisentherapie. Offizinell und verschiedene Specialverfahren.

Liquor ferro-mangani peptonati Enthält Eisen- und Manganpeptonat mit Spiritus, Sirup und aromat. Zusätzen.

Liquor plumbi subacetici, Acetum Plumbi, Bleiessig, wässerige Lösung von basischem Bleiacetat. Aus neutralem Bleiacetat + Bleioxyd. Adstringens, Wundwasser, Salben.

Liquor sedans aus Viburnum, Hydrastis und Piscidia erythrina; bei Frauenleiden schmerzstillend (Parke, Davis u. Co.).

Liriodendrum tulipifera, Tulpenbaum, Magnoliaceae, Nordamerika, bei uns Zierbaum. Rinde zu 4—8 g als Fiebermittel und Diureticum. Enthält Bitterstoff L—in.

Liriosma ovata, Oleaceae, Brasilien. Die Rinde Muira Puama wird als Excitans und Aphrodisiakum verwendet, s. Muiracithin.

Lisianthus Gentianaceen des trop. Amerika. Alle Arten enthalten Bitterstoffe und werden wie Gentiana verwendet.

Listerine Antiseptische Lösung, die neben Spiritus und Borsäure verschiedene ätherische Öle (Eucalyptus, Wintergrün u. a.) sowie Benzoesäure oder Thymol enthält.

Lithargyrum, Bleiweiß ist Bleioxyd. Zu Pflastern, Streupulvern usw.

Lithium Li, Atomgewicht 7, ist ein Alkalimetall, dessen Salze in geringen Mengen aber weit verbreitet vorkommen, so in Quellen, in der Asche vieler Pflanzen (z. B. Tabak). Sie werden therap. bei Gicht verwendet, da das harnsaure Li leicht löslich ist. Li-Bromid auch bei Epilepsie.

Lithofellinsäure Bestandteil der Bezoarsteine (s. d.). Wahrscheinlich den Gallensäuren verwandt.

Litholein Destillat aus Steinkohlenteer. Gelbliche Flüssigkeit. Antisepticum, besond. gegen Scabies.

Litholydium Gichtmittel, das neben

NaCl und Magnesiumborat Lithiumsalze enthält.

Litholytika Mittel zur Auflösung von Blasen- und Nierenkonkrementen. Verschiedene Pflanzenextrakte, die aber meist nur diuretisch wirken: Lithiumsalze, Mineralquellen, sowie organische Stoffe, wie Piperazin, Urol, Sidonal usw.

Lithosan Gallensteinmittel, das u. a. Lithiumsalze, Pfefferminz. Glycerin, Rhabarber, Baldrian enthält.

Lithospermum officinale L. Borraginaceae, Steinsame, Meerhirse, Kräuter, deren Samen früher gegen Steinleiden verwendet wurden.

Lithraea caustica, Anacardiaceae, Chile, wegen ihres Gehaltes an Cardol (s. d.) sehr giftig.

Livistona Palme Ostasiens, mehrere Arten liefern Palmkohl und Sago. Wurzel bei Diarrhoe verwendet.

Loasa Gattg. der L—ceae, Pflanzen mit Brennhaaren, die Ekzeme erzeugen.

Lobelia inflata L. Campanulaceae, Kraut Nordamerika. Herba L. enthält Alkaloid Lobelin und ein Glykosid L—akrin. L. wird als Mittel gegen Asthma geschätzt, hat aber Nebenwirkungen auf den Darm, wird event. mit Gentiana und Erythrea kombiniert. Pulver 0,05—0,15, sowie Tincturen oder Infuse.

Lobelin Alkaloid aus Lobelia

$C_{18}H_{23}NO_2$.

hellgelbes Öl. Das reine L. (Merck) bewirkt Erschlaffung der Bronchialmuskeln, Reizg. des Atemzentrums. Wird als Sulfat 0,05 gegen Asthma gegeben.

Lobularia Maritima, Cruciferae, Mittelmeergebiet, wird gegen Skorbut usw. angewendet.

Lockesche Lösung enthält 0,03 % $CaCl_2$, 0,9% NaCl und 0,04 $NaHCO_3$. Reizlos für die Gewebe (s. a. Ringer-Lösung).

Locokräuter giftige Unkräuter der Weststaaten von Nordamerika, die dem Weideviech großen Schaden tun, haupts. Astragalus-Arten.

Löffelkraut = Cochlearia officinalis.

Loeselia coerulea, Polemoniaceae, Strauch Mexiko. Als „Banderilla" als Emeticum usw.

Lösliche Stärke s. Amylum.

Löwenfuß = Alchemilla.

Löwenmaul = Antirhinum oder Linaria.

Löwenzahn = Taraxacum.

Lofotin mit CO_2 vorbehandelter, blanker, wohlschmeckender Lebetran (Stroschein, Berlin).

Loganin Glykosid aus Strychnossamen.

Lokaose Zucker aus verschiedenen Rhamnusarten, chinesischer Grünlack, dort an Locaetin glykosidisch gebunden.

Lolium temulentum L. Taumellolch, Gramineae, giftige Grasart, die sich früher bisweilen dem Getreide beimengte. Enthält Alkaloid Temulin (s. d.). Wirkung skopolaminähnlich.

Lomatophyllum macrum, Liliaceae, Mauritius, wie Aloe verwendet.

Lonchocarpus Papilionaceae, Brasilien. Viele Arten als Fischgifte. Einige als Abführmittel.

Lonicera Caprifolium, Geißblatt, Caprifoliaceae, früher als Diureticum. Die Früchte von L. Xylosteum, Heckenkirsche sind giftig.

Lopez-root s. Toddalia.

Lopanthus rugosus, Labiatae, in China kultiviert, wird gegen Magen-Darmleiden verwendet.

Lophopetalum toxicum, Celastraceae, Philippinen. Die Rinde liefert ein Pfeilgift, das ein Herzgift, das Glykosid Rabelaisin, enthält.

Lophophorin Alkaloid aus Anhalonium Lewinii, Krampfgift.

Loranthus europaeus L. Eichenmistel, auf Eichen und Kastanien schmarotzender Strauch, früher als Viscum quercinum gegen Epilepsie angewendet.

Lorbeersaft festes Fett v. Laurus nobilis (s. d.).

Lorbeernußöl s. Dombaöl.

Lorchel s. Helvella.

Loretin Jodoxychinolinsulfonsäure, gelbes Pulver, schwer löslich in Wasser. Jodoformersatz, s. a. Griserin.

Lorettosalbe s. Ol. Lauri.

Loroglossin Glykosid aus zahlreichen Orchideen, durch Emulsin spaltbar.

Losophan Trijodmetakresol, Anw. bei parasitären Hauterkrankungen als 1%

alkohol. Lösung oder als 10 %ige Salbe (Bayer).

Lot altes Gewicht = 15 g.

Lotase Ferm. aus Lotus, spaltet Glykos. Lotusin in Blaus. + Lotoflavin.

Lotur Rinde von Symplocos racemosa, Styraceae, die häufig mit Chinarinden verwechselt wird. Enth. mehrere bisher nicht näher bekannte Alkaloide.

Lotus alter Name für verschiedene Pflanzen, so der Wasserlotus Nymphaea, der Strauch Diospyrös Lotus. Jetzt eine Gattung der Papilionaceae. L. arabicus enth. Glykosid L—in. L. corniculatus Hornklee, liefert Herba Loti silvestris, s. a. Melilotus.

Lotusin Glykosid aus Lotus arabicus, wird durch ein Ferment Lotase gespalten in Maltose, HCN und Lotoflavin, ein Dihydroxychrysin $C_{15}H_{10}O_6$.

Lovan Salbengrundlage aus Wollfett (Queisser u. Co., Hamburg).

Loxopterygin Alkaloid a. d. falschen Quebrachorinde, L—ium Lorentzii, Anacardiaceae.

Lozenges englisch = Pastillen, Tabletten.

Luban = Olibanum.

Luciferase soll ein Ferment sein, das durch Oxydation das Leuchten von Seetieren bewirkt.

Luculia gratissima, Rubiaceae, Himalaya, Surrogat für Chinarinde.

Lucuma Sapotaceae, liefert die Monesiarinde (s. d.).

Ludwigia Onagraceae, Nordamerika, mehrere Arten liefern Wurzeln als Brechmittel.

Lühea Tiliaceae, Brasilien. Mehrere Arten haben adstringierend wirkende Rinden.

Luesan Hg an Pflanzeneiweiß gebunden. Tabletten mit je 0,0225 Hg. Syphilis.

Luffa acutangula, Cucurbitaceae, in den Tropen kultiviert. Früchte wie Gurken gegessen. L. aegyptiaca, Früchte enthalten Fasernetz, das als „Loofah" benutzt wird (Schwämme, Sohlen).

Lugolsche Lösung ist Jod in Jodkaliumlösung.

Lukrabaöl aus Hydnocarpus anthelminthicus, Bixaceae, Siam. Dem Chaulmoograöl ähnl.

Lulengo afrikanisches Pfeilgift von Strophantus sarmentosus, Herzgift von Strophantustyp.

Luminal Phenyläthylbarbitursäure, dem Veronal chem. nahestehend. Weißes Pulver, schwer lösl. in Wasser. Kräftiges Hypnoticum, Analgeticum. 0,1—0,8 g. Natriumsalz ist lösl., auch subkutan und rektal anwendbar (Bayer; Merck).

Lunasia costulata, Rutaceae, Java, enth. Alkaloid L—in, Herzgift.

Lungenkraut = Pulmonaria officinalis.

Lupanin Alkaloid a. Lupinen. Bitterschmeck. lähmendes Gift. $C_{15}H_{24}N_2O$.

Lupeol ein Sterin (s. d.) aus der Samenschale von Lupinus albus. Formel $C_{26}H_{42}O$.

Lupetazin Dimethylpiperazin. Wie Piperazin (s. d.) löst es Harnsäure und wird als weinsaures Salz, Lycetol, therap. verwendet.

Lupinidin Alkaloid der Lupine, ist identisch mit Spartein.

Lupinin Alkaloid aus d. Lupine, wenig giftig. Ist nicht die Ursache der „Lupinose".

Lupinus Lupine, Papilionaceae, in mehreren Arten als Futterpflanze kultiviert, nach der „Entbitterung", d. h. Beseitigung der Alkaloide auch zur menschlichen Ernährung verwendbar; Samen sehr eiweißreich. Enthalten mehrere Alkaloide, Lupinin, Lupanin und Spartein, außerdem ein bisher unbekanntes Gift, das Icterus bei Schafen erzeugen kann (Lupinose).

Lupulin Drüsen der Fruchtzapfen des Hopfens (Humulus Lupulus). Klebriges, gelbes Pulver, als Bittermittel und Sedativum 0,3—1,0.

Luschkasche Drüse Gl. intercarotica, Abtragung erzeugt bei einigen Versuchstieren Glykosurie, die aber wahrscheinlich vom Sympathicus ausgeht.

Lutein gelber Farbstoff des Eidotters und des Corpus luteum, der zu den Lipochromen gehört.

Luteolin gelber Farbstoff des Wau (Reseda Luteola). Derivat des Flavons $C_{15}H_{10}O_6$.

Lutter das erste Destillat des Spiritus aus der Maische.

Luvinga scandens, Rutaceae, Ostindien. Früchte als Aromatika.

Lycaconitin Alkaloid a. Aconitum lycoctonum.

Lycetol weinsaures Lupetazin (s. d.). Weißes, leicht lösliches Kristallpulver von angenehmem Geschmack. Diureticum und Gichtmittel 1—2 g (Bayer).

Lychnophora van Ischoti Compositae, Peru, Ecuador, Fiebermittel Chuquicua.

Lycin identisch mit Betain.

Lycoctonum s. Aconitum.

Lycopersicum, Tomate s. Solanum.

Lycopodin bitter schmeck. Alkaloid a. Lycopodiumarten.

Lycopodium clavatum L., Bärlapp, Drudenfuß, Hexenkraut usw Lycopodiaceae. Moosartige Kräuter der ganzen Erde. Sporen offizinell als Semen L. zum Bestreuen von Pillen und als Wundpuder. Enthält Alkaloid L—in. Blätter als Volksmittel gegen Rheuma usw.

Lycopus Gattung der Labiatae, Kräuter der gemäßigten Zone. L. europaeus L. Wolfsfuß, früher als Herba Marrubii aquatici als Fiebermittel. L. virginianus gegen Blutungen, enthält ein leicht zersetzliches Glykosid.

Lycoris Gattung d. Amaryllidaceae; Japan. Mehrere Arten giftig. Alkaloid L—in $C_{22}H_{32}N_2O_8$, das mit Narcissin identisch ist und dem Emetin ähnlich wirkt. Daneben ein zweites Alkaloid Sekisanin.

Lycosa Tarantula ist die italienische Tarantel.

Lygodium Farnkräuter der Familie Filices, Tropen. Einige Arten werden zu einem Sirup gegen Brustleiden verwendet.

Lygosinnatrium

$$C_6H_4<^{ONa}_{CH:CH\cdot CO\cdot CH:CH}{}^{NaO}>C_6H_4.$$

Na-Salz des Diorthodioxydibenzalacetons, Diorthokumarketon, aus Salicylaldehyd + Aceton kondensiert. Dunkelgrüne Kristalle, in Wasser mit roter Farbe lösl. Antiseptic. bei ulcerösen Prozessen der Haut und Schleimhäute, vor allem intrauterin bei Gonorrhoe (Zimmer).

Lymphe ist die in den Geweben zwischen den Zellen vorhandene Flüssigkeit (Gewebsl.) und die gesammelte, in bestimmten Gefäßbahnen (Lymphgefäße) ins Blut abströmende Flüssigkeit. Die Lymphgefäße vereinigen sich schließlich zum Ductus thoracicus, der in die Halsvene einmündet. Die L. dient dazu, den Zellen die Ernährungsflüssigkeit zuzuführen und die Produkte des Stoffwechsels wegzuschaffen. Die Lymphe hat ähnliche Zusammensetzung wie das Blutplasma, außerdem nicht sehr zahlreiche Lymphocyten und Leukocyten. Eine besondere Rolle spielt die vom Darm her abfließende Lymphe, der Chylus, die einen großen Teil des resorbierten Fettes in die Pfortader abführt.

Lymphocyten sind Zellen mit einem ungelappten Kern aus Lymphdrüsen, Milz usw.

Lymphol Lebertran mit aromatischen Zusätzen, Chinarinde und Zimt.

lyophile Kolloide = Emulsoide.

lyophobe Kolloide = Suspensoide.

Lysalbinsäure s. Protalbinsäure.

Lysargin kolloidales Silber, aus lysalbinsaurem Silber nach Paal dargestellt. Stahlblaue Lamellen, leicht lösl. in Wasser. Anw. wie Collargol (Kalle).

Lysatinin nannte man früher ein Eiweißspaltprodukt, das aber nicht existiert; der Name ist zu streichen.

Lysidin Methylglyoxalidin

$$\begin{matrix} CH_2—NH \\ CH_2—N \end{matrix} \gg C\cdot CH_3,$$

als weinsaures Salz gegen Gicht usw. Weiße Kristalle, leicht löslich in Wasser 1—5 g tgl. (Höchst).

Lysimachia vulgaris L., gelber Weiderich, Primulaceae, früher als Herba Lysimachiae. Wundmittel.

Lysin *α, ε*-Diaminocapronsäure,

$$NH_2\cdot(CH_2)_4CH<^{NH_2}_{COOH}\ .$$

Spaltprodukt der meisten Eiweißkörper. Einigen pflanzlichen fehlt es; bes. reichlich im Lactalbumin. L. scheint eine für das Wachstum unentbehrliche Substanz zu sein. Bei der Fäulnis und gelegentlich im Stoffwechsel geht es durch Abspaltung von CO_2 in Pentamethylendiamin Cadaverin (s. d.) über: $NH_2\cdot(CH_2)_5NH_2$.

Lysochlor Chlormetakresol mit Seife, Desinfektionsmittel.

Lysoform aus Formaldehyd und Kaliseife. Gelbliche Flüssigkeit. Relativ ungiftiges Antiseptikum.

Lysol besteht aus 50% Rohkresol und 50% Kaliseife aus Leinöl. Gutes Desinfektionsmittel, aber recht giftig (Schülke und Mayr, Hamburg).

Lysomenth Inhalationsmittel aus Menthol, Lysoform und Alkohol. Gegen Schnupfen.

Lysopast Lysol, das durch Seifenzusatz gallertig gemacht ist (Hausmann, St. Gallen).

Lysulfol Verbindung von Lysol mit Schwefel. Schwarze dicke Flüssigkeit mit 10% Schwefel. Anwendung bei Hautkrankheiten.

Lythrum Salicaria, Weiderich, Lythraceae, früher als Herba Salicariae Adstringens.

Lytinol eine braune Lösung, die Jod, Natriumhypojodit und Dioxybenzol-Aluminium enthalten soll. Injektion bei nicht gonorrhoischer Urethritis (Nassovia, Wiesbaden).

Lytta vesicatoria, Käfer der Familie Vesicantia, mehrere Arten liefern die Canthariden (s. d.).

Lyxose eine Pentose, die aus Xylose durch sterische Umlagerung dargestellt worden ist.

M

Mabeaöl von M—a fistuligera, Euphorbiac., dem Ricinusöl chem. ähnl.

Madiaöl a. Samen v. Madia sativa.

Madolöl v. Garcinia echinocarpa, Guttiferae. Wurmmittel.

Macaranga Mappa L. Euphorbiaceae, Ostasien, Rinde als Emeticum. Andere Arten liefern Kautschuk.

Machaonia Brasiliensis, Rubiaceae, hoher Strauch Brasilien, liefert ein Brechmittel.

Mache-Einheit für den Gehalt von Flüssigk. oder Gasen an Niton. 1 Mache ist dann enthalten, wenn ein Liter einen Sättigungsstrom von 0,001 elektrostat. Einheiten gibt.

Maclin-Pastillen enthalten Ferrum lacticum, Chinin, Kal. citric. und Guajakholz. Gegen Fettsucht (Apoth. Kracht, Düsseldorf).

Macis Muskatblüte, Samenmantel verschiedener Arten von Myristica (s. d.), hauptsächlich M. Fragrans (Banda-Macis). Aromatischer Geruch und Geschmack, enthält fettes Öl und äther. Öl. Hauptsächl. als Gewürz.

Maclurin Moringerbsäure, Farbstoff des Gelbholzes Fustik. Gelbes Kristallpulver, Derivat des Benzophenons $(C_6H_5)_2CO$.

Macrotomia cephalotes, Borraginaceae, Griechenland, Vorderasien, liefert Rad. Alkannae Syriacae, s. Alkanna.

Madaretten Bierhefe mit Dihydroxyphtalophenon, Zucker, Pfefferminzöl. Abführmittel, Diaphoreticum.

Madarotis = Ausfallen der Haare.

Maerua arenaria, Capparidaceae, Indien, liefert eine wie Süßholz verwendete Wurzel, auch als Tonikum.

Maesa picta, Myrsinaceae, Abessinien. Strauch. Als wirksame Bandwurmmittel werden die Früchte (Saoria) angewendet.

Mäuseholz = Stipites Dulcamarae.

Mäusezwiebel = Scilla.

Mafuratalg v. d. Früchten d. M—abaumes, Trichilia-Arten, Meliaceae, Afrika. Seifenfabr.

Magensaft ist das Sekret der Magendrüsen. Seine wichtigsten Bestandteile sind neben Schleim, der von besonderen Drüsen erzeugt wird, das Ferment Pepsin, das in den Hauptzellen des Fundus und Pylorus gebildet wird, und freie Salzsäure, die ausschließlich von den Belegzellen des Fundus sezerniert wird. Junge Tiere bilden ferner noch das Labferment. Außerdem enthält der M. einiger Tiere noch eine Lipase und bei einigen Herbivoren Amylase. Die Sekretion des M. und seine quantit. Zus. erfolgt auf Grund besonderer Reize, die z. T. chemischer Natur, z. T. nervöser Natur sind. Chemisch wirken besonders einige hormonähnliche Stoffe, die z. B. im Fleischextrakt und in frischen Gemüsen enthalten sind. Die Nervenreize werden haupts. durch den N. Vagus vermittelt. Menge und Zus. des M. zeigen eine auffallende Abhängigkeit von den physiol. Erfordernissen der Verdauung (Pawlow, Bickel).

Magistranzwurzel = Radix Ostruthii.

Magnesia sulfurica Bittersalz, Seidlitzsalz, Epsomsalz. Kristalle von salzig-bitterem Geschmack, mit 7 Mol. Kristallwasser. Wirkt als Abführmittel, da es vom Darm, wie alle Sulfate, kaum resorbiert wird.

Magnesia usta gebrannte Magnesia, Bittererde ist Magnesiumoxyd MgO. Offiz. als feines weißes Pulver, aus $MgCO_3$ durch Glühen. Als säurebindendes Mittel (Magensäure) verwendet, sowie als Gegenmittel bei Arsenvergiftungen.

Magnesium Mg. Atomg. 24,4. In seinen Verbindungen, besonders als Carbonat und Silicat sehr weit verbreitet, vor allem im Dolomit, sowie in zahlreichen Komplexsalzen in den Staßfurter Kalisalzen. Mg. ist ein wesentlicher Bestandteil des Chlorophylls. Pharmac. wirken seine Salze bei intravenöser Einführung stark narkotisch. Sonst werden Mg.-Verbindungen zwar pharmaz. viel angewendet, aber nicht wegen irgendwelcher spezifischer Wirkung des Kations, sondern um ein wirksames Anion in bequeme Form zu bringen (Äpfelsäure, Ricinussäure, Copaiva usw.), s. a. Magn. sulfur.

Magnesiumperhydrol enthält neben MgO 15—25 % MgO_2. Weißes unlösliches Pulver. Gegen Gärungsvorgänge in Magen und Darm, Durchfall, Gicht (Merck).

Magnolia Magnoliaceae, Bäume der Tropen, Rinde (Cortex M—ae) wird als Fiebermittel verw.

Magnosterin Gemisch von Mg (OCl) mit überflüssigem $Mg(OH)_2$. Salbenähnl. Masse, mit 6—7 % wirksamen Chlor. Händedesinficiens.

Mahagoni, Acajou, Holz der Meliacee Swietenia Mahagoni, Amerika.

Mahmiran Wurzel von Coptis Teeta.

Mahonia s. Berberis.

Mahurea americana, Guttiferae, Brasilien; Samen Anthelminthicum.

Mahwahbutter s. Illipe.

Maja-Ferment s. Yoghurt.

Majanthemum bifolium, Schattenblume, Liliaceae, enthält wahrscheinlich, wie das echte Maiglöckchen, Convallamarin, da Kraut und Wurzel diuretisch wirken.

Majorana hortensis, Majoran. Mairan, Labiatae. Stammt aus Nordafrika, Orient, bei uns als Küchenkraut kultiv. Als Volksmittel (Stomachicum) in Tees usw., s. a. Origanum.

Mais, Zea Mays L. Gramineae, stammt aus d. trop. Amerika, jetzt in allen gemäßigten und warmen Zonen angebaut.

Maische nennt man die Flüssigkeit bei dem Brennereiprozeß, in der die Stärke durch Malzamylase in Zucker überführt wird. Die Maische wird dann mit Hefe angesetzt und vergoren.

Maizena = Maisstärke, s. Amylum.

Maiwurm s. Meloë.

Makassaröl früher sehr beliebtes Haaröl, stammt von Schleichera trijuga, Sapindaceae. Enthält etwas Blausäure.

Makuluöl v. Hydnocarpus venenata, Bixaceae. Indien. Heilm. geg. Lepra.

Malabaila Sekakul, Umbelliferae. Im Orient wegen der wohlschmeckenden Wurzel kultiv., die auch als Aphrodisiacum gilt.

Malabartalg Fett von Vatera indica, Dipterocarpaceae, Ostindien. Speisefett und zu wohlriechenden Kerzen.

Malabathrum Untergattung von Cinnamomum (s. d.). Die Rinden liefern den Mutterzimt, Cortex M—i.

Malachra capitata, Malvaceae, Amerika, Indien, Afrika. Auch kultiv. Gegen Hautkrankheiten.

Malafebrin Grippemittel aus Pitayin, Antipyrin, Thein, Calc. phosph. und MgO in bestimmter Mischung zusammengeschmolzen (Cefaodosa, Frankf. a. M.).

Malakin Salicylparaphenetidin, hellgelbe unlösliche Kristalle, Antipyretic. usw. 0,5—1,0 g (Ciba).

Malambo Falsche Chinarinde von Croton M. (Euphorbiaceae), Kolumbien.

Malarin Kondensat. Prod. von Acetophenon + p-Phenetidin, als Zitrat. Weisses kristallin. Pulver, schwer löslich in

Wasser, leicht in kohlensauren Alkalien. Antipyretic. Antineuralgicum usw. 0,4 g (Valentiner u. Schwarz, Leipzig).

Mallebrein neutrales Aluminiumchlorat $Al(OCl)_3$. Wasserhelle haltbare Flüssigk. Bei Berührung mit Schleimhäuten gespalten, das Al. bildet eine Schutzdecke, das Cl wirkt antiseptisch. Gurgelwasser und Inhalationbei Angina, Tbc. Zu Spülungen bei Cervixkatarrh usw. (Krewel).

Mallein Präparat aus Rotzbazillen, dem Tuberkulin wesensähnlich und wie dieses zur Diagnose benutzt.

Mallotoxin = Rottlerin (s. d.).

Mallotus philippinensis, Euphorbiaceae, Stammpflanze der Kamala (s. d.).

Malmignatte eine Giftspinne Lathrodectes, Südrußland.

Malonal identisch mit Veronal, Schweizer Ersatzpräparat.

Malpighia Gattung der gleichnamigen Familie. Kletternde Holzgewächse der Tropen. Früchte (Barbadoskirschen) wohlschmeckend und leicht purgierend.

Maltase ist ein Ferment, das Maltose in zwei Mol. Glucose spaltet. Es findet sich im Malz und anderen keimenden Samen, ferner in den Hefen, sowie in den meisten tierischen Säften (Blut, Darmsaft) und Zellen. Ist wichtig für die Verdauung, bzw. Umsetzung von Stärke und Glykogen, da diese erst in Maltose zerfallen, die dann durch M. weiter umgesetzt wird.

Maltocrystol Malzextrakt in Kristallform (Brunnengräber, Rostock).

Maltodextrin ein wenig charakterisiertes Dextrin (s. d)..

Maltogen trockenes, nicht hygroskopisches Malzextrakt aus Hannagerste (Dr. Röder u. Co., Wien).

Maltonwein aus Malzextrakten mit Hilfe von edlen Weinhefen nach kurzer Milchsäuregärung hergestellte weinähnliche Getränke.

Maltose Malzzucker $C_{12}H_{22}O_{11}$ Disacharid aus zwei Mol. Glucose bestehend, findet sich im Malz, da es das Spaltprodukt der Stärke ist.

Maltyl trockener Malzextrakt (Gehe).

Malus jetzt Pirus Malus L., Apfelbaum, Pomaceae.

Malva silvestris L. Käsepappel. Malvaceae, überall in der alten Welt. Diese u. andere Arten wegen ihres Schleimgehaltes zu allerlei Brusttees usw.

Malvastrum coccineum, Malvaceae, Nordamerika, ist ein tötliches Gift für das Weidevieh.

Malz ist gekeimte Gerste. Enthält Ferment Amylase. Dient als Hauptrohstoff für die Bierbrauerei und als Ferment für die Maische der Spiritusbrennerei. Vorzügliches Nährmittel, in zahllosen Präp.

Malzextrakt eingedickter wässeriger Auszug aus Malz. Wichtiges Diäteticum in zahlreichen Präparaten, auch unter Zusatz medikamentöser Stoffe, Eisen, Chinin, Lebertran usw.

Mamillaria prismatica, Cactaceae, Mexiko, enthält ein sehr giftiges, dem Anhalonin (s d.) ähnliches Alkaloid.

Mammea americana L. Guttifera, im trop. Amerika vielfach kultiv. Die Früchte (Mammeiäpfel) sehr wohlschmeckend, Blätter als Fiebermittel, Harz gegen Hautkrankheiten.

Mammin-Poehl Organpräparat aus Kuh-Milchdrüsen. Frauenkrankh. Nervosität.

Manaca Rinde von Brunfelsia Hopeana (Franciscea), Solanaceae, Brasilien. Enthält pilocarpinähnl. Alkaloide M—in und M—ein. Fluidextrakt gegen Rheuma u. Syphilis. Wurzel purgierend.

Manconarinde s. Sassyrinde.

Mandelkleie Preßrückstand bei der Darstellung des Mandelöls. Als kosmetisches Mittel verw.

Mandeln s. Amygdala.

Mandelnitrilglucosid s. Prunasin.

Mandelsäure Phenylglykolsäure

$$C_6H_5CHOH \cdot COOH,$$

aus Amygdalin durch Säuren, Verseifung des darin enthaltenen Benzaldehydcyanhydrins $C_6H_5CHOH \cdot CN$. Farblose Tafeln. Sp. 118°.

Mandragora officinalis und autumnalis, Solanaceae, der Belladonna ähnlich. Mittelmeerländer, Himalaya. Wurzel (Alraunwurzel) seit uralten Zeiten als Zaubermittel berühmt, hat eine der Belladonna ähnl. Wirkung. Enthält Hyoscyamin; ob daneben noch ein besonderes Alkaloid M—in besteht, ist zweifelhaft.

Mangan Mn, Atomg. 55 ist ein Element, das dem Eisen nahesteht und in den meisten Eisenerzen vorkommt. Hauptsächlich als Braunstein, MnO_2. Es kommt in allen pflanzlichen Zellen vor, scheint auch eine physiologische Rolle als Katalysator zu spielen, besonders für das Wachstum. Das Metall ist wichtig als Zusatz zum Stahl. Von seinen Verbind. ist wichtig das Kaliumpermanganat $KMnO_4$. Pharmaz. werden Mn-Verbind. manchmal den Eisenpräparaten zugesetzt, so in Eisenmanganpeptonat u. dergl.

Mangifera indica, Mangobaum, Gattung d. Anacardiaceae. In den Tropen wegen der wohlschmeckenden, leicht abführend wirkenden Früchte kultiv.

Mangold Kulturform von Beta vulgaris.

Mani Harz von Symphonia globulifera, Brasilien.

Manihot utilissima u. and. Arten, Euphorbiaceae, Cassava, Manioka, in den Tropen überall kultivierte Stauden. Die Wurzeln sind sehr stärkereich (s. Arrow-Root), aber in frischem Zustande giftig durch einen Milchsaft. M. Glaciovii u. and. Arten liefern Kautschuk.

Manilahanf Fasern aus den stehenbleibenden Blattscheiden von Musa textilis.

Manioka, Tapioka, Cassave, Stärke aus den Rhizomen der in den Tropen überall angebauten Manihot utilissima Pohl.

Manna Sammelbegriff für eine Reihe zuckerhaltiger Pflanzensekrete. Die pharm. verwendete Manna stammt von der Mannaesche Fraxinus ornus, die hauptsächlich in Sizilien kultiviert wird. Gute M. enthält 80—90 % Mannit. Gelindes Abführmittel, in vielen Sirups u. dergl. Die biblische M. stammt vielleicht von Tamarisken oder war die Flechte Lecanora esculenta (s. d.).

Mannaflechte s. Lecanora.

Mannagras das Gras Glyceria fluitans, das auch einheim. vorkommt.

Mannit sechswertiger Alkohol $C_6H_{14}O_6$, im Pflanzenreiche weit verbreitet. Entsteht durch Reduktion aus dem Zucker Mannose. Bildet sich auch bei manchen Gärungsprozessen [Schleimgärung der Rübensäfte durch Leukonostoc. (s. d.)]. Darstellung aus der Manna. Als Zuckerersatz für Diabetiker (Dulcinol).

Manzanilla heißt in Spanien die Kamille, Chamomilla.

Manzanita s. Uva Ursi.

Maota s. Cyrtosperma.

Maranta arundinacea L. Marantaceae, trop. Amerika, überall in den Tropen kultiv., liefert Arrow-root.

Mararoharz von Protium Carana, Brasilien.

Maraschino Likör aus der Maraskaschlehe, Prunus Mahaleb.

Marcgravia umbellata, Marcgraviaceae, Holzgewächs, Westindien, Wurzel und Blatt. Diureticum und Antilueticum.

Maretin Carbaminsäure-m-tolylhydrazid $CO\!<\!\begin{smallmatrix}NH_2\\ CO—NH\cdot NHC_6H_4(CH_3)\end{smallmatrix}$. Weiße Kristalle, schwer lösl. in Wasser. Antipyreticum, bes. bei Phtisis. Wegen seiner Nebenwirkungen (Blutgift) zurückgezogen (Bayer).

Margarine Kunstbutter, wird aus geklärtem Rindertalg (Premier jus) und Ausfrierenlassen des Stearins gewonnen. Das so bereitete halbflüssige Oleomargarin (oder andere ähnliche Fette aus Schweinefett und Pflanzenfetten) werden mit Milch und Butterfarbe verrieben (gekirnt), dann mit Salz durchgewalzt.

Margarinsäure ist die normale Fettsäure $C_{17}H_{34}O_2$. Sie kommt, entgegen früheren Ansichten, nicht in den natürlichen Fetten vor, hier handelt es sich stets um Gemische von Palmitin- und Stearinsäure C_{16} u. C_{18}.

Margosaöl Fett von Azadirachta indica, Meliaceae. Bitterschmeckend, riecht nach Knoblauch.

Marica Northiana, Iridaceae, Brasilien. Wurzel als Purgans.

Marienbettstroh = Herba Serpylli.

Marienblätter = Herba Tanaceti.

Marienblümchen = Flores Bellidis.

Mariendistel = Carduus Marianus.

Marienkörner = Fructus Cardui Mariae.

Marienkraut = Herba Matrisylvae.

Mariennessel = Herba Marrubii.

Marientee = Herba Galeopsidis.

Marillen, Aprikosen, Früchte von Prunus Armeniaca L.

Maripafett d. Palme Attalea (mehr. Arten), Westindien.

Marisisso s. Sisyrinchium.

Marlea begoniaefolium, Cornaceae, Afrika, Ostasien. Wurzel gegen Phthisis.

Maronen eßbare Kastanien, Früchte von Castanea vulgaris.

Marquis Reagens auf Morphin ist Formaldehydschwefelsäure, die Morphin u. ähnl. Opiumalkaloide purpurrot färbt.

Marrubium vulgare L., weißer Andorn, Labiatae, Mittelmeergebiet und von da weiter verbreitet. Enthält Bitterstoff M—in.

Marsdenia Condurango, Asclepiadaceae, Liane in Ecuador, Columbia, ist nicht die Stammpflanze der bei uns im Handel vorkommenden Condurangorinde (s. d.).

Marsitriol Ferriglyceroarseniat, amorphes gelbl. Salz, unlöslich in Wasser. Arsenpräparat 0,01 g.

Marsh-Mallow engl. = Althaea.

Marsyle kakodylsaures Eisenoxydul zur subcut. Inj. (Clin).

Martiala Altertümliche Bezeichnung für Eisenpräparate. Stammt von den Alchemisten, die unter Mars das Eisen verstanden.

Martol Lebertran + Malzextrakt + Milch, aromatische Zusätze und Glycerin (Stroschein, Berlin).

Marum Katzenkraut, Moschuskraut, ist Teucrium Marum L., Labiatae. Stark aromatisch kampferartig schmeckendes Kraut der Mittelmeerländer, früher mediz. verw.

Maskulinierung nach Steinach Veränderung der weiblichen in männliche Sexualcharaktere durch Kastration und Einpflanzung von Hoden (Pubertätsdrüse).

Massaranduba Milchsaft einer brasilian. Sapotacee Mimusops, wird eingedickt wie Guttapercha verw.

Massoyöl durch Destillation der Massoy-Rinde, die von verschiedenen Bäumen stammt. Angenehm riech. Öl, enthält Eugenol, Safrol und Terpene.

Mastichkraut = Herba Mari.

Mastisol flüssiges Fixiermittel für Wunden und Verbandstoffe zur Festhaltung der Wundkeime. Besteht aus Mastix 20,0, Benzol 50,0, Ol. Lini gtt. XX. Colophonium 10,0, Terebinth. Venetian 7,0. Andere Rezepte ähnlich.

Mastix Harz einer nur auf Chios angebauten Varietät von Pistacia Lentiscus L., Terebinthaceae. Als Kauharz benutzt, daher der Name (von mastichaein, kauen). Pharmaz. zu Pflastern. Harz anderer Pistaciarten Asiens wird ebenso verw.

Mastzellen Leukocyten besonderer Art mit basophiler Körnelung.

Matalista Wurzel von Mirabilis longiflora L., Brasilien, die ein purgierendes Harz enthält.

Maté In Südamerika allgemein beliebtes Erfrischungsgetränk, das aus den Blättern mehrerer Ilex-Arten, hauptsächlich I. paraguaiensis, bereitet wird. Fast nur wild gewonnen. M. enthält 1—1,5 % Coffein.

Materna Nährpräparat aus Getreidekeimen (Klopfer, Dresden).

Matezit im Lianenkautschuk von Madagaskar, ist ein Methylinosit.

Matico Herba M. sind die Blätter von Piper angustifolium, Südamerika. Enthalten äther. Öl und Gerbstoffe. Als blutstillendes Mittel und als Injektionen gegen Gonorrhoe.

Matricaria s. Chamomilla.

Matrin giftiger Stoff aus Sophora angustifolia.

Matrisylva = Asperula odorata.

Matrol alkohol. Pflanzenextrakt gegen Dysmenorrhoe, das haupts. Fluidextrakt aus Viburnum Opulus und Valeriana enth.

Mattan nach Unna ist eine glanzlos deckende Pasta aus 36 g Gleitpuder, 24 g Wasser und 30 g Vaseline. Mit Ichthyol kombiniert als Schutz gegen Sonnenbrand, mit Schwefel gegen Seborrhoe usw. (Fritz Kupke, Berlin, Neukölln).

Mauerpfeffer = Sedum.

Maulbeeren s. Morus.

Maya-Ferment s. Yoghurt.

Mazun alkoholisches, säurehaltiges Getränk im Orient.

Mbundu Pfeilgift von Strychnos Icaja, Westafrika.

Medeola virginica, Liliaceae, Sumpfpflanze, Amerika, Wurzel gegen Wassersucht.

Medinilla Gattung der Melastomataceae, Ostasien, mehrere Arten dort arzneilich verwendet.

Medicago sativa, Luzerne, Papilionaceae, diese und andere Arten als Futterpflanze angebaut.

Mediglycine flüssige medizinische Seifen (Helfenberg).

Medinal Natriumsalz des Veronal, leichter löslich, besserer Geschmack (Schering).

Medol Liniment aus Kohlenwasserstoffen mit 7 % Creolin. Parasitäre Hautleiden, haupts. Veterinärpraxis (W. Pearson, Hamburg).

Medulladen Organpräparat aus rotem Knochenmark, Gicht, Leukämie usw. (Knoll).

Medulla ossium s. Knochenmark.

Medusicongestin Giftstoff aus Quallen, Kapillargift, s. Kongestin.

Mechoacanna Wurzel von Convolvulus M. Mexiko, Digestivum und Abführmittel s. a. Jalapa.

Meerhirse = Lithospermum.

Meerrettig Mährrettig, Wurzel von Cochlearia Armoracea.

Meersau s. Scorpaena.

Meerzwiebel = Scilla.

Melbomsche Drüsen sind Talgdrüsen am Augenlid.

Meiostagminreaktion Herabsetzung der Oberflächenspannung des Serums bei Lues, Tbc., Carcinom, wenn das spezifische Antigen zugesetzt wird, durch Vereinigung dieses mit dem Antikörper.

Meisterwurz = Peucedanum Ostruthium.

Mekkabalsam Sekret von Balsamodendron Gileadense, Burseraceae, Arabien. Im Orient innerlich als Diureticum äußerlich bei Wunden und Schlangenbiß.

Mekonidin Nebenalkaloid des Opiums, Papaveringruppe.

Mekonin Bestandteil des Opiums, ist ein Dimethoxyphtalid

$$(CH_3O)_2C_6H_2 \lt{}^{CH_2}_{CO}\gt O,$$

geht durch Wasseraufnahme in M—insäure über.

Mekonium alter Name für Opium. Jetzt bezeichnet man mit M. das sog. Kindspech, die erste Darmentleerung Neugeborener.

Mekonsäure Bestandteil des Opiums, ist eine Dicarbonsäure des Pyrons, eines

$$\text{Ringes} \begin{matrix} CH - O - CH \\ | \qquad\quad | \\ CH - CO - CH \end{matrix}.$$

Färbt sich mit $FeCl_3$ blutrot (Nachweis des Opiums).

Mel = Honig.

Melaleuca Leucodendron L., Myrtaceae, Baum Ostasien; diese liefern das echte Cajeputöl, andere Arten ähnliche Öle.

Melampodii Radix; Wurzel von Helleborus niger.

Melan Präparat aus Melilotus coeruleus. Dunkelbraune, ölige Flüssigkeit, zu Salben und Pasten gegen Ekzeme und Geschwüre.

Melanine dunkle Farbstoffe der Haut, sowie ähnliche des Sekretes der Tintenfische usw. Sie entstehen durch Einwirkung spezifischer oxydierender Fermente aus aromatischen Chromogenen, wie z. B. Adrenalin, Tyrosin, Dioxyphenylalanin (Dopamelanin) usw. Die Bildung und der Ort der natürlichen Pigmentierung hängen von dem Vorhandensein der Fermente ab.

Melanthera Brownei, Compositae, Kräuter Mittelafrika. Fiebermittel.

Melanthium Semen M. von Nigella sativa L. (s. d.). Enthalten wenig bekanntes Glykosid M—in.

Melanurie Auftreten von Melanin oder seinen Chromogenen im Harn.

Melasse Rückstand der Zuckerfabrikation, der nicht mehr kristallisiert. Enthält neben Zucker Salze, Eiweißspaltprodukte, Amine usw. Wichtiges Futtermittel. Wird auch auf Spiritus verarbeitet, sowie auf Aceton.

Melecitase Ferment, das Melecitose in ihre Bestandteile spaltet.

Melecitose Trisacharid $C_{18}H_{32}O_{16}$, in verschiedenen Manna-Arten u. Lindenblättern. Liefert bei der Spaltung durch Säuren oder Pilzextrakte Turanose u. Glucose.

Melegeta, Guineakörner, Paradieskörner, Samen von Amomum Melegueta, Zingiberaceae, Westafrika. Scharfes Gewürz, früher als afrikan. Cardamomen gehandelt (s. d.).

Meletriose = Raffinose (s. d.).

Melia Azedarach L., persischer Flieder, Meliaceae, auch bei uns kult. Wurzelrinde Wurmmittel.

Melianthus major L. Melianthaceae; Kapland. Strauch. Blüten geben eßbaren Honigsaft, Blätter gegen Hautkrankh. u. Geschwüre.

Meliatin d. Emulsin spaltbar. Glykosid aus Menyanthes trifoliata.

Melibiase Ferment, das Melibiose (s. d.) spaltet.

Melibiose Disacharid $C_{12}H_{22}O_{11}$ entsteht neben Fructose bei der Spaltung der Raffinose (s. d.), M. selbst enthält noch ein Mol. d-Glucose und d-Galactose, in die sie durch ein Ferment Melibiase der Oberhefen gespalten wird.

Melicope erythrococca, Rutaceae, Australien, enthält ein herzwirkendes Alkaloid.

Meligrin Kondensation von Antipyrin mit Methylphenylacetamid (Exalgin). Weißes Pulver, leicht lösl. in Wasser, Ersatzmittel für Migränin.

Melilotus altissima, Papilionaceae, Sternklee, Bärklee, Honigklee. Als Herba M. citrini offizin. Enthält neben Cumarin (s. d.) noch Melilotol, ein Hydrocumarin. Als Hustenmittel, zu Umschlägen und Pflastern, s. a. Melan. M. officinalis wird ebenso verw. M. coerulea wird zu dem Schweizer Kräuterkäse, Schabzigerkäse als Aromaticum verw.

Melinis minutiflora, Gramineae, Brasilien. Südafrika, als Futtergras angebaut. Wurzel gegen Diarrhoe.

Melioform Rote Flüssigkeit, enthält 25 % Formaldehyd und 15 % Alum. acet. Desinfekt.-Mittel.

Melissa officinalis L., Labiatae. Kraut. Enthält äther. Öl. Zu Likören und aromatischen Wassern.

Melissenblatt s. Melittis.

Melissinsäure $C_{29}H_{59}COOH$, normale Fettsäure im Bienenwachs und Carnaubawachs.

Melissylalkohol, Myricylalkohol $C_{30}H_{61}OH$, Alkohol im Bienenwachs an Palmitin- und Stearinsäure gebunden.

Melittis Melissophyllum, L. Melissenblatt, Labiatae, Mittel- und Südeuropa. Kraut blutreinigend, Diureticum.

Mellithämie = Glykämie.

Melliturie = Glykosurie.

Mellonal gegen Diabetes angepriesen, enth. Syzygium Jambolanum, ferner Fol. Myrtilli, Uvae Ursi usw.

Melocactus communis, Cactaceae, Westindien, Antisyphilit.

Melocanna bambusoides, Gramicae, Ostindien. Früchte werden gegessen, Blätter blutstillend.

Melochia pyramidata L. Sterculiaceae, in allen wärmeren Klimaten als Unkraut, wird wie Eibisch verwendet.

Meloë Käfergattung, deren sämtliche Arten in aller Welt Cantharidin enthalten. Gebräuchlich (früher offiz.) der Maiwurm (M. proscarabeus) und der Ölkäfer (M. variegata), gegen Hundswut.

Melonenbaum = Carica papaya, s. Papaya.

Melonenöl a. Samen v. Cucumis melo, Melone.

Melothria Gattung d. Cucurbitaceae, in allen Tropen. Früchte vieler Arten werden gegessen (leichte Abführmittel), auch Blätter als Diureticum usw. angewendet.

Melubrin Antipyrin-Aminomethansulfosaures Na. Weißes Kristallpulver, leicht löslich in Wasser. Fast völlig geschmacklos. Antipyreticum, das die Nieren nicht reizt, auch sonst keine Nebenwirkungen zeigt. 0,5—1,0, auch intravenös (Höchst).

Membranine sind Stoffe der pflanzlichen Zellmembranen, s. Pektine.

Memora nodosa, Bignoniaceae, Strauch, Südamerika, Blätter (Caroba) Diureticum und gegen Syphilis.

Menabea venenata, Asclepiadaceae. Madagaskar, Wurzel giftig, als Ksopo Heilmittel.

Menavody giftige Spinne der Gattg. Lathrodectes (Madagaskar).

Menhadenöl v. d. Fische Alosa M—n. Nordamerika.

Menispermin Alkaloid der Kokkelskörner.

Menispermum canadense M—aceae, Strauch Nordamerika, lieferte die Texas-

Sarsaparilla. Andere Arten werden jetzt zu anderen Gattungen gestellt, so die Colombowurzel und die Kokkelskörner (s. Cocculus). Alle enthalten M—in.

Menogen Ovarialpräparat mit Arsen-Metaferrin (Laves, Hannover).

Menolysin = Yohimbin hydrochlor. Gegen Amenorrhoe.

Mensan Extrakt einer Haselnußart. Uterines Stypticum und Sedativum (A. Gude u. Co., Leipzig).

Mentha Gattung der Labiaten, deren 15 Arten überall verbreitet sind. Die Arten sind sehr variabel und neigen sehr zur Bastardierung. Einige dieser Bastarde sind gerade die wichtigsten Kulturvarietäten (z. B. M. piperita). Herba M. piperitae, Pfefferminze, wird am meisten angewendet, ebenso das äther. Öl. Fol. M. crispae sind Kulturrassen verschiedener Arten. Herba M. albae stammt von M. rotundifolia, Herba M. balsaminae von M. gentilis. Der wirksame Bestandteil aller Öle ist Menthol (s. d.).

Menthan $C_{10}H_{20}$, Stammsubstanz des Menthols, Pulegons usw. ist ein Isopropyl-Methylcyclohexan

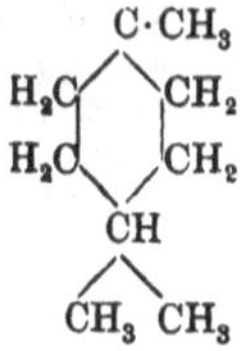

Durch Auftreten innerer Bindungen entsteht Pinen bzw. Camphen (s. d.).

Menthoform ist dasselbe wie Forman.

Menthol, Pfefferminzkampfer, der Alkohol des Menthans, eines Methylisopropylcyclohexans, ist in großem Anteile in allen Ölen von Mentha-Arten enthalten. Das japanische, Pohoöl, besteht fast ganz aus M. Farblose Prismen, Sp. 43°, von erfrischendem Geruch und brennend-kühlendem Geschmack. Als Migränestift gegen Kopfschmerzen, zu allerlei Salben und Schnupfpulvern, zum Inhalieren bei Asthma, auch innerlich bei Kollaps usw. Auch viele Ester des M. werden pharm. verw., z. B. Validol.

Menthon Das dem Menthol entsprechende Keton, in den Ölen der Mentha-Arten, in anderen ätherischen Ölen. Flüssigkeit Kp. 206°. Geruch schwach nach Pfefferminz.

Menthosol Menthol + p-Chlorphenol, 3—15 % Glycerinlösung zum Pinseln der oberen Luftwege bei Tbc. (Heyden).

Menthospirin Acetylsalicylsäure-menthylester, dicke, in W. unl. Fl. In Gelatineperlen zu 0,25 g geg. Katarrhe d. Atemwege (Ernst Alexander, Berlin).

Menthoxol Mischung einer 3 % Lösung von H_2O_2 mit 1 % alkoh. Mentholläsung, Wundantisepticum (C. Raspe, Weißensee).

Menthym enth. Extr. Thymi, Extr. Menth. sachar. und Tolubalsam. Keuchhusten, Asthma (Sicco, Berlin W.).

Mentzelia hispidia, Loasaceae, Mexiko. Wurzel gegen Syphilis.

Menyanthes trifoliata L., Fieberklee, Bitterklee. Blätter als Trifolium Fibrinum offiz. Enthalten Glykosid M—in.

Meracetin Hg-Verb. d. Brenzcatechinessigsäure. Lues (Chem. Fabrik Bram, Leipzig).

Merarsol deutsch. Ersatz für Enesol.

Mercasan Erl Ersatz für Enesol.

Mercochinol ist oxychinolinsulfosaures Hg. Inn. u. äußerl. bei Lues (Fritzsche, Hamburg).

Mercoid Suspension von merkurisalicylsaurem Na + Kalomel in Paraffin zur Injektion bei Lues (Heyden).

Mercurialis annua und perennis, Bingelkraut, Speckmelde. Enthält neben Methylamin und Indigo einen purgierenden Stoff.

Mercuro-, Mercuri-Verbind. s. Hydrargyrum.

Mercurol Hefenukleinsaures Quecksilber. Bräunl. Pulver. Leicht löslich in Wasser. Geschwüre, Bubonen, Gonorrhoe (Parke, Davis).

Mergal cholsaures Hg. Gelbliches Pulver, unlösl. in Wasser, lösl. in Kochsalzlösung. In Kapseln mit Tanninalbuminat zur internen Luesbehandlung. 0,05—0,1 g (Riedel).

Mergandol Quecksilbernatriumglycerat. Injektionen gegen Lues.

Merjodin Sozojodo quecksilber, Tabletten von je 25 mg Hg. Interne Luestherapie (Trommsdorff).

Merkuralgam Amalgam aus Hg, Mg und Al, das mit Kreide und Fett verrieben wird. Zur Einatmungskur von Hg bei Lues.

Merlusan Tyrosin-Quecksilber mit 52 % Hg. Weißes unl. Pulver. Innerl. Lues-Therap.

Mesbé Präparat aus der amerikan. Malvacee Sida rhombifolia. Gegen Tbc.

Mesembryanthemum cristallinum, Eiskraut, Faserblume, Aizoaceae, Südafrika, bei uns als Zierpflanze kult. Saft des Krautes früher als Diuret.

Mesotan Salicylsäuremethoxymethylester $C_6H_4<^{OH}_{COOCH_2 \cdot O \cdot CH_3}$. Klare ölige Flüssigkeit zur äußerlichen Salicylapplikation, in Öl oder mit Ichthyol. (Bayer).

Mesothorium radioaktive Subst. d. Thoriumreihe, in den Abfällen der Thoriumfabrikation (Glühlichtstrümpfe) vorkommend. Wirkg. ähnl. wie Radium (Carcinome, Hautkrkh., Ischias usw.).

Mespilus Germanica L., Mispel, Rosaceae, unreife Früchte gegen Ruhr usw., ebenso die anderen Arten, so vor allem die von M. oxycantha (Crataegus), dem Weißdorn, Hagedorn.

Mesua ferrea, Nagosbaum, Eisenholz, Guttiferae, Baum d. trop. Asiens. Blüten liefern Nag-Kassar (s. d.). Wurzel und Rinde schweißtreibend.

Metabolin nennt Vahlen einen aus Pankreas dargestellten Katalysator der alkohol. Gärung.

Metacellulose Pilzcellulose, s. Cellulose.

Metaferrin 10 %iges Eisenpräparat aus verdautem Milcheiweiß. Gelbes geruchloses Pulver, unlöslich im Magensaft. Na-Salz gelöst mit Alkohol ist M—ose (Walter Wolff, Elberfeld).

Metalbumin veralteter Name für Pseudomucin (s. d.).

Metallseife fettsaure Salze der Metalle, vor allem Blei, Zink, Quecksilber zu Pflastern.

Metaraban Polysacharid aus der Kleie.

Methajodcarbon Lösung von Jod in nicht brennbaren Kohlenstoffverbindungen. Zur Desinfektion des Operationsfeldes usw. (Hell, Troppau).

Meteloidin Alkaloid, a. Datura meteloides. Zerfällt in Tiglinsäure $CH_3 \cdot CH : C(CH_3)COOH$, und Teloidin, dem Tropin verw.

Methacetin Paraacetanisidin, ähnlich dem Phenetidin, eine Zeitlang als Antipyretic. angew. Blutgift.

Methan, Sumpfgas, Grubengas CH_4. Entsteht bei der Zersetzung von Kohlehydraten durch Bakterien, besonders der Zellulosegärung, daher in Sümpfen und in den Darmgasen, vor allem der Pflanzenfresser. Ferner findet es sich in Steinkohlengruben und im Leuchtgas. Geruchlos. Gas, Kp. 164°. Mit Luft gemischt explosibel (schlagende Wetter in Bergwerken).

Methylal Methylendimethyläther $CH_2<^{OCH_3}_{OCH_3}$. Farblose Flüssigk., mischbar mit Alkohol und Äther. Kp. 42°. In Olivenöl als schmerzstillende Einreibung. Inn. als Schlafmittel 1—5 g.

Methylalkohol Holzgeist, Carbinol. Entsteht bei der trockenen Destillation des Holzes, findet sich als Ester in einigen äther. Ölen, z. B. Wintergreenöl. Flüssigkeit von würzigem Geruch, Kp. 66°. Sehr giftig (Narkose, Erblindung). Wird als Lösungsmittel sowie zum Vergällen des technischen Spiritus verw. Obstbranntweine (Trester) enthalten häufig bedenkliche Mengen M., die aus den Pektinen stammen.

Methylarbutin Glykosid aus verschiedenen Ericaceen, s. Arbutin.

Methylatropin als HBr-Salz weniger giftiger Ersatz für Atropin (Merck).

Methylchavicol $C_6H_4<^{OCH_3}_{CH_2 \cdot CH : CH_2}$. in verschiedenen Ölen, vor allem Estragonöl.

Methylenblau Schwefelhaltiger Farbst. Geleg. als inneres Antisept. angew. M-Silber, blaues Pulver mit 20 % Ag, leicht lösl. in Wasser, zur Inj. bei Gonorrhoe u. subk. bei septischen Prozessen, Bubonen usw.

Methylglukosid Äther der Glukose mit Methylalkohol. Entsprechend den beiden stereomeren Formen der Glucose erhält man aus den Komponenten synthetisch 2 stereomere M.; α- und β-M. Ersteres wird nur von Hefe, letzteres nur von Emulsin gespalten, entspricht also in seiner Konfiguration den natürlich vorkommenden Glykosiden (s. d.).

Methylglyoxal CH_3COCHO oder CH_2: $C(OH) \cdot CHO$ ist ein Zwischenprodukt der alkohol. Gärung der Zucker. Geht entweder dann durch Oxydation (als Aldehyd nach der Cannizaro-Reaktion, s. d.) in Brenztraubensäure (s. d.) über, oder durch Aufnahme von Wasser in Milchsäure $CH_3 \cdot COCHO + H_2O = CH_3CHOH \cdot COOH$. Dabei spielt noch ein Ferment Glyoxalase mit (s. d.).

Methylpelletierin s. Pelletierin.

Methylsulfonal offizieller Name für Trional (s. d.).

Methylxanthine s. Kaffein, Theobromin.

Metopium Linnaei und venosum, Anacardiaceae, liefern ein drastisch wirkendes Rindenharz. Westindien.

Metrisideros Gattung der Myrtaceae, Australien, Ostasien, einige Arten liefern sehr gutes Holz, Rinden als Antidiarrhoicum.

Meum athamanticum, Bärwurz, Herzwurz, Umbelliferae, liefert Radix Mei sive Foeniculi Ursini. In der Veterinärpraxis.

Mezcal s. Anhalonium.

Mezcalin Alkaloid a. Anhalonium Trimethoxylphenyl(methylamino)äthan $C_{10}H_{12}O_5$. Narkot. Gift, erzeugt die charakterist. Wirk. der Droge.

Mezereum, Cortex Mezerei von Daphne (s. d.). Nur wenig in einigen Extrakten verwendet.

Mezquitogummi stammt von der Mimosacee Prosopis (mehrere Arten), trop. Amerika, ähnlich dem Gummi arabicum (s. d.).

Michelia Champaca, Magnoliaceae, Java, liefert das Champaköl, Rinde ist Fiebermittel.

Microbin unschädl. Konserv.-Mittel, ist ein Gemisch von o- und p-Chlorbenzoesaurem Na.

Microstylis Rheedii, Orchidaceae, Ostindien, als Fiebermittel usw. verw.

Migränin Gemisch von 91% Antipyrin, 8,5% Koffein und 0,5% Zitronensäure. Antineuralgicum. Dos. Max. 2,0 (Höchst).

Migrol Monoacetylbrenzcatechin-Na + do-Koffein zu gleichen Teilen. Kopfschmerzen, Migräne.

Migrominth Kopfschmerztabletten, die haupts. Acetylsalicylsäure enth.

Migrophen Gemisch aus 90% Chinin. sulfur. und 10% Lecithin. Gegen Kopfschmerzen (Siccogesellsch., Berlin).

Mikania Guaco, Compositae, Kletterpflanze Mittelamerika. Heilmittel gegen Schlangen- und Skorpiongift, s. Guaco.

Mikromeria Douglasii, Labiatae, Kraut, Nordamerika. Wurm- und Fiebermittel.

Mikronen sind die kleinen, ultramikroskopisch sichtbaren Teilchen d. kolloidalen Lösungen.

Mikrosol Desinfektionsmittel, das ca. 75% rohes Kupfersulfat und 10% phenolschwefelsaures Cu enthält.

Mikrostemon velutina, Anacardiaceae, Malakka, liefert einen storaxähnlichen Balsam gegen Hautkrankheiten.

Milchgerinnung 1. durch Säuren. Einfache Ausfällung des in Wasser unl. Caseins. Darauf beruht die spontane M. bei der Säuerung d. Milchsäuregärung (Dickmilch, Quark, Sauerkäse). 2. Durch Labung (s. Chymase). Überführg. d. Caseins in Paracaseine, die bei Gegenwart von Kalk ausflocken. Kompliz. Vorgang, Einzelheiten wenig geklärt. Herstellg. vom Labkäse (Hartkäse, Camembert u. a.).

Milchling s. Lactaria.

Milchsäfte finden sich vielfach in Pflanzen, z. B. in Euphorbiaceen, Asclepiadeen, Sapotaceen, doch niemals in allen Gattungen dieser Familien, so daß die physiol. Bedeutung der Säfte noch unklar ist. Es sind Emulsionen, die Teilchen von Harzen bzw. Gummi enthalten. Häufig giftig und technisch wichtig (Kautschuk, Guttapercha usw.).

Milchsäure Ac. lacticum, Oxypropions. $CH_3CHOH \cdot COOH$. Dicke Fl. von intensiv saurem Geschmack. F. 18°, Kp. bei 12 mm 120°. M. ist optisch aktiv, sie bildet sich bei fast allen Gärungen der Kohlehydrate, und zwar entsteht meist die razemische Form, häufig auch die d-Form. Darstellung aus sauren Molken. Die d-M. findet sich im ermüdeten Muskel und spielt im Stoffw. des Muskels eine entscheidende Rolle, als Abbaustoff der Kohlehydrate, und regulierender Reizstoff der Kontraktion. Die Milchsäuregärung steht in engen Beziehungen zu der alkohol. Gärung insofern, als die Milchsäure aus denselben Zwischenprodukten entsteht. In erster Linie kommt Methylglyoxal in Betracht, das durch einfache Wasseraufnahme in M. übergeht. Dabei spielt ein Ferment der Gewebe, Glyoxalase, eine Rolle (s. d.). Pharm. in konz. Form als Ätzmittel, ferner zu Limonaden usw.

Millefolium Herba M., Kraut von Achillea M. (s. d.). Auch Flores M. sind ein beliebtes tonisches Mittel. Enthalten beide einen Bitterstoff.

Milletia Gattung der Papilionaceae, Ostasien, Afrika. Alle Arten sind giftig (Fischgifte, Pfeilgifte). Rinde von M. pachycarpa ist ein Fiebermittel.

Millingtonia hortensis, Bignoniaceae, tropische Zierpflanze, Rinde als Fiebermittel.

Millons Reagens auf Proteine ist Quecksilbernitrat, das etwas salpetrige Säure enthält. Rotfärbung mit vielen Körpern von Phenolnatur, speziell dem Tyrosin.

Milomais s. Sorghum.

Milz Drüse, die in wichtigen Beziehungen zum Eisenstoffwechsel steht. Sie ist als ein Eisendepot für die Neubildung von Erythrocyten aufzufassen. Ihre Funktion kann aber ganz vom Knochenmark (s. d.) übernommen werden, so daß die M. kein unentbehrliches Organ ist. Die Milz ist ferner eine Bildungsstätte der Lymphocyten.

Milzkraut = Herba Chrysosplenii.

Mimosa Gattung der Mimosaceae, meist Amerika. Wurzel von M. pudica als Aphrodisiacum. Die gerbstoffreichen als Mimosarinden gehandelten Rinden stammen aber von verschiedenen Acacia-Arten.

Mimusops Elengi, Sapotaceae, Ostindien, Rinde und Wurzel als Adstringentia; Same liefert Öl. M. Balata, Amerika, liefert Guttapercha (s. Balata).

Mingin Base a. Harn.

Minim engl. Gewicht = 0,06 ccm^3.

Mio-Mio Kraut der Komposite Baccharis cordifolia, Uruguay, gefährliche Giftpflanze für das Weidevieh.

Miosis (griech. = Verkleinerung), Verengerung der Pupille. Von chemischen Mitteln ist besonders Physostigmin wirksam, auch Pilokarpin.

Mirabitis Jalapa, Nyctaginaceae, Mexiko, galt früher als Stammpflanze der Jalapa (s. d.). Ihre Wurzel ist die Metalista (s. d.). Auch andere Arten sind Abführmittel.

Mirbanöl = Nitrobenzol (s. d.). Giftig. Riecht wie Bittermandelöl; in der Parfümerie verw.

Mispeln s. Mespilus.

Mistel s. Viscum album.

Mitchella repens L., Rubiaceae, Nordamerika, Frucht Diureticum und Adstringens.

Mitin Salbengrundlage aus Milch bereitet; Hautcrème (Krewel).

Mixtura solvens nach Form. Mag. Berolin. Ammon chlorat. 5,0, Succ. Liquiritae depur. 2,0, Aq. dest. ad 200,0. M. s. stibiata enthält dazu noch 0,05 Tartarus stibiatus.

Mkanifett aus den Samen des Talgbaumes Stearodendron Stuhlmanni, Guttiferae, Afrika. Hauptsächlich Oleodistearin. Zur Stearinfabrikation.

Modecca palmata, Passifloraceae, Ostindien, alle Teile der Pflanzen dort als Heilmittel angew.

Modenol Arsenquecksilberpräp., gebrauchsfert. in Amphiolen zu 2 cm^3 mit 0,4% Hg und 0,6% As (Merck, Böhringer, Knoll), s. auch Enesol.

Modiskop Ampullen mit Morphin, Dionin, Skopolamin.

Möhrenöl äther. Öl der Früchte von Daucus Carota L. Enthält Pinen.

Mogdad-Kaffee Kaffeeersatz aus Cassia occidentalis und C. Sophora.

Moghania rhodocarpa, Papilionaceae, trop. Ostafrika, die roten Drüsen der Hülsen ein der Kamala ähnliches, seit alten Zeiten angew. Wurmmittel Waras.

Mohár ungar. = Setaria germanica, Kolbenhirse.

Mohlana nemoralis, Phytolaccaceae, Südamerika. Blätter zu Umschlägen gegen Flechten usw.

Mohrenpfeffer Guineapfeffer, Fruchtstände von Xylopia aethiopica, einer Anonacee Westafrikas. Schon im 16. Jahrh. als pfefferähnliches Gewürz in Europa verw. Xylopia aromatica liefert den Guyana-Pfeffer.

Mokayaöl aus d. Cocospalme C. aculeata, Südamerika. Speisefett.

Mollsche Reaktion auf Kohlehydrate: α-Naphthol und konz. Schwefelsäure geben blauviolette Färbung.

Molke ist die Flüssigk., die aus Milch nach Abscheidung des Caseins bei der Käserei verbleibt. Wird die Gerinnung mit Lab vorgenommen, erhält man süße Molke, erfolgt sie durch Säuregerinnung, bekommt man saure Molke. Die M. enthält noch den Milchzucker, daneben Lactalbumin und Lactoglobulin.

Molkenalbumose nennt man ein Gemisch verschiedener Abbaustufen des Caseins, die bei der Wirkung der Chymase entstehen und nach dem Ausflocken des Paracaseins in Lösung bleiben, also in der Molke vorhanden sind.

Molliment Vaccine aus abgetöt. Perlsuchtbazillen mit Natr. olein. Innerlich verw. gegen Tbc.

Mollin ist eine glycerinhaltige überfettete Kaliseife. Als Salbengrundlage empfohlen.

Mollisin Salbengrundlage durch Zusammenschmelzen von 4 T. Paraffinöl mit 1 T. gelbem Wachs.

Mollugo Gattung der Aizoaceae, Tropen d. alten Welt. Verschiedene Arten mediz. verw.

Mollukabohnen Samen von Caesalpinia Bonducella, Australien. In Indien gegen Malaria und als Wurmmittel angew.

Mollucela laevis, Labiatae, Vorderasien, Kraut. Tonisches Bittermittel.

Molyform saures Natriummolybdat. Geruchloses Pulver, leicht löslich in Wasser. Reizloses Wundantisepticum. Ekzeme, Furunkel usw. (Molyform-Ges., Frankfurt a. M.).

Monarda Gattung der Labiatae. Aromatische Kräuter Nordamerikas. M. punctata, Pferdeminze, wird auf äther. Öl verarbeitet. M. didymia, Oswego-tea und M. fistulosa gelten als gute Fiebermittel.

Monesia Rinde von Pradosia lactescens. Enthält neben Gerbstoffen Glycyrhizin. Wird als Stomachicum verw.

Monnina Gattung d. Polygalaceae, Peru. Die saponinhaltigen Wurzeln und Rinde mehrerer Arten werden wie Senega benutzt.

Monochloressigsäure $CH_2ClCOOH$, aus konz. Essigsäure und Chlor. Farbl. Krist. Pharm. als Ätzmittel.

Monodosa Myristica, Anonaceae, trop. Afrika. Bäume. Samen wie Muskatnüsse verw.

Monosacharide, Monosen (μόνος, eins) sind die Zucker mit 6 Kohlenstoffatomen, Glucose, Mannose, Fructose usw.

Monotal Äthylglykolsäureester des Guajacols. $C_6H_4<{}^{OCH_3}_{O \cdot COO \cdot CH_2 \cdot O \cdot C_2H_5}$. Farbloses Öl zu Einreibungen bei Neuralgien (Bayer).

Monsonia ovata, Geraniaceae, Südafrika. Wurzelstöcke gegen Ruhr.

Montanoa Floribunda, Compositae. Mexiko, als Abortiv. und Wehenmittel, auch als Stomachicum.

Montanwachs wachsähnl. Stoff a. Braunkohlen, der auch Harze enthält.

Montrichardia Gattung d. Araceae, Brasilien. Blätter mehrerer Arten gegen Geschwüre, Wurzel energisches Diureticum und Drasticum.

Mooresche Probe Gelbfärbung zuckerhaltiger Lösungen mit Alkalien.

Moradein Alkaloid aus Pogonopus.

Morbicid Formaldehydseifenpräparat. Starkes Desinfekt.-Mittel, bes. für Wäsche (Schülke u. Mayr).

Morcheln sind Pilze der Gattungen Morchella, Gyromitra und Helvella (s. d.). Die echte M. ist Morchella, die Lorchel Gyromitra esculenta. Alle, besonders die Lorchel, sind in frischem Zustand wegen des Gehaltes an Helvellasäure giftig. Durch Kochen oder Trocknen wird das Gift unwirksam.

Morin Farbstoff in einigen Gelbhölzern (Maclura tinctoria und Artocarpus). Ist ein Tetraoxyflavonol.

Moringa arabica und oleifera, Moringaceae, werden der fettreichen Samen wegen in den Tropen kultiviert (s. Behenöl).

Mormon-tea Kraut von der Gnetacee Ephedra nevadensis, Nordamerika. Aufguß oder Fluidextrakt als Blutreinigungsmittel und Antigonorrhoicum.

Moronal formaldehydschwefligsaures Alumin. Fester Ersatz für Alum. acet. (Heyden).

Morphacetin = Heroin.

Morphin von Morpheus, dem Gott der Träume benannt, $C_{17}H_{19}NO_3$; wichtigstes Alkaloid des Opiums, findet sich als mekonsaures und schwefelsaures Salz in allen Teilen der Pflanze. Von Sertürner 1816 rein dargestellt, nachdem es vorher schon in unreinem Zustande bekannt und 1814 von Vasal als Arzneimittel eingeführt war. Hauptvertreter der nach ihm genannten Gruppe, die Pyridin-Phenanthrenkerne enth. Konstitution noch nicht sichergestellt. Weiße Kristalle des rhombischen Systems. Sp. 230°, wenig löslich in Wasser, leicht in Alkohol. Starke Base. Verwendet nur in Salzen. Sicherstes Narcoticum, zentrale Miosis, bei starken Dosen Lähmungen d. Atmungszentren. Sehr schnelle Gewöhnung erzwingt Höhergehen der therap. Dosen. Mensch viel empfindlicher als alle Tiere. Verw. hauptsächlich M. hydrochlor. Dos. max. 0,02 p. dosi 0,06 pro die.

Morphosan Morphinbrommethylat mit 21% Brom. Relativ ungiftiger Morphinersatz 0,02—0,1 g. Weiße Nadeln, lösl. in Wasser (Riedel).

Morrenia brachystephana, Asclepiadaceae, Südamerika. Rhizom und Frucht als Galaktagogum (Tasi) verw. Enthält Alkaloid (?) Morrenin.

Morrhua s. Gadus.

Morrhuin basischer Stoff $C_{19}H_{27}N_3$ aus Lebertran.

Morrhuinsäure Pyridinderivat a. Lebertran.

Morrhuol aus Lebertran gewonnene, braune Flüssigkeit, die den Hauptanteil an Phosphor, Jod und Schwefel enthalten soll.

Morsus diaboli = Wurzel von Succisa pratensis.

Mortonsche Pillen in Frankreich gegen Phthise noch heute gebraucht, enthalten hauptsächlich gepulverte Tausendfüßler, außerdem Ammoniacum, Benzoesäure usw.

Morus nigra, Maulbeere, Moraceae, und M. alba liefern eine purgierend und gegen Würmer wirkende Wurzelrinde.

Moschatin Alkaloid (?) aus Achillea moschata.

Moschus Geruchsstoff aus dem am Unterleibe sitzenden Moschusbeutel des rehähnlichen Moschustieres, Moschus moschiferus, nur beim Männchen. Das Tier lebt in den hochasiatischen Gebirgen. Der wirksame Stoff ist Muskon (s. d.). Pharmaz. bei Kollaps zu 0,05—0,1.

Moschuskraut = Herba Mari.

Moschus, künstlicher ist Trinitrobutyltoluol und andere ähnliche aromatische Nitrokörper.

Moschuswurzel = Radix Sumbuli.

Mouriria Guyanensis, Melastomataceae, als Adstringens verw.

Mowrahbutter v. Bassia longifolia, Fett, wird in Indien als Speisefett benutzt, ist aber nicht ungiftig (geleg. Vergift.-Erscheinung. in Deutschland durch M. enth. Margarine).

Muatta-Pana s. Dividivi.

Muawirinde ist der Sassy-Rinde (s. d.) sehr ähnlich. Wahrscheinl. ebenfalls eine Erythrophloeum-Art. Enth. Herzgift-Alkaloid M—in.

Mucedin Protein aus Weizenkleber, wahrscheinlich identisch mit Gliadin.

Mucine Schleimstoffe, sind Glykoproteide (s. d.), enth. keinen Phosphor, aber viel Schwefel in Form der Chondroitinschwefels. (s. d.), und Aminozucker (s. d.). Säuren, unlöslich in Wasser. Gerinnen nicht b. Kochen; d. Essigs. fällbar. Vorkommen in Sekreten: Drüsenschleim, Galle, Speichel, Bronchialschleim. Schneckenschleim enth. abweich. M., ebenso Ovarialcysten (Pseudom., Param.).

Mucinurie Die früher für Mucin gehaltene Fällung mit Essigsäure, die bisweilen im Harn des Menschen auftritt, ist kein Mucin, sondern eine bei saurer Reaktion auftretende gegenseitige Fällung verschiedener Kolloide, z. B. Albumin mit Nukleinsäuren oder Chondroitinschwefelsäure.

Mucuna Gattung der Papilionaceae, Kräuter u. Sträucher aller wärmeren Länder. M. Pruriens ist die Juckbohne, deren haarige Hülsen (Siliqua hirsuta) mit Fett zu hautreizenden Salben verrieben werden. M. Urens liefert die Kalinüsse, Westafrika; Ersatz für Calabarbohnen, enthalten ein dem Physostigmin ähnlich wirkendes Alkaloid.

Mucusan Antigonorrhoicum, das Zinksalicylat, Salicylsäure und Borsäure enth.

Mudar Rinde zweier Asclepiadaceen, Calotropis procera, und gigantea, Asien, Afrika. Enth. Bitterstoff M—in und wird als Emetikum verw.

Muiracithin besteht aus Extr. fluid. Muirapuama (s. Liriosma) und Lecithin. Gegen Impotenz (Noris Zahn, Berlin).

Muirapuama s. Liriosma.

Mukogen schleimbildendes Abführmittel, ist ein synthetisch hergestelltes kompliziertes Naphtoxazinderivat. Blauer Farbstoff 0,1—0,3 g.

Mukoide sind den Mucinen nahestehende Glykoproteide, die sich nicht in Sekreten, sondern fest gebunden in Sehnen, Knochen, Knorpeln, Haut usw. vorfinden. Sie haben anscheinend eine kompliziertere Struktur, sind in sich wenig einheitlich und von den „echten" Mucinen kaum zu unterscheiden. Das M. des Knorpel, Chondromucoid, enthält die Chondroitinschwefelsäure. M. finden sich ferner auch im Serum, Eiweiß im Nabelstrang, der Cornea und dem Glaskörper, sowie als „Nubecula" im Harn.

Mukunöl v. M—a capitata, Bengock, Papilionac. Niederl. Indien.

Mundi Wurzel von Chorocodon Whitei, Südafrika. Stomachicum.

Muntigia Calabura, Elaeocarpaceae, Süd- und Mittelamerika, Tee der Blätter beliebtes Diaphoretikum.

Muraena s. Aalblut.

Murex brandaris ist die Purpurschnecke.

Murexid saures Ammonsalz der Purpursäure. Entsteht aus Harnsäure durch Oxydation mit Salpetersäure und Absättigen mit NH_3 in schöner Purpurfarbe. Wichtige Reaktion auf Purine.

Muritifett v. d. Palme Mauritia vinifera. Brasilien.

Murraya Gattung der Rutaceae, Ostasien. M. Koenigii, in Indien kultiv., liefert die Curry-Blätter als Gewürz und ein Öl aus den Samen (Simabolöl). M. exotica enthält in den Blüten das Glykosid M—in, $C_{18}H_{22}O_{10}$.

Musa paradisiaca, Pisang, Banane, Paradiesfeige, liefert die sehr stärkereichen Bananen. M. textilis, Ostasien den Manilahanf.

Muscari cornosum, Liliaceae, auch bei uns vorkommend. Abkochung der Zwiebel Expektorans u. Diuretikum.

Muskatbutter fettes Öl aus d. Muskatnüssen. Enth. hauptsächlich Trimycistiein. Zu Einreibungen, zu Pflastern usw.

Muschelgift (**Mytilotoxin**) ist der vorläufig unbekannte, auch wohl schwerlich einheitliche Giftstoff, der bisweilen Vergiftungen nach Muschelgenuß bewirkt.

Muschelvergiftung schwere Erkrkg. durch Mießmuscheln (Mytilus) oder Austern. Brieger fand giftige Base Mytilotoxin. Ursache des Giftigwerdens nicht bekannt.

Musena Rinde von Albazzia anthelminthica, Mimosaceae. Abessynien. Enthält einen saponinähnlichen Stoff M—in. Gutes Wurmmittel.

Muskarin Gift des Fliegenpilzes, Amanita muscaria, ist ein Oxycholin, jedoch zeigt das synthetische M. andere Wirkungen als das aus den Pilzen. Diese enthalten wohl noch ein anderes, viel stärkeres Gift (s. Amanitatoxin). Zerfließl. Krist., starke Base, sehr gift. Vagusreizung. Herzstillstand in Diastole. Antagonist d. Atropins.

Muskat s. Myristica.

Muskatblüte s. Macis.

Muskatnuß s. Myristica, doch werden fälschlich auch die Früchte anderer Bäume M. genannt.

Muskatöl, kalifornisches v. Tumion californicum.

Muskelarbeit entsteht durch Umsetzen chemischer Energie der im Muskel oxydierten Nährstoffe, vor allem Kohlehydrate. Die Muskelarbeit als solche vollzieht sich auf Kosten der freien Energie der Quellung an den Kolloiden des Muskels (Proteine), bei der eine Verkürzung der Fibrillen auftritt. Dann wird chemische Energie aufgewendet, um diese Quellung unter Arbeitsaufwand wieder rückgängig zu machen, die „Feder neu zu spannen". Die auslösende Substanz für die Quellung ist (wahrscheinlich aus Zucker entstehende) Milchsäure.

Muskelfibrin s. Myogen.

Muskon ist das riechende Prinzip des Moschus. Es ist ein Keton von der Formel $C_{16}H_{30}O$.

Muskulamin $C_8H_4N_3$ eine Base, die b. d. Hydrolyse v. frischem Muskel entsteh. soll. Wahrsch. mit Cadaverin identisch.

Muskulin = Myosin.

Musli Wurzel von Asparagus ascendens, Ostindien. Ersatz für Salep.

Mussaenda Gattung der Rubiaceae. Sträucher der Tropen. M. landa liefert die Belahé-Rinde. M. frondosa, Rinde als Tonicum, auch andere Teile mediz. verw., ebenso andere Arten.

Musseron wohlschmeckende, nach Knoblauch riechende Speisepilze der Gattung Marasmius, Agaricinei.

Mustardgas (engl.) s. Senfgas.

Mutaflor Bakterienreinkult. v. bestimmten unschädlichen Rassen v. B. coli zur Beseitigung abnormen Bakteriensiedlungen im Darm (G. Pohl, Schönbaum-Berlin).

Mutase nennt Wieland das Ferment, das Aldehyde gleichmäßig in Alkohol und Säure verwandelt, s. Cannizarosche Reaktion.

Mutisia viciaefolia, Compositae, Südamerika. Bei Herzkrankheiten und Krankh. der Respirationsorgane.

Mutterblätter = Folliculi Sennae.

Mutterharz = Galbanum.

Mutterhohlwurz = Rad. Aristolochiae longae.

Mutterkraut = Herba Matricariae.

Mutterkorn s. Secale.

Mutterkümmel = Cuminum.

Mutterwurz = Rad. Mei.

Mycoderma s. Kahmpilz.

Mycogalactan Polysacharid aus Aspergillus, gibt bei der Spaltung Galactose.

Mydriatika Arzneistoffe, welche eine Erweiterung der Pupille bewirken. Vor allem Atropin.

Mydrin Gemisch von Ephedrin und Homatropin, Mydriatikum (Merck).

Mydrol Jodmethylpyrazolon, als Ersatz des Atropins als Mydriaticum empfohlen.

Myeline sind den Lipoiden angehörige, chemisch wenig bekannte Stoffe der Nervensubstanz.

Mylabris Käfer der Familie Vesicantia, hauptsächlich Asien, Afrika. Viele Arten reich an Cantharidin.

Myocardol Kombination von 85 % Ergotin + 15 % Caffein. Herzmittel (Weil, Frankfurt a. M.).

Myochrom roter Farbstoff der Muskeln, wahrsch. mit d. Blutfarbst., identisch.

Myogale moschata, Wuchuchol, Desman, mausähnliches Säugetier Rußlands, das Bisamdrüsen besitzt, die als Moschusersatz benutzt werden.

Myogen Haupt-Protein des Muskels. Konguliert sehr leicht zu Myogenfibrin.

Myographion Registriervorrichtung für die Zuckungen des Muskels.

Myoktonin Alkaloid aus Aconitum Lycoctonum.

Myokynin wenig bekannte Base aus Muskel und Harn.

Myoproteid nicht koagulierendes Protein des Fischmuskels.

Myoschilos oblongus, Santalaceae, Chile. Wurzel als Wehenmittel.

Myosin globulinähnlicher Eiweißstoff des Muskels. Identisch mit dem früher beschriebenen Paramyosinogen und Muskulin; koaguliert sehr leicht (Myosinfibrin).

Myosis s. Miosis.

Myriapoda Tausendfüße, Klasse der Gliedertiere, enthält die eigentlichen Tausendfüße (Chilopoden) z. B. Scolopendra und die Asseln Julus. Die Scolopendren enthalten ein Gift, Julus wird als Volksmittel bei Gelbsucht usw. angew.

Myrica Gale, Gagel, Gerbermyrthe, Myricaceae, Europa, Asien, Nordamerika. Strauch. Blätter enthalten äther. Öl, früher gegen Hautkrankheiten benutzt (Fol. Myrti Brabantini). Ähnlich auch andere Arten. Das Fett der Samen als Zusatz zum Bienenwachs zu Kerzen.

Myricin Palmitinsäure-Myricylester, in Alkohol unl. Anteil des Bienenwachses. Kristalle. Sp. 72°.

Myricylalkohol = Melissylalkohol.

Myriocarpin Bitterstoff aus Cucumis M—os, die in Südafrika als Brechmittel verw. wird.

Myristica fragrans, Muskatnußbaum, Myristicaceae. Heimisch auf den Molukken, vielfach in den Tropen kult. Der Samenmantel liefert die Macis, der Kern die Muskatnuß. Die als Gewürz beliebte Nuß wirkt in großen Dosen giftig. Sie enthält Fett (Muskatbutter). Auch andere Arten enthalten reichlich Fett, z. T. zu Einreibungen, sonst technisch verwendet.

Myristicin Hauptbestandteil des Ol. Macidis (s. d.). Ein Phenolester von der Formel

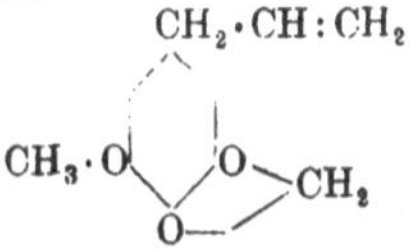

Ölige Flüssigkeit, Kp. 155° bei 17 mm.

Myristin Myristinsäure-Triglycerid, im Muskatnußfett, Walrat, Wollfett.

Myristinsäure normale Fettsäure

$$C_{13}H_{27}COOH.$$

Blättchen vom Sp. 54°.

Myrmalid Hexamethyltetramin + Natriumformiat. Harndesinfektionsmittel.

Myrobalanen Früchte der Combretaceae Terminalia Chebula, Ostindien, u. and. Arten. Wichtiger Gerbstoff, enth. Chebulinsäure.

Myronsäure s. Sinigrin.

Myrosin, Myrosinase Ferment des Senfsamens und anderer Cruciferen, welches die darin enthaltenen schwefelhaltigen Glykoside Sinigrin u. Sinalbin (s. d.) aufspaltet. Greift alle nicht schwefelhaltige Glykoside nicht an.

Myrrha Harz verschiedener Arten von Commiphora, Arabien, Abessynien. Uraltes Heilmittel, in Tinkturen, Pflastern, Salben usw. Der echten M. (Heerabolm.) ähnlich ist das Bisabol von Commiphora Erythraea, Somaliland.

Myrsine africana, Myrsinaceae, Afrika, Vorderasien, Früchte als Bandwurmmittel verw.

Myrtenwachs aromatisches Fett a. Myrica-Arten, Amerika, Afrika. Zu Kerzen.

Myrtillus Heidelbeere, Blaubeere, Moosbeere, Besinge. Frucht von Vaccinium Myrtillus.

Myrtol Hauptbestandteil d. Myrtenöls. v. Myrtus communis. Enth. Pinen, Cineol. Als Stimulans bei Bronchitis usw. in Kapseln zu 1—2 Tr.

Myrtyl Saft und Tabletten aus Heidelbeeren. Darmadstiing. (Fabr. chem. Spez., Dresden).

Myrylalkohol, Methal, $C_{14}H_{29}OH$. Als Laurinsäureester im Walrat.

Mytilit zyklischer Zucker $C_7H_{12}O_6$ aus der Mießmuschel. Isomer dem Quercit.

Mytilotoxin s. Muschelgift.

Myxödem Stoffwechselerkrankung durch operativen oder krankhaften Ausfall der Funktion der Thyreoidea (s. d.).

N

Nabelwurzel = Radix Tormentillae.

Nacasilicium Kieselsaures K + Na. Zur innerl. Krebsbehandlung (Burk, Stuttgart).

Nachtkerze = Oenothera.

Nachtschatten meist für Solanum-Arten, doch auch für andere Pflanzen.

Nachtviolenöl v. Hesperis matronalis. Crucifere, Europa-Asien.

Nährgeldwert nennt man den in Pfennigen ausgedrückten physiologischen Wert eines Nahrungsmittels.

Nährwert soll den physiologischen Wert eines Nahrungsmittels ausdrücken. Der Begriff ist sehr schwer, zahlenmäßig gar nicht zu fassen. Denn der „Wert" eines Nahrungsmittels kann einerseits der Wert als Baustoff oder Reizstoff für die Zellen sein (Eiweiß, Salze, aber auch Kohlehydrate und Fette, ferner die Nutramine), andererseits als Betriebsstoff für den Stoffwechsel (Muskelarbeit, Wärme). Letzteren Wert kann man zahlenmäßig ausdrücken, und zwar in Kalorien. Der erste ist zahlenmäßig nicht zu fassen, obgleich er ebenso wichtig ist.

Nafalan Konkurrenzpräparat für Naftalan.

Naftalan genannt nach dem Orte der

Gewinnung in Armenien, aus Rohnaphtha durch Destillation. Dunkelbraune, salbenartige Masse. Bei Verbrennungen und Hautkrankh.

Naja tripudians, Cobra, Brillenschlange. Gattg. d. Elapinae. Giftschlange Indien, Java (s. Cobragift). N. haje, Uräusschlange, Aspis, ist die ägyptische Brillenschlange.

Nanacascalote = Dividivi.

Nandinin Alkaloid a. N—ia domestica. Gift.

Nandiroba Samen von Feuillea cordifolia, Südamerika. Kräftiges Purgans. Enthält Sekuatalg.

Nanophytum juniperinum, Chenopodiaceae, Vorderasien, als Excitans u. Diaphoreticum bei Asthma, Hydrops usw.

Napawsaw s. Picrasma.

Naphtalin $C_{10}H_8$ = 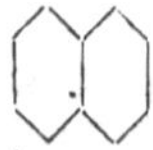 Bestandteil des Steinkohlenteers. Farblose Kristalle von durchdringendem Geruch. Sp. 80°, Kp. 218°. Mediz. innerl. bei Darmkatarrh, Bandwurm, äußerl. zu Salben. Vor allem in der Technik: Farbstoffe und als Ausgangsmaterial für die Indigosynthese. Ferner gegen Insektenfraß.

Naphtole 2 Monooxynaphtaline, α und β. Letzteres ist ein farbloses Kristallpulver von schwachem Geruch. Sp. 121°, Kp. 286°. Giftig. Äußerlich bei Scabies, Ekzemen, Haarkrankh.

Naphtursäuren Verbindungen von Naphtoesäuren mit Glykokoll, die ganz analog der Hippursäure nach Fütterung mit Naphtoesäuren im Harn auftreten.

Narcein Nebenalkaloid des Opiums $C_{23}H_{27}NO_8$. Dem Narcotin chemisch verwandt. Mediz. als Sedativum geleg. verw.

Narcissus Pseudonarcissus, Narzisse, Amaryllidaceae. Zwiebel früher als Brechmittel. Enth. Alkaloid: N—in.

Narcophin mekonsaure Salze d. Morphins + Narcotins. Narcotin verstärkt d. Morphinwirk. Morphinersatz, bes. in d. Geburtshilfe bei Wehenschmerzen 0,03 g (Boehringer).

Narcyl Äthylnarceinchlorhydrat. Glänzende Krist., schwer löslich in kaltem Wasser. Hustenmittel 0,06—0,1 g.

Narde s. Andropogon.

Nardenwurzel = Geum urbanum.

Naregamia alata, Meliaceae, Strauch, Ostindien. Wurzel als Expectorans und Brechmittel. Enth. Alkaloid N—in, dem Emetin ähnl.

Nargol Silberverbindg. d. Hefenukleinsäure mit 10% Ag. Silbertherapie (Parke, Davis & Co.).

Naringin Glykosid aus Citrus decumana. Gibt bei der Spaltung ein Phloroglucinderivat N—enin, Glucose und Rhamnose.

Narkose nennt man einen Zustand der Besinnungslosigkeit, Aufhebung der Reflexe usw., der durch Lähmung der Nervenzentren eintritt. Er wird bedingt durch eine Reihe von Giften, die meist in Fetten und fettlösenden Substanzen (Alkohol, Äther usw.) löslich sind und dadurch die fettähnliche Umhüllung der Nervenzellen durchdringen können. Wahrscheinlich bewirken sie dann in den Zellen eine Herabsetzung der Oxydation.

Narkotica von νάρκη Betäubung. Giftstoffe, welche den Verlust des Bewußtseins hervorrufen. Bei pharm. Verw. unterscheidet man Hypnotica und Anaesthetica.

Narkotin $C_{22}H_{23}NO_7$. Alkaloid des Opiums, bis zu 10%. Rhombische Prismen, schwer löslich in Wasser. Wenig giftiges schwaches Narcoticum, dos. max. 0,25 g. Ester d. Opiansäure mit Hydrocotarnin, einem Isochinolinderivat, dem Hydrastin nahestehend.

Narraholz Lignum nephriticum, s. d.

Narra Pati Extrakt aus dem Holz von Pterocarpus pallidus (s. d.). Gegen Blasensteine.

Nasam = Asa foetida.

Nastin ein Fett aus Massenkulturen einer Streptothrix-Art. Glycerid einer hochmolekul. Fettsäure. Soll spezifisch bei Lepra wirken und wird kombiniert mit Benzoylchlorid angew. (Nastin B.) (Kalle).

Nasturtium officinale, Brunnenkresse, Cruciferae, wird zu Frühlingskuren und als Küchenkraut kultiv. Enthält Glykosid Glykonasturtiin, das durch Myrosin in Phenyläthylensenföl gespalten wird.

Nataloin Aloin (s. d.) aus der Natal-Aloe.

Natrium Na, Atomg. 23, ist in seinen Salzen eines der verbreitetsten Elemente. Im Meerwasser (ca. 2,5%) als Chlorid, ebenso im Steinsalz; als Nitrat (Chilesalpeter) in großen Massen in Südamerika, ferner in allen Gesteinen. Auch für das Leben der Zellen unentbehrlich, vor allem für die Muskelkontraktion. Silberweißes, weiches Metall, Sp. 98°. Oxydiert sich an der Luft zu Natriumhydroxyd. — Das Na-Ion hat im allgemeinen keine besondere pharmakolog. Wirkung, die Na-Salze werden nur wegen der Wirkung des Anions sehr häufig angewendet, weil sie meist leicht löslich sind.

Natriumacetat essigsaures Na,

CH_3COONa,

schön kristallis. Salz mit 3 Kristallwassern. Med. als Füllung für die Thermophore u. ähnl. verwendet. Es schmilzt in seinem Kristallwasser, wenn man es auf etwa 100° erwärmt, und bindet dabei erhebliche Mengen Wärme, die es beim Auskristallisieren wieder abgibt.

Natrium benzoicum benzoesaures Na, ist ein wichtiges Konservierungsmittel für Nahrungsmittel, am häufigsten wird 1 p. m. zugesetzt.

Natriumbicarbonat Doppelkohlensaures Na, $NaHCO_3$. Weißes Pulver, findet als Abstumpfungsmittel der Magensäure und zur Erzeugung von CO_2 im Magen (Brausepulver) ausgedehnte Verwendung. Hergestellt aus reiner Soda durch Einleiten von CO_2.

Natrium boroglycerinatum Zusammenrchmelzen von Borax und Glycerin bei 150°. Weiße Masse, leicht lösl. in Wasser. Antisepticum.

Natrium borosalicylicum aus Borsäure und Na. salicyl. Weißes Pulver, leicht lösl. in Wasser. Verw. wie Salicylsäure.

Natrium bromatum Bromnatrium, NaBr. Wasserfreie Würfel. Sedativum 0,5—1,0 g. Bei Epilepsie 1—2 g, bis auf 10 g steigend.

Natrium cantharidinicum

$C_{10}H_{14}Na_2O_6 + 2\ H_2O$,

weißes Kristallpulver, von Liebreich gegen Tbc. des Kehlkopfes in einer Lösung von 0,6 : 1000,0 eingespritzt.

Natrium carbonicum, kohlensaures Na, Soda, findet sich in der Natur vor, in vielen Quellen sowie in einigen Sodaseen Ägyptens und Nordamerikas (Trona). Nach mehreren Methoden im Großbetriebe aus Natriumsulfat (Leblancsches Verfahren) oder aus Kochsalz durch Umsetzung mit Ammoniumcarbonat (Solvay-Verfahren) hergestellt. Kristallisiert mit 10 Mol aq. Wasserfrei = N. c. calcinatum, calcinierte Soda. Pharm. zu Augenwassern (1%), zu Mundwassern usw.

Natrium chloratum, NaCl ist das Salz des Meeres und der marinen Ablagerungen (Steinsalz). Zu Speisezwecken wird nur das aus Solquellen gewonnene reine „Sudsalz" verw.

Natr. citricum Zitronensaures Na; sowohl das dreibasische, neutrale, wie auch das Monozitrat werden als Diureticum angewendet.

Natriumhydroxyd NaOH, Natrium causticum, Ätznatron, weiße, zerfließliche, stark ätzende Masse, als Liq. natrii caustici geleg. med. verw.

Natriumhypophosphit Na. hypophosphorosum, unterphosphors. Na. Kleine hygroskopische Kristalle. Tonikum bei Rachitis, Phthisis usw. Bestandteil vieler Sirupe.

Natrium jodatum Jodnatrium, NaJ. Wenn über 40° kristallisiert, wasserfreie Würfel (offiz.). Verw. wie die anderen Jodsalze.

Natrium kakodylicum kakodylsaures Na., $(CH_3)_2AsO \cdot ONa$. Weißes Pulver, lösl. in Wasser. Relativ wenig giftiges Arsenpräparat, 0,025—0,5 g innerl.

Natriummetavanadat $NaVO_3$, gelbliches Pulver, in heißem Wasser lösl. Soll ähnlich wie Arsensalze als Tonicum in sehr kleinen Dosen gegeben werden.

Natriumperborat $NaBO_3$ wird aus Borsäure und Natriumperoxyd durch Zerlegen mit Säuren erhalten. Weiße Kristalle, die mit Säuren H_2O_2 abspalten. Als Streupulver oder Lösung zur Wundbehandlung.

Natriumperoxyd Na—O—O—Na, aus Na und Luft bei 400°. Gibt mit

Wasser Sauerstoff ab. Gelbliches Pulver. Bleichmittel und zu mediz. Seifen.

Natrium phenylpropiolicum $C_6H_5C \vdots C—COONa$. Weißes, in Wasser leicht lösl. Pulver, zur Inhalation bei Phthisis.

Natriumsulfocyanid Schwefelcyan-, Rhodannatrium C·S·N·Na, ist ein normaler Bestandteil des Speichels. Seine Entstehung und Bedeutung ist unbek.

Natrium sacharatum Aus NaOH und Zucker. Weißes Pulver, als Herztonicum und bei schweren Anämien intravenös.

Natrium sulfuricum schwefelsaures Na, Natriumsulfat, Glaubersalz, in vielen Quellen und Solen. Beliebtes Abführmittel (künstl. „Karlsbader Salz"). Kristallis. mit 10 Mol. Kristallwasser: $Na_2SO_4 + 10\,H_2O$.

Natrium sulfurosum Natriumsulfit, schwefligsaures Na, $Na_2SO_3 + 7\,H_2O$. Äußerl. Antisept. Nach Ansäuern vorzügliches Konservierungsmittel für Fleisch, Obstkonserven usw. Wegen der Möglichkeit der Täuschung (verdorbenes Fleisch sieht wieder wie frisches aus) für diesen Zweck verboten. Nur für Wein und Dörrobst beschränkt zugelassen.

Natto Käseähnliches Präparat aus gekochten Sojabohnen, Japan.

Nealpon Konkurrenzpräparat gegen Pantopon.

Nebenniere Glandula adrenalis, ein Organ mit innerer Sekretion am oberen Pol der Niere. Es besteht aus 2 völlig verschiedenen Teilen, der Rinde und dem Mark. Von den Funktionen der Rinde wissen wir noch so gut wie nichts. Das Mark, das funktionell gleichzusetzen ist einigen anderen Drüsen des Bauches (chromaffines System) enthält den ungemein wirksamen Stoff Adrenalin (s. d.) und steht außerdem in engen Beziehungen zu vielen Stoffwechselvorgängen, namentlich dem Zuckerhaushalt. Überwiegen der Nebennierenwirkung führt zur Mobilisierung des Leberglykogens, event. zu Glykosurie. Im allgemeinen ist das Adrenalsystem ein Synergist der Schilddrüse, ein Antagonist des Pankreas. Nach krankhafter Zerstörung tritt die Addisonsche Krankheit auf, eine schwere Kachexie, die mit dunkler Verfärbung der Haut einhergeht.

Nebenschilddrüse s. Parathyreoidea.

Nectandra Gattg. der Lauraceae, Bäume trop. Amerika. N. Rodiaei liefert die Bebeeru-Rinde, N. Puchury die Pichurimbohnen.

Neem s. Azadirachta.

Negerkorn, Durrah = Sorghum vulgare.

Negrolin Konkurrenzpräp. gegen Kreolin.

Neguvon Kombination synthet. hergest., hochmolek. Ketone, Flüssigkeit, gegen Räude.

Nelken Gewürz, Nägelein = Caryophylli.

Nelkenwurz Rhizom von Geum urbanum.

Nellosan Malz-Trockenmilchpräparat mit 27% Eiweiß (N.-Werke, Wien).

Nem Neue von Pirquet eingeführte Nährwerteinheit = 1 Liter Milch (**N**ähr-**E**inheit-**M**ilch).

Neo-Bornyval Isovalerylglykolsäureester des Borneols. Farblose Flüss. Verw. wie Bornyval (Riedel).

Neosalvarsan ist eine Salvarsan-Methansulfinsäure, die aus S. mittels Formaldehydsulfoxylsäure erhalten und als Na-Salz verw. wird. Es löst sich leicht in Wasser mit neutraler Reaktion. Scheint auch weniger giftig zu sein (Höchst).

Neosin wenig bekannte Base aus Muskel und Harn.

Neosthesin Acoin, Novocain + Suprarenin. Lokalanästhet. für Auge (Schweizer Apotheke, Berlin W.).

Neottin Phosphatid aus Eigelb.

Neouöl Samen v. Parinarium senegalense, Westafrika.

Nepalin = Pseudaconitin.

Nepenthan eine Salbe, die Antigene von Staphylokokken enthalten soll, als Prophylaktikum für die Haut.

Nepenthes fleischfress. Pflanze (s. d.).

Nepeta Cataria, Katzenminze, Mariennessel, Labiatae. Kraut früher mediz. verw.

Neraltein p-Äthoxy-phenylaminomethanschwefligsaures Na. Weiße Blättchen, leicht löslich in Wasser. Antipyretikum, Antirheumatikum 0,5—1,0 (Gehe).

Nerein sehr giftiges Glykosid aus dem Rosenlorbeer, dem Strophantin sehr ähnlich, auch als l-Strophantin bezeichnet.

Nerium Oleander, Apocynaceae, Sträucher, Mittelmeergebiet. Cortex Ol. soll narkotisch wirken; enthält Alkaloid, Oleandrin. Blätter enthalten Herzgift Neriin.

Neroliöl s. Ol. Aurantii florum.

Nervagenin Extr. Valerianae + Veronal (Pharmakon, Frankfurt a. M.).

Nervina Mittel, die eine belebende, nervenanregende Wirkung haben, z. B. Baldrian usw.

Nerviton Chinarinde, Kolanuß und glycerin-phosphorsaurer Kalk und Eisen (M. J. Schulze, Dresden).

Nervosin Pillen, die u. a. Valeriana, Angelica, Extr. Chenopodii aquos., Fol. aurant. amar. enthalten.

Nesain Arseneiweißverbindung zur Arsentherapie (Dr. L. Oesterreicher, Berlin).

Nesslers Reagens auf Ammoniak ist alkalische Jodkalium-Jodquecksilberlösung. Gelbfärbung, die kolorimetrisch gemessen wird, auch zur quantit. Bestimmung zu brauchen.

Netzmagen, Reticulum, zweiter Magen der Wiederkäuer. Aus ihm gelangt die Nahrung in das Maul zurück, dann in den Psalter-, endlich in den Labmagen.

Neubornyval Isovalerylglykolsäureester des Borneols, geruch- und geschmacklos, keine Magenbeschwerden. Verw. wie Bornyval (Riedel).

Neumannia theiformis, Flacourticeae, Ostafrika, Rinde wie Ipecacuanha benutzt.

Neuridin Fäulnisbase, isomer m. Cadaverin.

Neurin ein Trimethylvinylammoniumhydroxyd,

$$(CH_3)_3N{<}^{CH:CH_2}_{OH} .$$

Sehr giftig (Leichengift), s. Ptomaine.

Neurodin Acetyl-p-oxyphenyläthylurethan $C_6H_4{<}^{C—NH\cdot COOC_2H_5}_{O\cdot CO\cdot CH_3}$, veraltetes Antineuralgicum (Merck).

Neurofebrin Gemisch gleicher Teile Neuronal plus Antifebrin. Kopfschmerzen, Heufieber 0,5 g (Kalle).

Neurohypophyse oder Pars nervosa ist der Hinterlappen der Hypophysis.

Neurokardin Auszug einer Piperacee. gegen Kopfschmerz, Arteriosklerose.

Neurokeratin äußerlich den Keratinen ähnliche Substanz der Nervenscheiden, chemisch aber von ihnen verschieden.

Neuronal Diäthylbromacetamid

$$(C_2H_5)_2C{<}^{Br}_{CO\cdot NH_2} .$$

Weißes Kristallpulver von bitterem kühlenden Geschmack. Sp. 66°, lösl. in 120 T. Wasser. Schlafmittel 0,5—2 g (Kalle).

Neurophysin Präp. aus dem hinteren Lappen der Hypophyse (Poehl).

Neurosit Kopfschmerzentabletten, die u. a. Acetylsalicylsäure, Kaffein u. Lupulin enth.

Neuroton Kapseln mit 0,3 g Glyzerophosphaten und 0,001 g Strychnin. Tonikum.

Neu-Sidonal Gemisch von 25% freier Chinasäure und 75% Chinasäureanhydrid. Gegen Gicht (Ver. Chem. W. Charlottenburg).

Neutralon synthet. Aluminiumsilicat, weißes, in Wasser unlösl. Pulver. Deckmittel bei Magengeschwüren (Kahlbaum).

Neutrophile Zellen oder Granula färben sich mit neutralen Farbstoffen.

Neu-Tuberkulin Nach Rob. Koch durch Zerreiben virulenter im Vakuum getrockneter Tbc.-Bazillen dargestellt. Die obenstehende Flüssigkeit ist TO, der Bodensatz TR; s. a. Tuberkulin.

Neu-Urotropin = Helmitol (Schering).

Newbouldia laevis, Bignoniaceae, Bäume, trop. Westafrika. Rinde gegen Dysenterie.

Ngai-Kampfer Kampfer aus der chinesischen Komposite Blumea balsamifera. Isomer dem Borneol.

Niamfett v. Lophira alata, Ochnaceae, Westafrika. Speisefett.

Njatuofett a. d. Guttaperchabaum, Palaquium oblongifolium, Sapotaceae, Sundainseln.

Njawebutter a. d. Sapotacee Mimusops Djave. Kamerun, der Sheabutter ähnl.

Nicandra physaloides, Solanaceae, Peru, bei uns angebaut und verwildert. Beeren als Diureticum empfohlen.

Nicotein, Nicotellin, Nicotimin Nebenalkaloide des Tabaks. Noch giftiger als Nicotin.

Nicotiana, Tabak, genannt nach Nicot, dem franz. Gesandten in Portugal, der 1568 den Tabak nach Frankreich brachte. Gattung der Solanaceae. Kräuter oder Sträucher in Amerika. Von 41 Arten werden 18 zu Rauchtabak verwendet, am wichtigsten N. tabacum, aus Ecuador stammend, s. Tabak.

Nicotimin Nebenalkaloid des Tabaks.

Nicotin Alkaloid a. Tabak (Nicotiana, sp.). $C_{10}H_{14}N_2$. Enth. einen Pyridinring an Methylpyrrolidin gebunden. Farbl. Flüss., sehr gift. (Nervengift, Steig. d. Blutdruckes).

Nicotinsäure = β-Pyridincarbonsäure

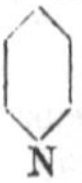

·COOH. Entsteht bei der Oxydation des Nicotins.

Niepa Rinde von Samadera indica, Simarubaceae. Fiebermittel.

Nierembergia hippomanica, Solanaceae, Kraut, Mexiko, Gift für Pferde.

Niesgarbe = Achillea ptarmica.

Nieswurz = Helleborus (schwarze) resp. Veratrum (weiße).

Nigella sativa, resp. Damascena, Ranunculaceae, Schwarzkümmel. Erstere Art geleg. kultiv. Samen enth. fettes Öl und Bitterstoff.

Niggeröl aus Samen v. Guizotia oleifera, Ost- und Westindien.

Niggerkuchen, Gingelli-, Ramtillkuchen, Preßkuchen von den Samen der Guizotia oleifera.

Nilotan ist ein Wundöl, das Bals. peruv., Harze, Leinöl, Paraffin. liqu., Jodtinktur u. Alkohol enthält, emulgierbar in Wasser (Krewel).

Ninhydrin ist Triketohydrindenhydrat, gibt mit Proteinen und Aminosäuren blaue Färbung (Höchst).

Ninsi = Ginseng (s. d.).

Niolin Äußerliches flüssiges Mittel zum Schwitzen. Enthält Trioxymethylen, Menthol und Salicylsäure (Haas, Cannstatt).

Nirvanin Chlorhydrat des Diäthylglykokoll-p-Amido-o-Oxybenzoesäuremethylesters.

$$(C_2H_5)_2N\cdot CH_2\cdot COHN\cdot C_6H_4{<}{}^{OH}_{COOCH_3}\,.$$

Weiße Prismen. Sp. 185°. Lokales Anästhet. (Höchst).

Nirvanol Phenyläthylhydantoin, ungift., geschmackl. Schlafm. 0,5 g. Na-Salz z. Inj. (Höchst, Heyden).

Nirvenol flüssige Einreibung, besteh. aus 45 T. Tct. Physalis angulatae, 25 Extr. Riten-Kina und 30 T. Spiritus. Analgeticum (Chem. Fabrik Erfurt).

Niton, Radeon, Emanation, gasförmiges Radio-Element, entsteht aus dem Radium durch Abspaltung von Helium. Atomg. 222.

Nitragin Reinkulturen stickstoffassimilierender Bakterien, finden sich an den Wurzelknöllchen der Leguminosen (s. Phytomixa). Zur Anreicherung des Bodens an Stickstoff verwendet.

Nitrate nennt man Salze der Salpetersäure (s. d.).

Nitric acid engl. = Salpetersäure.

Nitrifikation ist die im Boden stattfindende Überführung von Ammoniak in Salpetersäure durch spezifische Bakterien, von denen zuerst Nitrosomonas aus NH_3 salpetrige Säure, dann Nitrobakter aus dieser Salpetersäure bildet. Da die Pflanzen nur Salpetersäure in ihren Salzen verwerten, ist dieser Prozeß von ausschlaggebender Bedeutung für das Wachstum.

Nitrobenzol $C_6H_5NO_2$, Mirbanöl, aus Benzol durch Nitrierung mit Salpetersäure und konz. Schwefelsäure. Gelbe, wie Bittermandelöl riech. Flüssigkeit. Kp. 205°. Ausgangsmaterial für Anilin, Phenylhydrazin usw. Heftiges Blutgift.

Nitroglycerin ist die falsche, aber nicht mehr auszurottende Bezeichnung für den Salpetersäureester des Glycerins, Glyceryltrinitrat

$$\begin{array}{l} CH_2\cdot O\cdot NO_2 \\ CH\ \cdot O\cdot NO_2 \\ CH_2\cdot O\cdot NO_2. \end{array}$$

Aus Glycerin + Salpetersäure und konz. Schwefelsäure. Öl. Einer unserer wichtigsten Sprengstoffe. Mediz. gegen Gefäßkrämpfe, Angina pectoris zu 0,5 mg.

Nitrokörper sind solche, die die Nitrogruppe NO_2 an Kohlenstoff gebunden enthalten, wie z. B. Nitrobenzol

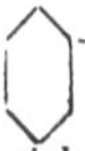

—NO_2. Fälschlich werden aber auch viele Salpetersäureester als N. bezeichnet, wie Nitroglycerin, Nitrozellulose usw.

Nitroleum = Nitroglycerin.

Nitrose Dämpfe entstehen, wenn Metalle oder sonst oxydable Substanzen mit Salpetersäure behandelt werden. Sie bestehen hauptsächlich aus Stickstoffdioxyd, NO_2. Braune Dämpfe, die sehr giftig sind, und bei höheren Konz. Erstickungstod herbeiführen.

Nitrozellulose nennt man die Ester der Zellulose mit Salpetersäure. Sie werden z. T. als Sprengstoffe (Schießbaumwolle usw.), z. T. (weniger nitriert) als Kollodium verwendet.

Nizolysol ist ein Lysol mit verbessertem Geruch, s. Lysol.

Noisettia orchidiflora, Violaceae, Südamerika, hat eine emetisch wirk. Wurzel.

Nonosen sind Zucker mit 9 Kohlenstoffatomen. $C_9H_{18}O_9$. Von Emil Fischer synthetisch hergestellt, in der Natur nicht vorkommend. Gärungsfähig.

Norbein = Baccae Lauri.

Norit ist fein verteilte Kohle zu med. Zwecken.

Norleucin ist α-Amino-Normalcapronsäure. Spaltprodukt des Eiweißes der Nerven, wahrsch. auch sonst in Proteinen.

Normalin Tabl. mit 0,25 $CaCl_2$ in haltb. Form z. Kalktherapie (s. d.) (Dieterich).

Nosol Antiseptikum und Analgeticum für die Zahnheilkunde. Enthält ätherische Öle, nämlich Nelken, Eukalyptus, Zimt; ferner Eugenol, Thymol und Gaultheriaöl.

Nosophen Tetrajodphenolphtalein

$$(C_6H_2OHJ_2)_2C{<}^{C_6H_4}_{O\text{---}}{>}CO.$$

Gelbes geruchloses Pulver mit ca. 60% Jod, unlöslich in Wasser. Jodoformersatz. Natriumsalz = Antinosin, Quecksilbersalz = Appalagin, Wismutsalz = Eudoxin (Rhenania, Aachen).

Nothochlaena hypolacca, Farn der Polypodiaceae, Amerika, Afrika. In Columbien als Doradilla gegen Brust- und Leberkrankh.

Novain Base d. Muskels, im Fleischextr. Wahrsch. = Carnitin.

Novargan Silberpräparat mit 10% Silber. i Anw. wie Protargol (Heyden).

Novarial ein wasserlösl. Ovarialpräp.

Novarsan französ. Konkurrenzpräp. gegen Salvarsan.

Novaspirin Disalicylester der Methylenzitronensäure. Weißes geruchloses Pulver. Sp. 150°. Ersatz für Aspirin, keine Magenbeschwerden. 1—2 g (Bayer).

Novasurol Doppelverb. v. Oxymercuri-chlorphenoxylessigs. Na + Diäthylmalonylharnstoff. 33,9% maskiertes Hg. Gut verträgl. lösl. Hg-Präp. (Bayer).

Novatophan Methylester d. Atophans. Wie dieses verwendet (Schering).

Noventerol Aluminiumtanninkasein-Verbindung. Wird erst im Darm gespalten und wirkt dort als Adstringens (Dr. Wa. Wolff, Elberfeld).

Noviform Tetrabrombrenzcatechinwismut. Wundantisept. Gelbes, geruchloses Pulver, unlösl. in Wasser, bei 110° sterilisierbar (Heyden).

Novocain Chorhydrat des (p-Aminobenzoyl) (diäthyl) aminoäthanols.

$$C_6H_4{<}^{CO\cdot OCH_2\cdot CH_2\cdot N(C_2H_5)_2}_{NH_2}.$$

Farblose, geruchlose Nadeln, Sp. 156°. leicht lösl. in Wasser. Wenig giftiger Kokainersatz, reizlos. Auch das Nitrat und die Base selbst (in Ölen) werden verwendet (Höchst).

Novocol Na-Salz der Guajacolphosphorsäure. Weißes Pulver, leicht lösl. in Wasser. Phthisis, Bronchitis (Richter, Budapest).

Novojodin Hexamethylendijodid plus Talcum, geruchloses Wundstreupulver (Scheuble u. Hochstätter, Hamburg).

Novopuren Abführmittel mit je 0,1 g Phenolphtalein.

Novotussin gezuckerter Salbeiextrakt.

Nucit = i-Inosit.

Nukleinsäuren Sind die charakteristischen Bestandteile der Nukleoproteide. Es sind komplizierte Systeme. Die einfachsten, z. B. die Guanylsäure des Pankreas, bestehen aus einem sog. Nucleotid: ein Glykosid von Guanin + Ribose (Guanosin), ein Nukleosid, an Phosphorsäure gebunden. Die komplizierteren „echten" N. bestehen aus 3 oder 4 solchen Nucleotiden, in denen außer Guanin noch Adenin, ferner Cytosin und Uracil oder Thymin gebunden sind. Die einzelnen Nucleotide sind durch Sauerstoffbrücken aneinandergebunden (vielleicht auch durch Nebenbindungen an den Zuckern). Die pflanzlichen N. (Hefe, Getreidesamen) enthalten alle d-Ribose, die tierischen (Thymus, Pankreas) auch Hexosen, die bisher nicht identifiziert sind. Durch Säuren oder spezif. Fermente zerfallen die N. in ihre Bestandteile. Es sind starke Säuren, fällen Eiweiß. Na-Salz wird als Roborans verwendet.

Nukleoalbumine phosphorhaltige Proteide, die weder mit Nucleus (dem Zellkern) noch mit Albumin etwas zu tun haben. Der Name ist zu streichen und durch Phosphorproteide (s. d.) zu ersetzen.

Nukleohexyl Verbindung von Nukleinsäure + Urotropin. Intraverös 1 g bei Fleckfieber.

Nukleoproteide sind die charakteristischen Bestandteile der Zellkerne. Es sind salzartige Verbindungen von Nukleinsäuren mit Proteinen, meist Histonen. Der meist gefundene Eisengehalt gehört nicht zu ihrem Molekül. Durch Säuren und Proteasen zerfallen sie in ihre Bestandteile. Sehr ähnlich sind die ebenfalls salzartigen Bindungen von Nukleinsäure an Protamine im Fischsperma.

Nukleosan Tabletten mit 0,02 nukleinsaur. Yohimbin (Ludwig, Charlottenburg 2).

Nukleoside sind Glykoside der Ribose mit Pyrimidinen und Purinen. Bestandteile der Nukleotide resp. Nukleinsäuren. Man unterscheidet Adenosin aus Adenin, Guanosin aus Guanin, Cytidin aus Cytosin, Uridin aus Uracil.

Nukleotide nennt man die Verbindungen von Nukleosiden mit Phosphorsäure. Bestandteile der Nukleinsäuren, s. d.

Nummularia Herba N. ist Lysimachia nummularia, obsoletes Wundheilmittel.

Nunnary Wurzel von Hemidesmus indicus, die ähnl. wie Sarsaparilla verwendet wird.

Nural stärkemehlhaltiges Nährmittel, enth. die Protease der Ananas.

Nutramine nennt Abderhalden anstatt Vitamine die in den meisten Nahrungsmitteln enthaltenen spezifisch den Stoffwechsel anregenden oder auf die Nerven wirkenden Basen.

Nutrolactis amerikan. Fluidextrakt aus Galega officinalis. Soll die Milchsekretion befördern.

Nutromul Emulsion von Baumwollsamenöl mit Hypophosphiten des Ca, Na u. Mg.

Nutrose ist das Na-Salz des Kaseins, Nährpräparat.

Nux vomica, Nux Metella, Brechnuß, Krähenauge, Samen von Strychnos Nux vomica. Ceylon, Indien. Enthalten 3—5% Alkaloide, davon je etwa die Hälfte Strychnin und Brucin, an eine Gerbsäure gebunden. Med. als Magenmittel in Tct. Strychni und Extrakten.

Nylanders Probe s. Böttgers Probe.

O

Obergärung durch sog. Oberhefen bewirkte, bei 15—30° verlaufende Biergärung, die Weißbiere, Ale, Gose usw. erzeugt. Es treten meist neben Alkoholgärung auch Säuregärungen auf.

Obermayersche Probe auf Harnindikan

ist Blaufärbung mit Ferrichlorid (Oxydation).

Oblitin Base d. Muskels, im Fleischextr. Wahrsch. Äthylester d. Carnitins. (s. d.).

Ochokobutter v. Ochocoa Gabonii, Dipterocarp. Westafrika.

Ochokonüsse s. Scyphocephalium.

Ochrolechia Flechtengattung der Lecanoreae. Mehrere Arten liefern Farbstoffe, wie Orseille, Persio u. a.

Ochronose nennt man eine Schwarzfärbung der Knorpel, die meist mit der Alkaptonbildung zusammenhängt.

Ochsena eine fleischextraktähnl. Pflanzenwürze.

Ochsenbeeren Fructus Rhamni Cathartici.

Ochsenbrechwurzel = Radix Ononidis.

Ochsenzunge = Rad. Alcannae oder Echinia vulgaris.

Ocotea pretiosa, Lauraceae, Brasilien, Mispellorbeer. Zimtartig schmeckende Rinde, als Expectorans verw.

Odallin Strophantusähnl. Gift aus Cerbera Odallam, Apocynaceae, Indien.

Odda Kindernährmittel nach v. Mering. Aus Magermilch, Molke, Mehl, Zucker und Kakaobutter (Deutsche Nährmittelwerke, Strehlen i. S.).

Odinegoga von ὠδίς Geburtsschmerzen, sind wehentreibende Mittel.

Odongo westafrikanische Rinde, die als Purgans dient. Abstammung nicht bekannt.

Odontosoria aculeata, Farn der Polypodiaceae, Antillen. Gegen Lungenkrankh.

Odorit Kresole in Natronseife. Desinfekt.-Mittel.

Odulöl s. Sarcostigma.

Öle sind Substanzen, die halb oder ganz flüssig sind, nicht mischbar mit Wasser und sich „fettig" anfühlen. Alle Öle werden von Papier aufgenommen und machen es durchscheinend. Je nachdem ob der Ölfleck wieder verschwindet oder kürzer oder länger besteht, unterscheidet man flüchtige und nicht flüchtige Öle. Erstere heißen auch ätherische, letztere fette Öle. Unter letzteren sind noch die aus Kohlenwasserstoffen bestehenden nicht mit Laugen verseifbaren Mineralöle zu unterscheiden. Verw. als Speiseöle, Leuchtöle, Schmieröle u. zur Seifenfabrikat., s. a. Härtung d. Öle.

Öle, ätherische nennt man die meist stark riechenden in Pflanzen vork. Flüssigk., die aus Terpenen und aus Aldehyden usw. der Fettreihe (Citral usw.) bestehen. Meist starke Reizmittel.

Öle, fette sind flüssige oder sehr weiche, bei niederer Temperatur bereits schmelzende tierische und pflanzliche Fette und Wachse. Ein fester Sprachgebrauch existiert bei vielen nicht, die auch z. B. als „Butter" bezeichnet werden. Die f. Ö. von Seetieren (Fische, Wale usw.) bezeichnet man als Trane. Öle, die viel ungesättigte Säuren der Linolsäurereihe enthalten, oxydieren sich leicht zu firnisartigen Massen und heißen trocknende Öle (Leinöl).

Ölkäfer s. Meloë.

Ölkuchen sind die Rückstände der Ölfabrikation aus Pflanzensamen, sei es durch Pressung oder Extraktion. Sie enthalten immer noch reichlich Fett, bis zu 10%, ferner die Eiweißstoffe der Samen, daher sehr wichtige Kraftfuttermittel. Die wichtigsten sind Baumwolle, Kokos, Palmkern, Lein, Raps, Sesam, Erdnuß, Sonnenblume, Buchekern.

Ölmagen volkstüml. Name für die Mohnhäupter von Papaver.

Ölsamen Sehr viele Pflanzensamen enthalten als Reservestoffe für den Embryo Fette, häufig in sehr großen Mengen (60% und darüber). Diese Samen sind als Nahrungs- und Futtermittel von größter Bedeutung. Viele Pflanzen werden deshalb kultiviert. Manche Ö. enthalten aber auch giftige Fette, z. B. Croton, Ricinus.

Ölsäure $C_{17}H_{33}COOH$ ist die wichtigste der ungesättigten Fettsäuren. Als Glycerinester Triolein in allen Fetten und Ölen. Wird aus dem fl. Anteil der Fette oder aus Pflanzenölen (Mandel, Olive) durch Verseifung hergestellt. Farbl. Öl, Sp. 4°. Oxydiert sich leicht an der Luft. Wird zu Pflastern verwendet, sowie in Form ihrer Salze (Oleate).

Ölsüß s. Glycerin.

Oenanthe Gattung der Umbelliferae, meist häufige Sumpfpflanzen. O. Phellandrium liefert Fructus Ph. (s. d.). O. crocata, Südeuropa, enthält giftigen Milchsaft; O—otoxin ist dem Cicutoxin (s. Cicuta) ähnlich.

Oenanthol = normaler Heptylaldehyd $CH_3(CH_2)_5CHO$. Wird aus Ricinusöl gewonnen.

Oenocyanin, auch **Oenolin** ist der Farbstoff des Rotweines.

Oenothera biennis, Onagraceae, gelbe Rapunzel, Nachtkerze, als Salatpflanze angebaut. Heimat Nordamerika.

Oenoxydase Oxydase des Weines, die die Entfärbung von Rotwein („Brechen“) verursachen soll. Vielleicht von Pilzen stammend.

Oestrin hämolytisches Gift aus den Larven der Fliege Oestrus (Gastrophilus) equi, das die sog. perniziöse Anämie der Pferde hervorruft.

Oestritzwurzel = Rad. Imperatoriae.

Oesypus = Wollfett der Schafe, s. Lanolin.

Offizinell nennt man diejenigen Heilmittel u. dgl., die in den z. Z. gültigen amtlichen Arzneibüchern vorgeschrieben sind.

Ohm Einheit des elektr. Widerstandes, und zwar der Widerstand, den eine Quecksilbersäule von 1 qmm Querschnitt und 1,063 m Länge leistet. Bei 1 Ohm läßt ein Volt Spannung 1 Ampère Strom durch, also ein Coulomb per sec. Dieser Strom leistet dann ein Watt Arbeit.

Ohrlöffelkraut = Drosera.

Okistypin = Cotarninchlorhydrat. Dasselbe wie Stypticin.

Okotillawachs v. Fouquiera splendens.

Oktadecylalkohol $C_{18}H_{37}OH$, findet sich als Wachs im Fett der Bürzeldrüsen bei Wasservögeln und im Walrat. Sp. 68°.

Oktosen Zucker mit 8 Kohlenstoffatomen $C_8H_{16}O_8$, von Emil Fischer synthet. hergestellt.

Oktylalkohol $C_8H_{17}OH$, der normale O. findet sich als Ester in einigen Pflanzen (Pastinaca, Heracleum). Kp. 191°.

Okubawachs v. Myristica o—a, Brasilien.

Oldenlandia senegalensis, Rubiaceae, Strauch trop. Afrika. Bandwurmmittel.

Olea europaea, L. Ölbaum, Olive, Oleaceae. Strauch oder Bäume, heimisch von Indien bis Madeira. Überall in wärmeren Gegenden kultiv. Öl der Samen sehr wertvoll, s. Olivenöl.

Olefine nennt man die Kohlenwasserstoffe der Äthylenreihe C_nH_{2n}, Äthylen C_2H_4 usw. Sie enthalten eine Doppel-(Methen-) Bindung $H_2C:CH_2$.

Olein Das Triglycerid der Ölsäure, Hauptbestandteil der flüssigen und weichen Fette.

Oleodistearin Gemischtes Glycerid, das 2 Mol. Stearins. auf 1 Mol. Öls. enthält, findet sich in einigen Pflanzenfetten.

Oleum Absynthii Wermutöl, aus Artemisia Abs. Hauptbest. Thujon (s. d.). Als Stomachicum 1—3 Tr.

Oleum Amomi, Pimentöl, s. Pimenta. Hauptbest. Eugenol. Zu Einreibungen.

Oleum Angosturae von Cusparia trifoliata. Hauptbestandteil Cadinen $C_{15}H_{24}$, Geruchsstoff ist Gallipol $C_{15}H_{26}O$.

Ol. animale aethereum, Dippels Öl, Hirschhornöl, aus rohem Tieröl rektifiziert. Enthält Nitrile, Pyrrol, Pyridin usw. Als Krampf- und Wurmmittel 5—20 Tr. selten angew. Giftig.

Oleum animale crudum rohes Tieröl, durch Destillation tierischer Abfälle. Gegen Würmer bei Tieren angew.

Oleum Anisi, Anisöl, von Pimpinella Anisum. Hauptbest. Anethol und Methylchavicol. Als Blähungsmittel und Aromaticum.

Ol. Anisi stellati, Sternanisöl, von Illicium anisatum, Haupbest. Anethol, ferner Pinen. Phellandren. Verw. zu Likören.

Ol. Aurantii corticis, Süßes Pomeranzenöl, Portugalöl, aus frischen Apfelsinenschalen, Haupbest. d-Limonen, ferner Citral. Geschmackskorrig. Likörfabrikation.

Ol. Aurantii florum, Neroliöl, aus den Blüten der bitteren Orange. Best.: Limonen, Linalool, Geraniol, Nerolikampfer. Parfümerie (Eau de Cologne).

Ol. Bergamottae von Früchten von Citrus Aurantium, subsp. Bergamia,

Süditalien. Bestandt.: Linalool, Linalylacetat, Bergapten. Parfümerien.

Ol. Cacao Kakaobutter, Fett der Samen von Theobroma Cacao. Enth. Glyceride der Stearin-, Palmitin-, Arachin- und Linolsäure. Wichtiges Speisefett, zu Margarine. Sp. 30—34°.

Ol. Cajeput von Melaleucablättern. Haupbest. Cineol. Äußerl. gegen Schmerzen. Inn. 1—10 Tr. Gegen Asthma, Koliken usw.

Ol. Calami, Kalmusöl, aus Wurzel von Acorus Calamus. Enth. Eugenol, Asaron, $C_{12}H_{16}O_3$, Fettsäuren u. Kohlenwasserstoffe. Stomachicum, Karminativum.

Ol. Carvi, Kümmelöl, aus Carum Carvi, besteht zu 50—60% aus Carvon, Rest Limonen. Das D. A. versteht unter Ol. Carvi nur das Carvon. Stomachicum, Carminaticum, zu Kümmellikören.

Ol. Caryophyllorum, Nelkenöl, von Eugenia caryophyllata, besteht fast ganz aus Eugenol.

Ol. Chaberti ein veraltetes Bandwurmmittel aus Ol. animale und Terpentin.

Ol. cinereum flüssige graue Quecksilbersalbe.

Ol. Cinnamomi, Zimtöl, Cassiaöl, aus den Blättern von Cinnamomum Cassia, China. Hauptbest. Zimtaldehyd. Geschmackskorrigens. Das O. C. aus der Rinde von Cinn. Zeylanicum ist ganz ähnl., das aus deren Blättern enthält keinen Zimtaldehyd, sondern Eugenol.

Ol. Citri, Zitronenöl, von Citrus media; Bestandt.: Limonen, Phellandren, Citral, Citronellal, sowie Zitronenkampfer $C_{10}H_{10}O_4$, ein Dimethyldioxycumarin.

Ol. Citronellae, ostindisches Melissenöl, aus dem Zitronellgras, Andropogon Nardus, Hauptbestandteil Citronellal, Geraniol, ferner l-Camphen. Parfümerie.

Ol. Crotonis, Krotonöl, Granatillöl. Aus Samen von Croton tiglium. Neben allerlei Fettsäureglyceriden Haupbest. Krotonol und Harz. Sehr starkes Abführmittel, dos. max. 0,05 g.

Ol. Foeniculi, Fenchelöl, aus den Früchten von F. vulgare. Haupbest. Anethol und Fenchon $C_{10}H_{16}O$. Stomachicum, Karminativum 1—2 Tr.

Ol. Hyoscyami, Bilsenkrautöl, ist mit Bilsenkraut erhitztes Olivenöl. Schmerzstillende Einreibung, auch zu Klistieren.

Ol. Jecoris aselli s. Lebertran.

Ol. Juniperi, Wacholderöl, durch Dampfdestillat. der reifen Wacholderbeeren. Hauptbestandteil Pinen, Cadinen. Inn. als Diureticum 3—6 Tr. und Schnäpsen (Gin, Machandel usw.).

Ol. Juniperi empyreumaticum, Wacholderholzteer, Kadeöl, durch trockene Destill. des Holzes von Juniperusarten. Teerähnliche Masse, enthält Phenole, Guajakol, Kresol, sowie Cadinen. Gegen Hautkrankh.

Ol. Lathyridis aus Euphorbia lathyris. Wirkt ähnlich wie Crotonöl. Veraltet.

Ol. Lauri, Lorbeeröl. Lorettosalbe, aus den Früchten des Lorbeerbaumes. Besteht haupts. aus Trilaurin, Myristin und etwas äther. Öl. Einreibungen bei Rheuma, Koliken und Hautkrankh. Das äther. Öl enth. haupts. Eugenol.

Ol. Lavandulae, Lavendelöl, aus Blüten von L. vera, einer Alpenpflanze Südfrankreichs, auch in England kultiv. Hauptbest. Linalylacetat und Linalool. Parfümerie.

Ol. Lini, Leinöl, fettes Öl der Samen von L. usitatissimum. Trocknendes Öl. Haupts. Rußland, Argentinien, Nordamerika. Enth. Glyceride der Öls., Linols., Linolens.

Ol. Macidis, Macisöl, aus den Früchten und Blüten der Muskatnuß, Myristica fragrans. Bestandteile Pinen, Myristicin.

Ol. Majoranae von Origanum Majoranum. Enth. Terpinen, Terpineol, Geruchsstoff unbekannt. Inn. als Stomachicum 1—2 Tr. Zu Einreibungen.

Ol. Melissae von M. officinalis, in sehr geringer Ausbeute. Kommt deshalb nur vermischt mit Ol. Citronellae oder dergl. in den Handel. Enth. Citral. Geschmackskorrigens, Parfümerie.

Ol. Menthae Crispae, Krauseminzöl, wird aus Mentha viridis (Grünminze) herg., in Amerika. Das echte K. (Deutschland) kommt kaum in den Handel. Beide sind gleichwertig. Enth. Limonen, Pinen und Carvon. Geruchsstoff unbekannt.

Ol. Menthae piperitae, Pfefferminzöl,

haupts. Amerika, Japan (aus M. arvensis), Rußland. Hauptbest. Menthol, ferner Menthon und eine Unmenge Nebenstoffe, die in den einz. Sorten verschieden sind. Karminativum, Likörfabrikation usw.

Ol. Myrti s. Myrtol.

Ol. Olivarum s. Olivenöl.

Ol. Origani von verschied. Origanum-Arten. Hauptbestandt. Carvacrol.

Ol. Papaveris, Mohnöl, aus Mohnsamen, ist ein trocknendes Öl, enth. Glyceride der Öl- und Linolsäure.

Ol. Petroselini, Petersilienöl, aus allen Teilen der P. in etwas verschied. Zusammensetzung gewonnen. Hauptbest. Apiol.

Ol. Pini, Kiefernadelöl. Man unterscheidet das der gemeinen Kiefer, der Latsche (Pinus pumilio), sowie das technische Kienöl, aus den Wurzeln der Kiefer. Enthalten alle Pinen, Silvestren, Cadinen. Das Latschenöl auch Bornylacetat. Die Nadelöle werden zu Inhalationen, Bädern usw. benutzt.

Ol. Ricini, Rizinusöl, Castoröl. Durch kalte Pressung aus d. Samen von R. communis. Hauptbest. Triglycerid der Ricinolsäure, sowie der Oxystearinsäure. Als Laxans $^1/_2$—2 Eßlöffel. Wichtiges Schmieröl.

Ol. Rosae, Rosenöl, aus zahlreichen Varietäten der Rose, haupts. Bulgarien. Meist mit Palarosaöl verfälscht. Enth. Geraniol, Citral, Linalool. Parfümerie.

Ol. Rosmarini aus den Blättern von R. officinalis. Dalmatien, Frankreich. Enth. Pinen, Cineol, Kampfer, Borneol. Äußerl. zu Einreibungen usw.

Ol. Rusci, Pix betulina, Birkenholzteer, aus Holz, Rinde, Wurzel d. Betula alba. Rußland, Polen. Enthält verschied. Phenole. Gegen Hautkrh. Techn. zu Juchtenleder.

Ol. Sabinae, Sadebaumöl, aus Blättern usw. von Juniperus Sabina. Hauptbest. Sabinol, $C_{10}H_{15}OH$. Inn. dos. max. 0,1 g. Wirkt stark auf die Genitalien (Abortivum).

Ol. Salviae, Salbeiöl, von S. officinalis. Hauptbestandt. Thujon. Aromaticum zu Mundwassern usw.

Ol. Santali, Sandelöl, Macassaröl, von verschied. Santalum-Arten, Ostasien, Australien, Afrika. Hauptbest. Santalol $C_{15}H_{24}O$, zu 95%. Desinficiens der Harnwege, bes. gegen Gonorrhöe, 0,3—0,6 g, s. a. Gonorol, Gonosan.

Ol. Serpylli, Quendelöl, Feldkümmelöl von Thymus Serpyllum. Enth. Cymol, Thymol und Carvacrol. Einreibungen.

Ol. Sinapis, Senföl, aus den Samen von Brassica nigra. Ist darin nicht frei, sondern an Glykose gebunden als Glykosid Sinigrin (s. d.) oder myronsaures Kali, das durch das ebenfalls vorhandene Ferment Myrosinase gespalten wird. Es entsteht dabei Allylsenföl, C_3H_5NCS, der Hauptbestandt. des Ol. S. Scharf riechende Flüssigkeit. Kp. 150,7°. Anw. zu Einreibungen in fetten Ölen oder als Spiritus Sinapis 1 : 50.

Ol. Spicae, Spiköl, aus Lavandula Spica, Südfrankreich, Geruch nach Lavendel und Rosmarin. Enthält u. a. Cineol, Linalool, Kampfer.

Ol. Succini s. Bernsteinöl.

Ol. Tanaceti, Rainfarnöl, aus d. blühend. Kraut von T. vulgare. Hauptbest. Thujon. Giftig. 1—3 Tropfen gegen Würmer.

Ol. Templinum, Edeltannenzapfenöl aus Fruchtzapfen v. Abies alba. Angenehm balsamisch riech. Öl. Hauptbest.: Limonen und Pinen. Verw. wie Terpentinöl.

Ol. Terebinthinae, Terpentinöl, durch Wasserdampfdestill. aus Terpentin gewonnen. Haupts. aus amerikan. Pinus-Arten; das feinste ist das franz. aus Pinus Pinaster. Das russische und deutsche wird nicht aus T., sondern aus Ol. Pini technicum gewonnen. Schnell verharzendes gelbes Öl. Besteht fast ausschließlich aus Pinen. Zu Einreibungen bei Rheuma usw. Technisch zu Firnis, Lacken usw.

Ol. Terebinthinae sulfuratum aus geschwefeltem Leinöl und Ol. T. ist unter zahlreichen Namen ein Volksmittel, z. B. gegen Steinleiden.

Ol. Thymi, Thymianöl, durch Wasserdampfdestill. aus Th. vulgare. Enth. haupts. Thymol und Carvacrol. Zu Einreibungen, Salben usw. Inn. 1—3 Tr. bei Koliken usw.

Ol. Valerianae, Baldrianöl, durch Destill. der B.-Wurzel. Enthält neben

Pinen und Camphen haupts. Borneolvalerianat. Verw. gegen Hysterie, Epilepsie 1—5 Tr. (vgl. Bornyval).

Ol. Vitis viniferae, Oenanthäther, Weinbeeröl, Cognacöl, wird durch Destillation aus Weinhefe gewonnen. Meist grün gefärbt (durch Kupfer), besteht haupts. aus Estern (Äthyl und Amyl) der Kaprinsäure. Wird zur Herstellung von künstl. Kognak verw.

Ol. Zingiberis, Ingweröl, enthält Camphen, Phellandren usw. Ferner Cineol, Citral. Stomachikum usw. 1—4 Tr.

Oleuropaein d. Emulsin spaltbar. Glykosid aus d. Olive, Olea Europaea.

Olgoforme Ölige Flüssigkeiten, die Br oder Jod organ. gebunden enthalten.

Olibanum Weihrauch, uralt bekanntes Gummiharz von arabischen Boswellia-Arten, jetzt hauptsächl. aus dem Somaliland. Hauptbest. Boswellinsäure $C_{32}H_{52}O_4$ und Olibanoresen $C_{14}H_{22}O$.

Olinda Salbe aus Walrat und Lanolin.

Olitäten Tinkturen und Essenzen aus ölreichen aromatischen Gebirgskräutern, die früher auf Märkten und Messen feilgeboten wurden.

Olivenöl, Provenceröl, aus den Früchten von Olea europaea. Besteht hauptsächlich aus Olein, ferner Palmitin und Arachinsäure.

Ollat Öl-Eiweißemulsion. Lebertranersatz (Leinweber, Mainz).

Olos Wundpulver, das Cocain, Carbo Tiliae pulv. u. Bismut. tribromphenylic. enth.

Omasus der dritte Magen der Wiederkäuer, auch Psalter oder Löser genannt.

Omeire Kefirähnliches Getränk aus Milch, Südwestafrika.

Omorol Silbereiweißverbindg. mit 10% Ag unlöslich in Wasser, aber löslich in Gewebsflüssigkeiten und physiolog. Kochsalzlösg. Reizloses, ungiftiges Antisept. für die Mundhöhle. Diphtherie, Angina (Heyden).

Omphalocarpum procerum, Sapotaceae, Baum, trop. Westafrika. Fette Samen gegen Koliken verw. .

Onagra s. Oenothera.

Onobrychis sativa, Esparsette, Papilionaceae, als Futterpflanze angebaut.

Ononis spinosa L., Hauhechel, Harnkraut, Papilionaceae, niedriger Strauch, Europa; Wurzel, Restis bovis, als Diuretikum angew. Enthält ein Saponin.

Onosmodium virginianum, Borraginaceae, Stauden, U. S. A. Volksmittel gegen Blasenleiden.

Onuphin Protein in den Hornröhren des Röhrenwurmes O—is.

Oophorin Ovariumtabletten. 0,5 = 3g frisches Ovarium (Freund und Redlich).

Ophiotoxin eines der wirks. Prinzipien d. Schlangengiftes. Saponinähnl.

Opiopon Ersatz für Pantopon.

Opium ist der eingedickte Milchsaft von Papaver somniferum, haupts. in der unreifen Kapsel, doch wird auch der Saft der ganzen Pflanze (Meconium) benutzt. Die Kapseln werden angeschnitten und der ausgetretene erhärtete Saft abgeschabt. Hauptproduktionsgebiete Kleinasien, Persien, Indien, China. Arzneilich verw. wird nur das kleinasiatische O., die anderen werden geraucht oder auf Morphin usw. verarbeitet. Das O. enthält über 20 Alkaloide; am wichtigsten Morphin (ca. 10 bis 14%), Narkotin (4—10%), ferner Codamin, Codein, Kryptopin, Gnoskopin, Hydrokotarnin, Lanthopin, Laudanin, Laudanosin, Mekonidin, Narcein, Oxydimorphin, Papaverin, Protopin, Rhöadin. Thebain (s. d. einz.) und einige noch unsichere, s. a. Tinct. Opii.

Opobalsamum s. Commiphora.

Opodeldok ist Linimentum saponato-camphoratum.

Opon ist morphinfreies Pantopon.

Opopanax nennt man 2 ganz verschiedene Harze. Eines stammt von Arten der Umbellifere O. aus Südeuropa, Orient. Kaum noch im Handel. Das heute verw. Bursa-O. stammt von Balsamodendron. Geruch ähnlich wie Myrrhe. Parfümerie.

Opo-Präparate nannte Poehl seine löslichen Organpräparate aus allerlei Organen. Kaum noch angewendet.

Opsonine nannte Wright Stoffe des Blutserums, welche die pathogenen Keime derart schwächen, daß sie leichter von den Phagocyten aufgenommen werden. Eine Abtötung der Bakterien durch die O. an sich tritt nicht ein.

Sie bestehen ebenfalls aus Ambozeptor und Komplement und sind wahrscheinlich mit den normalen Bakteriolysinen des Serums identisch. Durch Injektion abgetöteter Bakterien kann man die O. des Serums vermehren (therap. bei Tbc.).

Opsonogen Staphylokokken-Vaccine nach Strubell. Bei Furunkulose, Ekzemen usw. (Chem. Fabrik Güstrow).

Optannin basisch gerbsaures Calcium, Geg. Durchfälle aller Art (Knoll).

Optochin Äthylhydrocuprein, Chininderivat, homolog dem Hydrochinin. Wirkt chemotherap. auf Pneumokokken u. Trypanosomen vernichtend; hat nicht unbedenkl. Nebenw. (Sehstörg., Erbrechen). Milchdiät. Inn. 0,15—0,2 mehrmals. Pneumonie u. and. Inf.-Krkh. Malaria. Äußerl. Hornhautgeschwüre (Zimmer).

Optone nach Abderhalden sind wasserl. Organpräp., die Abbauprod. enthalten (Merck).

Opuntia s. Cactus.

Orcein $C_7H_7NO_3$ ist der Hauptbestandteil des Orseillefarbstoffes.

Orcin Dioxytoluol $C_6H_3<^{(OH)_2}_{CH_3}$, findet sich in vielen Flechten und ist das Chromogen ihrer Farbstoffe (Orcein, Orseille).

Ordealbohne = Calabarbohne (s. d.).

Oreson Konkurrenzpräp. für Sirolin.

Orexin, Phenyldihydrochinazolin

$$C_6H_4<^{CH_2-N\cdot C_6H_5}_{N=\!=\!=CH}.$$

Als Or. tannicum, weißes, in Wasser kaum lösliches Pulver. Stomachikum, gegen Erbrechen der Schwangeren, 0,25—1,0 g (Kalle).

Organtherapie Die Verwendung von Organen zur Bekämpfung von Krankheiten des gleichen Organs ist uralt, schon der alt-chinesischen u. klassischen Medizin bekannt. Wissenschaftlich neu begründet hat sie dann Brown-Séquard 1889 durch die Einführung der Hodenextrakte in die Therapie (s. Spermin). Heute ist die O. ein wichtiges Gebiet geworden, seitdem wir die Wirkung der Drüsen mit innerer Sekretion (s. Drüsen, endokrine) genauer kennen gelernt haben. In einigen Fällen handelt es sich um die Wirkung genau bekannter chemischer Stoffe, wie beim Adrenalin, in den meisten aber kennen wir die wirksamen Stoffe noch nicht und verwenden die ganzen Organe, Extrakte u. dgl. Für die Praxis am wichtigsten sind die Schilddrüse, Ovarium, Hypophyse. Die tragende Idee ist, Störungen des Stoffwechsels durch Ausfall oder Veränderungen der Funktion der endokrinen Drüsen durch Zufuhr der spezifischen Stoffe zu beseitigen. Die Zahl der Präparate ist ungemein groß, doch beruhen alle auf der Verarbeitung der spezif. Organe gesunder Tiere.

Orge frz. = Gerste.

Orgeat, Orgeade Mandelmilch mit Mandelsirup.

Orgobrom, -jod Br, resp. J. in organ. Bindung an Eigelb (Blattmann, Wädenswil).

Origanum vulgare, Labiatae, wilder Majoran und andere Arten liefern ätherische Öle, die haupts. Carvacrol enthalten.

Orlean roter Farbstoff aus Früchten von Bixa Orellana, Ostindien, Brasilien. Unschädlich, für Speisen usw.

Ormizet Ameisens. Tonerde + Alkalisulfat. Desinficiens in etwa 0,2%ig. L. (Goldenberg).

Ormosia dasycarpa, Papilionaceae, Brasilien, enthält narkotisch wirk. Alkaloid.

Ornithin α, δ-Diaminovaleriansäure $NH_2(CH_2)_3CH<^{NH_2}_{COOH}$ findet sich in den Eiweißkörpern, aber nicht als solche, sondern in komplizierter Bindung als Arginin (s. d.). Tritt bei Hühnern an Benzoesäure gebunden im Harn auf (s. Ornithursäure). Geht durch Fäulnis in Putrescin über (s. d.).

Ornithopus sativus, Papilionaceae, Seradella, aus Südeuropa stammend, als Futterpflanze angebaut.

Ornithorhynchus, Schnabeltier, das einzige giftführende Säugetier. Drüse an d. Hinterfüßen. Gift b. erwachs. Menschen nicht tödlich. Schlangengiftähnlich.

Ornithursäure Dibenzoylornithin, scheidet sich im Hühnerharn nach Fütterung mit Benzoesäure aus. Dadurch gelingt es also, das aus dem Arginin entstehende, sonst aber als Eiweiß-abbauprodukt nicht nachweisbare Ornithin „abzufangen".

Orotsäure Substanz a. Milch. Harnstoffderivat $C_5H_4N_2O_4$.

Orphol Bismutum naphtolicum, graues Pulver, unl. in Wasser, Darmantiseptikum bei Tbc., Typhus usw. 0,5—1,0 g (Heyden).

Orseille Farbstoff verschiedener Flechten (Roccella, Lecanora). Entsteht durch spontane Oxydation des Orcins (s. d.).

Orsellinsäure Dioxytoluylsäure, entsteht bei der Spaltung der Flechtensäuren aus Lecanora usw. Ist in diesen Pflanzen an Erythrit (s. d.) gebunden.

Orsudan = Natrium 3-methyl-4-acetylaminophenylarsenat. 25,4% As. Arsentherapie.

Orthoform (neu) ist m-Amino-p-oxybenzoesäuremethylester. (Orthoform war umgekehrt p-Amino-m-oxy usw.) Feines weißes Pulver, schwer löslich in Wasser. Wirkt auf Wunden schmerzstillend und leicht antiseptisch. Innerlich 0,5—1,0 g bei Ulcus ventriculi (Höchst).

Orthonal zusammengesetztes lokales Anästheticum, das Cocain, Alypin und Adrenalin enthält (Dr. Speier u. v. Karger, Berlin S.).

Orthosiphon stamineus, Labiatae, Ostasien. Blätter als Javatee gegen Gicht usw. Enthalten Glykosid O—in.

Ortizon Verb. von H_2O_2 + Harnstoff. Mundantisept. (Bayer).

Orypan Extrakt aus Reiskleie, das die Vitamine (s. d.) enthält. Allgem. Tonikum.

Orysol Konservierungsmittel, ist Natriumsulfit.

Oryza sativa L., Reis, Gramineae. Heimatland Indien, jetzt in allen warmen Ländern angebaut.

Oryzanin ist ein Glutelin (s. d.) aus Reis. Jetzt bezeichnet man als O. auch die spezif. Substanz des alkohol. Auszuges der Reiskleie, die heilend bei Beri-Beri wirkt (s. Vitamine).

Oryzenin Protein aus Reis.

Osazone sind wichtige Derivate der Hydrazine mit den Zuckern. Sie entstehen beim Kochen der Zuckerlösungen mit überschüssigem Hydrazin in saurer Lösung. Es werden dabei 2 Mol. des Hydrazins gebunden. Sie sind leicht zu isolieren und zeigen charakteristische Eigenschaften, sind also zur Erkennung der Zucker sehr geeignet. Glucose, Fructose, Mannose u. Glucosamin geben dasselbe Osazon.

Osbeckia Gattung d. Melastomataceae, Ceylon. Blätteraufguß mehrerer Arten gegen Angina usw.

Osmitopsis asteriscoides, Kompositae, Kapland, Strauch. Als schweißtreibendes Mittel.

Osmium Os, Atomgewicht 191. Metall der Platingruppe. Verw. zu Glühfäden. Sein Tetroxyd OsO_4 (Osmiumsäure) wirkt stark oxydierend (s. u.).

Osmiumsäure, richtiger Osmiumtetroxyd OsO_4. Aus Osmium durch Erhitzen mit Sauerstoff. Farbl. Kristalle von stechendem Geruch. Stark oxydierend, färbt Fette schwarz (mikrochem. Flemmingsche Lösung). Pharm. gegen Neuralgie 0,001—0,003 g.

Ossagen fettsaures Kalksalz aus rotem Knochenmark, Kinderpraxis (Knoll).

Ossein organische Grundsubstanz der Knochen.

Osseomukoid Mukoid aus Knochensubstanz.

Ossin mit Zucker und Hühnereiweiß versetzter Lebertran, der mit Wasser emulgierbar ist (Stroschein).

Ossiostose Gemisch von Phosphaten u. Fluoriden zur Knochenbildung bei Kindern.

Ossosan Knochenextrakt als Geschmacksstoff und Würze (Soyama-Werke).

Osterblume = Hepatica oder Anemone.

Osterluzei = Aristolochia.

Ostranz = Rhiz. Imperatoriae.

Ostrea edulis ist die Auster.

Oswego-tea s. Monarda.

Otalgan besteht aus Extr. Opii und Antipyrin gelöst in wasserfreiem Glycerin, zur Einträufelung in den Gehörgang bei Otitis media (Schwanenapotheke Mainz).

Otobafett aus Myristica O., Muskatnüsse von Santa Fé.

Otosklerol gegen Ohrgeräusche, enthält Cimicifugin (s. d.), Brom und Phosphorsäure.

Ottenmindentee = Herba Agrimoniae.

Ouabain Pfeilgift der Somalis, Glykosid aus Acocanthera-Arten. Identisch mit dem aus Str. gratus erhaltenen g-Strophantin (s. d.).

Ourari = Kurare.

Ourouparia Gambir, Rubiaceae, Liane, Ostasien. Wird zur Gewinnung des Katechu angebaut.

Ovadin Jodhaltiges Ovariumpräparat (Hoffmann La R.).

Ovalbumin Albumin aus Eiweiß, ist eigentlich ein Glykoproteid.

Ovaraden Organpräparat aus Ovarien (Knoll).

Ovarium Der weibliche Eierstock, enthält außer dem eigentlichen Fortpflanzungsgewebe, das die Eier ausbildet, noch ein endokrines Gewebe (s. a. Pubertätsdrüse), das ein für den normalen Ablauf der Stoffwechselvorgänge wichtiges Hormon liefert. Ovarialsubstanz von Tieren wird deshalb in zahlreichen Präparaten nach Kastration und sonst bei Stoffwechselstörungen der Frauen angewendet (s. a. Corpus luteum).

Ovaron Tanninpräparat aus Ovarien (Rhenania).

Ovogal Fällung von Eiweiß mit frischer tierischer Galle. Gelbgrünes unlösliches Pulver. Als Cholagogum verw. (Riedel).

Ovokeratin Keratin der Eihaut d. Vögel.

Ovomukoid Mukoid im Eiereiweiß.

Ovos ein Hefenextrakt (s. d.).

Owalaöl v. Pentaclethra macrophylla, Mimose, Afrika. Speiseöl.

Oxalis acetosella, Sauerklee, Hasenklee, Oxalidaceae, enthält reichlich saures Kaliumoxalat. Als Diureticum usw. Ebenso zahlreiche andere ausländische Arten.

Oxalsäure Ac. oxalic., Kleesäure, Zuckersäure, $(COOH)_2$. Oxals. Salze (Na, Ca), in vielen Pflanzen, vor allem Oxalis, Rumex, Rheum. Darstellung aus Cellulose mit Alkalien. Weiße Krist. Die lösl. Salze sind giftig (Herz, Nerven), dos. let. 1 g. Oxals. Kalk bildet Nieren- und Blasensteine.

Oxalurie ist das vermehrte Auftreten von Oxalsäure im Harn, meist mit geringfügigen Krankheitserscheinungen verbunden. Ursache noch nicht aufgeklärt. Um eine verminderte Zerstörung intermediär gebildeter Oxals. kann es sich kaum handeln, da zugeführte Oxals. im Körper nicht angegriffen wird, eher um eine qualitative Verschiebung des Zuckerabbaus.

Oxalylharnstoff = Parabansäure (s. d.).

Oxaphor = Oxykampfer (s. d.).

Oxyacanthin Alkaloid aus Berberis-Arten, chininähnliche Wirkung.

l-β-**Oxybuttersäure** $CH_3CHOH \cdot CH_2 \cdot COOH$, tritt bei schwerem Diabetes in großen Mengen im Harn auf, auch bei anderen Störungen, stets mit Acetessigsäure und Aceton gemeinsam. Das Auftreten dieser Acetonkörper (s. d.) deutet stets auf schwere Störungen im Stoffwechsel, da sonst die Acetessigsäure als normales Zwischenprodukt des Fett- und Eiweißstoffwechsels weiter oxydiert wird. Die β-O. bildet sich hauptsächlich aus Acetessigs. durch Reduktion, kann aber vielleicht auch primär entstehen. Nachweis und Bestimmung durch Überführung in Crotonsäure (Wasserabspaltung).

Oxydasen nennt man eine Gruppe von Fermenten, die an geeigneten Stoffen relativ geringfügige Oxydationen bewirken, die sich fast stets auf die Wegnahme einiger Wasserstoffatome beschränken, so daß man sie in diesen Fällen auch als Dehydrasen bezeichnet. Man unterscheidet echte O., die Luftsauerstoff übertragen und Perox., die nur bei Gegenwart von H_2O_2 wirken. Die echte O. bestehen z. T. aus einem System von organischen Peroxyden (Oxygenasen) und Peroxydasen; bei anderen ist der Mechanismus noch unbekannt. Die O. spielen im Stoffwechsel eine große, aber z. T. noch unklare Rolle. Die wichtigsten sind 1. die Purinox., welche Xanthin zu Harnsäure und diese zu Allantoin oxydieren (Xanthinox. und Uricase genannt). 2. Die Alkoholox. in einigen Bakterien, vielleicht auch tierischen Geweben, die Äthylalkohol zu Essigsäure oxydiert. 3. Die Phenolasen, die zahlreiche organische Chromogene in Pflanzensäften (Phenole usw.) zu Farbstoffen oxydieren (Dunkelwerden von Äpfeln, Kartoffeln, Rübensäften) und ähnliche tierische Säfte (Dopaox.), s. a. Oxydoredukasen.

Oxydimorphin Nebenalkaloid des Opiums. Ungiftig.

Oxydone sind nach Battelli oxydierende Agenzien, die im Gegensatz zu den Oxydasen fest an der Zelle haften und mit ihr zugrunde gehen.

Oxydoredukasen nennt man eine Gruppe von Fermenten, die gleichzeitig Wasserstoff und Sauerstoff übertragen, den sie dem Wasser entnehmen (hydroklastische Fermente). Nach anderer Anschauung entziehen sie primär Wasserstoff (Dehydrasen, s. d.) und oxydieren auf diese Weise. Der Wasserstoff wirkt dann auf andere Stoffe reduzierend. Sie beeinflussen z. B. einen Aldehyd so, daß ein Mol. zu Alkohol reduziert, ein anderes zu Säure oxydiert wird (s. Cannizaro-Reaktion). Dann ist also der gleiche Stoff „Acceptor" für O. wie für H. Die Acceptoren können aber auch verschieden sein (s. z. B. Schardinger-Reaktion). Eine O. ist auch die Tyrosinase (s. d.). Diese Fermente spielen anscheinend bei den Gärungsprozessen und den diesen verwandten Abbauprozessen der Zucker im Tierkörper eine entscheidend wichtige Rolle.

Oxyessigsäure = Glykolsäure.

Oxygar Agar-Agar plus 10% H_2O_2. Darmdesinficiens (Helfenberg).

Oxygenasen sind nach Bach Teilbestandteile der Oxydasen. Es sind wahrscheinlich organische Peroxyde. Jedenfalls kann man ihre Wirkung durch Wasserstoffsuperoxyd ersetzen. Sie wirken an sich schwach oxydierend, diese Wirkung wird durch den anderen Bestandteil der Oxydasen, das Ferment Peroxydase (s. d.) erheblich verstärkt.

Oxyhämoglobin s. Blutfarbstoffe.

Oxykampfer aus Kampferchinon durch Reduktion, enthält ein Sauerstoffatom mehr als Kampfer, $C_{10}H_{16}O_2$. Weißes Kristallpulver. Sp. 203°, schwer löslich in Wasser. Unangenehmer Geschmack. Beruhigungsmittel bei Dyspnoe, Seekrankheit. 2—3 g (Höchst).

Oxyleukotin Nebenalkaloid der Paracotorinde.

Oxymitra macrophylla, Anonaceae. trop. Asien, Wurzel in Java als Abortivum.

Oxynarkotin Nebenalkaloid des Opiums.

Oxynitrilase Ferment, das die Cyanhydrine der aromatischen Aldehyde in den natürlichen Glykosiden spaltet, z. B. Benzaldehyd aus Amygdalin bildet; Bestandt. des sog. Emulsins (s. d.).

p-Oxyphenyläthylamin, Uteramin, Systogen, Tyramin, blutdrucksteigernd. Prinzip des Secale,

$$C_6H_4<^{OH}_{CH_2\cdot CH_2\cdot NH_2}.$$

Geg. Blutungen (Uterus, Nase) 0,01 g inn. od. z. Inj. Es leitet sich vom Tyrosin durch Abspalt. von CO_2 ab.

Oxyphile Zellen oder Granula färben sich mit sauren Farbstoffen (Eosin usw.).

Oxyproteinsäuren Abbauprodukte der Proteine wahrscheinlich polypeptidartiger Natur, die im normalen Harn vorkommen. Es gibt mehrere wenig charakterisierte Unterarten.

Oxyprotsulfonsäure ein Oxydationsprodukt der Proteine, das aber nicht einheitlich ist.

Oxyzimtsäuren

$$C_6H_4<^{OH}_{CH:CH\cdot COOH}.$$

bestehen in 2 stereomeren Formen, von denen die eine, die Cumarsäure, beständig ist, während die Cumarinsäure frei sofort in ihr Anhydrid Cumarin übergeht.

Ozon ist dreimolekularer Sauerstoff

. Wirkt stark oxydierend. Scharf riechendes Gas. Technisch hergest. durch Elektrisieren von Luft. Zur Desinfektion, z. B. von Trinkwasser.

P

P_H ist die von Sörensen eingeführte Bezeichnung für die aktuelle Reaktion, die Wasserstoffzahl (H˙). Sie drückt kürzer den Exponenten von 10^{-1} aus. Ist z. B. (H˙) = 10^{-5}, so ist P_H = 5.

Pachygone ovata, Menispermaceae, Fischgift auf den Philippinen.

Pachyman Polysacharid einiger Pfl., aus Glucose aufgebaut.

Pachypodiin afrikanisches Pfeilgift. Näh. nicht bekannt.

Pacolol Desinfektionsmittel, ähnlich wie Kresolseifen, enth. stark bakterizide Phenole. Äuß. 1%ige Lösg. (Pearson).

Paederia foetida L., Rubiaceae, Ostafrika, Asien. Wurzel Brechmittel, Blätter als Diuretikum.

Pajaneli Wurzel von P—a longifolia, Bignoniaceae, Ostasien, Indien. Gegen Kopfschmerzen, Katarrhe usw.

Palicourea densiflora, Rubiaceae, trop. Amerika, soll eine Art Coto-Rinde (s. d.) liefern.

Palisota Barteri, Commelinaceae, Westafrika liefert Pfeilgift Kemkanuger.

Palliativa (von pallium Mantel, Hülle), sind Arzneimittel, welche nur einzelne Symptome bekämpfen, ohne die Krankheit selbst zu beeinflussen (Schmerzen, Fieber usw.).

Pallidin Gewebsextrakt aus Lunge mit Pneumonia alba. Gibt bei tertiärer oder kongenitaler Lues spezifische Kutanreaktion (Merck).

Palma Christi = Ricinus.

Palmarosa-Öl s. Geraniumöl.

Palmatin Alkaloid a. Colombo-Wurzel. Dem Berberin ähnl.

Palmitinsäure $C_{15}H_{31}\cdot COOH$, eine der wichtigen Säuren der Fette. Am meisten im Palmöl und Japanwachs, aus dem sie rein dargestellt wird.

Palmitylalkohol = Cetylalkohol.

Palmkernöl Öl aus den Samen der Ölpalme Elaeis guineensis (s. Palmöl). Zu Seifen und Kunstbutter.

Palmöl Öl aus dem Fruchtfleisch der Ölpalme (s. o.), 45—65%. Enth. haupts. Glyceride der Palmitin- und Ölsäure. Speisefett, Seifen u. Kerzen.

Palmwachs Ausschwitzung des Stammes der Palmen Ceroxylon andicola in Chile und Klopstockia cerifera in Kolumbien. Enthält Cerin und Myricin. Zu Kerzen.

Palmwein, Toddy, alkohol. Getränk aus dem Zuckersaft verschied. Palmen Asiens. Auch zur Herstellung von Arrak.

Palmzucker Sacharose aus dem Palmsaft verschied. Palmen.

Palo Mabi Portoricorinde, von Ceanothus reclinatus (Rhamnaceae). In Amerika vielfach pharm. verw.

Palt-Senna = Senna alexandrina.

Pambotano s. Calliandra.

Panax Gattung der Araliaceae, liefert in mehreren Arten die Ginseng-Wurzel (s. d.).

Pancratium Gattung d. Amaryllidaceae. Zwiebeln arzneilich verw. und zwar die von P. maritimum (Scilla minor), Gilgen, als Emeticum, die von P. illyricum wie Scilla.

Pangium edule, Flacourtiaceae, Ostasien; alle Teile enthalten ein blausäurehaltiges Glykosid, Gynocardin (s. d.). Nach Auswaschen des Giftes sind die Früchte eßbar.

Pangui Gerbstoffreiche Wurzel von Gunnera chilensis, Chile.

Panicum Gattg. der Gramineae. s. Hirse.

Pankreas (πὰν κρέας: ganz Fleisch), Bauchspeicheldrüse, hinter dem Magen liegende Drüse. Sezerniert als äußeres Sekret den P—saft (s. d.). Außerdem aber steht das P. als endokrine Drüse durch sein inneres Sekret in engen Beziehungen zum Kohlehydratstoffwechsel. Nach Exstirpation des ganzen P. bei Hunden entsteht tödlicher Diabetes, auch beim Menschen durch Erkrankungen. Wahrscheinlich ist das endokrine Gewebe in den Langerhansschen Inseln (s. d.) lokalisiert. Das P. ist als ein Antagonist der Nebennieren und Thyreoidea aufzufassen, aber die Verhältnisse sind noch ungenügend geklärt.

Pankreassaft ergießt sich durch den

Ductus Wirsungianus in das Duodenum. Er ist schwach alkalischer Reaktion, unentbehrlich für die Verdauung durch seine Fermente. Er enthält Lipase, Peptasen, Amylase, Maltase sowie ein inaktives Trypsinogen, das durch die Enterokinase der Darmschleimhaut in Tryptase umgewandelt wird. Der Fermentgehalt des P. paßt sich nach Pawlow in weitgehender Weise an die zu verdauende Nahrung an. Die Regulierung seiner Sekretion ist doppelt, einmal auf dem Nervenwege, außerdem chemisch durch den Reiz des Sekretins (s. d.).

Pankreatin Name für das Trypsin des Pankreas, und für ein Präparat aus Pankreas, das therap. verw. wird (Rhenania, Aachen).

Pankreon Tannin-Pankreaspräparat. Gegen Achylie, Durchfall usw. (Rhenania).

pankreoprive Tiere sind solche, denen das Pankreas operativ entfernt ist.

Panna Rhizom von Aspidium athamanticum, früher verw. Bandwurmmittel, s. Filix. Enth. giftiges Flavopannin.

Pansen (Rumen) der erste und größte der 4 Magen des Wiederkäuers. In ihm findet eine Aufweichung der Nahrung und umfangreiche Gärung statt, welche die Zellulose der Nahrung zum großen Teil verdaulich macht, ähnlich im Netzmagen.

Pantherschwamm = Amanita pantherina.

Panthol ist ein Hefepräp.

Pantophysin Präp. aus der Gesamthypophyse (Poehl).

Pantopon Gesamtalkaloide des Opiums zur subkut. Verw. 1 g = 5 g Opium. Enthält etwa die Hälfte Morphin. Narcoticum, bes. gegen Husten und Diarrhöen (Hoffmann, La R.).

Papain, Papayotin, Ferment aus Carica papaya, Milchsaft der Früchte. Es ist eine Protease, die der Tryptase ähnlich wirkt, aber auch noch bei schwach saurer Reaktion. Pharm. wie Pepsin verw.

Papaver Gattg. der P—aceae. P. somniferum liefert das Opium. Der Samen gibt ein gutes, aber leicht ranzig werdendes Öl.

Papaveramin Nebenalkaloid des Opiums.

Papaverin Alkaloid d. Opiums

$$C_{20}H_{21}NO_4.$$

Hauptvertreter der nach ihm benannten Gruppe, die aus Benzyl-Isochinolinverbindungen besteht. P. selbst ist eine Tetramethoxyverb. d. genannten Kerns. Auch synth. herg. Prismen, unlösl. i. W. Wirkt schwach narkotisch, Steigerung der Reflexe. Als HCl-Salz neuerdings als krampflösendes M., bei Asthma, Keuchhusten, Koliken u. b. Morphinismus, Amöbenruhr (Hoffmann, La R.).

Papayotin s. Papain.

Pappelblüten = Flores Malvae.

Pappelöl durch Destill. der Blattknospen der Schwarzpappel, Populus nigra. Wohlriechend. Riech. Bestandteil noch nicht festgestellt.

Paprika, Türkischer, Spanischer Cayennepfeffer sind Früchte mehrerer Capsicum-Arten, die kultiv. werden.

Parabansäure Oxalylharnstoff

$$CO<\begin{matrix}NH-CO\\ |\\ NH-CO\end{matrix}$$

aus Harnsäure durch Oxydation.

Parabismuth Wismuteiweißverbind., die 50% Bi und Paranukleinsäure enth., im Darmsaft leicht zerfallend. Darmantiseptikum (G. Richter, Budapest).

Parabrom Suppenwürfel aus Aminosäuren + Brom als Sedativum (Paraguay Fleischextraktgesellsch. Hamburg).

Paracaseine sind durch Labferment erzeugte Abbauprod. d. Caseins, die leicht mit Kalk ausflocken (s. Chymase, Milchgerinnung).

Paracodin Dihydrocodein, synth. aus Codein hergest., wirkt ähnl., aber kräftiger als Codein bei Husten usw. Als Tartrat 0,25 g (Knoll).

Para-Coto s. Coto.

Paracotoin $C_{12}H_8O_4$, Bestandteil der P-Rinde.

Paradextran aus Glucose aufgebautes Polysacharid einiger Pilze.

Paradiesäpfel = Solanum Lycopersicum.

Paradiesnüsse Früchte v. Leoythis zabucajo, Myrtaceae, Südamer. Fettes Öl.

Paradisia Liliastrum, Liliaceae, Südalpen, enth. ein Herzgift.

Paraffin festes oder flüssiges Gemisch gesättigter Kohlenwasserstoffe der Methanreihe, etwa $C_{18}H_{38}$ bis $C_{30}H_{62}$, haupts. durch Destillation von Braunkohle und aus Rohpetroleum gewonnen, ferner aus Ölschiefern, Ozokerit usw. Haupts. zu Kerzen, ferner für wasserdichte Stoffe, Flaschenverschlüsse usw.

Paraffine nennt man die Gruppe der gesättigten Kohlenwasserstoffe der Fettreihe von der Formel C_nH_{2n+2}. Der Name stammt von ihrer geringen Neigung, sich chemisch zu verändern (parum affines, wenig verwandt). Das einfachste Glied ist das Methan, die höheren Glieder sind flüssig oder fest (s. Paraffin).

Paraffinöl ist der flüssige Anteil des Rohparaffins, auch aus Rohpetroleum gewonnen, letzteres als wasserhelle Flüssigk. als Paraffinum liquidum offiz.

Paraformaldehyd s. Formaldehyd.

Paraglandol Präparat aus Parathyreoidea.

Paraglobulin = Serumglobulin.

Paraguay-Tee Blätter von Ilex-Arten, s. Maté.

Parakresse s. Pyrethrum.

Paralaudin Chlorhydrat des dihydrierten Diacetylmorphins. Weiße Nadeln, leicht löslich in Wasser. Hustenmittel, weniger giftig als Heroin, bewirkt keine Gewöhnung, 0,01 g (Knoll).

Paraldehyd polymerer Acetaldehyd $(CH_3CHO)_3$ aus Acetaldehyd durch geringe Menge Säure. Farblose Flüssigk. von ätherischem Geruch. Kp. 124°. Anästh. u. Hypnotic. 5—10 g.

Paralysol Kresolseifenpräparat aus 15% Natronseife, m- und p-Kresol und Kresolkalium (Schülke u. Mayr).

Paramilchsäure = d-Milchsäure.

Paramin Aminosäuren mit Kalk und Eisen. Als roborierende Würze (Paraguay Fleischextrakt Ges. Hamburg).

Paramorfan Chlorhydrat des Dihydromorphins. Morphinersatz, keine Angewöhnung (Knoll).

Paramyosinogen = Myosin.

Paranephrin Nebennierenpräparat (Merck).

Paranüsse Samen von Bertholletia.

Paranuklein nennt man den Phosphoranteil der Phosphorproteide. Wahrscheinlich ist die Phosphorsäure nur in Esterbindung darin enthalten. Jedenfalls hat das P. mit den Nukleinen nichts zu tun.

Parapalmöl, Pinotöl, v. d. Kohlpalme, Euterpe oleracea, Brasilien. Speiseöl.

Pararabin Pentosan aus Rüben und Möhren, sowie im Agar-Agar.

Pararegulin Paraffin plus Cascara sagrada. In Gelatinekapseln zu 3,0 g mit Regulin gleichzeitig (Helfenberg).

Parasolschwamm = Agaricus procerus.

Parathyreoidea, Nebenschilddrüse, Epithelkörperchen sind endokrine Drüsen, die in oder in der Nähe der Schilddrüse liegen. Sie stehen in enger Beziehung zum Kalkstoffwechsel und zur Nervenerregung, ihre Entfernung ruft schwere Krämpfe (Tetanie) hervor, doch ist ihre Funktion noch nicht völlig geklärt. Vielleicht bewirken sie eine Entgiftung des Guanidins (s. d.).

Paratodo Casca pertudo, Rinde von Canella axillaris, Bittermittel, Brasilien.

Paraxanthin 1,7-Dimethylxanthin, findet sich im menschlichen Harn, entsteht wahrscheinl. aus den Purinen der Genußstoffe (Caffein) durch partiellen Abbau.

Pareira, Grießwurzel, Wurzel v. Chondrodendron tomentosum, Menispermaceae. Kletterstrauch Südamerika. Viel benutztes Diuretikum. Enth. wahrsch. Alkaloid Buxin.

Parellsäure $C_{21}H_{16}O_9$, eine Flechtensäure.

parenteral nennt man die Einführung von Substanzen unter Vermeidung des Darmes (subkutan, intravenös, intramuskulär usw.).

Paricin Nebenalkaloid der Chinarinde von Cinchona succirubra.

Paridin, Paristyphin Glykoside aus Paris quadrifolia. Lähmen das Atemzentrum, Myosis.

Parietaria officinalis, Glaskraut, Wundkraut, Urticaceae. Gilt als Diuretikum.

Paris quadrifolia, Einbeere, Liliaceae, enth. giftiges Glykosid P—idin.

Parisol Formaldehyd plus verseiften Naphtochinonen. Äuß. Antisept.

eiternde Wunden, Frauenleiden, Gonorrhöe (Bense u. Eicke, Einbeck).

Parmentiera edulis, Bignoniaceae, in Mexiko, gegen Phthisis.

Parnassia palustris, einheim. Pflanze, soll gegen Epilepsie wirken (als Tinktur oder Tee).

Parodyn = Antipyrin.

Parol Parachlormetakresol in alkalischer Lösg. Gutes Desinfektionsmittel in 0,6% Lösung (Dr. Raschig, Ludwigshafen).

Parooxyphenylessigsäure

$$C_6H_4<{OH \atop CH_2-COOH}$$

ist ein Fäulnisprodukt des Tyrosins, das im Darm entsteht und in den Harn übergeht.

Parotis ist die Ohrspeicheldrüse, sezerniert den P—speichel, der reich an Fermenten ist.

Parthenium hysterophorus, Botovera, Komposite auf Cuba usw. Abkochungen gegen Fieber, als Wurmmittel usw. Herba P—i stammen dagegen von Chrysanthemum Parthenium.

Paspalum Gattg. der Gramineae, Tropen. Mehrere Arten gegen Entzündungen, Gonorrhöe usw.

Passiflora Gattg. der gleichnamigen Fam. In den Tropen wegen der wohlschmeckenden Früchte kult. Einige Arten haben giftige Wurzeln. Brech- und Wurmmittel.

Passulae, Uvae passae = Rosinen.

Patavaöl s. Komuöl.

Paternostererbse s. Abrus.

Patschuli Blätter von Pogostemon Hayneanus, Labiatae, Hinterindien. Enth. stark aromatisch. Öl, dessen wirkende Best. noch nicht bekannt sind.

Paullinia Cupana, Sapindaceae, Strauch, Brasilien, ist die Stammpflanze der Guarana. Andere Arten enthalten Gifte, als Heilm. und zum Fischfang.

Paulowilhelmia speciosa, Acanthaceae, trop. Afrika, Fischgift.

Paulownia tomentosa, Scrophulariaceae, Japan, Rinde diuretisch und als Wurmmittel.

Pavetta indica, Rubiaceae, Indien. Wurzel als Stomachikum, enth. ein Glykosid.

Pavon Vollpräparat aus Opium, ohne wesentliche Nebenwirkungen (Ciba).

Pavonia G. d. Malvaceae, Tropen. Mehrere Arten als Fiebermittel usw.

Paytamin, Paytin Alkaloide aus der Payta- oder weißen Chinarinde von Aspidosperma.

Pedicularis G. der Scrophuliaceae, Läusekraut, mehrere Arten gegen Läuse beim Vieh angew.

Peganum Harmala, Harmelraute, Zygophyllaceae, Südeuropa. Früher als Narkotikum verw., s. Harmalin.

Pegnin steriles Labferment plus Milchzucker. Wird benutzt, um Kuhmilch vor dem Genuß zur feinen Gerinnung zu bringen. Zur Säuglingsernährung (Höchst).

Pektase Ferment, das die Pektinstoffe zur Gerinnung bringt. In Früchten.

Pektinase Ferment, das Pektinstoffe in Zucker aufspaltet. In Pilzen usw.

Pektine sind Stoffe des Pflanzenreiches, die sich vor allem in Fruchtsäften, Pflanzenschleimen usw. vorfinden. Sie kommen nur in den Zellwänden (Membranine) vor. Sie zeichnen sich durch ihre Fähigkeit der Gelatinierung aus, wobei ein Ferment Pektase mitwirkt. Es sind komplizierte Kohlehydrate, die als wesentlichen Bestandteil Galacturonsäure, sowie Methylalkohol teils als Ester, teils in fester Bindung enthalten. Ihre genauere Konstitution ist noch nicht aufgeklärt. Man hat eine Reihe Einzelstoffe dargestellt, Parapektin, Metapektin usw.

Pe-la, Chinesisches Wachs, s. d.

Pelamis Gattg. der Hydrophiden; Seeschlange der tropischen Meere. Giftig.

Pelixin Pepsin-China-Elixier, mit Glycerophosphaten.

Pellagra endemische Hautkrankheit Südeuropas, die unter nervösen Erscheinungen langsam zum Tode führt. Ursache noch nicht sicher, wahrscheinlich ist der Mangel bestimmter Aminosäuren bei einseitiger Maisnahrung mit verantwortlich; außerdem aber wird photodynamische Lichtwirkung angeschuldigt.

d-Pelletierin Alkaloid a. Granatrinde. Dem Tropin isomer, Konstit. noch nicht völlig aufgeklärt. Neben Isop. (wahrsch. die d,l-Form) das wurmtreib. Prinzip der Rinde; s. a. Pseudop.

Pellidol Diacetyl-aminoazotoluol, gelbrotes Pulver, unlöslich in Wasser, löslich in Fetten. Zu Salben, regt die Granulationsbildung an (Kalle).

Pellotin Alkaloid aus Anhalonium Williamsii. Geleg. als Sedativum 0,02 bis 0,06 subkut.

Pelosin identisch mit Berbeerin.

Pemmican ist ein haltbares Fleischpräparat.

Penghawar-Djambi s. Cibotium.

Penicillium wichtige Gattung der Schimmelpilze, dem Aspergillus nahe verw. P. glaucum ist der gewöhnliche grüne Schimmel. P.-Arten (album, Camemberti usw.) bewirken die Reifung der edlen Weichkäse. P. brevicaule macht aus Arsen enth. Substanzen AsH_3 frei und kann so zum Nachweis von As dienen.

Pennyroyalöl amerikanisches Poley-Öl von Hedeoma pulegiodes. Enthält Pulegon. Riecht wie Minze.

Pentadesma butyraceum, Butterbaum, Guttiferae, Westafrika. Früchte (Kamja) enthalten über 30% butterähnl. Fett, das genossen wird.

Pentane drei isomere Kohlenwasserstoffe C_5H_{12}; z. T. im Rohpetroleum. Wichtig als Ausgangsmaterial für die Synthese des künstl. Kautschuks.

Pentaptera alata, Combretaceae, Indien. Gegen Skorbut, Fieber usw.

Pentatropis Gattg. d. Asclepiadaceae, Indien, Afrika. Wurzel gegen Gonorrhöe.

Penthorum sedoides L. Crassulaceae, Kraut, Ostasien. Nordamerika. Fluidextrakt als Adstringens.

Pentite fünfwertige Alkohole

$$CH_2OH(CHOH)_3CH_2OH.$$

Natürlich kommt Adonit vor, die anderen (Arabit, Xylit) sind durch Abbau der entspr. Pentosen künstl. erhalten worden.

Pentosane sind Polyosen, die ganz oder teilweise aus Pentosen (Arabane, Xylane) bestehen. Sie finden sich in den Zellwänden von Blättern, Stengeln usw., namentlich in den verholzten Teilen (Stroh). Die P. sind von den Bakterien des Herbivorendarmes angreifbar, mithin gut verdaulich und wertvolle Nahrungsmittel.

Pentosen nennt man die Zucker mit 5 C-Atomen $C_5H_{10}O_5$. Sie kommen z. T. in der Natur vor (Arabinose, Xylose, Ribose); andere sind künstlich hergestellt. P., und zwar Arabinose, kommt bisweilen im Harn vor (Pentosurie). Hauptsächlich finden sich die P. in den Pflanzen als Polysacharide, Pentosane, die man nach ihrem Hauptbestandteil noch als Arabane und Xylane unterscheidet.

Pentoside sind Glykoside der Pentosen; die natürlich vorkommenden enthalten meist Rhamnose, z. B. Strophantin. Auch die Nukleoside sind P.

Pentosurie Eigenartige Stoffwechselanomalie, bei der dauernd oder zeitweise d-l-Arabinose im Harn ausgeschieden wird. Keine Krankheitserscheinungen. Ursache und Chemismus unbekannt.

Pentzia Kompositengattung Kapland, zahlreiche Arten als Tonikum und Amarum.

Pepsin ist die Protease des Magensaftes der Wirbeltiere, die wichtigste der Pepsinasen. P. wird von den Hauptzellen des Magens bes. im Fundus sezerniert. Es ist ziemlich rein dargestellt, wahrscheinlich nukleoproteidähnlicher Natur. Es wirkt nur bei schwach saurer Reaktion, $(H^{\cdot}) = ca.\ 10^{-2}$. P. wird in Form zahlreicher Präparate bei Magenstörungen angew.

Pepsinasen nennt man eine Gruppe von Proteasen, die dadurch charakterisiert ist, daß die Fermente nur bei saurer Reaktion wirksam sind, und daß ihre Wirksamkeit sich auf den Abbau der Proteine bis zu den Polypeptiden beschränkt, diese dagegen nicht angegriffen werden. Die wichtigste P. ist das Pepsin des Magens. Ferner gehören noch dazu die Fermente der fleischfressenden Pflanzen, vielleicht einige Organfermente (Milz usw.).

Peptasen sind Fermente, welche spezifisch auf die Polypeptide eingestellt sind. Nur solche Polypeptide werden gespalten, welche aus natürlich vorkommenden Aminosäuren aufgebaut sind. Für die einzelnen Polypeptide oder Gruppen gibt es verschiedene P. Am wichtigsten ist die P. des Darmsaftes, das Erepsin, ferner die des Pankreassaftes, der Gewebe (s. Autolyse) und der Hefe.

Peptide s. Polypeptide.

Peptisation Wiederverteilung eines ausgeflockten Kolloids (Gels) in seinem Lösungsmittel durch elektrische Aufladung der Teilchen infolge Zusatz geeigneter Elektrolyte, z. B. Laugen, Säuren, Salze, meist mit mehrwertigen Ionen.

Peptolysin Verb. von Ca-Phosphat + Erepsin aus Darmschleimhaut.

Peptone sind Abbauprodukte der Proteine, durch Hydrolyse mit chemischen Mitteln oder durch Pepsinverdauung. Früher glaubte man, daß die P. chemisch charakterisierte Körper seien und unterschied verschiedene P. (Ampho-, Anti-, Hemip—.). In Wirklichkeit sind die P. ebenso wie die Albumosen nichts weiter als unentwirrbare Gemische verschiedener Polypeptide. Einige noch etwas komplizierter gebaute hat man daraus isoliert und wiederum P. genannt (s. a. Kyrine). Der Begriff P. ist also heute nur physiologisch zu fassen als Gemenge der nicht mehr koagulablen Verdauungsprodukte des Eiweiß.

Peraquin = $30^0/_0$iges H_2O_2 (Dr. G. Henning, Berlin).

Perboral Verbind. von Perborsäure mit Parajodsulfosäure. Tabletten zur Desinfektion bei weibl. Genitalleiden (Nassovia, Wiesbaden).

Percaglobulin Globulin aus den Eiern verschiedener Perca- (Barsch-) Arten.

Percalmin Präparat aus Thymus vulgaris und Eucalyptus globulus. Keuchhusten.

Perco Perubalsam in Cognac, enthält die Harze nicht. Gegen Tbc. (Dallmann, Gummersbach).

Perdynamin ist ein Blutpräparat.

Pereirin Alkaloid aus der Wurzel von Geissospermum, Pereirowurzel. Fiebermittel.

Pereiro-Rinde von Geissospermum Vellozii, Apocynaceae, Brasilien. Enth. Alkaloide P—in und G—in.

Perezia Komposite Mexikos. Mehrere Arten liefern die P-Wurzel, die als Abführmittel empfohlen wurde. Enth. Perezon, ein Benzochinonderivat.

Pergenol = Natriumperborat — Natriumbitartrat, Kristallin. haltbares Pulver, spaltet beim Auflösen H_2O_2 ab. Zu Mundwassern (Byk).

Perglycerin Ersatz für Glycerin, desgl. Perkaglyc. Best. aus milchsaurem Alkali. Neutrale, als Gleitmittel, ebenso gut wie Glyc. wirk. Fl. (Goldenberg).

Perhydridasen selten gebrauchter Name für reduzierende Fermente.

Perhydrit feste Verbindung von H_2O_2 + Harnstoff. Löst sich in Wasser unter Abspaltung von H_2O_2 (Merck).

Perhydrol ist eine $30^0/_0$ige, reine Lös. von H_2O_2 (Merck).

Periandra dulcis, Papilionaceae, Kraut, Brasilien. Wurzel Alcassuz wie Süßholz benutzt.

Periperoba Wurzel von Potomorphearten, Piperaceae, trop. Amerika.

Periploca graeca, Asclepiadaceae, Strauch, Osteuropa, Orient, enthält giftigen Milchsaft. Die Rinde enthält das Glykosid P—in $C_{30}H_{48}O_{12}$, das digitalisähnlich wirkt. Maximaldosis pro die 0,001 g. Auch mit Jodnatrium u. Glycerin zu Inhalat. bei Asthma cardiale als „Apnol“.

Peristaltin Glykoside der Cascara-Rinde, gelbbraunes Pulver, leicht löslich in Wasser. Wirkt abführend, indem sich die Glykoside allmählich in Emodine und ähnl. Substanzen spalten (Ciba).

Perkaglycerin s. Perglycerin.

Perlgras = Melica.

Perlmoos = Carragheen.

Perlpulver = Lycopodium.

Permiform ist ein Formaldehyd-Seifenpräparat.

Peronin Chlorhydrat des Benzylmorphins. Farblose Nadeln; Ersatzmittel für Morphin 0,02—0,06 g (Merck).

Perotis latifolia, gramineae, Südasien, Afrika. Diuretikum.

Peroxan = Pastilli Calcii hyperoxyd. comp.

Peroxydase ist der eigentliche Fermentanteil der echten Oxydasen (s. d.). Da die Oxygenasen sehr leicht zerstört werden, findet man die übrig bleibenden P. häufig allein vor. Sie wirken nur in Gegenwart von Wasserstoffsuperoxyd oxydierend. Die wichtigsten P. sind die Phenolasen. Die des Meerrettigs ist als ein stickstoffhaltiges Glykosid erkannt. Auch der Blutfarbstoff wirkt wie eine P., aber schwächer.

Peroxyprotsäuren Produkte der Oxydation von Proteinen.

Perrheumal Ester der Salicylsäure und Acetylsalicylsäure mit tertiärem Trichlorbutylalkohol. In 10%iger Salbe bei Gelenk- und Muskelrheumat.

Persea gratissima, Avocado-Birne, Lauraceae, Brasilien. Großer Baum mit wohlschmeckenden Früchten. Same als Bittermittel. Blätter geben äther. Öl, das dem Estragonöl ähnlich ist und Methylchavicol enth. Die Früchte enthalten eine Ketoheptose und Perseit.

Perseit $CH_2OH(CHOH)_5CH_2OH$ ist der einzige natürlich vorkommende Heptit, und zwar Mannoheptit, in Persea.

Persimonöl v. Diospyros-Arten, Amerika.

Perspiration ist die Abgabe von Gasen durch die Haut. Besonders reichlich ist die Abgabe von Wasserdampf bei trockener Wärme oder Muskelarbeit.

Pertussin = Extrakt. Thymi sacharatum, gegen Keuchhusten.

Pertuzol zum Räuchern bei Keuchhusten, enth. Naphtalin, Kampfer, Thymol, Eucalyptol u. Menthol.

Perugen ein künstlich hergestellter, dem Perubalsam chemisch ähnlicher Balsam (Evers-Düsseldorf).

Peruol 25% Lösg. von Peruskabin (Agfa).

Perusalvin Inhalat.-Mittel bei Asthma, besteht aus d. flüchtigen Estern des Perubalsams, Kupressol, Menthol, Eukalyptol usw. (Dr. Lakemayer, Bonn).

Peruscabin Benzoesäurebenzylester. In Ricinusöl gelöst (Peruol) gegen Krätze (Agfa).

Peruviol Alkohol aus dem Perubalsam $C_{13}H_{22}O$.

Petalostigma quadriloculare, Euphorbiaceae, Australien. Rinde enth. bitteres Glykosid. Tonikum.

Petersschlüssel = Primula.

Peterswurz = Rad. Succisae.

Petitgrainöl äther. Öl aus der bitteren Pomeranze, Citrus Bigaradia. Enth. haupts. Linalool und Geraniol.

Petiveria alliacea, Phytolaccaceae, Kraut, Brasilien. Als Diuretikum usw. empfohlen (Congo-root).

Petroselinum sativum ist die Petersilie. Umbelliferae. Wurzel enthält Glykosid Apiin.

Petrosulfol ist Tiroler Ichthyol (Hell, Troppau).

Petrovasol 10% Petrosulfol + 90% Vasol. Konkurrenz für Ichthyolvasogen (Hell, Troppau).

Peucedanum Gattung der Umbelliferae, von der mehrere Arten unter vielen Volksnamen früher mediz. verwendet wurden, z. B. P. officinale als Rad. P—i oder Foeniculi porcini, P. Cervaria als Rad. Gentianae nigrae, P. Oreoselinum als Herba Oreoselini. P. Ostruthium = Imperatoria Ostr., s. Imperatoria.

Peucedanin aus Wurzel von P. officinale, Methyläther des Oreoselons $C_{14}H_{11}O \cdot CH_3$.

Peumus Boldus, Monimiaceae, Baum, Chile, s. Boldo.

Peyotl s. Anhalonium.

Pfeffer Früchte von Piper nigrum. Der schwarze stammt von unreifen, der weiße von reifen Früchten. Enthält Alkaloid Piperin und Äther. Öl, das haupts. Phellandren enthält.

Pfeifenstrauch = Philadelphus oder Aristolochia Sipho.

Pfeilgifte sind meist Pflanzengifte, gelegentlich auch Schlangengifte; manchmal auch mit Arsen usw. gemischt. In Indien werden meist Aconitum-Arten („Bikh" in Assam) verw.; in Amerika Strychnaceen (Kurare), in Hinterindien auch Antiarisglykoside und Derrid. In Afrika werden die Glykoside von Acocanthera, Strophantus und Adenia-Arten benutzt, ferner die Sassy-Rinde und eine Käferlarve Diamphidia locusta.

Pferdekraft (HP, PS) ist die gebräuchliche Einheit für die großen Arbeitsleistungen in der Zeiteinheit (Maßstab des Effektes). 1 PS = 75 mkg per sec., im absoluten C-G-S-System = 7,35 × 10^9 erg/sec.

Pferdeminze = Mentha silvestris.

Pferdeschwanz = Equisetum.

Pferdezahnmais amerikan., weißfrüchtige Varietät des Mais. Wird zur Herst. von Maizena verw.

Pflanzenfibrin alter Name für Glutenkasein.

Pflanzenschleime hauptsächlich in den Membranen vorkommende Substanzen kohlehydratartiger Natur, den Pektinen nahestehend. Die echten Schleime enthalten die Galactosegruppe, liefern bei der Oxydation Schleimsäure. Werden durch Jodschwefelsäure gelb gefärbt. Die Pf. enthaltenden Drogen werden vielfach pharm. verw. als Expectorans usw. (Mucilaginosa).

Pflanzentalg Japanwanchs, Ro, Fett der Früchte verschiedener Rhus-Arten, Japan, haupts. Rhus succedanea, s. Japanwachs.

Phaeophorbid s. Phaeophytin.

Phaeophyll brauner Farbstoff der Seetange.

Phaeophytin Chlorophyll, aus dem das Magnesium entfernt ist. Gibt bei der Abspaltung von Phytol das Phaeophorbid.

Phagocyten nennt man die weißen Blutkörper in ihren Beziehungen zur Immunitätslehre. Die Ph. nehmen wie andere Fremdkörper auch abgetötete und auch lebende pathogene Keime auf, und darauf sollte nach der ursprünglichen Metschnikoffschen Ph.-Theorie die Immunität gegen Bakterien beruhen. Wenn auch diese Theorie nicht in vollem Umfange gilt, so haben doch die Ph. als Sicherheitspolizei im Organismus eine große Bedeutung. Sie sind eine Quelle der Komplemente, sowie der Opsonine (s. d.), s. a. Aggessine.

Phagocytin nukleinsaures Na, zur Anregung der Leukocytose bei Sepsis usw. (Dr. Rosenberg, Berlin).

Phallin Hämolytisches Toxin aus Amanita phalloides, s. Amanitatoxin.

Pharbitis Gattung der Convolvulaceae, Ostasien. Trop. Amerika, mehrere Arten, deren Samen als Abführmittel benutzt werden. Ph. triloba als Kengashi in Japan, Ph. Nil als Kaladana in Indien. Erstere enth. ein Glykosid, das bei der Spaltung Convolvulinsäure liefert.

Phaseolin Globulin a. Bohnen.

Phaseolunatin identisch mit Linamarin.

Phaseolus Gattg. der Papilionaceae, in zahlreichen Arten und Varietäten als Bohne angebaut. Ph. vulgaris ist die gewöhnliche oder Schminkbohne, Ph. multiflorus die Feuerbohne, Ph. lunatus die Kratokbohne (enth. gift. Glykosid Linamarin), Ph. radiatus die gegen Beri-Beri wirksame Katjangidjoe.

Phaseomannit = i-Inosit.

Phasine Blutkörper agglutinierende Substanzen aus Lupinensamen, sowie in anderen Papilionaceen, Phaseolus Vicia, Datura.

Phellandren weit verbreitetes Terpen $C_{10}H_{16}$ in äther. Ölen. Es kommt in 2 Stereomeren, d- und l-Ph. vor. Seine Konstitution ist:

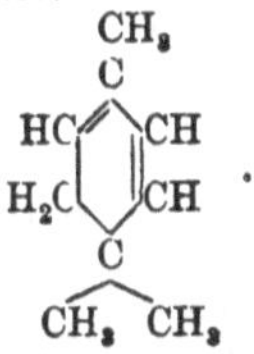

Phellandrium s. Oenanthe.

Phenacetin Acetyl-p-Phenetidin

$$C_6H_4{<}^{O \cdot C_2H_5}_{NH \cdot CO \cdot CH_3}.$$

Weißes geruchl. Pulver. Sp. 135°. Wichtiges Antipyretikum, Antineuralgie. 0,5—1 g. Sein Urethan ist das Thermodin (s. d.).

Phenacetursäure Phenacetylglykokoll $C_6H_5 \cdot CH_2 \cdot CO \cdot NH \cdot CH_2 \cdot COOH$. Tritt wie Hippursäure im Harn der Pflanzenfresser auf, da Phenylessigsäure durch Fäulnis im Darm aus Phenylalanin entsteht.

Phenacodin Phenacetin 0,5, Koffein 0,06, Kodein 0,02, Guarana 0,2. Tabletten gegen Migräne (Natterer, München).

Phenanthren ist ein Kohlenwasserstoff aus 3 kondensierten Kernen

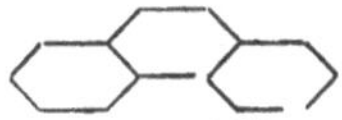

dem Anthracen isomer. Stammsubstanz des Morphins. Im Steinkohlenteer.

Phenazon = Antipyrin.

Phenetidin Äthyläther des p-Amidophenols $C_6H_4<^{O \cdot C_2H_5}_{NH_2}$. Stammsubstanz des Phenacetins, Citrophens, Lactophenins.

Phenokoll Amidophenacetin, wie Phenacetin, aber leichter löslich in Wasser (Schering).

Phenol, Carbolsäure, Ac. carbolicum, C_6H_5OH. 1834 von Bunge im Steinkohlenteer aufgefunden. Ungemein wichtiges Ausgangsprodukt für die chem. Industrie. Farblose Nadeln, Sp. 43°. Kp. 183°. Eigentümlicher starker Geruch, brennender Geschmack, stark ätzend. Giftig. Starkes Antiseptikum (historisch erstes, Lister 1863). Ph. bildet sich neben Kresol und Indolderivaten b. d. Eiweißfäulnis im Darm und geht in Form d. Ätherschwefels. (s. d.). in den Harn über.

Phenolasen Gruppe der Oxydasen, die auf Phenole und ähnliche Stoffe oxydierend wirken. Weit verbreitet in Pflanzen, auch in einigen tierischen Zellen.

Phenolphtalein aus Phtalsäureanhydrid + Phenol. Bekannter Indikator (Alkalisalze rot). Abführmittel in zahlreichen Kombinationen, z. B. Purgen.

Phenolut kolloidale Kresollösung mit 40% Rohkresol (Elkan Erben, Charl.).

Phenosal salicylessigsaures p-Phenetidin, weißes Pulver, schwer löslich in Wasser. Antisepticum usw. (Hofmanns Nachf., Meerane).

Phenosalyl Antisepticum zur lokalen Beh. der Kehlkopftbc., besteht aus Phenol, Salicylsäure, Benzoesäure, Glycerin u. äther. Ölen (Höchst).

Phenostal Diphenyl-o-oxalester, wasserlösl. Antisepticum, von schwachem Geruch (Schülke u. Mayr).

Phenoval Brom-isovaleryl-phenetidin. Weiße Krist., unlösl. in Wasser. Sedativum.

Phenylessigsäure $C_6H_5CH_2 \cdot COOH$, geleg. bei Phthisis.

Phenylon = Antipyrin.

Phenylpropiolsäure $C_6H_5—C : C \cdot COOH$, wird als Na-Salz in 25%iger Lösung bei Tbc. verw. (Höchst).

Phenylsalicylsäure Weißes, in Wasser unl. Pulver. Jodoformersatz.

Philokatalase Aktivator für Katalase, in Geweben.

Philomarin besteht aus Choralhydrat, Opium, Amara und Carminativa. Gegen Seekrankheit (Gehe).

Philothion nicht mehr gebräuchlicher Name für ein Ferment, das aus Schwefelverbindungen durch Reduktion H_2S frei macht.

Phlein Polysacharid aus Fructose, in einigen Pfl.

Phlobaphene sind phenolartige Spaltprodukte der glykosidischen Gerbsäuren Farbstoffe.

Phlorizin (richtig Phloiorrhizin) Glykosid aus der Wurzelrinde des Apfelbaumes u. and. Pomaceen. Gibt bei der Spaltung Phloretin. Ph. bewirkt bei der Eingabe Glykosurie durch Nierenwirkung.

Phobrol 50% Lös. v. Chlor-m-Kresol in rizinols. Kalium. Wasserl. geruchl. Desinfekt.-Mittel f. Hände, Ausspülg. usw. (Hoffmann, La R.).

Phonopyrrolcarbonsäure Spaltprodukt des Blutfarbstoffes, Pyrrolderivat.

Phorxal Eiweißpräparat aus Ochsenblut (A.-G. f. chem. Ind., Wien).

Phosphatasen sind Fermente, welche einige organische Phosphorsäureester spalten, z. B. die Glycerinphosphorsäure, das Zymophosphat; die umgekehrt synthetisch wirkenden Fermente bezeichnet man als Ph—esen.

Phosphatide Phosphorhaltige Lipoide d. tier. Organe und auch d. Pflanzen. Sie enth. Phosphors. an Glycerin gebunden, sowie basische Stoffe, meist Cholin. An das Glycerin sind weiter Fettsäuren gekettet, Stearinsäure, Öls. u. a., z. B. Lignocerins. Die Ph. spielen im Zellleben eine wichtige Rolle, sind für Säugetiere) i. d. Nahrung unentbehrlich. Das bekannteste ist das Lecithin (s. d.).

Phosphobion keratinierte Pillen mit 0,5 mg Zinkphosphid, Schlafmittel (Ludwigsapoth. München).

Phosphorproteide früher Nucleoalbumine gen., sind Proteide mit einer Phosphorsäuregruppe, z. B. Casein.

Phosphorsäure Ac. phosphoric. Orthophosphors. H_3PO_4. Aus den Phosphaten des Calciums (Phosphatit, Knochen) durch Schwefelsäure. Krist. Sp. 38,6°, zerfließt an der Luft. Off. 25% Lös. völlig ungiftig und reizlos, wird als Antipyreticum, bei Blasenkatarrh und zu Erfrischungsgetr. verwendet.

Phosson ist ein Milchpräparat.

Photodynamie nennt man die Erscheinung, daß bestimmte, stark lichtabsorbierende Farbstoffe (z. B. Eosin, Hämatoporphyrin) nur dann giftig sind, wenn das Tier mit chemisch wirkenden Strahlen (Sonnenlicht) behandelt wird. Diese Erscheinung spielt auch bei manchen Krankheiten, z. B. der Hydroa aestivalis (Hämatoporphyrin), vielleicht auch der Pellagra eine Rolle.

Phrynolysin ein Hämolysin aus der Haut v. Bufo, der Kröte, hat mit d. eigentl. Gift nichts zu tun (s. Bufotalin).

Phulwarabutter aus Bassia butyreacea, Indien (s. Sheabutter).

Phycocyan eiweißartiger blauer Pflanzenfarbst.

Phycoerythrin eiweißartig. roter Pflanzenfarbst.

Phylloporphyrin Abbauprodukt des Chlorophylls.

Phyllopyrrol s. Hämopyrrol.

Physalis angulata, Solanaceae, Südamerika, Tct. zu schmerzstill. Einreib., s. Nirvenol.

Physostigma venenosum, Papilionaceae, große Bäume Westafrikas, liefern die Kalabar-Bohnen.

Physostigmin, Eserin, Alkaloid d. Calabarbohnen $C_{15}H_{21}N_3O_2$. Chem. kaum bekannt. Wirk. dem Philocarpin ähnl., aber viel giftiger. Lähmt d. Atemzentrum, Gefäßverengung, auch lokal am Auge, starke Myosis.

Physostol Physostigmin in Olivenöl. Augentherapie (Riedel).

Phytalbumosen sind Albumosen der Pflanzen.

Phytase s. Phytin.

Phyteuma Gattg. d. Campanulaceae, weit verbreitete Kräuter; Ph. Scheuchzeri im Alpengebiet gilt als Antilueticum.

Phytin ein Ester des Inosits mit Phosphorsäure, findet sich vielfach in grünen Pflanzen, vor allem in den Samen. Es scheint ein Phosphor-Reservestoff zu sein. Ein Ferment Phytase spaltet den Ester; es kommt auch in tierischen Organen vor. Phytin ist ein weißes Pulver, das als allg. Roborans verw. wird. 1—2 g, s. a. Fortossan.

Phytodynat eine Pflanzenkohle zu mediz. Zwecken (Chem. Werke Stokkerau b. Wien).

Phytol Alkohol $C_{20}H_{39}OH$ ist ein Best. d. Chlorophylls (s. d.).

Phytolacca Gattung derselb. Familie. Ph. decandra, Kermesbeere, Scharlachbeeren. Hohe Staude, stammt aus Amerika, im Mittelmeergebiet verwildert. Früchte geben wichtigen Farbstoff, haupts. für Wein. Er ist anscheinend mit dem der roten Rübe identisch, Caryophyllinrot. Wurzel emetisch, purgierend, als Antiskorbuticum versucht; analog die Wurzel anderer Arten.

Phytolipasen Lipasen (s. d.) der Pflanzen.

Phytomelane dunkle Farbstoffe in Früchten von Kompositen, stickstofffrei, sehr reich an Kohlenstoff, sehr beständig gegen chem. Einwirk.

Phytomixa leguminosarum, Bakterien an den Wurzelknöllchen der Leguminosen, nehmen freien Stickstoff aus der Luft auf.

Phytoproteasen Proteasen der Pflanzen. Finden sich vor allem in keimenden Samen. Wirken bei schwach saurer Reaktion. Abweichend sind die Ph. der fleischfressenden Pflanzen, die Pepsinasen sind, sowie die Endotryptase der Hefe, die zu den Tryptasen gehört.

Phytosterin das bekannteste Sterin der Pflanzen, in den meisten Samen.

Phytotoxine Stoffe d. Pflanzen, die als Antigene wirken, z. T. sehr gift. sind (Ricin), ferner hämaglutinierend wirken, auch lokal reizend (Abrin). Außer diesen noch Crotin, Robin, Amanitatoxin.

Picalo de Praia Kraut von Acanthospermum, Brasilien. Gegen Wechselfieber.

Picein Glykosid aus Pinus picea.

Pichi s. Fabiana.

Pichigonal Gelatinekapseln mit Sandelöl, Extr. Pichi und Maisextrakt. Gonorrhöe.

Pichurimbohnen, Sassafrasnüsse, stammen von Acrodiclidium Puchury, Lauraceae, Brasilien. Fettreiche gewürzige Samen, ähnlich wie Muskatnüsse verw. Die kleinen P. stammen wahrsch. von Nectandra Puchury.

Picrasma excelsa, Simarubaceae, Baum Westindien. Liefert eine fieberwidrige Rinde, die der Quassia ähnlich wirkt, wahrscheinlich denselben Stoff enthält. P. javanica liefert ebenfalls fieberwidrige Rinde Napawsaw in Indien.

Picrasmin Bitterstoff aus Picrasma, dem Quassiin mindestens nahe verw.

Picrinsäure, Ac. picricum, Trinitrophenol, $C_6H_2(NO_2)_3OH$, aus Phenol durch Nitrierung. Glänzend gelbe Kr. Sp. 122°. P. und ihre Salze sind stark färbend und explosiv (Verwendung), sowie sehr giftig (Blutgift).

Picrorrhiza Lindleyana, Kraut, Scrophulariaceae, Himalaya, Wurzel antifebriles Bittermittel, enth. ein Glykosid P—in.

Pikroaconitin Alkaloid aus Aconitum Napellus. Nicht gift., verlangsamt d. Herzschlag.

Pikrocrocin glykosidischer Bitterstoff aus Safran.

Pikrosklerotin sehr bittere giftige Base aus Secale.

Pikrotoxin $C_{30}H_{34}O_{13}$, Bitterstoff der Kokkels-Körner. Farblose Kristalle, Sp. 200°. Schwer lösl. in Wasser. Konstitution unbekannt. Sehr giftig, Krampfgift. Wird geleg. zur künstlichen Bitterung des Bieres unerlaubt verw.

Pilka Dialysat aus Thymus und Herb. Pinguiculae (La Zyma, Basel).

Pillijanin Alkaloid a. e. südamer. Lycopodiumart. Wirk. purgierend, brechenerreg.

Pilocarpin $C_{11}H_{16}N_2O_2$, Alkaloid a. Jaborandibltt. Daneben Isop. u. P—idin. Derivate d. Methylimidazols. P. krist. in Nadeln, Sp. 34°, leicht lösl. i. W. u. Alkoh. Spez. W. auf Drüsen, bes. Schweiß- u. Speicheldr. Antagonist Atropin. Therap. in kl. Dosen, ca. 0,01.

Pilocarpus Gattung der Rutaceae, Bäume oder Sträucher d. tropisch. Amerika. Etwa 13 Arten liefern Jaborandi (s. d.).

Pilzvergiftung Es gibt in Deutschland nur wenige wirkliche Giftpilze, von denen der gefährlichste der Knollenblätterschwamm oder Giftwulstling, Agaricus (Amanita) phalloides, ist. Er enthält ein sehr wirksames Toxin. Der Fliegenpilz wird wohl kaum je gegessen, im übrigen ist nur die Haut giftig. Fast alle anderen sogenannten Giftpilze (Reizker, Morchel) werden durch Kochen oder Trocknen entgiftet. Ein großer Teil der P. scheint auf den Genuß verdorbener Pilze zu beruhen.

Pimarsäure $C_{20}H_{30}O_2$ aus dem französischen Terpentinharz.

Pimenta Gattg. d. Myrtaceae, Bäume trop. Amerika. P. officinalis, überall kultiv., liefert in den unreifen Beeren den Piment (Nelkenpfeffer, Jamaikapfeffer). Wichtiges Gewürz bes. für Wurst. Ähnlich andere P.-Arten.

Pimentöl = Ol. Amomi.

Pimpernell = Pimpinella.

Pimpinella Gattg. d. Umbelliferae; ausdauernde Kräuter. P. anisum liefert den Anis, stammt aus dem Orient, wilde Form nicht bekannt, überall kultiv. P. Saxifraga, Bibernell, Bockwurz, weißer Theriak, und P. magna in fast ganz Europa liefern die Radix P. Geleg. als Tinktur noch mediz. verw.

Pinanga Palmengattung der ostasiat. Inseln. Mehrere Arten liefern adstringier. Samen u. Blätter.

Pinckneya pubens, Rubiaceae, Nordamerika, Baum, Rinde fieberwidrig (Georgia Bark). Enth. kein Alkaloid, sondern bitteres Glykosid P—in.

Pinealis Glandula P. s. Epiphyse.

Pinellia tuberifera, Araceae, Ostasien. besitzt Knöllchen, die wie Colchicum wirken sollen.

Pinen $C_{10}H_{16}$, ein sehr häufig vorkommendes Terpen, vor allem im Terpentinöl, in vielen anderen äther. Ölen. Das gewöhnl. Terpentinöl enth. d-Pinen, das französische l-Pinen. Es enthält die Isopropylgruppe der Terpene in innerer Metabindung und hat die Formel

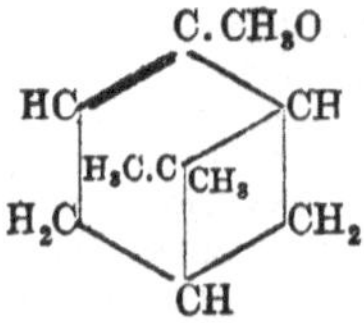

Dient als Ausgangsmaterial für die Herstellung künstl. Kampfers, indem die innere Bindung in die Parastellung gleitet.

Pineyharz Manila-Kopal, Harz von Vatera indica.

Pineytalg Speisefett aus den Früchten von Vatera indica.

Pingo-Pingo Wurzel von Ephedra andina, Chile. Gegen Blasenleiden empfohlen, s. Ephedra.

Pinguicula vulgaris, Fettkraut, Lentibulariaceae, ist eine fleischfressende Pflanze. Geleg. als Purgans verw.

Pinit ist ein Ringzucker, der eine Oxymethylgruppe enthält,

$$C_6H_6(OH)_5(OCH_3),$$

s. Inosit). Findet sich in Pinus Lambertiana, in den Sennesblättern usw.

Pinites fossile Gattung der Pinaceae, von deren zahlreichen Arten der Bernstein stammt.

Pinna Muschelgattung, welche den Byssus liefert, bes. P. nobilis.

Pinotöl s. Parapalmöl.

Pint engl. Flüssigkeitsmaß = 9,568 L., das amerikan. nur 9,473 L.

Pinus Gattg. der Coniferae. P. silvestris ist die Kiefer, P. montana die Legföhre, Latsche, Zwergkiefer. P. Laricio die Schwarzkiefer, P. Pinea die Pinie, P. pinaster die Igelföhre, die das französ. Terpentin liefert. P. Lambertiana die Zuckerkiefer (Nordamerika), P. Cembra die Arve.

Piothaemin Nährpräp. aus Blut (Goedecke).

Piper sehr artenreiche Gattung ders. Familie. In allen Tropen. Zahlreiche Arten mediz. u. zu Gewürzen verw., s. Matico, Cubeben, Pfeffer, Betel, Kawa, Kissi.

Piperazin Diäthylendiamin

CH—CH—NH
|　　　|
CH—CH—NH

aus Äthylenbromid+Ammoniak. Farblose Tafeln, zieht an der Luft CO_2 an. P. wird gegen Gicht verw., da das neutrale P.-Urat leicht lösl. in Wasser ist. 1 g tgl., s. a. Sidonal, Lycetol.

Piperidin ein durchaus hydriertes Pyridin $(CH_2)_5NH$, ist, an Piperinsäure gebunden, das Alkaloid des Pfeffers (Piperin) und die Stammsubst. mehrerer wichtiger Alkaloide, so des Coniins. Farblose Flüss. Kp. 106°. Schwach gift., blutdrucksteigernd.

Piperin $C_{17}H_{19}NO_3$, Alkaloid der Piper-Arten. Verb. v. Piperinsäure mit Piperidin. Synth. herg. Ungift.

Piperinsäure durch Spaltung des Piperins, hat die Formel

$$H_2C{<}^{O}_{O}{>}C_6H_3\cdot CH{:}CH\cdot CH{:}CH\cdot COOH.$$

Piperonal Methylenäther des Protocatechualdehyds. $C_6H_3{<}^{CHO}_{O_2\cdot CH_2}$. Als künstliches Heliotropin in der Parfümerie.

Piperovatin Alkaloid a. Piper ovatum. Strychninähnl. wirk. Herzgift.

Pipitzahoinsäure s. Perezon.

Piqueria trinervis, Compositae, Mexiko, Fiebermittel.

Piqûre nennt man den „Zuckerstich" nach Claude Bernard, eine Verletzung des 4. Ventrikels, die Glykosurie erzeugt. Es handelt sich um eine Reizung des Sympathikus, die über die Nebennieren wirkt.

Pirola Gattg. d. Ericaceae. Stauden, mehr. Arten liefern adstringier. Blätter (Herba Pirolae), als Wundmittel.

Pirus Gattung d. Pomaceae; P. Malus ist der Apfelbaum, P. communis der Birnbaum.

Pisang s. Musa.

Piscidia Erythrina, Papilionaceae, Baum trop. Amerika. Wurzelrinde als Fischgift.

Pistacia vera, Pistazie, Anacardiaceae, stammt aus Persien, im Mittelmeergebiet kultiv. Samen in der Konditorei verw., ebenso die von P. Terebinthus (Spaccacasso, Kokonetza). P. Lentiscus liefert den Mastix.

Pisum sativum, Papilionaceae, ist die Erbse.

Pitahanf ist Faser von Agave-Arten.

Pitaya Chinarinde aus Neu-Granada.

Pitayin = Chinidin.

Pithecoctenium muricatum, Bignoniaceae, Westindien. Südamerika. Wurzel als Ersatz für Sarsaparilla.

Pitjungöl v. Pangium edule, Flacourtiaceae, Java. Techn. verw.

Pitral farbloses Teerpräparat, das sich mit allen Salbengrundlagen mischt.

Pittylen Kondensationsprodukt von Nadelholzteer + Formaldehyd. Braungelbes Pulver. Zu Teerseifen, Waschungen usw. bei Hautkrankheiten (Lingner).

Pituglandol Hypophysenpräp. (Hoffmann, La R.).

Pituitrin Hypophysenpräp. (Parke Davis u. Co.).

Pituri Kaumittel aus Blättern von australischen Duboisia-Arten. Enthält ein Alkaloid P—in, das wahrscheinl. Nikotin ist.

Pivako Emulsion von Cubebenextrakt und Copaivabalsam. Gonorrhöe.

Plantago Gattung ders. Familie, Kräuter. P. media, major und lanceolata liefern den „Spitzwegerich", beliebtes Hustenmittel.

Plasmine nannte Hans Buchner seine Zellsäfte aus pathogenen Bakterien, mit denen er immunisieren wollte.

Plasmon ist ein Kasein-Natrium. Nährpräparat.

Plastigen Pflanzl. Eiweißpräparat mit Milchzucker, Lecithin, Hämoglobin, MgO_2 usw.

Plazentin ein Extrakt aus Placenta, das zu einer Cutan-Reaktion der Gravidität benutzt wird.

Plectronia parviflora, Rubiaceae, Holzgewächs, Indien, Rinde u. Wurzel gegen Ruhr, als Wurmmittel. Andere Arten ähnlich.

Plejapyrin Gemisch oder Verbindung von Antipyrin + Benzamid. Weißes, wasserlösliches Pulver. Gegen Migräne.

Pleistopon ist narkotinfreies Pantopon.

Plekavol Gemisch von p-Aminobenzoesäureeugenolester mit Paraformaldehyd, Eugenol, ZnO, $ZnSO_4$. Lokales Anästhet.

Plesiol österreich. Konkurrenzpräp. gegen Ichthyol.

Plethoral Präparat aus Vaccinium Myrtillus. Gegen Diabetes.

Pluchea Gattung der Kompositae. Zahlreiche Arten Indien, Amerika als Exzitans, Aromaticum usw.

Plumbago europaea, Bleiwurz, Plumbaginaceae, Südeuropa, Wurzel und Blätter gegen Zahnweh gekaut. Pl. ceylanica in Indien, Australien. Wurzel Stomachicum, Diuretikum.

Plumbum aceticum Bleizucker, essigsaures Blei, s. d. Als Adstringens zu Augenwässern, gegen Gonorrhöe.

Plumbum tannicum gerbsaures Blei, Streupulver. Auch als Brei gegen Decubitus.

Plumiera Gattung der Apocynaceae, Bäume u. Sträucher trop. Amerika. P. acuminata, Jasminbaum. Rinde enth. Bitterstoff Plumerid.

Pnein nannte Battelli einen sehr rätselhaften Stoff, der für die vitalen Oxydationsprozesse der Zelle unentbehrlich sein soll.

Pneumin Kondensation von Kreosot + Formaldehyd. Gelbl. unlösl. Pulver. Ungiftiger, nicht ätzender Kreosotersatz (Dr. Speyer u. v. Karger, Berlin).

Pnigodin Extrakt aus Selaginella. Keuchhusten (Sächs. Serumwerk).

Podocarpinsäure ist eine Harzsäure aus P. cupressina, einer Conifere Javas. Es ist ein Derivat eines Oktohydrophenanthrens.

Podophyllin ist das Harz der Wurzeln von P—um. Lockere gelblich-braune Masse, löslich in Wasser und Alkohol. Es enthält als wirks. Bestandteil P—otoxin, das aus dem Harz mit Benzolextraktion gewonnen wird. Wirksames Abführmittel.

Podophyllum peltatum, Berberidaceae, Kraut U. S. A. Rhizoma P—i, s. P—in. Ähnlich verwendet wird P. Emodi im Himalaya.

Pogonopus febrifugus, Rubiaceae, Südamerika, bittere Rinde als Fiebermittel, enth. Alkaloid Moradein.

Pohoöl flüssiger Anteil des japan. Pfefferminzöls. Gegen Neuralgien.

Poikilotherme (ποικίλος bunt, wechselnd) Tiere sind die sog. Kaltblüter, deren Bluttemperatur abhängig ist von der Temperatur der Umgebung, im

Gegensatz zu den Homoiothermen (Vögel, Säugetiere), die eine gleichmäßige Bluttemp. haben.

Polanisia viscosa, Capparidaceae, Indien, Australien. Diese und andere Arten gegen Magen-Darmleiden und Würmer.

Polei = Herba Pulegii von Mentha Pulegium, Spanien.

Poleiöl äther. Öl aus Mentha Pulegium, Hauptbestandteil Pulegon.

Pollantin Immunserum gegen Heufieber, soll das Pollentoxin neutralisieren. Zur lokalen Behandlung der Bindehaut (Schimmel u. Co., Leipzig).

Pollentoxin Der spezifische Giftstoff der Pollen vieler Gräser, der bei sensiblen Personen Heufieber erzeugt.

Polonium, Radiotellur, Radium-F., Atomg. 210, radioaktives Element der Uranreihe.

Polycarpaea corymbosa, Caryophyllaceae, in den Tropen, gegen Schlangenbiß usw.

Polygala Gattung ders. Familie, Kräuter, Sträucher. P. amara, Kreuzblume wegen bitteren Geschmackes Volksmittel; P. Senega in Nordamerika liefert Rad. Senegae (s. d.). Südamerikanische Arten werden wie Ipecacuanha verw.

Polygonatum officinale u. multiflorum, Salomonssiegel, Liliaceae. Lieferte früher Rhiz. Sigilli Salomonis.

Polygonum Gattung der Polygonaceae, Kräuter, von denen mehrere früher Mittel gegen Wassersucht lieferten, z. B. aviculare, der gemeine Vogelknöterich (Herba sanguinalis), ferner P. persicaria u. P. Hydropiper. P. fagopyrum ist der Buchweizen; Fluidextrakt von P. hydropiper wird als Hämostaticum bei Genitalblutungen verw. 3mal tgl. 25 Tropf., s. a. Bistorta.

Polylaktol Nährpräp. aus Eisensomatose, Maltose und Galaktose. Speziell für stillende Mütter (Bayer).

Polymnia Uvedalia, Compositae, Nordamerika, Blätter u. Wurzel gegen Rheuma.

Polyneuritis gallinarum, eine Beriberi ähnliche Erkrankung der Vögel nach Fütterung mit geschältem Reis, geht durch Reiskleie zurück, s. a. Vitamine.

Polypeptide sind aneinander gekoppelte Aminosäuren, die synthetisch hergestellt werden (Emil Fischer). Es greift dabei die Carboxylgruppe der einen in die Aminogruppe der anderen ein, so daß Komplexe von der Formel

$$R(NH_2)CO \cdot NHR \cdot COOH$$

entstehen. Man hat so schon bis 18 Aminosäuren aneinander gefügt. Die so entstehenden höheren P. haben viele Eigenschaften mit den Peptonen und Albumosen gemeinsam; man kann annehmen, daß diese tatsächlich nur aus Gemischen von P. bestehen. Einige P. hat man auch bei der Trypsinverdauung von Eiweißkörpern isolieren können. Sie sind z. T. durch Pankreassaft, z. T. durch Peptasen spaltbar, aber nur diejenigen, welche ausschließlich natürlich vorkommende Aminosäuren enthalten. Nach der Zahl der Gruppen unterscheidet man Di-, Tri- usw. Peptide.

Polypodium Gattung der Farne. In Europa nur P. vulgare, Engelsüß, Steinfarn. Rhiz. P. früher Expektorans. Amerikanische Arten gegen allerlei Krankheiten.

Polyscias nodosa, Araliaceae, Malaiischer Archipel, enth. giftiges Saponin. Fischgift.

Polyurien pathol. vermehrte Harnmenge, bei Diabetes mellitus mit Zuckerausscheidung, bei Diabetes insipidus ohne diese. Beruhen auf Störungen der Hypophysenfunktion, speziell der Pars intermedia.

Pomaderris elliptica, Rhamnaceae, Westafrika, Rinde gegen Ruhr.

Pombe bierähnliches Getränk in Zentralafrika.

Pongambohnen s. Pongamia.

Pongamia glabra (viele Synonyme), Papilionaceae, Baum, Indien. Öl der Samen gegen Hautkrankheiten.

Populase Ferm. aus Populus-Arten, spaltet das Populin in Benzoesäure + Saligenin.

Populin Glykosid aus Rinde und Blättern von Populus-Arten. Es ist Benzoylsalicin.

Porphyrin Alkaloid der Rinde von Alstonia.

Porphyrine sind eisenfreie Abbauprodukte des Blutfarbstoffes und des Chlorophylls. Außer den durch chemische Mittel hergestellten wie Hämatoporphyrin, Phylloporphyrin usw. kommen auch im Harn und Kot bisweilen P. vor.

Porphyroxin Alkaloid aus Sanguinaria.

Porsch, Porst = Ledum palustre.

Porter obergäriges engl. Bier aus sehr starken Würzen (12—14%).

Portlandia grandiflora, Rubiaceae, Westindien, Rinde Stomachikum u. Fiebermittel.

Portugalöl s. Ol. Aurantii corticis.

Portulaca oleracea, Portulak, Bürzelkraut, Portulaccaceae, Unkraut, früher gegen Skorbut.

Potassium älterer, noch heute in Frankreich und England gebräuchl. Name für Kalium.

Potentilla Gattung der Rosaceae, einige Arten früher med. verw., s. Tormentilla.

Pourouma mollis, Moraceae, Baum, Südamerika. Liefert Ruhrmittel Inharé.

Praecipitine nennt man die spezifischen Antikörper, die auftreten, wenn man Kolloide, namentlich genuine Eiweißkörper injiziert. Sie geben dann mit diesen Niederschläge. Meist ist die P.-Reaktion sowohl für die einzelnen Substanzen (Albumine, Globuline usw. spezifisch, wie für die Tierart. Darauf beruht der forensische Blutnachweis nach Wassermann. Die P. stehen den Agglutininen sehr nahe.

Praehypophysis = vorderer Lappen der Hypophysis.

Prävalidin Salbe aus Kampfer, Ol. Eucalypti und Perubalsam. Inunktion bei Phthisis und Bronchitis (Wollwäscherei Döhren b. Hannover).

Präzipitate s. Hydrargyrum.

Prangos pabularia, Umbelliferae, Zentralasien. Früchte als Carminativum und Abortivum.

Preißelbeere Früchte v. Vaccinium Vitis Idaea.

Présure frz. = Chymase, Labferment.

Primelgift Sekret der Drüsenhaare von Pr. obconica und einigen anderen. Verursacht heftige Hautreizungen.

Primelkampfer in P. veris (Wurzel) ist ein Methylester der m-Methoxysalicylsäure. Weiße Kristalle. Sp. 49°.

Primiverase Glykosidspalt. Ferment aus Primulaceen-Arten. Spaltet die darin befindl. Glykoside Primiverin u. Primulaverin in Zucker + Methoxysalicyls. resp. Methoxyresorcyls.

Primula Gattung der Primulaceae, P. officinalis und elatior werden als Volksmittel verw. (Blüten gegen Brustkrankh. Wurzel gegen Gicht).

Primulin = Cyclamin.

Prioria copaifera, Caesalpiniaceae, Panama, Jamaika, liefert Cativa-Harz.

Proboscidea Jussieui, Martyniaceae, Kraut südl. Nordamerika. Samen diuretisch.

Projodin 5% Jod an Milcheiweiß gebunden. Gelbliches in Wasser unlösl. Pulver. Milde Jodtherapie und Kräftigungsmittel (Wolff, Bielefeld).

Prolakta Nährpräparat aus Milch und aufgeschlossener Gerste (Kahlbaum).

Prolamine alkohollösl. Proteine a. Pflanzen. Ihnen fehlt d. Lysin. Die wichtigsten sind Gliadin, Hordenin, Zein.

l-α-Prolin l-α-Pyrrolidincarbonsäure, Bestandteil fast aller Proteine.

Propäsin Propylester der p-Aminobenzoesäure. Weißes Pulver, schwer lösl. in Wasser. Wirkung wie Orthoform. Als lokales Anästhet. direkt auf die Schleimhäute (Fritzsche, Hamburg).

Propeptone = Albumosen.

Propionsäure $CH_3CH_2 \cdot COOH$ in einigen Pflanzen; entsteht bei gewissen Fäulnisprozessen aus Aminosäuren und Milchsäuren. Flüssigkeit. Kp. 140°.

Propolisin dünnes Öl von stark aromat. Geruch, wird aus Propolis, dem Kittharz der Bienenstöcke durch trock. Destill. ewonnen. Haupts. Kohlenwasserstoffe. Schmerzstillend. Antiseptisch, mit Vasogen zur Wundbeh. (Spiegler, Rohnau-Hirschfelde, S.).

Proponal Dipropylbarbitursäure, nächsthöh. Homologes d. Veronals (s. d.). Farblose Krist. Sp. 145°. Wirkt stärker als Veronal. 0,3 g (Bayer, Höchst).

Prosopis juliflora, Mimosaceae, Strauch, Westindien. Gerbstoffreiche

Rinde liefert Mezquitegummi. Blätter gegen Fieber. Fruchtmark enthält 25% Glucose.

Prostaden Organpräparat aus der Prostata des Stieres. Gegen Hypertrophie der Prostata (Knoll).

Prosthetische Gruppe s. Proteide.

Prosykan Paste gegen Bartflechte, enth. Salicyls., Zinkoxyd, Schwefel und Quecksilberoleat in Vaselin (Laboschin, Berlin).

Protagon Phosphatid aus vielen Organen, bes. Gehirn. Wahrsch. ein Gemisch.

Protalbin, P—säure Durch Erwärmen von genuinem Eiweiß mit dünnen Alkalilaugen während 20—40 Std. entstehen eine ganze Reihe Alkalialbuminate, die man in mehrere Fraktionen trennen kann und besonders benannt hat. Eine durch Säuren fällbare Fraktion heißt P—säure, während Lysalbinsäure in Lösung bleibt.

Protamine einfachste Proteine, die nur aus wenigen Bausteinen, meist Arginin u. ä. bestehen, im Sperma einiger Fische, in Verb. m. Nukleinsäure. Basischer Natur, giftig.

Protargol lösliche Eiweiß-Siberverbindungen mit Albumosen. Braunes Pulver, sehr leicht löslich in Wasser. 8,3% Ag. Silbertherapie bei Gonorrhöe, Auge.

Proteasen sind die Gruppe der Eiweiß spaltenden Fermente. Man unterscheidet folgende Untergruppen: 1. Pepsinasen: greifen Eiweiß an, spalten aber höchstens bis zu Polypeptiden. Wirken in saurer Lösung. 2. Tryptasen: spalten Eiweiß bis zu Polypeptiden, wirken in schwach alkalischer Lösung. 3. Peptasen: spalten die Polypeptide in freie Aminosäuren. Zu ihnen gehören die Gewebsfermente und das Erepsin. 4. P. der Pflanzen und niederen Tiere, die in ihren Eigenschaften etwa die Mitte zwischen Pepsinasen und Tryptasen halten. 5. Das Labferment, das vielleicht mit Pepsin identisch ist.

Proteide nennt man die zusammengesetzten Proteine, die noch eine nicht eiweißartige, sog. prosthetische Gruppe enthalten, so Hämochromogen, Nukleinsäure, Phosphorsäure, Chondroitinschwefelsäure. Danach unterscheidet man Hämoglobin, Phosphorproteide, Nukleoproteide, Mucine (und Mucoide). Im Englischen bedeutet „proteids" einfach Eiweißkörper.

Proteine ist der umfassende Name f. d. Eiweißkörper u. verwandten Stoffe. Charakterisiert durch ihren chem. Aufbau aus versch. Aminosäuren neben bisher unbek. Baustoffen. Wichtigste Bestandteile aller Zellen. Man untersch.: Eigentliche Eiweißkörper, Proteide, Skleroproteine, Histone u. Protamine.

Proteosen s. Albumosen.

Prothaemin Blutpräparat (Goedicke)

Prothrombin = Thrombogen.

Protium Gattung der Burseraceae. Trop. Bäume mit harzreicher Rinde. Eine Reihe von Arten wird benutzt, s. Elemi, Olibanum (P. Guianense).

Protococcus rote Algen aus der Gruppe der Volvocineen, die den „Blutregen" veranlassen. Jetzt auf Chlamydomonas u. Sphaerella verteilt.

Protocurin, -idin, -arin Bestandt. des Curare. Näh. nicht bekannt.

Protokatechualdehyd

$$C_6H_3{<}^{CHO}_{(OH)_2\,(3,4)}$$

Durch Spaltung seines Methyläthers, des Vanillins (s. d.).

Protokatechusäure die dem P—aldehyd entspr. Carbonsäure. Aus vielen Harzen durch Schmelzen mit Kali.

Protone sind d. Peptone d. Protamine, entst. aus ihnen durch Trypsinverdauung.

Protopin Alkaloid vieler Papaveraceen, auch im Opium. Krampfgift.

Protoplasma ursprünglich die Zellsubstanz ohne den Kern; jetzt wird meist die gesamte lebende Substanz der Zelle so bezeichnet im Gegensatz zur Zellwand, Interzellularsubstanzen, Einschlüssen usw. Enthält die charakteristischen Zelleiweißstoffe in wabiger oder Körnchenstruktur, ferner Produkte der Assimilation und Dissimilation, Fermente usw.

Protosal Formaldehydverbind. des Salicylsäure-Glycerinesters. Flüss. Kp. bei 12 mm Druck 200°, unl. in Wasser. In öliger Lösung zu Einreibungen.

Protoveratrin Alkaloid d. Veratrum-Wurzel. Sehr gift., reizt zum Niesen.

Protoxoide s. Toxoide.

Protylin Phosphorsäure-Eiweißpräp. Unlöslich in Wasser, geruch- und geschmacklos. Leicht assimilierbares Phosphorpräp. Roborans (Hoffmann, La R.).

Providoform formaldehydhaltige Seifenlösung + Tribrom-β-Naphthol. Desinficiens. Lösl. i. Wasser u. Alkoh. Desinfic. Haut, Angina, Ohreiterungen.

Prozessionsspinne Cnettocampa, Schmetterling. Die Raupen enth. in ihren Haaren ein heftige Hautentzündungen veranlass. Gift.

Prual Pfeilgift, s. Coptospetta.

Prulaurasin aus Prunus laurocerasus, ist die racem. Form d. Prunasins. (s. d.).

Prunase s. Emulsin.

Prunasin l-Amygdonitrilglucosid, Glykosid in einigen Prunusarten, entsteht aus Amygdalin (s. d.) durch Hefe (Amygdalase). Enthält e. Mol. Glucose weniger als Amygdalin.

Prunus Gattung d. Rosaceae. P. Amygdalus Mandelbaum, P. Persica Pfirsich, P. Armeniaca Apricose, P. domestica Zwetschge, P. insititia Krieche oder Reine Claude; P. spinosa Schlehe, P. cerasus Kirsche, P. avium Süßkirsche, P. Padus Traubenkirsche, P. Mahaleb Weichselkirsche, P. Laurocerasus, Kirschlorbeer. Fast alle enth. in den Blättern cyanogene Glykoside.

Prunus Laurocerasus, Kirschlorbeer, Rosaceae, Strauch der Mittelmeerländer, Blätter dienen in frischem Zustande zur Bereitung von Aq. Laurocerasi, die nach Benzaldehyd riech. Enthalten Glykosid Prunasin, das d-l-Amygdalin (s. d.).

Psalliota campestris ist der echte Champignon (s. a. Agaricus).

Pseudaconitin aus Acon. ferox. Äußerst gift. Alkaloid.

Pseudechis, Trugotter, Gattg. d. Elapinae, Giftschlange, Australien.

Pseudoconiin Nebenalkaloid aus Conium, isomer mit Conhydrin.

Pseudohyoscyamin Alkaloid a. Duboisia myoporoides. Isomer m. Atropin u. Hyoscyamin. Enth. auch eine d. Tropin isomere Base.

Pseudonuclein nannte man den phosphorhaltigen Anteil des Caseins. Es ist wahrsch. eine komplexe Aminophosphorsäure.

Pseudopapaverin Manchmal im Opium, anstelle d. Papaverins.

Pseudopelletierin Alkd. a. d. Granatrinde (s. d.). Keton eines aus 2 kondens. Piperidinkernen besteh. Ringsystemes, das um ein CH_2 mehr enth. als das Tropin (s. d.). Starkes Nervengift, keine wurmtreib. Wirk.

Pseudotropin dem Tropin stereomere Base. Ihr Benzoylester ist das Tropacocain (s. d.).

Psoralea Gattung der Papilionaceae, Sträucher u. Kräuter. P. bituminosa, Asphaltklee, Südeuropa liefert Herba Trifoli bitumin. gegen Fieber; P. melilotoides, Nordamerika, Wurzel als Aromaticum.

Psorialan Salbe aus Margarinsäure + gelbem HgO. Hautkrankheiten.

Psychotrin Nebenalkaloid d. Ipecacuanha.

Psyllawachs Wachs der Blattlaus Psylla alni. Ester der Psyllasäure. $C_{32}H_{64}COOH$ mit Psyllaalkoh. $C_{33}H_{67}OH$.

Psyllium, Semen Psylli, Flohsamen, von Plantago Psyllium u. and. Plantago-Arten. Samen liefern Schleim, der auch technisch zum Appretieren benutzt wird.

Ptarmica = Nießmittel.

Pteridium aquilinum, Adlerfarn, Jesus Christwurz, Polypodiaceae, weit verbreiteter Farn. Rhizom nach dem Kochen genießbar, stärkereich (Neuseeland, Kanarische Inseln, s. Helecho).

Pterocarpus Gattg. d. Papilionaceae, Bäume der Tropen mit gerbstoffreichen Rinden, s. Kino. Einige Arten liefern Sandelholz (s. Santalum).

Pterocaulon pycnostachyon, Compositae, indianische Schwarzwurzel, wirkt narkotisch.

Pterospora andromedea, Pirolaceae, Nordamerika, Wurmmittel.

Ptisana, Tisane, sind dünne Abkochungen von Arzneipflanzen, meist mit Zucker, Honig oder Süßholz.

Ptomaine ziemlich veralteter Ausdruck für basische Stoffe, die sich bei der Eiweißfäulnis, besonders bei Leichen bilden. Dabei sind auch andere einbegriffen, z. B. Neurin, das wahrscheinlich nicht aus Eiweiß entsteht, sowie Xanthinderivate. Die ganze Gruppe ist also nicht einheitlich. Z. T. handelt es sich um bekannte Stoffe (Putrescin, Kadaverin, Methylguanidin usw.), z. T. um unbekannte, ungenügend charakterisierte Stoffe, die eigentlich nur ein Name sind. Ein anderer Teil der Pt. entsteht nicht bei der Fäulnis, sondern im Stoffwechsel und findet sich im Harn. Diese sind wieder besonders als Leukomaine bezeichnet worden und z. T. bekannter Natur. Einem Teil der Pt. wird starke Giftigkeit zugeschrieben, die an Alkaloide erinnern soll.

Ptyalin = Amylase des Speichels.

Ptychotis coptica, Umbelliferae, dem Kümmel sehr ähnlich, Früchte heißen Ammi. Liefern Ajowanöl.

Pubertätsdrüsen nennt Steinach den vom generativen Gewebe verschiedenen Anteil der männl. u. weibl. Keimdrüsen. Sie produzieren die chem. unbekannt. „Hormone" (s. d.), welche die sekund. Sexualcharaktere und d. Brunsterschein. auslösen.

Puccin Alkaloid aus Sanguinaria.

Pulegium Herba P., Flohkraut, s. Polei.

Pulegon Hauptbestandteil des Poleiöls u. anderer ätherischer Öle. Es ist ein Keton des Menthans, $C_{10}H_{16}O$, hat aber wegen einer Doppelbindung in der Isopropylgruppe zwei H weniger:

$$>C:C<{CH_3 \atop CH_3}$$

Farblose Flüssigkeit, Kp. 221°.

Pulmocalcin Hustensirup, der guajacolsulfosaur. Kalk, milchs. Kalk und Aromatica enth. (Doenhardt, Köln).

Pulmoform Methylenguajacol, aus Formaldehyd und Guajacol. Gegen Phthisis (s. a. Pneumin) (Dr. Speier u. v. Karger, Berlin).

Pulmonaria officinalis, Lungenkraut, Borraginaceae. Als Herba P. als Volksmittel gegen Lungenleiden.

Pulmonin Organpräparat aus Kalbslungen, gegen Phthise 0,25 g mehrmals täglich.

Pulsatilla Herba P. von Anemone pratensis und P. Giftig; mediz. kaum noch verw. Enth. Anemonin.

Punica Granatum, Granatäpfel, Punicaceae, s. Granatum.

Punicin = Pelletierin.

Purgantia s. Abführmittel.

Purgatin Diacetyl-1, 2, 7-anthrachinon. Gelbrotes Pulver. Sp. 175°, unl. in Wasser. Abführmittel 0,5—1,2 g (Knoll).

Purgen sind Abführtabletten, die Phenolphtalein enthalten.

Purgierflachs = Linum catharticum.

Purgiergurke = Colocynthis.

Purgierkraut = Herba Gratiolae.

Purgiernuß = Semen Curcadis v. Jatropha Curcas.

Purgierstrauch = Daphne Gnidium.

Purine sind nach Emil Fischer die Abkömmlinge des Purins, eines Doppelkernes aus Pyrimidin und Imidazol, von der Formel:

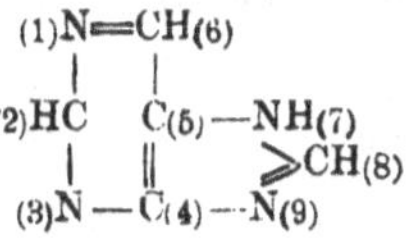

Abkömmlinge des P. sind die Basen der Nukleinsäure: Adenin, Guanin und deren Stoffwechselderivate Xanthin, Hypoxanthin, Harnsäure, ferner Produkte aus Kaffee und Tee (Kaffein, Theobromin, Theophyllin). Sämtlich synthetisch, z. T. fabrikmäßig hergestellt.

Purinoxydasen sind Oxydasen, die im Stoffwechsel die Purine oxydieren. Zuerst entsteht durch Xanthoxydase aus Xanthin und Hypoxanthin Harnsäure, dann durch die Urikase aus dieser Allantoin. Urikase fehlt beim Menschen.

Purium Präp. aus Steinkohlenteer.

Puro angeblich Saft aus mit hohem Druck ausgepreßtem Fleisch, sterilisiert. 33% Eiweiß. Stärkungsmittel.

Puronal Acetanilid + etwa 2,5% Wismutoxyjodid. Streupulver bei Geschwüren.

Purostrophan reines krist. Gratus-Strophantin (s. d.) (Güstrow).

Purpur Farbstoff der Schnecke Murex brandaris und Purpura-Arten. Ist ein Dibromindigo.

Purpurin Farbstoff des Krapp neben Alizarin, ist ein Trioxyanthrachinon.

Purpuroxanthin im Krapp, dem Alizarin isomer, gelbe Nadeln.

Purree Indischgelb, gelber Farbstoff aus Harn von Kühen, die mit Mangoblättern gefüttert sind. Ist unreine Euxanthinsäure (s. d.).

Pusaetha Entada, Mimosaceae, Samen Brechmittel und Fiebermittel.

Putrescin Tetramethylendiamin

$$NH_2(CH_2)_4NH_2.$$

Bei der Fäulnis v. Eiweiß, a. Ornithin d. Abspaltg. v. CO_2. Selten i. Harn.

Pycnanthemum Gattung der Labiatae, Kräuter Nordamerika. Verschiedene Arten gegen Verdauungsstörungen. Enth. Gerbstoffe.

Pyocyanase Bakterienzerstörendes Ferment aus Kulturen von Bac. pyocyaneus. Gegen Diphtherie.

Pyoktanin gelbes, ist Auramin, blaues ist Methylviolett. Als Mittel gegen Maul- und Klauenseuche und gelegentlich als Konserv.-Mittel für Futtermittel u. dgl.

Pyphagen Polyvalente Vaccine gegen Trichophytie (Sächs. Serumwerk, Dresden).

Pyraloxin oxydiertes Pyrogallol. Schwarzes Pulver, schwer löslich in Wasser. Hautleiden (Mielck, Schwanenapoth., Hamburg).

Pyramidon Dimethylantipyrin. Farbl. kristallin. Pulver, Sp. 108°. Analgeticum, Antineuralg. 0,3 g. Auch als salicyls. und kampfers. Salz, s. a. Trigemin (Höchst).

Pyrazolonum phenyldimethylicum = Antipyrin.

Pyrenol Gemisch von salicylsaurem und benzoesaurem Na, das freies Thymol enthält. Antipyreticum 0,5—1,5 g (Goedecke).

Pyrethrin Alkaloid aus Wurzel v. Anacyclus Pyrethrum, wahrsch. = Piperovatin (s. d.).

Pyrethrum, Rad. P—i germanici, Bertram, von Anacyclus officinarum, Compositae, bei Magdeburg kultiv. Wird ebenso wie der römische Bertram von Anacyclus Pyrethrum (Nordafrika) zu Zahnwässern usw. benutzt. Enth. scharfes Harz.

Pyrex gegen Kopfschmerzen, besteht aus zitronens. Phenazon + Exalgin (Salomon-Apoth., Leipzig).

Pyricit Besteht aus saurem Natriumsulfat, Fluornatrium und Borfluornatrium. Sehr starkes Antiseptikum.

Pyridin 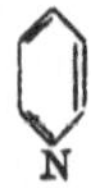

der einfachste heterozyklische Sechsring, ist die Stammsubst. vieler wichtiger Alkaloide (Nicotin, Coniin usw.). W. a. Steinkohlenteer gew. Stark riech. Flüss. Kp. 116,7°, mischbar mit Wasser. Zur Denatur. v. Alkohol techn. angew.

Pyrimidin, Metadiazin, Sechsring mit 2 N,

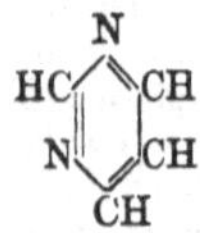

ist die Stammsubstanz wichtiger Stoffe, die als Spaltprod. d. Nukleinsäure auftreten (Uracil, Thymin, Cytosin), sowie d. Spermins und zahlreicher Pflanzenstoffe.

Pyrodin Acetylphenylhydrazid, Hydracetin, eine Zeitlang als Antipyret. versucht. Heftiges Blutgift (Zerfall der roten Blutkörper).

Pyrogallol 1, 2, 3 - Trioxybenzol. Stammsubstanz verschiedener pharm. Präparate, wie Eugallol, Lenigallol, Pyraloxin. Absorbiert energisch Sauerstoff (Gasanalyse, Photographie).

Pyron 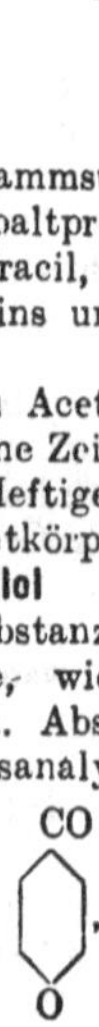, Stammsubstanz vieler Pflanzenstoffe, namentlich Farbstoffe.

Pyrosal ist saures salicylsaures Antipyrin. Wie Antipyrin, 0,5 g.

Pyrothen Desinfekt.-Mittel aus Kresol und konz. Schwefelsäure (H. Prött, Hannover).

Pyrrhopin älterer Name für Chelerythrin.

Pyrrol ein Fünfring 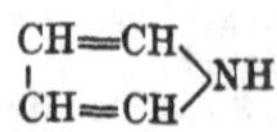

ist sehr wichtig als Stammsubst. d. Blut- und Gallenfarbstoffe, sowie d.

Chlorophylls (s. d.) und als Pyrrolidin (s. d.) vieler Alkaloide und des Eiweißabbauproduktes Prolin.

Pyrrolidin $(CH_2)_4NH$, der völlig hydrierte Pyrrolring, kommt auch als natürl. Pflanzenbase vor. α-P—carbons. ist ein Baustein fast aller Eiweißkörper (Prolin). P. ist für sich od. in Kondensat. mit Piperidin die Stammsubst. sehr wichtiger Alkaloide (Atropin, Cocain usw.).

Pyruvinsäure = Brenztraubensäure.

Q

Quamoclit vulgaris, Convolvulaceae, Ostindien, Blätter u. Samen Abführmittel.

Quassia amara, Simarubaceae, Südamerika. Liefert das Lignum Quassiae, Bitterholz von Surinam; das von Jamaika stammt von Picrasma excelsa (s. d.). Enthalten einen Bitterstoff Qu—iin von unbekannter Struktur, der als Tonikum verw. wird.

Quebrachin Alkaloid $C_{21}H_{26}N_2O_2$, aus der Qu.-Rinde. Anästhet. Wirkung. Quebrachamin ebenda.

Quebrachit = l-Inositmethyläther in Q—orinde.

Quebracho (quebrar hacha, die Axt zerbrechend) Bäume der Laplatastaaten mit sehr hartem Holz. Die wichtigsten sind Aspidosperma (s. d.) als Lieferant der Qu—rinde und Schinopsis als der des Qu.-Holzes. Die Rinde Qu. blanco enthält 6 Alkaloide: Aspidospermin, Aspidospermatin, Aspidosamin, Hypoquebrachin, Quebrachin, Q—amin. Die Rinde wird gegen Asthma verw. Das Qu.-Holz liefert einen sehr wichtigen Gerbstoff und Alkaloid Loxopterygin.

Quecksilber Hg, Atomg. 200, das einzige flüssige Metall, findet sich in der Natur hauptsächl. als Zinnober HgS. Spez. Gew. 13,56, F. - 39,4°, Kp. 357°. Qu. selbst und seine Verbindungen sind sehr giftig und wirksame Antiseptica, die in ausgedehnter Verw. stehen; s. Hydrargyrum.

Quellstift s. Laminaria.

Quellung nennt man die Aufn. v. Wasser oder Lösungen durch Emulsionskolloide (s. Kolloide). Dabei entstehen zuerst die Gallerten (z. B. Leim); bei reichlicherer Aufnahme die kolloid. Lösungen oder Sole. Die Q. ist ein biologisch äußerst wichtiger Vorgang, da verschied. Salze die Qu. der Zellgrenzschicht und damit die Aufnahme von Nährstoffen usw. durch die Zelle beeinflussen.

Quendel = Herba Serpylli oder Thymi (römischer Qu.).

Quercetin Tetraoxyflavonol $C_{15}H_{10}O_7$ ist der Phenolanteil mehrerer Glykoside (Quercitrin u. a.). Findet sich frei in einigen Blüten und Rinden.

Quercimeretrin Glykos. aus Gossypium.

Quercit ist ein Cyclohexanpentol (Cyclose) $C_6H_7(OH)_5$. In den Eicheln, dem Inosit ähnlich.

Quercitrin gelber Farbstoff der Quercitronrinde; zerfällt durch Hydrolyse in Quercetin und Isodulcit.

Quercitronrinde von der Eiche Quercus tinctoria, Quercitrin in der Färberei verwendet.

Quercus Eiche, Gattung der Fagaceae, mit 200 Arten, davon 20 in Europa. Die wichtigsten in Europa sind Qu. pedunculata, Sommereiche und Qu. sessiliflora, Stein- oder Wintereiche. Liefern die Knoppern (s. d.) und die ebenfalls als Gerbstoff wichtige Rinde. Qu. lusitanica ist die Galläpfeleiche (s. Gallen). Qu. ilex die Steineiche, die wie Qu. Valonea Gerbstoff liefert. Qu. suber ist die Korkeiche. Auf Qu. coccifera lebt die Kermeslaus (s. d.).

Quietol Bromhaltiges Valeriansäurederivat. Sedativum. 0,5 g (Poulenc Frères, Paris).

Quillaja Saponaria, Rosaceae. Chile, liefert in der Rinde (Seifenrinde, Waschholz) ein Waschmittel. Sie enthält zwei Saponine Quillajasäure u. Sapotoxin.

Auch als Expectorans wie Senega empfohlen (5,0 : 200,0). Qu.-Säure ist sehr giftig, aber nicht vom Magen aus, da sie nicht resorbiert wird. Gibt bei der Spaltung ein unbekanntes Sapogenin, Galaktose und Pentose.

Quinquefolium = Potentilla.

Quisqualis indica, Combretaceae, China. Ölhaltige Fruchtkerne w. als Wurmm. angew.

Quitol Valeryl-oxybutyrein-bromhydrat. Kristallnadeln, leicht löslich in Wasser, Sp. 119°. Nervinum.

Quittenschleim s. Cydonia.

R

Rabelaisin giftiges Glykosid, Herzgift, stammt nicht von R—ia, sondern von Lophopetalum. Pfeilgift.

Rachitol Nebennierenpräparat. Gegen Rachitis 0,005 g (Merck).

Radazyl radioaktive Acetylsalicylsäure (Merz u. Co., Frankfurt a. M.).

Rade = Agrostemma.

Radeon neu vorgeschlagener Name für Niton.

Radioaktive Elemente sind eine Gruppe von chemischen Elementen, die dadurch gekennzeichnet sind, daß sie ständig strahlende Energie abgeben, und zwar vor allem freie negat. Elektronen (β-Strahlen), geladene Heliumatome (α-Strahlen) und röntgenstrahlenähnl. kurzwellige γ-Strahlen. Dabei wandeln sie sich unter Verminderung ihres Atomgewichtes um. So entstehen aus dem Uran eine ganze Reihe von R. E., z. B. Radium, Niton, Polonium. Eine andere Reihe leitet sich vom Thorium ab. Das inaktive Endprodukt beider Reihen ist Blei. Die strahlende Energie der R. E. hat sehr kräftige Wirkungen auf lebende Zellen und wird z. B. gegen Tumoren therap. verw. Haupts. Wirk. d. γ-Strahlen.

Radiogen in Wasser gelöste Ra-Emanation (s. Niton). Zu Trink- und Badekuren. Arthritis, Tabes usw. (Radiogenges. Berlin NW.).

Radiogenol Emulsion von unlöslicher radiumhaltiger Substanz, zu Injekt. in Tumoren (Radiogenges.).

Radiosal = Emanosal.

Radium Ra, Atomg. 226, das wichtigste der radioaktiven Elemente, kann aus der uranhaltigen Pechblende rein dargestellt werden. Bildet dem Barium ähnliche Verbindungen. Zerfällt unter Abgabe von Helium weiter in Niton (s. d.).

Raffinose, Melitose, Melitriose, Gossypose, Trisacharid, bestehend aus je 1 Mol d-Glucose, d-Fructose und d-Galactose. In verschiedenen Pflanzensäften, vor allem in der Zuckerrübe, sowie im Baumwollsamen. Zerfällt durch Hefe in Melibiose und Fructose, durch Emulsin dagegen in Rohrzucker und Galactose.

Rainfarn s. Chrysanthemum und Tanacetum.

Raki Javanische Hefe, dient zur Bereitung des Arrak. Enthält energisch Stärke spaltende Schimmelpilze (Aspergillus Oryzae) und alkoholbild. Sacharomyceten.

Rambutantalg a. Nephelium lappaceum, China.

Ramie Bastfaser von Boehmeria nivea. Als Chinagras zu Geweben verw.

Rami-Sirup Enthält hauptsächl. Bromoform. Gegen Husten usw.

Ramtill-Kuchen s. Niggerkuchen.

Ramogen s. Biederts Rahmgemenge.

Randia dumetorum, Rubiaceae, Strauch Ostafrika bis China. Früchte wie Ipecacuanha verw. (Gelaphal).

Ranunculus Gattg. der R—aceae, Hahnenfuß, zahlreiche Arten sind giftig durch Gehalt an Anemonin, vor allem acris, sceleratus, flammula. Früher als Reizmittel äußerl. gebräuchlich.

Raphanus sativus, Cruciferae, ist der Rettich. R. Raphanistrum der Hederich.

Rapunzel s. Valerianella, Französ. R. ist Onagra biennis, deren blutrote Wurzel zu Salat verw. wird.

Ratanhia Rinde mehrerer Krameria-Arten in Südamerika. Adstringens.

Das R—hin ist Methyltyrosin; identisch mit Surinamin, kommt auch in and. Pflanzen vor.

Ratta s. Inocarpus.

Raula resinosa, Rutaceae, Brasilien, bei Fieber und Darmleiden.

Rauwolfia Canescens, Apocynaceae, hat giftigen Milchsaft. R. Serpentina liefert Radix Mustelae.

Ravisonöl a. südruss. Brassica-Arten.

Reaktion ist der Gehalt einer Lösung an Wasserstoff-, resp. Hydroxylionen s. $(H^\cdot)\cdot H^\cdot = 10^{-7}$ ist neutral, darüber sauer, darunter alkalisch.

Redukasen nennt man fälschlich die Oxydoredukasen, wenn die Reduktion allein deutlich erkennbar ist. In Wirklichkeit gibt es kein Ferment, das nur reduzierende Wirkung hat; nur ist manchmal die gleichzeitige Oxydation schwer nachweisbar.

Regenerin Ovolezithin-Mangan-Eisenpräparat (Weil, Frankfurt a. M.).

Regulin Trockenes Agar-Agar plus 25% Extr. Cascarae Sagradae. Braunes Pulver, Abführmittel (Helfenberg).

Reichert-Meissl sche Zahl bei der Untersuchung von Fetten gibt an, wieviel flüchtige Fettsäuren darin sind. Sie wird ausgedrückt in cm^3 N/10 KOH, bezogen auf 5 g Fett.

Reis s. Oryza.

Reizker nennt man die Pilze der Gattg. Lactarius. Einige sind gute Speisepilze, andere giftig.

Remijia Gattg. der Rubiaceae, Südamerika, liefert Chinarinde (China cuprea).

Renaden Organpräparat aus Schweinenieren. Gegen Nephritis der Kinder (Knoll).

Renealmia exaltata, Zingiberaceae, Brasilien. Früchte und Rhizom als Tonikum, Samen als Wurmmittel.

Renitol Nebennierenpräparat mit einem lokalen Anästhet.

Rennet engl. = Chymase.

Renoform Nebennierenpräparat, Schnupfenpulver mit Acid. boricum (Freund und Redlich).

Resaldol Resorcinbenzoylcarbonsäureäthylester, dem Cotoin (s. Cotorinde) nahesteh. Verbindg. Gelbl. Kristalle, Sp. 134°. Antidiarrhoikum (Bayer).

Resene alkalibeständige Bestandteile der Harze.

Resine Ester in den Harzen von Resinolen oder Resinotannolen.

Resinole Farblose Harzalkohole, die keine Gerbstoffreaktion geben.

Resinolsäuren Harzsäuren, besonders der Coniferen.

Resinotannole sind gefärbte Harzalkohole mit Gerbstoffreaktion. Gehören zur Benzolreihe.

Resopon Harzschwefelverbindung, in alkohol. Lösung als 5% Vaseline-Salbe bei Geschwüren usw.

Resorbin reizlose Salbengrundlage aus Mandelöl, Wachs usw. (Agfa).

Resorcin m-Dioxybenzol

$$C_6H_4{<}^{OH(1)}_{OH(3)},$$

entsteht aus vielen Harzen. Wird synthet. hergestellt. Farbstoffindustrie, zu Salben bei Hautleiden, leichtes Antisept.

Resorption Aufnahme flüssiger und gelöster Stoffe durch die lebenden Gewebe. Die wichtigste R. ist die vom Darm aus, die für die verdauten Nährstoffe sich fast ganz auf den Dünndarm beschränkt. Magen und Dickdarm resorbieren nur wenig, letzterer hauptsächl. Wasser. Die R. vom Darm zeigt auffallende Spezifität, es werden manche wasserlöslichen Stoffe, z. B. Disacharide, ferner Sulfate usw. nicht aufgenommen. Die kolloiden Nährstoffe, Eiweiß, Stärke werden erst nach Abbau resorbiert. Die Fette als Seifen. Die resorbierten Stoffe gelangen ins Blut, die Fette in die Lymphe. Mit der R. sind auch chemische Umformungen den lebenden Zellen der Darmwand verbunden. R. findet auch durch die Haut sowie die Schleimhäute statt.

Respiration ist der Vorgang der Atmung, die Aufnahme von Luft in die Lungen und Abgabe aus den Lungen. Er bewirkt die Zufuhr des notwendigen Sauerstoffes und die Abgabe des gebildeten CO_2. Im übertragenen Sinne spricht man auch von R. der Gewebe. Bei Wassertieren geschieht die R. z. T. durch Kiemen, z. T. direkt durch die Leibeshöhle (niedere Tiere), bei Insekten durch ein Röhrensystem (Tracheen).

Respiratorischer Quotient (RQ) ist nach Pflüger das Verhältnis von ausgeatmeter Kohlensäure zu verbrauchtem Sauerstoff $\frac{CO_2}{O_2}$ in Volumprozenten. RQ. ist bei Hunger und reiner Fettnahrung niedrig (ca. 0,7), bei Kohlehydratnahrung = 1; bei gemischter Nahrung liegt er dazwischen. Man kann also durch Bestimmung des RQ. im Gaswechselversuch den Anteil der stickstofffreien Nährstoffe am Umsatz berechnen.

Retamin Alkaloid a. Retama sphaerocarpa, dem Spartein chem. nahestehend.

Reticulin Skleroprotein d. Bindegewebes.

Revertose nannte Hill ein Disacharid, das er durch synthetische Wirkung der Maltose auf Glucose erhalten hat. Es ist wahrscheinlich ein Glucose-β-Glucosid und identisch mit einer synth. hergest. Isomaltose.

Rexotan Methylentanninharnstoff; bräunliches Pulver, unlösl. in Wasser. Darmadstringens (Voswinckel, Berlin).

R-G-T-Regel Reaktionsgeschwindigkeit-Temperaturregel (van't Hoff) nennt man die Regel der Beschleunigung von chemischen Reaktionen durch Erhöhung der Temperatur. Sie beträgt in vielen Fällen für je 10° das Doppelte. Die Regel gilt auch für viele biologische Vorgänge.

Rhabarber s. Rheum.

Rhamnase Ferment a. Rh. infectoria, spaltet d. Glykosid Xanthorhamnin in Rhamnetin und Rhamnose (Methylpentose)

Rhamninose ein Trisacharid aus Rhamnus infectoria, ist dort in den Früchten als Glykosid Xanthorhamnin gebunden, besteht aus 1 Mol. d-Glukose und 2 Rhamnose.

Rhamnose Methylpentose, in vielen Pflanzen, meist in Glykosidbindung (s. Rhamnoside).

Rhamnoside Glykoside, die als einen Zucker Rhamnose (meist neben d-Glucose) enthalten, z. B. Xanthorhamnin, Frangulin, Strophantin, Hesperidin, Quercitrin.

Rhamnus Gattg. der R—aceae, Holzgewächse. Rh. Cathartica, Kreuzdorn, liefert in den Früchten (Kreuzbeeren, Gelbbeeren) bekanntes Abführmittel. Enth. Rhamnoemodin und Farbstoffe. Ähnlich Gelbbeeren von ausländ. Arten. Von Rh. frangula (Faulbaum) und von Rh. Purshianus ist die Rinde sehr gebräuchlich, letztere als Cascara Sagrada (s. d.).

Rhapontin Glykosid des Rhabarbers.

Rhazia stricta, Apocynaceae, Vorderasien. Blätter als Tonikum.

Rheopurgin Rhabarber und Phenolphtalein.

Rheum Gattg. der Polygonaceae, Kräuter Innerasiens. Mehrere Arten liefern den Rhabarber, haupts. in China, Tibet. Es sind die etwa 4 Jahre alten Rhizome. Enth. Anthraglykoside (s. d.). Der als Gemüse gezogene Rh. ist Rh. undulatum.

Rheumacoll Lösung von Ichthyol und Salicylsäure in dünnem Kollodium. Einreibung.

Rheumasan fette Seife mit 10% freier Salicylsäure. Einreib. bei Rheuma (Dr. Reiss-Berlin).

Rheumasol Petrosulfol plus Vasol und Salicylsäure, Einreib. bei Rheuma, Exsudaten (Hell, Troppau).

Rheumatin salicylsaures Salicylchinin. Weiße geschmacklose Krist. Sp. 179°. Salicyltherapie (Zimmer).

Rheumatin Ol. Pini silvestris mit Kalmusöl.

Rhinanthin ein Glykosid aus Alectorolophus, Melampyrum u. and. Unkräutern, kommt bisweilen im Mehl vor und färbt das Brot bläulich.

Rhinitin Nebennierenpräparat zum Einblasen bei Heuschnupfen (Hofapoth., Dresden).

Rhinoculin Pulver gegen Heuschnupfen, enthält Nebennierensubstanz, Anästhesin und Borsäure (Ritsert, Frankfurt a. M.).

Rhinovalin Paraffin. liq. + Validol. Schnupfen (Zimmer).

Rhizobium heißen die Knöllchenbakterien an den Leguminosen, die freien Stickstoff assimilieren (s. a. Phytomixa).

Rhizophora Mangle, Mangrove, Rhizophoraceae, charakteristische Bäume der Tropen, Rinde sehr reich an Gerbstoff.

Rhodaform Rhodanmethyl + Hexamethylentetramin, weißes Pulver, Harnantiseptic.

Rhodalcid Rhodanwasserstoffsaures Eiweiß, gegen Zahnkaries, ferner Tbc. usw. (Chem. Fabrik, Reisholz).

Rhodankalium Sulfocyankalium CNSK. findet sich im normalen Speichel des Menschen und einiger Tiere. Entstehung und Bedeutung unbekannt. Rhodansalze geben mit Ferrisalzen blutrote Färbung.

Rhododendron Gattg. der Ericaceae. Rh. hirsutum und ferrugineum sind die Alpenrose. Werden gegen Rheuma und Steinbeschwerden verw. Diese und andere Arten enth. Andromedotoxin.

Rhoeas s. Papaver.

Rhus Gattg. d. Anacardiaceae, Holzgewächse. Am wichtigsten Rh. Toxicodendron, Giftsumach, Nordamerika, dessen Blätter pharm. verw. werden (s. Toxicodendron). Ferner Rh. Coriaria, Gerbersumach s. Sumach, Rh. vernicifera liefert den japanischen Lack (Urushi) aus dem Saft der Rinde (s. a. Laccase); Rh. succedanea liefert Wachs (s. Pflanzentalg), Japan; Rh. Cotinus, Perrückenbaum s. Sumach. Andere Rhusarten liefern Gallen.

Riba Albumose aus Seefischen, Nährpräparat (Riba-Werke, Bremen).

Ribes Gattg. der Saxifragaceae, R. Grossularia ist die Stachelbeere, R. rubrum die Johannisbeere, R. nigrum die schwarze Johannisbeere oder Ahlbeere.

Ribose ist das Kohlehydrat der Nucleinsäuren (s. d.), eine Pentose.

Richardsonia Gattg. der Rubiaceae, Kräuter Südamerikas, R. scabra kommt bisweilen als Ipecacuanha in den Handel, auch andere Arten liefern brechenerregende Wurzeln.

Ricilan dünnflüss. aromatisches Ricinusöl (Vial u. Uhlmann).

Ricin ist ein Phytotoxin aus dem Samen von R—us communis. Es ist sehr giftig, besonders charakteristisch seine erst agglutinierende, dann lytische Wirkung auf die Erythrocyten. Paul Ehrlich konnte Mäuse gegen R. immunisieren und begründete dadurch die Theorie der Antitoxine. Seine tödliche Dosis für den Menschen dürfte subkutan ca. 3 mg, innerlich etwa das Zehnfache betragen.

Ricinin Alkaloid a. Ricinus. Pyridinderivat.

Ricinus communis, Wunderbaum, Euphorbiaceae, Mitteleuropa usw. Samen, Semen Cataputiae majoris, Castor Oil Seeds, enthalten 50—60% R.-Öl (s. Ol. Ricini), sowie das Toxin Ricin, ferner ein energisch fettspaltendes Ferment, das im Großbetrieb zur Verseifung von Fetten benutzt wird.

Ricinusölsäure Gemenge flüchtiger ungesättigter Fettsäuren aus R.-Öl. Besteht haupts. aus Ricinolsäure $C_{18}H_{34}O_3$.

Riesenwuchs = Akromegalie.

Rimuharz aus der Conifere Dacrydium cupressinum, Neu-Seeland.

Ringelblume = Calendula.

Ringer-Locke-Lösung sauerstoffhaltige Lösung von Na-, K-, Ca-, Mg-Salzen in einer Mischung, die optimal für das Leben der Zellen u. Gewebe ist. Enth. im L. ca. 6—9,5 NaCl, 0,2 KCl, 0,2 $CaCl_2$, 0,2 $MgCl_2$, 0,1 $NaHCO_3$.

Ringolin Salbengrundlage aus Lebertran plus Glycerin mit Zinkoxyd und Perubalsam (Industria, Cöln).

Ringpilz ist der Speisepilz Boletus luteus.

Rinorea Cuspa, Violaceae, Rinde in Kolumbien. Fiebermittel.

Riopan Präp. a. Rio-Ipecacuanha, das alle wirks. Stoffe enth. Lungenkrankh., Husten, 1 Teil = 20 T. der Droge (Byk).

Riphanol geg. Grippe, Nasensalbe mit Forman, Eucalyptol und Alum. chloricum.

Risin-Salbe enth. Eucalyptol, Menthol, Anästhesin, Suprarenin und Borsäure. Gegen Schnupfen (Pharmac. Ind., Wiesbaden).

Ristin Monobenzoylester des Äthylenglykols $CH_2OH \cdot CH_2O \cdot COC_6H_5$. Ungiftiges geruchloses Antiparasitikum, bes. gegen Scabies (Bayer).

Ritch s. Sapindus.

Riten-Kina Extrakt aus einer Caryophyllacee Südamerikas s. Nirvenol.

Robin Pflanzliches Hämatoxin aus Robiniasamen, dem Ricin ähnlich, aber viel schwächer wirkend, wahrscheinl. ein Toxoid des Ricins.

Robinia Gattg. der Papilionaceae, aus Nordamerika stammende Bäume. R. Pseudacacia, sog. Akazie. Die Hülsen liefern einen narkotischen Extrakt. Die Blüten enthalten Glykosid R—in, das Rhamnose liefert.

Robiol Cocain-Suprarenin-Mischung für Lokalanästhesie. Novo-R. enthält Novocain.

Roborat Eiweißnährpräparat aus Getreidesamen (Niemöller, Gütersloh).

Roborin Ca-haltiges Blutpräp. (Roborinwerke, Berlin-Friedrichsberg).

Robosto Milchpräparat mit Eisen.

Robur Fleischsaftpräparat mit 25 $^0/_0$ Eiweiß (Rauch, München).

Roburogen Trockenmilch mit Lecithin.

Roccella tinctoria, Lackmusflechte, liefert den bekannten Farbstoff, s. a. Orseille.

Rodagen aus der Milch schilddrüsenloser Ziegen herg. Präp. Gegen Basedow (Chem. Werke Charlottenburg).

Röhrlinge s. Boletus.

Roggen = Secale cereale (s. d.).

Roghan, Afridiwachs aus Samen von Carthamus Oxyacantha, die 25$^0/_0$ Fett enthalten. Indien.

Rohfaser nennt man den Rückstand, der nach dem Auskochen mit Wasser, schwachen Säuren und schwachen Alkalien bei pflanzlichen Futtermitteln verbleibt. Im wesentlichen, aber nicht völlig, mit Cellulose ident.

Rohrkolben = Typha (s. d.).

Rohun-bark s. Soymida.

Rollinia salicifolia, Anonaceae, Brasilien, Rinde adstring.

Romal = Chamomilla romana.

Romauxan Milcheiweißalbumosen mit Eisen und Phosphorsäure. Nährpräp. (Wolff, Elberfeld).

Ronozol Ersatzmittel für Sozojodol.

Rooh = dick eingekochte Fruchtsäfte, jetzt meist offiz. als Succus bezeichnet.

Rorella = Drosera.

Rosa Gattg. der R—eae, Sträucher, zahlreiche Arten. Pharm. verw. z. B. Rosa canina, wilde Rose, Hagebutte; die Früchte (Cynorrhoda) als Wurmmittel. Rosa Gallica liefert Flores R. G. R. damascena liefert das Rosenöl.

Rosaginin giftiges Glykosid aus Nerium Oleander.

Rosenbachsche Harnreaktion ist die tief dunkelrote Färbung beim Kochen mit Salpetersäure. Beruht auf Indigoderivaten.

Rosinen sind getrocknete Weinbeeren. Man unterscheidet große R. (Zibeben, Sultaninen usw.) und kleine R. oder Korinthen von Vitis vinifera, var. apyrena (Griechenland).

Rosins Reaktion auf Gallenfarbstoffe ist die Grünfärbung des Harns mit verd. Jodtinktur (Biliverdinbildung).

Rosmarinus officinalis, Labiatae, Strauch Südeuropas, in England kult. Blätter stark aromatisch, enth. äth. Öl. Auch Blätter von Santolina-Arten kommen von Triest als R. in den Handel.

Roßkastanien Früchte von Aesculum Hippocastanum. Enthalten Saponin, sind deswegen trotz ihres Stärkegehaltes (fast 30$^0/_0$) nicht ohne weiteres zu verfüttern, sondern erst nach Entbitterung.

Roßkümmel = Fructus Cumini.

Rotheilwurzel = Rhiz. Tormentillae.

Roto = Scopolia japonica.

Rotrepsöl = Nachtviolenöl.

Rottlerin wirksames Prinzip der Kamala (s. d.). Formel $C_{33}H_{30}O_8$. Ist ein kompliziertes Derivat des Phloroglucins.

Rourea oblongifolia, Connaraceae, Sträucher Mexiko, Wurzel als Cangoura in Mexiko gegen Krätze usw.

R. Q. = Respiratorischer Quotient.

Ruberythrinsäure ist das Glykosid der Krappwurzel Rubia tinctorum (s. d.), das durch ein Ferment Erythrozym in Glucose und Alizarin (s. d.) gespalten wird.

Rubia Tinctorum, Krapp, Färberröte, Rubiaceae; Kraut, früher in Südeuropa viel kult. Enthält den Farbstoff Alizarin. Med. früher als Tonikum und Diuretikum. Ebenso andere Arten.

Rubiacitol Tabl. mit Kakao, Lecithin und Yohimbin. Aphrodisiacum.

Rubidin roter Farbstoff der roten Rübe und der Paradiesäpfel.

Rubidium Rb., Alkalimetall, Atomg. 85,4. Als Begleiter des Kaliums in fast allen natürlichen Wässern in geringer Menge. Seine Salze, z. B. Bromid, werden bisweilen als Ersatz der Kaliumsalze pharm. verw., da sie die Giftigkeit des K-Ions nicht aufweisen.

Rubners Reaktion auf Zucker im Harn: Fällung mit Bleizucker, Zusatz von Ammoniak. Rotfärbung beim Erhitzen.

Rubus Gattg. der Rosaceae. Sträucher in allen Gegenden. Von vielen werden die Beeren gegessen und die Sirupe pharm. verw. R. Chamaemorus ist die Taubeere, Moltebeere, in nördlichen Gegenden. Gegen Skorbut und Wassersucht. R. Idaeus ist die Himbeere, Blätter auch als Adstringens, ebenso Wurzelrinde einiger amerikan. Arten.

Rudbeckia angustifolia, Compositae, U. S. A. Wurzel als Fluidextrakt gegen Geschwüre, Schlangenbiß usw. Kraut gegen Malaria, Typhus usw. Wirks. Subst. noch nicht näher bekannt.

Rübenkerbel = Chaerophyllum bulbosum.

Rübenzucker chemisch identisch mit Rohrzucker.

Rüböl von Brassica campestris, von verschied. Unterarten, nach denen man unterscheidet: Colzaöl, Rapsöl (von Br. c. var. Napus), eig. Rüböl (von Br. c. var. Rapa). Hauptbestandt. Glyceride der Erucasäure und Rapinsäure. Brennöl, Schmieröl.

Ruhrkraut = Gnaphalium.

Ruhrrinde = Cortex Simarubae.

Ruhrstoff-Böhncke ähnlich wie Dysbacta (s. d.), aber ohne freies Dysenterietoxin (Ruete-Enoch).

Ruhrwurzel = Rhiz. Tormentillae.

Rum Branntwein aus den Abfällen der Zuckerrohrindustrie.

Rumex Gattg. der Polygonaceae, weit verbreitete Kräuter. Mehrere Arten liefern Rad. Lapathi. R. alpinus liefert den Mönchsrhabarber. R. acetosa ist der Sauerampfer. Alle enthalten Oxalsäure.

Ruminatio Wiederkäuen bei Rindern usw. Die Nahrung gelangt erst in den Pansen, wird dort durch intensive Gärungsprozesse aufgeschlossen, dann in das Maul zurück, und dann erst in den eigentlichen (Lab-) Magen.

Rusot Rindenextrakt von Berberis Lycium (Indien). Gegen Augenentzündg.

Russula, Täubling, Pilze der Agaricinae. Einige gute Speisepilze, vor allem R. delica, die Trüffel, andere giftig: R. emetica (Speiteufel) und rubra.

Ruta graveolens, R—ceae, Halbstrauch, Südeuropa, vielfach kultiv. Herba R. früher med. verw., jetzt noch geleg. als Abortivum. Früchte enth. äther. Öl.

Rutin Glykosid aus Ruta, auch in den Kappern und in der Waifa. Zerfällt in Quercetin und Glucose.

S

Sabadilla Fructus S. stammen von Schoenocaulon officinale (s. d.). Die Samen haben brennend scharfen Geschmack und enthalten neben Veratrumsäure 5 Alkaloide; sie werden als Läusesamen noch geleg. verw. Haupts. zur Darstellung von Veratrin. Auch Samen versch. mexikanischer Veratrumarten werden als S. bezeichnet. Die Alkaloide sind Cevadin, Veratrin, Cevadillin, Sabadin, Sabadinin.

Sabadillin Nebenalkaloid d. Sabadillsamen. Wenig gift.

Sabal serrulata, Palme, Nordamerika, Saw Palmetto, Früchte als Sedativum und Diureticum.

Sabbatia Gattg. d. Gentianaceae, U. S. A. Mehrere Arten als Bittermittel verw.

Sabina Zweigspitzen von Juniperus S., dem Wacholder, Sadekraut, in den meisten Pharmak. offiz. Enth. 4% äther. Öl. Giftig, wird häufig als Abortivum verw., als solches sehr gefährlich. Med. nur selten verw.

Sabinen Terpen $C_{10}H_{16}$ in Sabina, sowie im Cardamomöl und Majoranöl,

Sabromin analog dem Sajodin (s. d.). Bromtherapie (Bayer, Höchst).

Saccakaffee wertloses Kaffeesurrogat aus dem Fruchtfleisch der Kaffeebohne.

Sacharase s. Invertase.

Sacharifizierende Fermente s. Carbohydrasen.

Sacharimeter Polarisationsapparate, die eigens für die Bestimmung von Traubenzucker geeicht sind, so daß man den Prozentgehalt direkt ablesen kann.

Sacharin ist Orthosulfaminbenzoesäureanhydrid $C_6H_4<^{CO}_{SO_2}>NH$. Von Fahlberg 1879 entdeckt und im großen Maßstabe als künstlicher Süßstoff hergestellt. Weißes Pulver, Sp. 224°. Außerordentlich intensiv süßschmekkend, etwa 300mal so stark wie Rohrzucker. Ungiftig.

Sacharin-Péligot Nebenprodukt der Zuckerfabrikation, ein den Zuckern chemisch nahestehender Stoff, hat keinen süßen Geschmack.

Sacharomyces Gattg. der Ascomyceten, enthält die echten alkoholbildenden Hefepilze in zahlreichen Arten und Unterarten (Rassen). Einzelne, wie S. Pastorianus, bewirken auch störende Nebengärungen. Die Brauerei arbeitet jetzt ausschließlich mit reingezüchteten Spezialrassen des S. cerevisiae.

Sacharose s. Rohrzucker.

Sacharum lactis s. Milchzucker.

Sacharum Saturni s. Plumbum aceticum.

Sadebaum s. Juniperus u. Sabina.

Säckelkraut = Herba Capsellae.

Säurezahl bei der Untersuchung der Fette ist die Zahl, welche gemessen in mg KOH die Menge der freien Fettsäuren angibt.

Saflor falscher Safran, Blüten von Carthamus tinctorius, Blüten enth. gelben Farbstoff Saflorgelb, daneben in geringen Mengen einen roten Farbstoff Carthamin und S—öl.

Safran s. Crocus.

Safrol Methylenäther des Allylbrenzkatechins $C_3H_5—C_6H_3<^{O}_{O}>CH_2$. Hauptbest. des Sassafrasöls. Wird vielfach als Geruchsstoff für billige Seifen angew. Kristalle, Sp. 8°. Kp. 232°.

Sagittaria sagittifolia, Pfeilkraut, Alismaceae, Wasserpflanze, früher Volksmittel gegen Wasserscheu.

Sago Stärke einiger Palmenarten, wird aus dem Stamm gewonnen und in Körnern oder Flocken getrocknet. Doch wird der Name heute auf alle möglichen tropischen Stärkearten angew. (s. Arrowroot). Auch aus Kartoffelstärke macht man „Sago", d. h. gekörnte Stärke.

Sagrotan Chlor-Xylenol-Sapocresol, hellbraune ölige Flüssigk. ohne unangenehmen Geruch. Desinficiens (Schülke u. Mayr).

Sahagunia strepitans, Moraceae, Brasilien, Rinde gegen Hautkrankheiten und als Wurmmittel.

Sahidin Phosphatid aus Menschenhirn.

Sahir ein Kaumittel, das neben Geschmacksstoffen den Gerbstoff der Betelnuß enthält.

Sajodin Ca-Salz der Monojodbehensäure, wird aus Erucasäure des Rüböls dargestellt. Fettiges Pulver, geschmacklos, unlöslich in Wasser, mit 24,5% Jod. Milde Jodtherapie (Bayer, Höchst).

Saké Alkohol. Getränk aus Reis, zwischen Bier u. Wein stehend, Japan.

Salacetol Acetolsalicylat

$$C_6H_4\begin{matrix}/OH\\ \backslash COOCH_2\cdot CO\cdot CH_3\end{matrix}$$

Weißes Kristallpulver, Sp. 71°, Antirheumatikum 2—3 g.

Salacinsäure Flechtensäure $C_{19}H_{14}O_7$.

Salanganen eßbare Nester indischer Schwalbenvögel Collocalia. Enthalten eine Schleimsubstanz Neossin. Zur Herstellung von tonischen Kraftbrühen.

Salbei s. Salvia.

Salbeiöl v. abessynisch. S.-Arten.

Salen Gemisch von Äthyl- und Methylglykolester der Salicylsäure. Ölige Flüss. Kp. 280°, äußerl. zu Einreibungen bei Rheuma usw. (Ciba).

Salep, Tubera Salep, Wurzeln einer Reihe, meist kleinasiatischer, Orchisarten. Enthalten Pflanzenschleim. Auch andere Knollen von Allium, Eulophia, Ungernia werden als S. gehandelt.

Sal-Hycolin ähnlich dem Creolin, speziell zur Desinfektion von Schiffen (Pearson, Hamburg).

Salibromin Dibromsalicylsäure-methylester. Weißes Pulver, unlösl. in Wasser. Innerl. Antisept. 0,5 g.

Salicase Ferm. aus Weidenarten, welches d. Glyk. Salicin in Zucker + Saligenin (Salicylalkohol) spaltet.

Salicornia herbacea, Meersalzkraut, Chenopodiaceae, Salzpflanze, gegen Skorbut angew.

Salicylsäure Ac. salicylic. o-Oxybenzoes. $C_6H_4(OH)COOH$. Frei und als Methylester (Wintergreen-Öl) in einigen Pflanzen. Darst. aus Phenolnatrium C_6N_5ONa durch CO_2 (Kolbe). Feine Nadeln, Sp. 157⁰. Schw. lösl. in kaltem, leicht in heiß. Wass., Alkoh., Äther. Die techn. Herst. d. S. hat die moderne synthetische Heilmitteldarst. mit begründet. Sehr wichtiges Arzneimittel, 0,5—1 g mehrmals täglich. Specifikum bei Gelenkrheumat., ferner Antipyret., als Streupulver. Innerlich meist das Na-Salz, sowie wegen der unangenehmen Nebenw. (Ohrensausen, Albuminurie, Übelkeit) in zahlreichen kompl. Derivaten (Aspirin, Diplosal usw.). Ferner als Konserv.-Mittel für Fruchtsäfte u. dgl. Zur Herst. wicht. gelber Farbstoffe, Chrysamine.

Salicylursäure Oxyhippursäure, tritt nach Salicylsäuregenuß im Harn auf, s. Hippursäure.

Saliformin Hexamethylentetraminsalicylat. Weißes Pulver, in Wasser löslich, Harnantisept. 1—2 g (Merck).

Saligallol Pyrogalloldisalicylat, als Hautfirnis geleg. angew. (Knoll).

Saligenin Orthooxybenzylalkohol

$$C_6H_4<\begin{matrix}OH\\CH_2OH\end{matrix}$$

Spaltprodukt des Glykosids Salicin, Tafeln, Sp. 86⁰, leicht löslich in Wasser. Geleg. als Antirheumat. usw. angew.

Salikol Gemisch von Acetylsalicylsäure mit 3⁰/₀ Zitronensäure.

Salimenthol Salicylsäurementhylester, dicke, farblose Flüss. Äuß. Antirheumat., innerl. Darmdesinficiens.

Salinigrin Glykosid aus einer schwarzen Weidenart. Gibt bei der Spaltung d. Emulsin d-Glucose und m-Oxybenzaldehyd.

Saliniment Einreibung, die u. a. Gaultheriaöl enth.

Salinofer Hautcreme mit 15⁰/₀ Kochsalz. Gegen Rheuma usw.

Salipyrin = salicylsaures Antipyrin. Weißes Pulver, schwer lösl. in Wasser, Sp. 92⁰. Antipyret. ca. 0,5 g.

Salit Salicylsäurebornylester, braune ölige Flüss., in Mischung mit Öl zu Einreibungen (Heyden).

Salix, Weide, Gattg. der S—aceae, Rinde verschied. Arten Volksmittel gegen Fieber, enth. Salicin. Die amerikan. S. nigra als Sedativum.

Salmiak Sal Ammoniacum ist Chlorammonium NH_4Cl.

Salmiakgeist wässerige Lösung von Ammoniak, NH_3.

Salmin Protamin a. d. Sperma d. Lachses.

Salochinin Salicylsäurechininester, weißes, geschmackloses Kristallpulver, Sp. 141⁰. Chininersatz 1—2 g (Bayer, Zimmer).

Salocoll Phenocollum salicylicum. Antipyretikum (Schering).

Salocreol Salicylsäurekreosotester. Ölige Flüss., unlösl. in Wasser; zu Einreibungen bei Lymphadenitis, Angina usw. (Heyden).

Salol Salicylsäurephenolester. Verw. wie Aspirin usw.

Salomonssiegel = Rhizoma Polygonati.

Salophen Acetyl-p-Amidosalol, weiße geschmacklose Blättchen, fast unlöslich in kaltem Wasser. Sp. 190⁰. Antirheumaticum usw.

Salossit Mittel gegen Rachitis, enth. Ca, Mg und Phosphor, mit Milchzucker.

Salpetersäure, rauchende Ac. nitric. fumans ist eine Stickstoffdioxyd enthaltende S. Rote stark rauch. Fl. Ätzmittel.

Salpetersäure, Ac. nitric., Ac. azotic., Scheidewasser. HNO_3. Aus Salpeter mit Schwefels. Farblose, stark ätzende Fl. Gibt mit Metallen die sehr giftigen nitrosen Dämpfe von Stickstoffdioxyd (s. d.). S.-Salze sind sehr wichtig für die Sprengstoffind. und als Düngemittel. $NaNO_3$ als Chilesalpeter; Ammonnitrat wird im großen synthetisch hergestellt.

Saluferin Isoform enthalt. Zahnpaste, speziell zur Verhütung von merkurieller Stomatitis (Nordd. Chem. Werke, Berlin).

Salusil auf elektroosmot. Wege gereinigte Kieselsäure, mit großem Adsorptionsvermögen für Flüssigk. Als Antisept. mit essigs. Tonerde, Jod usw. (Chem. Fabrik Bram, Leipzig).

Salvadora oleoides, S—aceae, Nordindien, Strauch, Rinde bei Blasenleiden, Früchte als Diuretikum.

Salvarsan Dioxydiaminoarsenobenzol $(NH_2)(OH)C_6H_3 \cdot As : As—C_6H_3(OH)(NH_2)$ von Ehrlich herg. wirksames Syphilismittel (s. Chemotherapie). Gelbes Pulver, in L. stark sauer, muß vor Inj. neutralis. werden. Dos. für Männer 0,6 g. Neosalvarsan ist Verb. mit methansulfins. Na. Gelbl. Pulver, in Wasser neutral lösl. (Höchst).

Salvia officinalis, Salbei, Labiatae. Blätter werden gegen Nachtschweiße und Durchfall angew. Enthalten äther. Öl. Früchte amerikanischer Arten werden wegen ihres Schleimgehaltes benutzt (Chia).

Salviol Liniment aus Salvia u. and. aromat. Kräutern.

Salzsäure s. Chlorwasserstoff.

Samadera indica, Simarubaceae, ist die Stammpflanze der Niepa-Rinde.

Samandaridin, Samandrin sind Giftstoffe d. Feuersalamanders. Isochinolinderivate. Krampfgifte.

Sambucus nigra, Hollunder, Holler, Caprifoliaceae, Blätter enth. Glykosid Sambunigrin. Die Blüten werden als schweißtreibendes Mittel benützt; der Saft aus den Beeren (Succus S—i, Fliedermus) neuerdings gegen genuine Neuralgie empfohlen. Ähnlich werden die Früchte von S. Ebulus, Zwerghollunder, Attich, verw.

Sambunigrin Glykosid a. Sambucus-Arten ist das d-Stereomere d. Prunasins. (s. d.).

Sam-Schu chinesischer Arrak.

Samsuchi = Herba Majorana.

Sanarthrit Knorpelextrakt nach Heilner, gegen Gicht, intravenös (Luitpoldwerk, München).

Sanasklerose Gemisch von Lecithalbumin, Kal. jodat. u. anderen Salzen, gegen Bronchitis, Arteriosklerose (Engel-Apoth., Berlin).

Sanatogen Gemisch aus Caseinnatrium und glycerinphosphors. Na. Nährpräparat.

Sandandour Bandwurmmittel von Aracia Siebertiana.

Sandarak Harz aus der Rinde von Callitris quadrivalvis, Marokko. Zu Pflastern, techn. zu Lacken. Auch ein Wurzelrindenharz von Juniperus communis wird als deutscher S. bezeichnet.

Sandbeerenöl a. Früchten v. Arbutus Unedo L., Ericaceae.

Sandblatt = Fol. Farfarae.

Sandelholz rotes S. stammt von Pterocarpus santalinus. Pharm. wenig verw. Weißes S. (Bombay-, Makassarholz) von verschied. Santalum-Arten, Ostindien, Südsee-Inseln. Ein westindisches S. stammt von Amyris balsamifera. Enthalten das wichtige Santalöl, s. Ol. Santali.

Sandoricum indicum, Meliaceae, Ostindien, Wurzel als Adstringens.

Sanduhlkraut = Flores Stoechados von Helichrysum arenarium.

Sanepil Brom-Baldrianpräparat. Gegen Epilepsie.

Sangala = Kassala.

Sangan Eisenrhodanpeptonat, Eisentherapie (Baum u. Co., Hanau).

Sanguinal Blutpräp. (Krewel).

Sanguinaria canadensis, Blutwurzel, Kraut der Papaveraceae, Nordamerika. Wurzel enth. mehrere Alkaloide, S—in, Porphyroxin, Puccin. In großen Dosen Emeticum, in kleineren Expektorans. Die deutsche Herba S—ae stammt von Geranium sanguineum. Obsolet.

Sanguinarin Alkaloid versch. Papaveraceen. Wirk. narkotisch.

Sanguisorba minor, Becherblume, Pimpernell, Rosaceae. Als Suppenkraut und Salat; geleg. als Adstringens (Herba Poterii).

Sanicula europaea, Sanikel, Bruchkraut, Umbelliferae; die Grundblätter früher viel benutztes Volksmittel.

Sanitol = Sirupus Kal. sulfoguajacol. (Form. mag. Berolin).

Sanoban Nährmittel aus Malz und Bananen (Roos, Franfurt a. M.).

Sanocalcin Calciumglycerophosphat + Calcium-phospholactat. Roborans bei Infekt.-Krankh.; weiß. Pulver in 1% Lösg. intravenös (Goedecke).

Sanoform, Jodozon, Dijodsalicylsäuremethylester. Farbl. Kristallpulver. Jodoformersatz.

Sanose Nährpräp. aus 80% Casein und 20% Albumose (Schering).

Sanseviera Gattg. der Liliaceae, Afrika bis Indien. Blätter liefern guten Faserstoff. Wurzel mehr. Arten als Volksmittel.

Santakavin Kapseln mit Ol. Santali und Extr. Kawa-Kawa. Gonorrhöetherap.

Santalol Hauptbestandteil d. Ol. Santali. Ein Terpenalkohol $C_{15}H_{24}O$. Dicke farbl. Flüssigkeit. Kp. 301°. Keine Nierenreizungen.

Santalum Gattg. der S—aceae. Holzgewächse Ostasien-Australien. Liefern das Sandelholz, s. Ol. Santali.

Santen C_9H_{14}. Terpenähnl. Stoff aus Ol. Santali und den Ölen einiger deutschen Koniferen. Formel

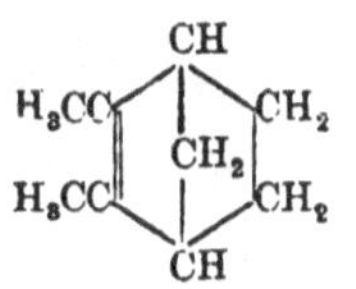

Santonin Hauptbest. des Wurmsamens (s. Cina). Farblose Tafeln, Sp. 170°, sublimieren unzersetzt. Es hat die Formel $C_{15}H_{18}O_3$ und ist das Lacton der S.-Säure. Abkömmling eines teilweise hydrierten Naphtalinkernes, verwandt mit Helenin und Artemisin. Giftig, erzeugt Krämpfe und Gelbsehen. Bekanntes Wurmmittel.

Santyl Salicylsäure-Santalolester, hellgelbe Flüss. Ersatz für Santalol, keine Reizwirkung (Knoll).

Saoria Früchte von Maesa picta, Abessynien, Bandwurmmittel.

Sapagen Gummiharz einer indischen Ferula-Art, der Asa foetida und dem Galbanum ähnlich. Enthält Umbelliferon.

Sapartil Seifenersatz aus Silikaten und Pflanzenschleim, für mediz. Zwecke.

Sapene Konkurrenzpräparat für Vasogene (Krewel).

Sapindus Gattg. der S—aceae. Holzgewächse der Tropen Asiens und Amerikas. Enthalten Saponin. S. Saponaria in Südamerika. Fruchtfleisch als Waschmittel, früher gegen Bleichsucht (Seifennüsse, Savoncillo), ebenso S. trifoliatus (Ritch).

Sapium sebiferum, Talgbaum, Euphorbiaceae, in den Tropen kult. Früchte sehr fettreich.

Sapogenine sind die Spaltprodukte der Saponine, unlösliche, z. T. säureartige Benzolderivate.

Sapo Kalinus, Kaliseife wird für pharmac. Gebrauch ausschließlich aus Leinöl hergest.

Sapokarbol Teerpräparat aus Rohkresol und Kaliseife.

Saprokesol Ersatz für Lysol.

Sapolan Salbe aus Rohnaphtha, Lanolin und Seife.

Sapo medicatus neutrale Natronseife aus Schweinefett, Olivenöl oder Mandelöl.

Saponaria officinalis, Seifenkraut, Madenkraut. Caryophyllaceae, Kraut Europa, Vorderasien, liefert Radix S. rubra als Waschmittel. Enthält reichlich Saponin. Die Rad. S. levanticae stammt von Gipsophila-Arten.

Saponine stickstofffreie Glykoside, die anscheinend chemisch nahe verwandt sind, da sie homologe Reihen bilden. Sehr vielfach in Pflanzen verbreitet. Sie sind kolloidal löslich und geben beim Schütteln starken Schaum, werden als Waschmittel und zu Brauselimonaden verw., soweit sie nicht, wie viele, giftig sind. Alle wirken hämolytisch. Auch das hämolytische Schlangengift hat Ähnlichkeit und Saponinen. Es gibt neutrale und saure S. Bei der Spaltung geben sie Zucker und Sapogenine, die noch unerforscht sind. Die Heilwirkung vieler Drogen beruht auf ihrem S.-Gehalt (z. B. Guajac, Quillaja, Senega).

Sapotoxine nennt man die besonders giftigen Saponine, eine chemische Unterscheidung gibt es bisher nicht. Dazu gehören die Saponine der Quillaja, der Sapindusfrüchte, der Agrostemma.

Sapozon Natriumperborat enthalt. Sauerstoff abgebende Seife (Hartmann, Heidenheim).

Sappanholz asiatisches Rotholz, stammt von Caesalpinia Sappan, Ostasien.

Saprin Fäulnisbase, isomer m. Cadaverin.

Sarcocephalus esculentus, Rubiaceae, Baum Westafrika, liefert eine Fieberrinde (Dundaké).

Sarcolobus Spanoghei. Asclepiadaceae, Lianen d. trop. Asiens, liefern ein sehr giftiges Harz mit Curarewirkung.

Sarcostigma Kleinii, Icacinaceae, Kletterstrauch Ostasien. Gibt ein Öl gegen Rheuma (Odulöl).

Sarhysol Arsenquecksilberpräparat mit 50% Hg und 25,6% As. Zur Injekt. bei Lues, täglich 2 ccm (Alb. Bernard, Berlin C.).

Sarkin = Hypoxanthin.

Sarkode = plasmatischer Anteil der Zelle.

Sarothamnus scoparius, Besenginster, Pfriemenkraut, Papilionaceae; Herba Scoparii gegen Wassersucht, enth. Spartein.

Sarracenia Gattg. der S—aceae. Sumpfkräuter Nordamerika. Fleischfressende Pflanzen. Rhizom gegen Blattern, sollen veratrinähnl. Alkaloide enthalten.

Sarsaparilla Radix S. ist die Wurzel einer Reihe amerik. Smilax-Arten. Abkochungen seit 1536 gegen Syphilis. Enth. Saponine Parillin und Sarsaponin, die intravenös sehr giftig wirken. Als S. indica wird die Wurzel von Hemidesmus bezeichnet (s. Nunary).

Sarton Nährpräp. aus Sojabohnen. Speziell bei Diabetes (Bayer).

Sarzilejo s. Chaetogastra.

Sassafras officinale, Lauraceae. Baum Nordamerikas. Holz und Rinde enth. äther. Öl von eigenartigem Geruch und wurden früher gegen Syphilis benutzt (Species lignorum). Das Mark der Zweige als Schleimmittel gegen Entzündungen, die Nüsse als Pichurim (s. d.), s. a. Massoy-Rinde.

Sassyrinde, Manconarinde, von mehreren afrikanischen Erythrophloeum-Arten. Pfeilgift (Hayagift). Enth. Alkaloid E—in, das ein Herzgift ist.

Satanspilz dem Steinpilze ähnlicher Giftpilz Boletus satanas.

Satureia hortensis, Bohnenkraut, Pfefferkraut, Labiatae, als Küchengewürz kultiv. Enth. äther. Öl, dient als Nervinum, Stomachicum usw.

Saubrot sind die Knollen von Cyklamen. In frischem Zustande giftig, durch Rösten entgiftet.

Saulharz von Shorea robusta, ähnlich dem Dammarharz.

Saurachbeeren = Fructus Berberidis.

Saururus cernuus, Eidechsenschwanz, Nordamerika, S—aceae, aromatisches Kraut gegen Harnbeschwerden (schwarze Sarsaparilla).

Saussurea Lappa, Compositae, Kraut zu Räuchermitteln, Mundwassern usw.

Sautopon angeblicher Ersatz für Pantopon.

Sawarrifett v. Caryocar nuciferum, Ternströmiaceae, Guyana. Speisefett.

Saw Palmetto s. Sabal.

Scaben aus Bals. peruvianum, Acid. benzoicum und Acid. salicyl. Einreibung gegen Krätze (Temmlerwerke, Detmold).

Scabosan Seife in Salbenform mit 0,08% Nikotin und 10% Acid. salicyl. Scabies (Kade, Berlin SO.).

Scaevola Gattg. der Goodeniaceae, Australien, Kräuter oder Sträucher. Wurzel gegen Dysenterie, Skorbut usw. Enthält ein Saponin.

Scammonium Trockener Milchsaft der Wurzel von Convolvulus Sc. (s. d.). Kleinasien. Harz, starkes Abführmittel, enth. 4% Jalapin. Als Radix Sc. werden auch Wurzeln von Ipomoea in den Handel gebracht, ferner als Sc.-Harz auch die Milchsäfte von Cynanchum (Frankreich) und Euphorbia Cyparissias.

Scarlatin Serum gegen Scharlach (Marpmann, Leipzig).

Schabzieger Klee = Melilotus coeruleus, wird zu Kräuterkäse verw.

Schachtelhalm s. Equisetum.

Schafeuter = Polyporus ovinus, Speisepilz.

Schafgarbe = Achilles millefolium.

Schalotte = Allium Escalonicum.

Schardinger sche Reaktion Frische Milch entfärbt bei Gegenwart von Formaldehyd Methylenblau, dies bewirkt ein oxydo-reduzierendes Ferment, das gleichzeitig den Formaldehyd oxydiert (zu Ameisensäure), das Methylenblau reduziert (zur Leukobase).

Scharlachbeeren Früchte von Phytolacca.

Scharlachrot kompliz. Anilinfarbstoffe (meist wird Amidoazotoluol-azo-β-Naphtol verw.) zu Salben b. Augenleiden, Ulcera usw., s. a. Pellidol.

Scharlachsalbe enthält den Farbstoff Scharlach-R. (Na-Salz von β-Naphtoldisazobenzolsulfosäuren). Epithelbildend bei granulierenden Wunden usw. (Agfa, Kalle).

Scharte = Genista tinctoria.

Schattenblume = Majanthemum bifolium.

Schellack (shell lac) wird aus dem Lack von Lacca durch Ausschmelzen herg.

Schellbeere = Rubus Chamaemorus.

Scherers Tyrosinreaktion: Abdampfen mit Salpetersäure, Rückstand mit Alkalien rotbraun.

Scheuerkraut = Equisetum.

Schibaum s. Sheabutter.

Schierling nennt man mehrere Umbelliferen. Hundsschierling ist Aethusa Cynapium. Ungiftig. Fleckschierling oder bloß Schierling ist Conium maculatum, Wasserschierling Cicuta virosa.

Schießbeeren Früchte von Rhamnus Frangula.

Schilddrüse, Thyreoidea. Endokrine Drüse am Halse, ist eines der wichtigsten Regulationsorgane des Stoffwechsels. Nach Ausschaltung ihrer Funktion (Entfernung, Atrophie) treten schwere Erscheinungen ein (Kachexia strumipriva, Myxödem): verlangsamter Stoffwechsel, Temperaturabfall, Verblödung. Die Sch. wirkt als Synergist mit dem Adrenalsystem und der Hypophysis, Antagonist ist das Pankreas. Die Sch. hat auch regulierende Funktionen bei der Blutbildung, dem Zuckerstoffwechsel usw. Sie erzeugt ein jodhaltiges Protein, das Thyreoglobulin, doch ist dies wahrsch. nicht das einzige innere Sekret.

Schildlaus s. Coccus.

Schindkraut = Herba Chelidonii.

Schinopsis Gattg. der Anacardiaceae. Bäume Brasilien, s. Quebracho.

Schinus Gattg. der Anacardiaceae, Holzgewächse Amerika. Sch. molle ist der „Pfefferbaum", da seine Beeren zur Verfälschung des Pfeffers verw. werden. Rinde ergibt dem Mastix ähnl. Harz. Samen von Schinus-Arten Südamerikas geben ein Heilgetränk Chicha.

Schischin Samen von Cassia-Arten, in Ägypten gegen Augenkrankheiten.

Schistiol In Frankreich vorkommendes Ichthyol.

Schizosacharomyces von der gewöhnlichen abweichenden Hefegattung, z. B. S. Pombe (s. d.).

Schlafäpfel = Fruct. Papaveris.

Schlammpeizger, Cobitis fossilis, ein Fisch, der durch den Darm atmet.

Schlangengift Die Schl. enth. mehrere wirks. Prinzipien. 1. ein Hämolysin, 2. ein Nervengift Neurotoxin, 3. ein Gefäßgift (Hämorrhagin), Cobragift enth. neben Hämolysin fast nur Neurotoxin, Crotalusgift, haupts. Hämorrhagin. Im allg. herrscht bei d. Colubriden das Neurotoxin, bei d. Viperideen das Hämorrhagin vor. Hämolysine enth. alle. Es sind echte Toxine. Daneben findet sich noch das stickstofffreie Ophiotoxin (s. d.).

Schlangenmoos = Lycopodium.

Schlangenwurzelöl das virginische stammt von Aristolochia Serpentaria. Hauptbest. Borneol. Das kanadische von Asarum canadense. Sehr kompliz. Zusammensetz., u. a. Eugenolmethyläther, und ein blaues Öl.

Schleichera trijuga, Sapindaceae, trop. Asien, liefert Makassar-Öl.

Schleim s. Pflanzenschleim u. Mucin.

Schleimsäure eine Tetraoxyadipinsäure $COOH(CHOH)_4COOH$, die der Konfiguration der Galactose entspricht und aus dieser durch Oxydation entsteht.

Schlempe Rückstand der Destillation von Spiritusmaischen (Kartoffel-, Getreide- usw. Schl.), z. T. wertvolle Futtermittel, da sie einen Teil des Eiweißstickstoffes enthalten.

Schlüsselblume = Primula.

Schlutten = Fruct. Alkekengi.

Schmack = Sumach.

Schmeerwurz = Tamus communis.

Schmerling = Boletus granulatus, Speisepilz.

Schminkbohne = Phaseolus vulgaris.

Schneeglöckchen = Galanthus nivalis.

Schnittlauch = Allium Schoenoprasum.

Schöllkraut = Chelidonium.

Schopflavendel = Lavandula Stoechas.

Schotendotter = Erysimum.

Schotten = Molke.

Schreinersche Base = Spermin.

Schützsche Regel ist eine Formel für die Abhängigkeit der Pepsinverdauung von Fermentmenge u. Zeit. Bei gleicher Zeit soll die Wirkung gleich der Wurzel aus der Fermentmenge sein.

Schusterpilz ist der Giftpilz Boletus luridus.

Schwalbenwurzel = Rad. Vincetoxici.

Schwammkürbis Luffa aegyptica. Öl d. Samen als Speiseöl.

Schwarzkümmel = Nigella sativa.

Schwarznußöl v. Juglans nigra L.

Schwarzwurzel = Scorzonera hispanica.

Schwefeldioxyd Schwefligsäureanhydrid, SO_2, in vulkanischen Gasen. Entsteht beim Verbrennen von Schwefel und Schwefelerzen (Rösten), Gas von erstickendem Geruch. Kp. - 8°. Wird in der Kälteindustrie verwendet, ist aber vor allem das Ausgangsmaterial für die Herstellung von Schwefelsäure. Sch. ist sehr giftig, da es die Schleimhäute des Respirationsapparates heftig angreift (irrespirables Gas); sehr energisches Antiseptikum, wird z. B. zum Schwefeln der Weinfässer benutzt. Die wässerige Lösung von Sch. enthält schweflige Säure, beim Einleiten in Laugen entstehen die Sulfite.

Schwefelsäure Ac. sulfuric. H_2SO_4 ist die wichtigste aller Säuren wegen ihrer ausgedehnten techn. Verw. Herstellung aus Schwefeldioxyd durch Oxydat. entweder im Bleikammerprozeß durch Salpetersäure oder im modernen Kontaktverfahren d. Luftsauerstoff. Dicke Fl. vom Sp. G. 1,84. Stark ätzend.

Schwefelwasserstoff H_2S, findet sich in der Natur in der Nähe von Vulkanen, entsteht bei der Fäulnis der Eiweißstoffe. Farbloses Gas von — namentlich in verdünntem Zustande — höchst unangenehmem Geruch. Brennbar. Kp. - 74°. Leicht löslich in Wasser. Sehr giftig; Blutgift, bildet Sulfhämoglobin, jedoch hat diese Wirkung toxik. wenig Bedeutung, da der Tod durch Lähmung des Zentralnervensystems eintritt. 0,25 Vol.-Proz. ist für Hunde tödlich. Abgeschlossene Luft von Latrinen, Jauchengruben usw. kann bis zu 13% enthalten, deshalb häufige Vergiftungen bei Arbeitern an solchen Orten.

Schweflige Säure im freien Zustand nicht bekannt, nur in Salzen. Häufig wird fälschlich das gasförmige Schwefeldioxyd als S. S. bezeichnet.

Schweinekraut = Caltha palustris.

Schweinfurthia Gattg. der Scrophulariaceae, einige Arten in Beludschistan gegen Typhus und Fieber verw.

Schweiß Exkret der Hautdrüsen, von schwach saurer Reaktion. Enthält reichlich Kochsalz, sowie bei Arbeit nicht unerhebliche Mengen Harnstoff. In patholog. Schweißen finden sich auch z. B. Cystin, Zucker, Gallenfarbstoffe usw. Seine Abscheidung dient in erster Linie der Wärmeregulation, auch zur Entlastung der Niere.

Schweizers Reagens s. Cuoxam.

Schwertelwurz s. Iris.

Schwindlinge = Marasmus.

Schwindwurz = Chelidonium majus.

Scilla Bulbus Sc. von Urginea maritima, Meerzwiebel, Mittelmeerländer, enthält zwei wirksame Stoffe, ein giftiges Glykosid Sc—itin und das diuretisch wirk. Scillidiuretin. Wird als Diuretikum verw.

Scincus marinus, Meerstinz, Stinkmarin, Eidechse Mittelmeerländer. Aphrodisiacum.

Scirpus lacustris, Cyperaceae, Adstringens, Diureticum.

Scleria Gattg. der Cyperaceae, Geißelgras, Indien, Australien, einige Arten als Diuretikum, bei Gonorrhöe.

Scobitost Wundpulver aus geröstetem Sägemehl von Hartholz. Bes. bei stark eiternden und jauchenden Wunden (Lyssia-Werke, Wiesbaden).

Scolopendra Tausendfüßer, enth. einen Giftapparat. Das Gift hat bei Menschen nur lokale Wirk. Seine Natur ist unbekannt.

Scolopendrium vulgare, Hirschzunge, Farn der Polypodiaceae, Deutschland,

Asien, Nordamerika. Früher gegen Lungenkrankh., Diureticum.

Scolymus hispanicus, Compositae. Spargelähnl. Gemüse. Wurzel als Diuretikum.

Scombrin Protamin a. d. Sperma d. Makrele.

Scoparia dulcis, Scrophulariaceae, Kraut auf Martinique als Stomachicum. Herba Sc—ii stammt von Sarothamnus Sc. (s. d.).

l-Scopolamin $C_{17}H_{21}NO_4$ (Hyoscin, Atroscin), ständ. Begleiter d. Hyoscyamins. Tropasäureester d. Scopolins, einer d. Tropin ähnl. Base. Wirk. beruhigend ohne vorher. Erregung (Unterschied v. Atropin). Mit Morphin zus. zu Dämmerschlaf-Narkosen. Sehr gift. Linksdrehend.

Scopolia Gattg. der Solanaceae, Belladonna und Hyoscyamus ähnlich. Sc. carniolica oder atropoides in Südeuropa, Sc. japonica usw., enthalten die Alkaloide Hyoscyamin und Scopolamin.

Scopomorphin gebrauchsfert. sterile Lösung von 0,0006 Scopolaminbromhydrat und 0,015 Morphin hydrochloric. (Riedel).

Scorpaena Gattung der Cataphracti, Fische mit giftführenden Stacheln. Sc. diabolus, Seeteufel, in den Tropen, Sc. scrofa und Sc. porcus, Meersau, im Mittelmeer.

Scorzonera hispanica, löwenzahnähnl. Composite, wegen der wohlschmeckenden Wurzel, Schwarzwurzel, kult.

Scutellaria laterifolia, Helmkraut, Labiatae, Kraut, Amerika, gegen Malaria. Enth. ein bitteres Glykosid. Ähnl. deutsche Arten früher verw. als Herba Tertianariae.

Scyllit ein dem Inosit isomerer Ringzucker $C_6H_{12}O_6$ in den inneren Organen von Hai, Rochen usw.

Scymnolschwefelsäure Gallensäure in der Galle von Haifischen.

Scyphocephalium Ochocoa, Myristiceae, Westafrika, liefert die sehr fettreichen Ochoconüsse.

Sebaea ovata, Gentianaceae, Australien, Kraut als Bittermittel.

Sebastiania Chamaelea, Euphorbiaceae, China, Australien, als Adstringens und Tonikum, gegen Lues. Mexikanische Arten liefern Pfeilgift.

Sebipira Rinde von Bowditschia virgiliodes, Papilionaceae, Brasilien. Enthält ein giftiges mydriatisches Alkaloid, ein Glykosid S—in. Gegen Gicht, Lues usw.

Sebum = Talg.

Secacornin ein wirksames Extrakt aus Secale cornatum, entsprech. dem Kellerschen Ergotin; 1 ccm = 4 g Secale (Hoffmann, La R.).

Secalan nannte man früher ein Mannan aus der Kleie von Gerste und Weizen.

Secale cereale, Gramineae, ist der Roggen.

Secale cornutum, Mutterkorn, Ergot, ist das Sklerotium des Pilzes Claciceps purpurea (s. d.), der in der Roggenblüte sich entwickelt. Sehr wirksames, aber auch gefährliches Arzneimittel (s. Ergotismus) zur Wehenanregung, seit 1565 beschrieben. Seine Zusammensetzung ist sehr verwickelt, nach den neuesten Arbeiten enth. es 3 wirks. Prinzipien, Ergotoxin, Histamin und p-Oxyphenyläthylamin. Ersteres giftig, wehenerregend, Gangrän. Histamin wenig giftig, blutdrucksteigernd (s. d. Einz.). Außerdem Farbstoffe, haupts. Sklererythrin, Fette, Cholesterin, Cholin, Betain, Aminosäuren (s. a. Clavin). Alle anderen früher dargestellten angebl. wirks. Prinzipien, Ergotin, Sphacelinsäure, Cornutin usw., scheinen Gemische gewesen zu sein. Auch auf anderen Gramineen finden sich wirks. Clacicepsarten.

Secalysatum Dialysat aus Secale mit 3—5$^0/_0$ Cotarnin. Hämostatikum (Bürger, Wernigerode).

Secamone emetica, Asclepiadaceae, Indien. Wurzel als Brechmittel und gegen Lues. Ebenso S. Thunbergii in Südafrika.

Secapitrin Gemenge von Ergotin u. Hypophysenextr. (Custodis, Heppenheim).

Secuferum Secalepräp., wie Corvult herg. (s. d.).

Securidaca longepedunculata, Polygalaceae, Kletterstrauch, trop. Afrika. Blätter gegen Schlangengift. Wurzelrinde Stomachic. Enth. Saponine. Samen fettreich.

Securigera Coronilla, Papilionaceae, Südeuropa, Samen wirken emetisch.

Sedanolid Geruchsstoff des Sellerieöls (s. d.).

Sedantia, Sedativa = Beruhigungsmittel (Brom, Baldrian, Asa foetida, Lupulin usw.).

Sedatin = Antipyrin.

Sedimente nennt man die in physiolog. Flüssigkeiten, besonders Harn vorhandenen körperlichen Bestandteile, die sich beim Stehenlassen zu Boden setzen. Kristalle, Blutkörper, Schleim, Epithelien usw.

Sedobrol Suppenwürze mit NaBr an Stelle von NaCl. Sedativum und gegen Epilepsie, Bromtherap. mit Kochsalzverminderung (Hoffmann, La R.).

Sedoheptose Siebenzucker, wahrsch. eine Ketose, aus Sedum spectabile.

Sedum Gattg. der Crassulaceae, dickblätterige Kräuter. S. Telephium, Fetthenne, Steinkraut usw., früher als Volksmittel (Herba Telephii). S. acre, Mauerpfeffer, wird geleg. als Brech- und Purgiermittel angew. Der Saft wirkt stark hautreizend, gegen Diphtherie empfohlen.

Seebohnen von Canavalia rhusiospenna, gelten in Portugal als Abortivum.

Seeteufel s. Scorpaena.

Sehpurpur ist der rote Farbstoff der Netzhaut, der im Lichte gelb wird. Chemisch unbekannt.

Seide sind die Gespinstfasern verschiedener Insektenraupen, vor allem des S.-Spinners Bombyx mori. Chemisch besteht sie aus einem Protein, dem Fibroin, und dem Seidenleim, der entfernt wird (s. Sericin).

Seidenfibroin s. Fibroin.

Seidlitzsalz s. Magnesia sulfurica.

Seifen sind die Alkalisalze der Fettsäuren. Man unterscheidet feste Natronseifen und halbflüssige Kaliseifen. Sie werden aus Fetten oder freien Fettsäuren durch Kochen mit Laugen dargestellt. Verwendet werden Talg, Palmfett, Kopra und andere Pflanzenfette, Öle und Trane. Die feinsten S. werden aus Olivenöl hergestellt. Zu medizinischen Zwecken werden den S. allerlei Zusätze gegeben, z. B. Kresole, Ichthyol, Schwefel, Jod.

Seifenbeeren Früchte verschied. Sapindus-Arten (s. d.), seit alten Zeiten als Waschmittel, auch als Wurmmittel.

Seifenkraut = Herb. Saponariae.

Seifenrinde = Quillaya.

Sej-Lebertran ist Lebertran des Köhlers, ebenfalls einer Gadus-Art. Etwas fester als Kabliau-L.

Sekapitrin Kombinat. von Secale mit Hypophyse (Custodis, Heppenheim).

Sekisanin Alkaloid a. Lycoris radiata in Japan.

Sekrete sind Abscheidungen der Drüsen, die bestimmte chemische Stoffe enthalten und eine physiologische Funktion erfüllen sollen. Die S. werden häufig durch bestimmte Kanäle nach außen (Haut, Mund, Darm usw.) abgegeben (äußere Sekrete); sie enthalten Fettstoffe (Hautdrüsen), Schleim und vor allem Fermente. Eine Reihe von S. werden in die Blutbahn abgeschieden, diese bezeichnet man als innere S. (Inkrete) und ihre wirksamen Stoffe als Hormone.

Sekretin ist ein Hormon der Duodenalschleimhaut, das durch den sauren Chymus aktiviert wird, ins Blut übergeht und das Pankreas zur Sekretion anregt. Kochbeständige Substanz. Auch pharm. verw. Ein analoges S. für die Magensekretion findet sich ebenfalls im Duodenum, sowie in grünen Pflanzen, vor allem Spinat.

Sekuaöl v. Feuillea cordifolia, Brasilien. Purgierend.

Selenin s. Tuberkulin.

Selinen Sesquiterpen $C_{15}H_{24}$ aus Sellerieöl.

Sellerieöl von Apium graveolens. Der charakt. Geruchsstoff ist das Sedanolid $C_{12}H_{18}O_2$, des Lacton einer Oxyamyltetrahydrobenzoesäure, außerdem enth. es Selinen $C_{15}H_{24}$.

Semecarpus Gattg. d. Anacardiaceae, trop. Asien, Australien. Mehr. Arten liefern die Elefantenläuse, s. Anacardium.

Seminase nennt man ein in Pfl. weit verbr. Ferment, das die Mannogalactane aufspaltet (s. a. Carubin).

Semmelpilz = Polyporus confluens, guter Speisepilz.

Senebiera Coronopus, Schweinskresse, Krähenfuß, Cruciferae, Kraut gegen Skorbut.

Senecin, Senecifolin, S—folidin, S—ionin Alkaloide a. Senecio-Arten.

Senecio Gattg. der Compositae. Überall verbreitet. S. vulgaris, Kreuzkraut, Goldkraut usw. fand früher als Mittel gegen Koliken, Würmer usw. Verw. Einige tropische Arten liefern eine energisch wirkende Wurzel (schweißtreibend, krampferzeugend).

Senega Wurzel von Polygala Senega, U. S. A. Enthält zwei Saponine, S—in und Polygalasäure, den Quillayasaponinen ähnlich. Viel gebrauchtes Expektorans.

Senf, Mostrich, aus Samen von verschiedenen Sinapis- und Brassica-Arten, mit Mehl, Essig oder Wein angerührt. Englischer Senf enthält Salz und Cayennepfeffer. Düsseldorfer S. Zucker u. Gewürze. Der österreichische S. wird mit Most angerührt.

Senfgas ein im Kriege verw. Kampfgas, ist Dichloräthylsulfid. Schwere Hautläsionen, von Allgemeinerschein. Krämpfe, Erbrechen usw. Für Hunde 6 mg subkut. tödlich. Wirkt wahrsch. durch intrazelluläre Abspaltung von HCl.

Senföle sind wichtige Geruchs- und Würzstoffe vieler Pflanzen (Küchenkräuter). Sie haben die allg. Formel RN=C=S. Das wichtigste ist das Allylsenföl, aus schwarzem Senf C_3H_5NCS, Ol. Sinapis (off.), s. d.

Senna Blätter einiger afrikan., in Indien kultiv. Cassia-Arten. Die alexandrinische S. stammt von C. acutifolia, Nubien, die arabische von C. angustifolia. Enthalten Emodine, ein spezifisches wirksames Glykosid und Sennoid. Wichtiges Abführmittel.

Sennalysatum Dialysat aus Senna, ohne die Harze, mildes Abführmittel (Bürger, Wernigerode).

Sennatin Präp. aus Senna, ohne Harze (Helfenberg).

Sennax Glykosid a. Senna, gelbl. Pulver. Tabl. 0,075. Abführm.

Sentopon Opiumpräparat, das die Gesamtalkaloide als Chlorhydrate enth. 33% Morphin.

Sepsin eine Base aus faulender Hefe, ist wahrscheinlich Dioxycadaverin. Sehr giftig, Brechdurchfall, Apathie, Koma. Ursache der Fleischvergiftung (s. a. Ptomaine).

Septacrol Silber-Doppelverbindung des Dimethyldiaminomethylacridiniumnitrates (Brillantphosphin 5 G.). Braunrotes Kristallpulver mit 22,5% Ag. 5%ige Lösg., intravenös 0,005—0,01 als Antisept. Speziell auch bei Grippe. Auf Schleimhäute als Puder (Ciba, Basel).

Septargan Konkurrenzpräparat gegen Collargol.

Septentrionalin Alkaloid a. Aconitum septentrionale.

Septoforma Kombination von Formaldehyd mit Naphtalin- und Phenolkörpern. Antisepticum (Hände, Instrumente usw.), auch f. Tierheilkunde.

Sequardine Organpräp. aus Stierhoden.

Serenaea serrulata, Palme südl. Nordamerika, Extrakt der Beeren gegen Lungenkrankheiten.

Sericin Seidenleim, in kochendem Wasser lösl. Anteil d. rohen Seide. Wird dadurch von der Faser getrennt (Degommieren).

Serin α-Amino-β-Oxypropionsäure, $CH_2(OH)CH(NH_2)COOH$, Spaltprod., fast aller Proteine. Sp. 240°. Am reichlichsten im Fibroin und Sericin.

Serissa foetida, Rubiaceae, Strauch Ostasien, Wurzel gegen Diarrhöe.

Serotrin Glykosid aus Prunus Serotina, gibt bei der Spaltung durch Emulsin Quercetin.

Serozym = Prothrombin.

Serpentaria, Schlangenwurzel, stammt von Aristolochia S. und anderen A.-Arten, s. a. Cainca.

Serratula tinctoria, Scharte, Färberscharte, Compositae. Wurzel und Kraut als Wundmittel. Der gelbe Farbstoff S—in wird noch hin und wieder verw. S. Behen hat eine Wurzel, die früher als Radix B. offiz. war (s. Behen).

Serthymin gezuckerter Thymianextrakt gegen Keuchhusten.

Serum s. Blutserum.

Serumalbumin s. Albumine.

Serumglobulin s. Globuline.

Serumtherapie beruht auf der Einführung eines Tierserums, das durch Immunisierung an spezifischen Schutzstoffen angereichert ist. Man unterscheidet danach eine antitoxische und eine antibakterielle S.

Sesamöl von Sesamum indicum, Pedaliaceae, Kraut Indien, überall in den Tropen kultiv. Die Samen enthalten ca. 50% Öl, das neben Palmitin-, Stearin- und Ölsäureglyceriden noch Oleinsäure enthält. Ferner Sesamol, ein Hydrochinonderivat, das die Baudouinsche Reaktion, Rotfärbung mit rauch. HCl und Furfurol, gibt. S. wird zu Seifen und als Speiseöl verw. In Deutschland muß die Margarine zur Erkennung 10% S. enthalten.

Seseli tortuosum, Bergfenchel, Bergkümmel, Umbelliferae. Südeuropa. Samen früher als Roßkümmel gebräuchlich.

Setaria italica, Kolbenhirse, Fennich, Gramineae, haupts. in Indien und Ostasien als Brotfrucht angebaut.

Sevenkraut s. Sabina.

Sheabutter a. versch. Bassia-Arten, Afrika. Hpts. techn. verw.

Shikimen Terpen $C_{10}H_{16}$ aus Illicium religiosum.

Shoju s. Soja.

Shok anaphylaktischer, das Hauptsymptom der Anaphylaxie, besteht in der Hauptsache aus jähem Absinken der Körpertemperatur und Lungenblähung.

Shorea Gattg. der Dipterocarpaceae. Bäume Asiens, liefern verschied. Harze, so Sh. Wiesneri das Dammar, ferner andere Arten Saul. Andere Arten liefern fettreiche Früchte, Tangkawang.

Siaktalg = Balamtalg.

Sialagoga sind speicheltreibende Mittel.

Sicco ist ein Blutpräparat.

Sickingia Gattg. der Rubiaceae, Bäume Südamerika, liefern Fieberrinden Arariba.

Sicopirin = Sebiperin.

Sicydium monospermum, Cucurbitaceae, Brasilien, hat Samen, die emetisch und purgierend wirken.

Sida Gattg. der Malvaceae, Kräuter der Tropen. Mehr. Arten wie Eibisch verw.

Sideritis hirsuta, Berufskraut, Labiatae, Mittelmeergebiet. Aromatikum. Herba S. stammen von Stachys recta.

Sidonal chinasaures Piperazin, Gichtmittel, ersetzt durch Neu-Sidonal (s. d.).

Siebenzeit = Herba Meliloti coerulei.

Siebolds Milcheiweiß = Plasmon.

Siegelwurz = Rhiz. Polygonati.

Siegesbeckia orientalis, Compositae, in allen wärmeren Ländern. Schweißtreibend. Diuretikum, alkohol. Tinkt. gegen Hautleiden. Enth. kristall. Bitterstoff Darutin.

Siegwurzel = Allium victoriale.

Sierra Salvia Kraut einer amerikanischen Artemisia-Art, gegen Malaria, Trunksucht. Stark aromatischer Bitterstoff.

Sigillum Salomonis s. Polygonatum.

Sikimi s. Anisum stellatum.

Silaus pratensis, Mattensteinbrech, falsche Bärwurz, Europa. Früher gegen Harnleiden als Saxifraga anglica.

Silber Ag, Atomg. 108, Edelmetall, meist gediegen oder mit Blei verbunden in schwefelhaltigen Mineralien, Bleiglanz usw. Silber ist in seinen Salzen eines der stärksten Antiseptika. Wird vor allem als Nitrat und in kolloidem Zustand, auch mit Eiweiß zusammen angewendet (s. Argentum, Collargol, Protargol usw.).

Silberbalsam = Ol. Terebinth. sulfur.

Silberol Arg. sulfophenylic.

$$C_6H_4(OH)SO_3Ag.$$

Antisept. in $^2/_{00}$ L.

Silicin, Silin ist angeblich Hexamethylentetraminum citro-silicicum, mit Salzen zusammen als Brunnenkur bei Gicht (Pharmacia, Bad Lippspringe).

Silphium bei den Alten berühmtes Harz. Vielleicht ist es mit dem sehr wirksamen Harz von Thapsia identisch. Wurde wie Asa foetida verw. Heute ist S. eine Gattung der Compositae, die ebenfalls ein Harz liefert. Mehrere Arten in Nordamerika.

Silurin Protamin a. d. Sperma d. Welses.

Silvestren $C_{10}H_{16}$, Terpen aus einigen Kiefernölen, ein Abkömmling des m-Cymols, während die meisten Terpene vom p-Cymol stammen.

Silybum Marianum. Mariendistel, Compositae, früher und auch jetzt noch gelegentlich als gallentreibendes Mittel (Carduus Mariae).

Simaba Gattg. der Simarubaceae, trop. Südamerika, alle Arten enthalten Bitterstoffe. S. Cedron liefert den Cedronsamen (s. d.), andere Arten die Fieberrinde Calunga.

Simaruba Gattg. der S—ceae, Bäume d. trop. Amerika. Mehrere Arten liefern bittere Wurzelrinden, der Bitterstoff ist wahrscheinlich mit Quassiin identisch. Namentlich S. officinalis in Westindien lange als Ruhrmittel geschätzt, wird gegen Amöbenruhr empfohlen.

Simethis bicolor, Liliaceae, Mittelmeergebiet. Wurzel als Purgans und Emetikum.

Simulo sind die als Nervinum benutzten Samen von Capparis coriacea, Bolivien.

Sinalbin kompliz. schwefelhalt. Glykos. d. weißen Senfs. Wird durch d. spez. Ferm. Myrosinase gespalt. in Sinapin (s. d.), Traubenzucker u. Oxyphenylmethylsenföl:

$$(OH)C_6H_4 \cdot CH_2NCS.$$

Sinapal durch Glycerin löslich gemachtes Thiosinamin.

Sinapin Alkaloid a. S—is alba. Base unbeständ., spaltet sich in Cholin + Sinapinsäure.

Sinapis Gattg. der Cruciferae, Kräuter, Mitteleuropa. S. alba ist der weiße Senf (s. d.), vielfach kult. Enth. Sinapin und Sinalbin. In einigen Pharm. offiz. Sinapis nigra, der schwarze Senf, geh. botan. zu der Gattg. Brassica, überall kultiv. In allen Pharm. offiz. Samen enthalten ein fettes Öl und Glykosid Sinigrin. Wird als Gewürz und als Senfmehl und Senfpflaster äußerl. med. verw.

Sinau = Alchemilla.

Sinecain lokales Anästhet., enthält Chinin, Antipyrin und Adrenalin (Schommartz, Prerow).

Singugu Diuretikum des trop. Asiens, wahrsch. von Clerodendron serratum, Verbenaceae.

Sinigrin Glykosid des schwarzen Senfsamens, auch myronsaures Kali genannt, zerfällt durch das Ferment Myrosinase in Glucose, Kaliumsulfat und Allylsenföl. Auch andere Cruciferen enthalten ähnliche Glykoside (s. Sinalbin).

Sinistrin s. Helicoproteid.

Sinkalin alter Name für Cholin.

Sinngrün = Vinca.

Sinntau = Drosera.

Siomin Tetrajodurotropin mit 78% Jod.

Sipanea pratensis, Rubiaceae, Südamerika, gegen Ruhr, Gonorrhöe.

Sipiri s. Bebeeru.

Siposema brasilianisches Abführmittel stammt von der Wurzel der Noisettia pyrisolia.

Siran enth. Kal. sulfoguajacol., Extr. Thymi usw. Gegen Erkrankungen der Atmungsorgane usw. (Nassovia, Wiesbaden).

Siren Pfeilgift auf Borneo, enth. wahrsch. Antiarin.

Siris ist ein Hefenextrakt (s. d.).

Sirolin ist ein Thiocol enthalt. Orangensirup (Hoffmann, La R.).

Siromel ähnlich dem Sirolin, enth. noch Malzextrakt, Honig, Chinin und Calc. phospholactic.

Sisalhanf s. Pitahanf.

Sistomensin Präparat aus Corpus luteum, bei Genitalblutungen (Ciba).

Sisymbrium Gattg. der Cruciferae. Einheim. Kräuter, mehr. Arten früher gebraucht. Herba Erysimi vulgaris von S. officinale, Wegsenf. Herba Sophiae chirurgicium von S. Sophia, Wurmkraut, Besenkraut. Herba Alliariae von S. Alliaria, Lauchkraut.

Sisyrinchium galanoides, Iridaceae, Brasilien, Wurzel als Marisisso Abführmittel.

Sitogen ist ein Ersatzfleischextrakt aus Pflanzen.

Sitosterin pflanzliches Sterin $C_{27}H_{46}O$.

Sium latifolium, Wassermerk, Umbelliferae, ist giftig (Durchfall, Schwindel, allg. Lähmung). Prinzip unbekannt.

Skatol, Methylindol

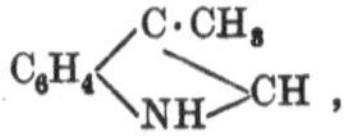

ist ein Fäulnisprodukt der Eiweißkörper. Widriger Fäkalgeruch.

Skepastika (σκεπάω, ich verhülle) Deckmittel, Protektiva.

Skimmianin Alkaloid a. Sk. japonica. Rutaceae, Ostasien. Giftig.

Skimmin ungift. Glykosid aus Skimmia japonica und aus Illicium religiosum. Spaltprodukt wahrsch. Umbelliferon (Skimmetin).

Sklererythrin Farbstoff des Secale cornutum.

Skleroproteine Gerüsteiweiße, sind unlösliche v. Fermenten unangreifbare Proteine, die den tier. Geweben als Stützsubst. dienen, z. B. Keratin, Elastin.

Sklerotinsäure eines der vielen aus Secale isolierten, ungenüg. charakteris. Produkte.

Sklerotoxin Giftstoff aus Sklerostoma, einem Parasiten des Darmes.

Skorbut schwere Stoffwechselerkrankung mit besonderer Neigung zu Blutungen, tritt bei einseitiger Ernährung mit konserviertem Fleisch auf, beruht wahrsch. auf Mangel an den wirksamen Stoffen frischer Pflanzen (s. Vitamine).

Skorbutkraut = Herba Cochleariae.

Skorpione Zu den Spinnentieren, Arachnoidea, gehörige Tiere, die ein dem Schlangengift ähnl. event. tödliches Gift aus einer Drüse im Abdomen abscheiden. Androctonus, Afrika; Buthus, Afrika, Ostindien.

Skorpionpeitsche s. Coronilla.

Skrupel altes Gewicht = 1,25 g.

Smegma fettiges Drüsensekret der Vorhaut und Eichel.

Smilax Gattg. der Liliaceae. Kettersträucher, Tropen, bes. Amerika. Mehrere Arten liefern die Sarsaparilla.

Soamin Na-Salz der p-Aminophenylarsinsäure, Ersatz für Atoxyl. Luestherapie.

Soda = kohlensaures Natrium, kalzinierte S. ist durch Erhitzen kristallwasserfrei gemacht.

Sodaphtalyl Phenolphtalein + Dinatriumchinon, Abführmittel, auch subkutan.

Sodium alter, noch heute in Frankreich und England gebräuchl. Name für Natrium.

Sojabohnen Samen von Glycine hispida, Ostasien. Sehr wichtige Kulturpflanze. Die S. enthalten reichlich Fett und Eiweiß. Werden durch eigentümliche Gärungsprozesse zu stark gewürzten Genußmitteln umgewandelt (Shoju).

Solanin glykosidisches Alkaloid a. vielen S—um-Arten, auch in Kartoffelknollen. Wahrsch. ein Gemenge. Ergibt b. d. Spaltg. Glucose u. Rhamnose, sowie versch. S—idine. Wenig gift.

Solanum Gattg. der S—ceae, Kräuter oder Holzgewächse, vorwieg. trop. Amerika. S. tuberosum ist die Kartoffel, die aus Chile stammt, 1665 in Europa eingeführt. Andere Arten im Heimatlande ebenso verw. S. nigrum ist der Nachtschatten, S. Dulcamara (s. d.) das Bittersüß, S. Lycopersicum die Tomate oder Paradiesapfel. Andere brasilian. Arten liefern Jurubeba.

Solargyl Verbind. von Silberoxyd mit Albumosen (Lüdy, Budapest).

Solarson Ammonsalz d. Heptinchlorarsinsäure. Arsenpräp. Blättchen, Sp. 115°. Dos. 1 cm = 0,003 As. Chlorose, Basedow usw. (Bayer).

Soldanella montana, Primulaceae, Alpen, gilt als Abführmittel, dagegen stammt Herba S. von Calystegia.

Soldatenkraut = Matico.

Sole = kolloidale Lösungen.

Solidago Virga aurea, Goldrute, Compositae, Kraut gegen Wassersucht. Ähnlich amerikan. Arten.

Solitaenin Extrakt aus Cortex Granati, gerbstofffrei. Wurmmittel, ungiftig (Labor. „Leo", Dresden).

Solosin Konkurr.-Präp. gegen Sirolin.

Solurol Angeblich Thyminsäure oder Nucleotinphosphorsäure. Gegen Gicht. Durch Abbau von Nukleinsäure gewonnen (Elb, Dresden).

Solutol Kresollösung in Kresolnatrium. Starkes Antisept. (Heyden).

Solveol Lösung von Kresol in kresotinsaurem Na. Braune ölige Flüss. Antisept. auch innerl. bei Tbc. 4—7 g tgl.

Somatose Nährpräp. aus Fleisch, besteht aus fast reinen Albumosen. Wird rein oder mit verschiedenen Zusätzen gegeben (Bayer).

Somnal ist eine alkohol. Lösung von Chloral-Urethan. Schlafmittel.

Sonchus oleraceus, Gänsedistel, Saudistel, Compositae, uraltes bitteres Heilmittel als Diuretikum, Cholagogum.

Sonnenblume = Helianthus annuus u. tuberosus (s. Topinambur). H. annuus liefert in den Samen feines Speiseöl (Rußland, Rumänien).

Sonnenhirse = Lithospermum.

Sonnentau = Drosera.

Sonsonate-Balsam = Perubalsam.

Soodbrot = Fructus Ceratoniae.

Sophol Formonukleinsaures Silber; gelbliches Pulver, leicht löslich in Wasser. Reizloses Antisepticum, besonders für Augenheilkunde. 3—5%ige Lösung (Bayer).

Sophora Gattung der Papilionaceae, tropische Holzgewächse. S. japonica Japan, China, enthält Rutin, Blüten als gelber Farbstoff, Waifa verw. Wurzel von S. tomentosa gegen Dysenterie usw. S. heptophylla als Wurmmittel. Andere (amerikanische) Arten enthalten das giftige Alkaloid Cytisin.

Sophorin nannte man ein Alkaloid aus S—a, das mit Cytisin identisch ist, und ein Glykosid, das mit Rutin identisch ist.

Sopranin Mischung von Akoin+Novokain. Lokalanästhesie, besonders Auge.

Sorban gereinigtes Kaolin, mit Zusätzen zur Wundbehandlung (Rhenania, Worms).

Sorbinose ist eine Ketohexose, bildet sich im Vogelbeersafte aus dem Sorbit durch spezifische Gärung durch ein Bact. xylinum. Große Kristalle von süßem Geschmack. Durch Hefe nicht vergärbar.

Sorbit sechswertiger Alkohol $C_6H_{14}O_6$, zur Glucose gehörig. In Vogelbeeren und anderen Früchten.

Sorbose = Sorbinose.

Sorbus aucuparia, Rosaceae, ist die Eberesche oder Vogelbeere, S. Aria die Mehlbeere.

Sorghum Gattung der Gramineae, meist zu Andropogon gerechnet. Mehrere Arten liefern wichtige Kulturpflanzen: S. vulgare die Besenhirse, S. sacharatum die Zuckerhirse, ferner Dhurra, Milomais usw. Der Zucker ist Sacharose. Enth. durch Emulsin spaltbares Glykosid Dhurrin.

Sorinja-Öl = Behenöl.

Soson aus Fleisch hergestelltes Eiweißpräparat als Nährmittel.

Sotopan Chinin, Glycerinphosphorsäure usw. enth. Eisenpräp. (Verfürth, München).

Soymida febrifuga, Meliaceae, Ostindien. Hoher Baum, Rinde Fiebermittel. Tonikum (Rohunbark).

Sozal Aluminium sulfophenolicum. Adstringens.

Sozojodol Dijodparaphenolsulfosäure. Weiße Krist. Geruchl. ungift. Antisept. Auch als Zn-, Na- und K-Salz.

Sozolsäure = Aseptol.

Spacacasso s. Pistacia.

Spanische Fliege s. Canthariden, Lytta vesicatoria.

Spanischer Pfeffer = Capsicum, Paprika.

Sparassis crispa, Ziegenbart, Feisterling, Pilz der Clavariei, Speisepilz.

Sparattosperma leucanthum, Bignoniaceae, Baum Brasilien, liefert Caroba.

Spargel s. Asparagus.

Spartein Alkaloid a. Lupinen u. Besenginster, Spartium scoparium. Schwach gift., geleg. als Herzmittel verw.

Spartium junceum, spanischer Besenginster, Mittelmeergebiet, früher als Herba et Semen Genistae hispanicae als Diuretikum, s. Sarothamnus.

Spasmosan Baldrianinfus mit Brom, Cascara usw. Sedativum usw. (Weil, Frankfurt).

Spasmosit Zwieback mit NaBr. Epilepsie.

Spearmint-Oil Krauseminzöl von Mentha crispa.

Species im pharmac. Sinne sind Teegemische aus bestimmten Heilkräutern.

Specifisch-dynamische Wirkung s. Isodynamie.

Speichel ist das Sekret einiger Munddrüsen, beim Menschen der Parotis, Submaxillaris, Sublingualis. Die Parotis liefert eiweiß- und fermentreiches Sekret, die anderen hauptsächl. Schleim. Das

Ferment ist ausschließlich Amylase. Der Sp. hat vor allem die Funktion, die Nahrung schlüpfrig zu machen, damit sie leichter verschluckt werden kann; ferner tritt eine gewisse Stärkespaltung im Munde ein. Bei Carnivoren ist der Sp. frei von Fermenten.

Speik Name für eine ganze Reihe aromatischer Pflanzen in den Alpen, vor allem Valeriana Celtica, auch Achillea, Primula-Arten.

Spektrophotometer Apparat zur Untersuchung und Bestimmung des Blutfarbstoffes, der die Lichtabsorption im Bereiche bestimmter Wellenlängen quantitativ zu messen gestattet.

Spelz Krullweizen, Dinkel sind Triticum-Arten, die wenig angebaut werden.

Spergula arvensis, Spörgel, Caryophyllaceae, bisweilen als Futtermittel angebaut.

Spergularia Gattung der Caryophyllaceae, einige europ.-nordafrik. Arten gegen Blasenkatarrh.

Sperma Samenflüssigkeit, enthält neben Nukleinsäuren und Proteinen noch Phosphatide und Fette, sowie Spermin.

Spermaceti Walrat, s. Cetaceum.

Spermacoce hispida, Rubiacae, amerikan. Kraut, liefert Brechwurzel Batiator, ebenso and. Arten.

Spermatozoen Samentierchen, sind frei bewegliche Geißelzellen in der Samenflüssigkeit, die bei der Befruchtung in die Eizelle eindringen. Enthalten hauptsächlich Nukleinsäuren, bei den Fischen an Protamine, bei anderen Wirbeltieren an Proteine gebunden.

Spermin Base a. eingetrockn. Sperma. Kristalle. Chem. = Piperazin

$$\begin{array}{ll} NH & -CH_2 \\ | & \quad | \\ CH_2 & \; CH_2 \\ | & \quad | \\ CH_2 & -NH \end{array} .$$

Sphacelia segetum ist eine Entwicklungsform von Claviceps purpurea.

Sphacelinsäure eines der vielen undefinierbaren Präparate aus Secale cornutum.

Sphaeria oder Cordyceps sinensis, roter parasitischer Pilz auf einer Raupe, zu den Pyrenomyceten gehörig. Chines. Heilmittel.

Sphagnol Teerpräparat aus Torf oder Braunkohle, schwarze salbenartige Masse, in der Dermatol. verwendet.

Sphingomyelin Phosphatid d. Gehirns. Enth. Lignocerins. (s. Cerebrin).

Sphingosin Base $C_{17}H_{31}(OH)_2NH_2$ ist die Base des Cerebrins (s. d.).

Sphygmogenin ein Präparat aus Nebennieren.

Spigelia marylandica, Pinkroot, Wormgrass, Loganiaceae, Mittelamerika, Rhizom als Wurmmittel.

Spilanthes oleracea, Parakresse, Compositae, Kraut, Amerika liefert scharfe und speichelziehende Herba Sp.

Spinnendistel = Carduus benedictus.

Spinnengifte enth. haupts. die Gattg. Lathrodectes u. die Kreuzspinne (Epeira). Hämolytische, den Schlangengiften verwandte Gifte. Die Tarantel ist entgeg. d. Volksmeinung nicht giftig.

Spinol pflanzliches Eisenpräp. (Stroschein).

Spiraea Gattung der Rosaceae. Mehrere Arten, wie Sp. Aruncus, Geisbart, Sp. Ulmaria, Geisbart, Wurmkraut usw., früher als Heilmittel.

Spiraein = Aspirin.

Spirarsyl = Arsenophenylglycin.

Spiritus aethereus Hoffmannstropfen, Mischung von 1 T. Äther + 3 T. Spiritus.

Spirographin Skleroprotein d. Röhrenwurmes S—is.

Spirosal Salicylsäuremonoglykolester. Farblose, geruchlose, ölige Flüssigkeit. Einreibung bei Rheuma (Bayer).

Spitzwegerich s. Plantago.

Splenon Organpräparat aus Milz an Tannin gebunden (Rhenania).

Spongin jodhaltiges Skleroprotein d. Schwämme.

Spongosterin Sterin aus Schwämmen.

Sprekelia formosissima, Amaryllidaceae, Mexiko, Zwiebel stark emetisch, Herzgift.

Spruce-gum Balsam einiger nordamerikan. Tannen.

Squamarsäure Kristall. Flechtensäure aus Placodium-Arten.

Stabwurzel = Abrotanum.

Stachydrin Alkaloid a. Stachys. Betainderiv. d. Prolins. Ungift.

Stachyose Tetrasacharid aus Wurzelknollen von Stachys, enthält 1 Mol. d-Glykose, 1 Mol. d-Fructose, 2 Mol. d-Galactose.

Stachys Gattung der Labiatae, Kräuter, eine ganze Reihe von Arten früher mediz. verw., so St. recta (Ziest, Berufkraut) als Herba Sideritidis, St. palustris (Sumpfziest) als Herba Galeopsidis oder Marubis usw., St. silvatica, Waldnessel usw. St. affinis hat eßbare stärkereiche Knollen, Japan, auch in Europa angebaut (Erdschokken).

Stärke s. Amylum.

Stagnin Präp. aus Pferdemilz, Haemostatikum, spez. Uterus- und Lungenblutungen. 1—2 cm^3 intramuskulär (Freund und Redlich).

Standardpräparate sind Drogenpräparate von genau eingestelltem Gehalt an pharm. wirksamer Substanz.

Stapelia Gattung der Asclepiadaceae, Kräuter, Südafrika. Mehr. Arten Fiebermittel.

Staphisagria Semen St. von Delphinium St. Läusekörner, Stefanskörner, Rattenpfeffer. Enthalten Delphinin, Staphisagrin u. a. Alkaloide.

Staphisagrin-, -oin, -oidin Alkaloide a. Delphinium Staphysagria.

Staphylea pinnata, St—aceae, Pimpernuß, Osteuropa, Öl der Samen Purgans.

Statice Gattung der Plumbaginaceae. Kräuter. St. Limonium, Strandnelke, Widerstoß, Küsten Europa-Amerika. Gerbstoffreiche Wurzel. Früher als Rad. Limonii verw. Amerikanische Arten liefern die Bay-kuru-Wurzel (s. d.). Folia St. stammen von Armeria vulgaris. Diuretikum.

Steapsin überflüssige Bezeichnung für die Lipase des Pankreassaftes.

Stearinsäure $C_{17}H_{35}COOH$. Wichtigste Fettsäure. Am reichlichsten im Rindertalg.

Stearodendron s. Allanblackia.

Stearoptene feste Bestandteile der ätherischen Öle.

Steatine Mischung von Zinkstearat mit Paraffinöl.

Stechapfel = Datura Strammonium.

Stechpalme = Ilex.

Stechwinde = Sarsaparilla.

Steinbeere = Fruct. Vitis Idaeae.

Steinbeerblätter = Fol. Uvae ursi.

Steineiche = Quercus Robur.

Steinklee = Melilotus.

Steinkresse = Cardamine amara.

Steinnelke = Dianthus saxifragus.

Steinpfeffer = Sedum acre.

Steinpilz = Boletus edulis.

Steinweichsel Prunus Mahaleb, wird zur Bereitung des Maraschino-Likörs verw.

Stenotaphrum Gattung der Gramineae, warme Länder, Rhizom als Diuretikum.

Stephania discolor, Menispermaceae, Indien, wie Pareira benutzt.

Stephanskörner s. Staphisagria.

Stephegyne (Mitrogyne) speciosa, Rubiaceae, Indien. Gegen das Opiumrauchen und Fiebermittel.

Stercobilin ist ein Umwandlungsprodukt des Bilirubins im Darm: keine einheitliche Substanz.

Stercorin = Koprosterin.

Sterculia Gattung der St—ceae, Bäume, Ostasien, mehr. Arten mediz. verw. Liefern traganthartige Stoffe.

Stereocaulsäure Flechtensäure

$$(C_9H_{10}O_3)_x.$$

Stereochemie ist die Lehre, daß die einfachen Konstitutionsformeln der organischen Chemie, die die Anordnung der Atome in einer Ebene darstellen, nicht immer ausreichend sind, um das Gefüge einer Verbindung eindeutig zu bestimmen. Sie untersucht die Lage der Atome im Raum (van't Hoff). Wenn z. B. ein Kohlenstoffatom vier verschiedene Gruppen bindet, so gibt es im Raum zwei Möglichkeiten der Lagerung, also zwei verschiedene Substanzen derselben Konstitution, diese unterscheiden sich dann dadurch, daß die eine die Ebene des polarisierten Lichtes nach links (l-), die andere nach rechts (d-) dreht. Ein solches Kohlenstoffatom nennt man asymmetrisch. So gibt es zwei Milchsäuren $CH_3CHOH \cdot COOH$ von den sterischen Formeln oder Konfigurationsformeln:

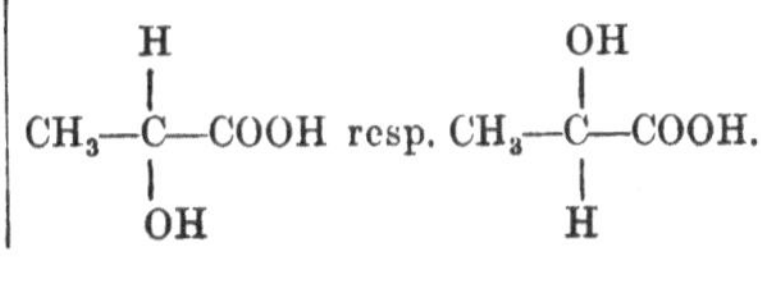

Bei mehreren asymm. C-Atomen gibt es noch mehr sterisch verschiedene Stoffe, „Stereomere", so bei den Zuckern usw.

Stereokinasen Fermente, welche sterische Umlagerungen bewirken, z. B. Glucose in Galactose.

Stereospermum Gattung der Bignoniaceae. Mehr. Arten in Indien geben fieberwidrige Rinden usw.

Sterine ist eine Gruppe der Lipoide, die Abkömmlinge eines hydrierten kompliz. stickstofffreien Ringsystems sind. In tier. Geweben findet sich Cholesterin und Isoch., in Pfl. die Phytosterine (s. d. einz.).

Sternanis, Badian, Fr. v. Illicium verum, Magnoliaceae. Ostasien. Droge enth. häufig giftiges I. religiosum. St. enth. 5% äth. Öl, das haupts. aus Anethol besteht.

Sternbergia lutea, Amaryllidaceae, Zwiebel, im Mittelmeergebiet beliebtes Drasticum.

Sternleberkraut = Asperula.

Stibaropus molginus, Wanze der Fam. Hemiptera, Asien, Australien. Enthält ein äther. Öl von außerord. intensivem Geruch.

Stibium = Antimon.

Stibium sulfuratum aurantiacum, Goldschwefel, Antimonpentasulfid Sb_2S_5, früher viel benutztes Arzneimittel, jetzt obsolet.

Stibium sulfuratum rubrum Kermes minerale, Sb_2S_3, früher hochgeschätztes, jetzt ganz obsoletes Arzneimittel.

Stickoxydul Lachgas N_2O. Farbloses Gas von schwach süßlichem Geruch, bewirkt zunächst Euphorie, in größeren Dosen leichte Narkose.

Stickstoffdioxyd NO_2, bei niederen Temp. N_2O_4, aus Salpetersäure durch Reduktion (Metalle, Kohle). Erstickend riechende, braune Dämpfe, sehr giftig.

Stickstoffwasserstoff Azoimid, N_3H. Stechend riechendes Gas, starke Säure, Salze sehr explosibel. Sehr giftig.

Sticta pulmonacea, Lungenflechte, Lungenmoos. Flechte der Parmeliaceae, Volksmittel gegen Lungenleiden.

Stictaurin, Stictinsäure Flechtensäuren aus Stictaarten.

Stigmasterin Sterin mehrerer Pflanzen $C_{33}H_{59}O$.

Stillingia silvatica, Euphorbiaceae, U. S. A. Liefert eine emetische Wurzel (Yaw root), bes. bei Leberleiden angew. Der St.-Talg stammt von Sapium sebiferum.

Stillingiatalg Samen v. Sapium sebiferum, chines. Talgbaum.

Stincus s. Scincus.

Stinkasant = Asa foetida.

Stoechas jetzt mit Lavandula vereinigt. Flores Stoechados arabici von Lav. Stoechas. Flores St. citrinae sind Blütenköpfchen von Helichrysum.

Stoffwechsel Unter dem Namen St. faßt man die Vorgänge zusammen, die an den Nährstoffen nach ihrem Eintritt in das Körperinnere eintreten; also nach ihrer Aufnahme durch die Darmwand. Man unterscheidet gewöhnlich den chemischen oder intermediären St., der den Abbau und Aufbau der Nähr- und Körperstoffe untersucht und den St. im engeren Sinne, der die Bedeutung der Nährstoffe für Ansatz, Energieverbrauch u. dgl. zahlenmäßig untersucht. Diese Lehre gliedert sich in den Baustoffw. und Betriebs- oder Arbeitsstoffw. Wenn man die Aufnahme und Abgabe von Energie in den Vordergrund stellt, spricht man von Energiewechsel. Daneben unterscheidet man Eiweiß-, Fett- usw. St.

Stoffwechselfermente nennt man zum Unterschied gegen die bei der Verdauung tätigen Ferm. die Ferm. der Zelle, die bei den chemischen Umsetzungen der Körperstoffe mitwirken. Sie sind im wesentlichen mit den sog. Endoferm. identisch, s. a. Autolyse, Zymase.

Stomachika Mittel gegen Verdauungsstörungen; meist Bittermittel u. dgl welche die Sekretion anregen.

Stoman Verbindung von Formaldehyd mit Maltose. Verw. wie Formamint (Sabir, München).

Stomosan Methylaminphosphat, gegen Gallensteine.

Stomoxygen Magenmittel, das MgO_2, sowie Rhabarber, Enzian usw. enth.

Stoppelpilz Hydnum repandum, Speisepilz.

Stoptan gegen Diarrhöe, besteht aus Eichenrinde.

Storax s. Styrax.

Storchs Reaktion ist die Unterscheidung von gekochter und ungekochter Milch durch den Nachweis der Peroxydase.

Store-root s. Collinsonia.

Stovain Benzoyl-Dimethylamino-(tert.) Amylalkohol

$$(C_2H_5)(CH_3)C{<}^{CH_2-N(CH_3)_2}_{COC_6H_5}.$$

Das Chlorhydrat ist ein weißes Krist. Pulver. Sp. 175°. Leicht lösl. in Wasser. Wenig giftiges Lokalanästhetikum. Ein Derivat des St. ist das Alypin.

Stragelkaffee Kaffeesurrogat aus Astragalus baeticus, Kaffeewicke.

Stramonium Fol. Str. von Datura Str. Als Rauchmittel gegen Asthma. Enth. Hyoscyamin. Samen enth. dasselbe Alkaloid, werden selten angew.

Streckersche Reaktion Abbau der Aminosäuren unter Abspaltung von CO_2 und NH_3, wenn ein Acceptor (s. d.) für Wasserstoff (z. B. Alloxan) anwesend ist. $RCH{<}^{NH_2}_{COOH} + H_2O + Acc$ $= RCHO + CO_2 + NH_3 + Acc \cdot H_2$. Es entsteht dabei also der nächstniedere Aldehyd. Diese Reaktion spielt wahrscheinlich im Stoffwechsel eine große Rolle (s. a. Tyrosinase).

Streptolysin hämolytisches Gift einiger Streptokokkenarten.

Strobili Pini Zweigknospen (Gemmae) der Kiefer. Zu Bädern, Extrakt zu Inhalationen usw.

Stromanthe Gattung der Marantaceae, Kräuter trop. Amerika. Mehrere Arten in Brasilien gegen Blasenleiden (Caeté bravo, Uaria).

Strongylocentrotus Seeigel, an dessen Eiern vielfach biologische Untersuchungen angestellt worden sind.

Strontium Sr, Atomg. 88, nach der schottischen Ortschaft Strontian genannt, dem Calcium und Baryum nahe verwandt. Seine Verbind. sind nicht grade giftig, aber auch nicht ganz unbedenklich. Str. aceticum wird als Wurmmittel verw., das Bromid als Sedativum.

Strophantidin Spaltprod. d. Strophantins. Gift. Digitalisähnl. Herzwirkg.

Strophantin Gruppe von Glykosiden aus verschiedenen Str.-Samen. Die Verhältnisse der verschiedenen Str. zueinander sind noch nicht aufgeklärt. Die wichtigsten sind K-Str. aus Kombesamen und g-Str. aus Str. gratus, das mit Ouabain identisch ist und gut kristallisiert. Sehr giftige und wirksame Herzmittel. Einzeldosis ca. 1 mg.

Strophantus Gattung der Apocynaceae. Lianen oder Bäumchen, Afrika-Ostasien. Die Samen mehrerer Arten enthalten S—in. Die wichtigsten sind St. Kombe, Südafrika, Kletterstrauch, St. hispidus, Westafrika, St. gratus desgl. Samen in Afrika als Pfeilgift benutzt.

Strophena Präp. aus Strophantus Kombe (Zyma, St. Ludwig).

Struthantus Gattung der Loranthaceae, Schmarotzerpflanzen des trop. Amerika. Einige Arten enthalten in den Früchten Kautschuk.

Strychnin Alkaloid a. versch. Strychnos-Arten. Sehr kompliz. Struktur, besteht aus einem Chinolinring und mehreren stickstofffreien Ringen, Struktur fast völlig aufgeklärt. Sehr gift. Steigerung d. Reflexe, Tetanus, Erstickungstod. Mediz. als Nerventonicum bei Muskelatonie usw.

Strychnos Gattung der Loganiaceae, Bäume oder Lianen der Tropen. St. Nux vomica liefert die strychninhaltigen Brechnüsse oder Krähenaugen, St. Ignatii die Ignatiusbohnen, die ebenfalls Strychnin und Brucin enthalten; ebenso andere Arten. Einige sind ungiftig. Einige amerikan. Arten liefern einen Teil des Curare.

Stryphnodendron Barbatimao, Mimosaceae; der Baum stammt aus Brasilien und wird wegen seiner gerbstoffreichen Rinde in Ostafrika kultiviert.

Stupp = Lykopodium.

Sturin Protamin a. d. Sperma d. Störs.

Sturmhut s. Aconitum.

Styphninsäure aus vielen Harzen durch Salpetersäure, ist Trinitroresorcin.

Stypocorine Rhedii, Rubiaceae, Indien, Wurzelrinde bei Menstruationsstörung und Durchfall.

Styptase Tanninchlorsaures Calcium mit Extr. Hamamelis usw. Styptikum (Chem. Fabrik, Ebenau).

Stypticin Cotarnin hydrochlor. Kristalle. Haemostatikum (Merck).

Styptika sind blutstillende Mittel.

Styptisat Dialysat aus Capsella Bursa pastoris. Wirkg. wie Secalysat (Bürger, Wernigerode).

Styptol phtalsaures Cotarnin, gelbes Pulver, Sp. 102—105°. Verw. wie Stypticin (Knoll).

Styracin Zimtsäurezimtester, im Styrax und Perubalsam.

Styracol Guajacol-Zimtsäureester, Kristalle, Sp. 130°. Blasenkatarrh, Gonorrhöe, Tbc. 0,5 g mehrmals tägl. (Knoll).

Styrax Gattung d. S—ceae, St. Benzoin, Baum u. mehr. andere Arten Ostasien, liefern Benzoe (s. d.). Ähnliche Bäume liefern Styraxharz (s. St. liquidus).

Styrax liquidus Das eigentliche St.-Harz, stammt von Liquidambar orientalis, Kleinasien, hpts. der Rinde, klebriges Harz, unl. in Wasser, lösl. in Alkohol, Äther usw. Enthält hpts. St—in, sowie freie Zimtsäure. Als Räuchermittel und mit Alkohol und Olivenöl vermischt gegen Krätze. Amerikan. Liq.-Arten liefern ähnliche Harze.

Styrol Phenyläthylen $C_6H_5CH:CH_2$, im Styrax; farblose Flüss. Kp. 144°.

Styrolin Lösung von Harzen in aromatischen Estern. Ersatz für Perubalsam.

Styron Zimtalkohol $C_6H_5 \cdot CH:CH \cdot CH_2OH$, im Styracin. In der Parfümerie verw.

Subcutin p-phenolsulfosaures Salz des Anästhesins. Löslich in Wasser. Wie Anästhesin verw.

Subeston Aluminiumacetat, wie Liq. Alum. acet. verwendet.

Sublamin Quecksilbersulfat + Äthylendiamin, farblose Nadeln, leicht löslich in Wasser. Desinficiens (Schering).

Sublimat s. Hydrargyrum bichloratum.

Sublimation Übergang fester Stoffe in Gasform, ohne zu schmelzen.

Sublingualis Glandula S., unter der Zunge liegende Speicheldrüse, sezern. hpts. Schleim.

Submaxillaris Glandula S. Speicheldrüsen des Mundbodens, sezern. hpts Schleim.

Substance sensibilatrice nach der Bordetschen Theorie der Antikörperwirkung ungefähr dem Ambozeptor der Ehrlichschen Theorie entsprechend.

Substitol steril. Fibrin. Als Pulver und Injektion bei Knochenbrüchen, Tbc. der Haut usw. (Merck).

Succinum = Bernstein.

Succirubra = Cinchona succirubra, Chinarinde.

Sucrase frz. = Invertase.

Sucrin = Süßstoff Dulcin.

Sudankaffee Kaffeeersatz aus Parkia-Arten.

Sudian Sapo kalinus mit Sapen und Sulfur praecipitat. Weiche Masse zur Inunktionskur bei Tbc. (Krewel).

Sudorifera Schweißtreibende Mittel.

Süßfarn = Rhiz. Polypodii.

Süßholz = Rad. Liquiritiae.

Süßstoffe s. Dulcin, Eupatorin, Sacharin.

Sukrol = Dulcin.

Sulex ist ein Lecithinpräp.

Sulfarsinsäure Phenylarsinsäure

$$C_6H_4 \langle {NH_2 \atop AsO_3H},$$

durch Erhitzen von arsensaurem Anilin. Natriumsalz ist das Atoxyl.

Sulfatide s. Schwefelhalt. Lipoide d. Gehirns. Näh. unbek.

Sulfidal kolloidaler Schwefel, in Wasser fast löslich, doch ist etwas nicht kolloider S. darin. Verw. wie Sulfur praecipitatum, geg. Scabies, Seborrhöe usw. (Heyden).

Sulfitzellulose ist die aus Holz usw. durch Aufschließung mit schwefliger S. dargestellte Zellulose (Papier-, Pappen- usw. Fabrikation).

Sulfocyan- s. Rhodan-.

Sulfoform Mischg. v. gefälltem Schwefel, Sapen u. Sapo Kalinus. Geg. Seborrhöe usw.

Sulfogenol Ichthyolersatz mit 12 bis 13% Schwefel (Lüdy, Burgdorf, Schweiz).

Sulfonal Diäthylsulfondimethylmethan $(C_2H_5SO_2)C(CH_3)_2$. Farblose Kristalle, Sp. 125°. Geruch- und geschmacklos. Schlafmittel 2 g. Nach längerem Gebrauch bisweilen Porphyrinurie, s. a. Trional.

Sulfopyrin Gemisch von Antipyrin + Sulfanilsäure. Ersatz für Migränin.

Sulfosot 10%ige Lsg. von kreosotsulfosaurem Kal. in Sirup. Teelöffelweise bei Erkrankungen d. Atmungsorgane (Hoffmann, La R.).

Sulfur Schwefel, S, Atomg. 32, seit den ältesten Zeiten bekannt. Vorkommen gediegen und mit zahlreichen Metallen (Eisenkies, Kupferkies, Bleiglanz usw.). Als Schwefelwasserstoff in Quellen. Gelbe Kristalle oder braune amorphe Masse. Löslich in Schwefelkohlenstoff. Verbrennt an der Luft zu Schwefeldioxyd. Schwefel als solcher findet in fein verteilter Form vielfach mediz. Anwendung, als Antisept. sowohl innerlich, wie namentlich in vielen Salbenkombinationen bei Haut- und Harnkrankheiten.

Sulfur depuratum ist durch Ammoniak vom Arsen und Schwefelsäure befreiter Schwefel zu innerl. Anwendung.

Sulfur praecipitatum, Lac sulfuris, Schwefelmilch, ist ein aus Polysulfiden durch Säure ausgefällter, sehr fein verteilter Schwefel. Zu Salben und innerl. als Laxans.

Sulfur sublimatum Schwefelblumen, ist ein feines Schwefelpulver, das durch rasches Abkühlen von Schwefeldämpfen gewonnen wird.

Sullacetin Gemisch von Kal. sulfoguajacol. und Guajacetin.

Sumach, Schmack, Blätter mehrerer Arten Rhus, u. zw. Cotinus und Coriaria, Mittelmeerländer, Amerika. Wichtiger Gerbstoff, speziell für Saffianleder.

Sumatrakampfer = Borneol.

Sumbul Wurzel von Ferula S. Zentralasien. Riecht schwach nach Moschus. Enthält Angelica- und Valeriansäure, sowie Umbelliferon. Gegen Cholera und in der Parfümerie.

Summitates = Zweigspitzen.

Sumpfdotterblume = Caltha palustris.

Sumpfgas = Methan CH_4.

Sumpfklee = Fol. Trifolii fibrini.

Sumpfporsch = Ledum palustre.

Sunn eine Hanffaser von der indischen Papilionaceae Crotalaria juncea L.

Sunteitalg v. Palaquium oleosum, Sapindac. Sumatra, Speisefett.

Superbin Giftstoff aus Knollen von Gloriosa superba. $C_{52}H_{60}N_2O_{17}$.

Superol = Orthooxychinolinsulfat.

Supradin Nebennierenpräp. (Hoffmann, La R.).

Suprarenin = Adrenalin, speziell für das Präparat von Höchst.

Suptol Serumpräparat gegen Schweineseuche (Merck).

Surinamin Alkaloid a. d. Rinde von Geoffroya surinamensis, ist Methyltyrosin.

Susan indischer Name für das Rhizom der dort kultiv. Iris germanica.

Suspensionskolloide, Suspensoide, lyophobe Kolloide nennt man die Stoffe, die auch in feinster Dispersion in den koll. Lösungen ohne Beziehungen zum Lösungsmittel sind, z. B. Metalle, Metallhydroxyde.

Susum anthelminthicum, Flagellariaceae, Sundainseln. Wurmmittel.

Sweertia Gattung der Gentianaceae, Kräuter. Sw. Chirata, Indien, liefert Chirata, Sw. carolinensis wird in Amerika wie Colombo benutzt, auch zur Verfälschung der echten Colombo.

Sweet fern von Myrica asplenifolia in Amerika gegen Durchfälle.

Swietenia Mahagoni, Meliaceae, trop. Amerika, liefert das echte Mahagoniholz.

Sympathicomimetische Wirkungen verschied. Arzneimittel sind Wirk. d. Sympathicusreizung, z. B. Blutdrucksteigerung und Uteruskontraktionen, s. z. B. Secale cornutum.

Symphonia fasciculata, Guttiferae, Holzgewächs, Madagaskar, liefert einen harzigen Milchsaft und fette Samen, deren Öl genießbar ist.

Symplocos racemosa, S—ceae, Bäumchen, Ostindien, liefert die Lotur-Rinde.

Synandrospadix vermitoxicus, Araceae, Argentinien, große Knolle, giftig, zur Insektenvertilgung.

Synanthrin Polysacharid aus Fructose, Begleiter d. Inulins (s. d.).

Synaptase alter Name für Emulsin.

Synthalin Methylester des Piperolylatophans. Gegen Rheuma.

Syntheasen synthetisch wirkende Fermente.

Syntonin Acidalbumin (s. d.) des Myosins.

Syrgol Argentum colloidale oxydatum in Verbind. mit Albumosen; 20% Ag. Braunschwarze Blättchen, löslich in Wasser. Gonorrhöe (Siegfried, Zofingen, Schweiz).

Syringin Glykosid der Syringa-(Flieder-) und Ligustrumarten. Es ist ein Oxymethylkoniferin. Geleg. als Antipyretikum angew.

Systogen, Tyramin, p-Oxyphenyläthylamin, wirks. Substanz des Secale.

Syzygium Jambolanum, Myrtaceae, Baum. Ostindien. Früchte werden als Jambul gegen Diabetes angew.

T

Tabak zubereitete Blätter von Nicotiana-Arten (s. d.). Die Blätter enth. Nicotin in sehr wechselnden Mengen (0,7 bis 4,5%). Der Wohlgeschmack des T. hat damit keinen Zusammenhang. Die Wirkung des gerauchten T. beruht z. T. auf dem Nicotin, z. T. auf brenzlichen Produkten (Pyridin usw.) und Blausäure, sowie einem sehr giftigen äther. Öl. Bei der Zubereitung des Tabaks spielen verschiedene Gärungen eine für Art und Wert sehr wichtige Rolle. Die toxische Wirkung des Tabakrauchens zeigt sich in Herzarythmien, fettiger Degeneration, Arteriosklerose, eventuell Amblyopien, Amaurose.

Tabashis Konkretionen aus Bambus, fast ausschließlich aus Kalk und Kieselsäure bestehend. Volksmittel der Hindus gegen Tbc.

Tabebuia longipes, Bignoniaceae, Baum Guyana. Rinde gegen Syphilis.

Tabernanthe Iboga, Apocynaceae, Strauch trop. Amerika. Wurzel wie Coca gekaut, enth. Alkaloid Ibogain.

Tabloids geschützte Bezeichnung für komprimierte Tabletten (Burroughs u. Welcome).

Tacca Gattung der T—ceae, Kräuter der Tropen. Knollen vieler Arten in Polynesien liefern Arrow-Root.

Tachia guyanensis, Gentianaceae, Strauch Südamerika, Caferana genannt. Wurzel als Fiebermittel 1 g (Rad. Quassiae paraensis).

Tacsonia Gattung der Passifloraceae, Amerika. Mehrere Arten liefern Früchte als Wurmmittel und Diureticum.

Taeniin = Kosin.

Taeniol Bandwurmmittel, enth. Sebirol, Dithymolsalicylat, Terpentinöl, Ricinusöl (Krewel).

Taette in Norwegen gebräuchl. Form von saurer Dauermilch.

Täublinge = Russula.

Taffafala abessynisches Bandwurmmittel aus Blättern von Bryonia scrobiculata.

Taffia = Rum.

Taffonal Harzlös. i. Benzol. Wunddeckungsm. (Beyersdorf, Hamburg).

Tagatose eine synthetisch hergest. Ketohexose, die der Konfiguration der Galactose entspricht. Gärt mit Hefen nicht.

Tagulaway malaiischer Name für einen Balsam aus der Rinde von Parameria vulneraria, Apocynaceae, mit Kokosöl. Hautkrankheiten.

Tahitinuß Samen von Coelococcus-Arten, Palmen der Südseeinseln, wie Steinnüsse verwendet.

Takadiastase Sehr wirksames stärkespaltendes Ferment aus Aspergillus (Eurotium) Oryzae, dem Schimmelpilz der Kojihefe.

Takamahak, Marienbalsam, Sammelname für verschiedene Harze, ursprünglich für Calophyllum-Harze, Afrika, Ostindien usw. (Clusiaceae). Doch werden auch amerikanische Burseraceenharze so genannt. Zu Räucherungen und Pflastern.

Talauma Gattung der Magnoliaceae, Tropen, Rinde als Bittermittel.

Talcum ist ein natürliches Magnesiumsilikat. Zu Pillen und Streupulvern.

Talerkürbis = Telfairia pedata, Cucurbitac. Ostafrika.

Talg feste tierische Fette, hauptsächlich Rinder- und Hammelfett.

Tallianin ist ozonisiertes Terpentinöl.

Talose synth. herg. Hexose, den natürlichen stereomer.

Talyrinde = Sassyrinde.

Tamaquaré Flüssigkeit zu Augensalben, stammt von einer brasilianischen Myrospermumart.

Tamarindus indica, Caesalpiniaceae, in allen Tropen kultiv. Immergrüner Baum. Früchte enth. ein schwarzbraunes Mus (Pulpa T.). Enthält reichlich (ca. 13%) Weinsäure, ist in vielen Präparaten beliebtes Purgans.

Tamarix, Tamariske, in zahlreichen Arten im Orient, Nordafrika. Liefert Gallen zur pharm. und techn. Verwendung.

Tambusch abessyn. Bandwurmmittel. Rinde von Rottlera Schimperi.

Tampicin Glykosid aus Ipomoea simulans.

Tampicowurzel ist eine minderwertige Jalapa.

Tampospuman lokales schaumbildendes Haemostypticum für uterine Blutungen, enthält Adrenalin, Stypticin, Chinin, Eisenchlorid usw. mit Weinsäure und Bicarbonat (Luitpold-Werk, München).

Tamus communis, Schmerwurz, schwarze Zaunrübe, Dioscoreaceae, früher als Rad. Bryoniae nigrae offiz.

Tanacetum (Chrysanthemum) vulgare, Rainfarn, Compositae, Blüten und Samen als Volksmittel gegen Würmer.

Tanargentan Tanninsilbereiweiß, schwarzbraunes Pulver, unlösl. in Wasser (Weil, Frankfurt).

Tanekaha Gerbstoffrinde von Phyllocladus-Arten Neuseelands (Podocarpeae).

Tanghinia (cerbera) madagascariensis, Apocynaceae, Baum, Früchte stark giftig und abführend. Enth. Glykosid T—inin.

Tangkallakfett v. Lepidadenia Wightiana, Hinterindien. Techn. verw.

Tangkawang Name für vegetabilische Fette Hinterindiens.

Tangshen billiger Ersatz für Ginseng, von Codonopus-Arten.

Tannalbin Tannium albuminatum, ist eine mit Tannin gefällte Eiweißlösung. Bräunl. Pulver. Erst im Darm gespalten. Darmantiseptikum, bes. bei Ruhr (Knoll).

Tannalborin Alum. subgallic. + Natriumpolyborat. Darmantisept., Tierpraxis.

Tannargentan Tanninsilber-Eiweiß mit 10% Ag. Darmantisept. 0,5 g (Weil, Frankfurt a. M.).

Tannigen Tannindiacetat, gelbliches, geschmackloses Pulver. Darmantisept. (Bayer).

Tannin, Gerbsäure, Ac. tannicum. Wichtiger Bestandteil der Galläpfel und anderer Gerbstoffe. Leicht gelbl. Pulver von zusammenzieh. Geschm. Gibt mit Eisenoxydsalzlös. blauschwarze Fällung (Tinte). Leichtes Adstringens äuß. u. inn. Auch Metallsalze, Eiweißverb. usw. ähnlich verw. (s. Tannigen, Tannalbin). Konstit. noch nicht völlig aufgeklärt, es ist im wesentl. eine Penta-Galloyl-Glucose, also Galluss. Ester d. Glucose (Emil Fischer).

Tanninum albuminatum dasselbe wie Tannalbin.

Tannismut Bismutum bitannicum, leichtes, graugelbes Pulver, spaltet leicht die eine Tanningruppe ab (Heyden).

Tannisol Methylditannin, aus Formaldehyd + Tannin, Antidiarrhoic. (Wolfrum, Augsburg).

Tannobromin aus Dibromtannin + Formaldehyd, wirkt wie Bromocoll (Agfa).

Tannochrom Chromum oxydatum bitannicum, Pulver oder Flüssigkeit zu Pinselungen und Salben, in 0,25 bis 0,5% Lösung gegen Gonorrhoe (Hell, Troppau).

Tannoform Methylenditannin, aus Tannin + Formaldehyd. Schwach braunes Pulver. Darmantisept. (Merck).

Tannoide Sammelname für alle Gerbstoffe. Man unterscheidet glykosidische und nicht glykosidische T.

Tannon, Tannopin Tannin + Hexamethylentetramin. Darmantisept. (Bayer).

Tanno-Organpräparate mit Tannin gehärtete Organpräparate (Rhenania).

Tannothymal aus Tannin, Thymol und Formaldehyd. Darmantisept. (Schimmel u. Co., Leipzig).

Tannyl Tanninverbindung des Oxychlorkaseins. Starkes Darmantisept. (Gehe).

Tanocol Tannin-Leimverbindung. Darmadstringens (Agfa).

Tanosal Gerbsaures Kreosot. Tbc. (Apotheke Feigel, Mühlhausen, Els.).

Tao Ein Nährmittel für Lungenkranke, das neben Roborat Lecithin und Perubalsam enthält.

Taphosote aus Kreosot, Phosphorsäure u. Tannin, Sirup gegen Tbc. Belgisch-französisch. Präparat.

Tapioka = Sago s. Manioka.

Taractogenos s. Hydnocarpus.

Taraxacum officinale, Löwenzahn, Kuhblume, Pissenlit, Compositae. In der ganzen nördl. Hemisphäre. Wurzel früher als Diaphoreticum zu „Frühlingskuren" viel benutzt.

Tari indischer Gerbstoff, Früchte von Caesalpinia digyna.

Taririfett v. Picraminia sp. Simarubaceae. Guatemala.

Taro Stärke aus Colocasia-Arten, Tahiti, s. Arrow-Root.

Tartarus boraxatus aus Weinstein und Borax. Weißes amorphes Pulver. Leichtes Purgans und Diureticum.

Tartarus depuratus = saures weinsaures Kalium.

Tartarus ferratus ist Ferro-Kalium tart.

Tartarus natronatus = weinsaures Kalium-Natrium. Seignettesalz.

$$\begin{array}{l} CHOH\cdot COOK \\ CHOH\cdot COONa. \end{array}$$

Tartarus stibiatus Brechweinstein, Kaliumantimonyltartrat.

$$\begin{array}{l} CHOH\cdot COOK \\ | \\ CHOH\cdot COO(SbO) \end{array}$$

Schon im 16. Jahrh. bekannt. Aus Antimonoxyd + Weinstein. Kristalle von süßlich. Geschmack. Expectorans und Brechmittel.

Tasi s. Morrenia.

Tat-ze abessynisches Bandwurmmittel, Früchte von Myrsine africana.

Taumellolch = Lolium temulentum.

Taurin Aminoäthansulfonsäure

$$\begin{array}{l} CH_2—SO_3H \\ | \\ CH_2\cdot NH_2 \end{array}$$

Entsteht im Stoffwechsel aus Cystin und wird in der Leber an Cholsäure zu Taurocholsäure gebunden.

Taurocholsäure s. Gallensäuren.

Tausendguldenkraut = Centaurium.

Taxicatin Glykosid aus Taxus baccata, durch Emulsin spaltbar.

Taxin Alkaloid a. Taxus baccata. Starkes narkot. Gift, bewirkt Atemlähmung.

Taxodium distichum, virginische Sumpfzypresse, als Zierbaum angepflanzt. T. mexicanum liefert eine diuretische Rinde.

Taxus baccata, Eibe, Coniferae. Blätter und Blüten früher offiz. Enth. giftiges Alkaloid T—in. Als Abortivum usw.

Tayuya Wurzel von Cayaponia-Arten, Purgans u. gegen Syphilis.

Tebean Tbc.-Bazillen in 25%iger Galactose als Vaccine bei Tbc.

Tebecin Alkoholextrakt aus den Organen immunisierter Kaninchen. Gegen Tbc. (Marpmann, Leipzig).

Tebecin-Dostal Vaccine von entfetteten Tuberkelbazillen.

Teco mate s. Crescientia.

Tee (chinesisch tai). Genußmittel aus den Blättern von Thea chinensis. Die wilde Art Th. assamica stammt aus den Gebirgsländern Südwestchinas. Kultur uralt. Jetzt auch in Japan, Indien usw. Der schwarze Tee wird aus welken, der grüne aus frisch erhitzten Blättern dargestellt. Enthält Koffein und Theophyllin. In Europa seit 1638 bekannt.

Teeöl Durch Destillation von Teeblättern, enthält Methylalkohol und Methylsalicylat, sowie einen Alkohol $C_6H_{12}O$.

Teeta s. Coptis.

Teglamfett a. Isoptera Borneensis, Dipterocarpac. Speisefett.

Tegmin Hautdeckmittel aus Bienenwachs, Gummipulver, Zinkoxyd und Wasser.

Tegoglykol techn. Name für Äthylenglykol $(CH_2OH)_2$; Glycerinersatz. Dicke Flüssigkeit, mischbar mit Wasser und Alkohol. Sp. - 13°, Kp. 198° (Goldschmidt, A. G., Essen.)

Teichmannsche Kristalle sind Häminchlorhydrat, wichtig zum Blutnachweis. Aus Blut mit Kochsalz und Eisessig.

Telephii Herba = Sedum maximum.

Telfairia Gattung der Cucurbitaceae, große afrikanische Kürbisse (Talerkürbis). Samen enthalten bis 60% wohlschmeckenden Öles.

Telosol wasserlösliches, seifenfreies Kresolpräp. (J. Thiecke, Berlin-Weißensee).

Temoon-Lawa malaiischer Name für Wurzel von Curcuma Zedoaria, gegen Leberleiden.

Temulin Alkaloid d. Taumellolchs, Lolium temulentum. Giftige Base $C_7H_{12}N_2O$, Pyridinderiv. Pharm. d. Atropin ähnl.

Tenalin Wurmmittel aus Arecanüssen. Tierpraxis.

Tendomukoid Mukoid der Sehnen.

Tenosin Sterile Lösg. von Tyramin + Histamin. Secalewirkung (Bayer).

Tephrosia Gattung der Papilionaceae, Tropen. Mehrere Arten liefern starke Nervengifte, die als Pfeil- und Fischgifte benutzt werden.

Tepopote nordamerikan. Mittel gegen Blenorrhöe, Infus der Zweigspitzen von Ephedra-Arten.

Tereben Gemisch mehrerer Terpene, inaktiv, wird aus Terpentinöl durch Behandlung mit konz. Schwefelsäure und Dampfdestill. erhalten. Expektorans, Inhalationsmittel, Wundantisept.

Terebinthina veneta, Venetian. Terpentin, Harz von Larix decidua, Südtirol, Dauphiné. Enthält wohlriech. äther. Öl. Zu Lacken usw.

Terminalia Chebula, Combretaceae, Baum Ostindiens u. a. Arten, liefern die Myrobalanen.

Terminol Salbe mit 5% Kupferzitrat. Gegen Augenleiden.

Terpazid ist Fenchon $C_{10}H_{16}O$, synthetisch hergestellte helle leichtbewegliche Flüssigkeit, von kampferähnlichem Geruch. Kp. 193—196°. Mischbar mit Alkohol, Chloroform usw. Zu Einreibungen gegen Rheuma usw. sowie gegen Ungeziefer (Kurt Rühlke, Charlottenburg).

Terpene im engeren Sinne sind hydroaromatische Kohlenwasserstoffe der ätherischen Öle von der Formel $C_{10}H_{16}$, die sämtlich Hexahydrocymole sind, die meisten vom p-Cymol abzuleiten. Die sogenannten Hemiterpene C_5H_8 sind offene Ketten; als Sesquiterpene bezeichnet man Stoffe der Formel $C_{15}H_{24}$. Die wichtigsten sind Terpinen, Phellandren, Limonen, Sylvestren. Meist optisch aktiv. Kompliziertere Doppelringe sind Pinen und Camphen. Sog. aliphatische T. sind offene verzweigte Ketten, z. B. Myrcen.

Terpentin ursprünglich nur das Harz von Chios, dann als Sammelbegriff auf die Harzbalsame der Coniferen übertragen. Sie sind entweder bereits in den Pflanzen vorgebildet oder entstehen nach Verletzungen der Bäume. Die wichtigsten T. sind französischer T. von Pinus pinaster, der portugiesische aus derselben und österreichischer aus der Schwarzföhre, Pinus laricio. Daneben gibt es eine Reihe weniger wichtiger T. Der amerikanische von Pinus palustris wird nur auf T—öl und Kolophonium verarbeitet. Lärchenterp. siehe Terebenthinum. Nur dieses wird auch innerlich gegeben, die anderen nur zu Pflastern usw.

Terpentinöl s. Ol. Terebinthinae.

Terpenum hydrochloricum, Pinenchlorhydrat, ist der sog. künstliche Kampfer. Weiße kristallin. Masse, Sp. 125°. Gegen Phthisis 1—2 g.

Terpinen $C_{10}H_{16}$, ein Terpen des Kardamom- und Majoranöls.

Terpineol mehrere isomere tertiäre Alkohole, die sich vom Terpin ableiten. Sie finden sich in zahlreichen äther. Ölen.

Terpinhydrat entsteht bei längerem Stehen von Terpentinöl mit etwas Wasser, ebenso aus Terpenen. Große farblose Krist. Es ist als ein Terpin + Kristallwasser aufzufassen und geht leicht in Terpin über. Dieses ist ein Dioxytetrahydrocymol

$(CH_3)_2C(OH)\text{-}CH{<}\begin{array}{l}CH_2\text{-}CH_2\\CH_2\text{-}CH_2\end{array}{>}C{<}\begin{array}{l}OH\\CH_3\end{array}$. T. wird als Expektorans (0,2—0,4 g), speziell bei Keuchhusten (0,5—1,0 g) gebraucht.

Tertianariae, Herba s. Scutellaria.

Testaden Organpräparat aus Stierhoden. Nervenleiden, Tabes usw. (Knoll).

Testijodyl Jodeiweißpräp. aus Bluteiw. mit ca. 15% Jod. Spaltet erst im Darm Jod ab (Chem. Inst. Oesterreicher, Berlin W.).

Testogan Stierhodenextrakt+Yohimbin (Dr. G. Henning, Berlin W.).

Teston Tannin-Organpräparat aus Stierhoden (Rhenania).

Testormon Hodenpräparat (C. Richter, Konstanz).

Tetanie Krankheit hauptsächlich des Kindesalters, hochgradige Übererregbarkeit der Nerven u. Krämpfe. Hängt mit einer Funktionsstörung der Parathyreoidea zusammen, sei es durch Störungen im Kalkstoffwechsel, sei es durch Nichtentgiftung reizender Stoffwechselzwischenprodukte. Als solche sieht man z. B. Guanidin und Derivate an.

Tetanium alter Name für Strychnin.

Tetanolysin Hämolysin aus dem Gift der Tetanusbazillen.

Tetanospasmin das krampferregende Gift des Tetanusbacillus.

Tethelin Substanz aus den Vorderlappen der Hypophyse, die spezifisch auf das Wachstum wirkt. Wahrscheinlich ein Imidazolderivat.

Tetracera aspera, Dilleniaceae, Liane Guyanas, Antisyphilitikum. Zahlreiche andere Arten ebenfalls als diuretisches und diaphoretisches Mittel angew.

Tetragastris balsamifera, Burseraceae, Baum Westindien, liefert ein Harz, das wie Kopaivabalsam verw. wird.

Tetrahydroatophan Ersatz für Atophan. Weißgelbe Kristalle, unlöslich in Wasser (Schering).

Tetrapapier Bezeichnung für ein mit Tetramethyl-p-Phenylendiamin getränktes Papier, das zum Nachweis geringer Mengen oxydierender Stoffe (Ozon, Oxydasen) benutzt wird. Violettfärbung (Wursters Reagens).

Tetrasacharide Komplexe von 4 Hexosen, kommen selten in Pflanzen vor, z. B. Stachyose in Stachys.

Tetrodonin, Tetrodonsäure Gifte des Fisches Tetrodon u. verw. Arten (Japan), Fugugift gen.

Tetronal dem Sulfonal ähnlich, wenig benutztes Schlafmittel (Bayer).

Teucrium Gamander, Gattung der Labiatae. Zahlreiche Arten unter verschiedenen Namen, meist dem der Species, früher als Heilmittel.

Teufelsauge = Hyoscyamus.

Teufelsbeere = Atropa belladonna.

Teufelsdreck = Asa foetida.

Teufelsklaue = Rhiz. Filicis.

Teufelsmilch = Euphorbia.

Teufelspeterlein = Conium maculatum.

Teufelszwirn = Cuscuta.

Thalassin Giftstoff aus Seenesseln (Medusen und Aktinien), s. a. Kongestin.

Thaleichthys pacificus, sehr fettreicher Fisch der Salmoniden, der das Eulachonöl liefert. Stiller Ozean.

Thalictrum Gattung der Ranunculaceae. Gemäßigte Zonen. Zahlreiche Arten als Bittermittel und Diuretika.

Thallin Methyläther des Tetrahydrooxychinolins. Gelbl. Kristallpulver. Ther. wurden Sulfat und Tartrat als Antipyretika verw., jetzt nur noch äuß. als Antisept., z. B. bei Gonorrhöe.

Thallium Tl, Atomg. 204. Metall, äußerlich bleiähnlich, in geringen Mengen in allen Schwefelmetallen. Alle Th.-Salze sind sehr giftig. Wirkung wie Hg und wie K, was der chemischen Doppelnatur des Tl entspricht. Geleg. pharm. gegen Gelenkrheumat. und Nachtschweiße.

Thanatophidia = Giftschlangen.

Thapsia garganica L., Umbelliferae, Staude der Mittelmeerländer. Die Wurzel wird als Rad. Turpethi verw. Enth. stark wirk. Milchsaft, der äuß. wie Crotonöl zu blasenziehenden Pflastern verw. wird. Th. Silphium ist vielleicht die Stammpflanze des bei den Alten berühmten Silphiums (s. d.).

Thea Gattung der Ternstroemiaceae, zu Camellia gehörig. Immergrüne Holzgewächse. Thea sinensis mit Unterarten ist die Teepflanze, Th. japonica die Kamellie.

Theacylon Acetylsalicyltheobromin. Weißes Pulver, schwer löslich in Wasser. Sp. 195°. Zerfällt erst im Darm in seine Komponenten. Diuretikum, nam. bei Herzfehlern. Dos. 3—6 × tgl. 0,5 g (Merck).

Thebain $C_{19}H_{21}NO_3$, Dehydro-morphin-dimethyl-äther, Alkaloid d. Opiums. Sehr giftig (Krampfgift).

Thein = Caffein.

Theobroma Cacao, Kakaobaum, Sterculiaceae, Baum. Südamerika, überall in den Tropen kult., s. Kakao.

Theobromin Das wirksame Prinzip der Kakaobohnen (ca. 1,4%) ist ein 3,7-Dimethylxanthin (s. Xanthin); nach verschiedenen Methoden synthetisch hergestellt. Weißes geruchloses Pulver, sublimiert bei 295°, schwer löslich in Wasser. Pharm. wichtig sind die Doppelsalze des Th.: Uropherin, Agurin, Barutin, Theophorin, Diuretin, Theolactin (s. d. einz.).

Theocin geschützter Name für Theophyllin (Bayer).

Theolactin Theobrominatriumlactat, weißes hygroskop. Pulver, Diureticum (Zimmer).

Theonacet = Theobrominum natrioaceticum.

Theonasal = Theobrom. Natrio-salicyl.

Theophyllin 1,3-Dimethylxanthin, Isomeres des Theobromins, im Tee. Zu pharm. Zwecken synth. hergestellt. Weißes bitterschmeckendes Kristallpulver. Sp. 265°. Starkes Diuretikum, unter dem Namen Theocin verw., häufig als Th. natrio-aceticum. 2mal 0,1 g und steigend (Böhringer).

Thephorin Theobrominnatriumformiat, weißes Pulver, leicht löslich in Wasser, starkes Diuretikum (Hoffmann, La R.).

Theriak Electuarium Th., uraltes Arzneim. gegen Schlangenbiß u. dergl. aus zahlr. (64) Bestandteilen. Jetzt fast vergessen, doch haben einz. Pharmakopöen noch Vorschriften.

Thermiol 25%ige Lösung von phenylpropiolsaurem Na, Inhalationen bei Kehlkopfkrankheiten.

Theriakkraut = Herba Mari.

Theriakwurzel = Rad. Angelicae.

Thermifugin veraltetes Fiebermittel, war Methyloxyhydrochinolincarbonsäure.

Thermodin Phenacetin-Urethan, Antipyreticum, kaum angewendet (Merck).

Thevetia Gattg. der Apocynaceae, Holzgewächse trop. Amerika, Indien. Milchsaft enth., sehr gift. Glykosid Th—in, sowie Cerberin.

Thevetin glykosidisches Herzgift, aus der Apocynacee Th.

Theyolip 3%ige Schwefelsalbe mit Lanolin.

Thiarsol kolloidales Arsentrisulfid, in sterilen Ampullen (Clin, Paris).

Thiderol ist ein 2% Guajacolsirup gegen Lungenleiden usw. (C. Hermann, Basel).

Thigan 2% Lösg. v. Thigenolsilberlösung + Novokain (Henning, Berlin).

Thigasin Thigenolsalbe + Anästhesin, Ekzeme, Hämorrhoiden usw. (Henning, Berlin).

Thigenol Natriumsalz einer Sulfosäure aus synthet. hergestelltem schwefelhaltigem Öl mit 10% gebundenem Schwefel. Braune dicke Flüssigkeit. Ichthyolersatz. Geruchlos (Hoffmann, La R.).

Thilaven Thioozonid des Linalylacetats, in Alkalithioozonat gelöst, mit 5% Schwefel. Dickflüss. schwarze Masse gegen Hautkrankh. (Helfenberg).

Thiocol Guajakolsulfos. Kal., farbl. geruchl. P., als wenig giftiger Ersatz f. Guajakol. Lungenkrankheiten (Hoffmann, La R.).

Thioestrin Einreibung gegen Gicht usw. Enthält Schwefel, äther. Öle, Ricinusöl und Thiopinol.

Thioform Bismutum dithiosalicylicum, gelbliches Pulver, unlöslich in Wasser. Wund- und Darmantisept.

Thiol aus Paraffinölen u. Ä. durch Erhitzen mit Schwefel und Behandlung mit konz. H_2SO_4. Geruchloses braunes Pulver, löslich in Wasser zu einer dicken Flüssigk. Ichthyolersatz (Riedel).

Thiolan ist eine 3%ige Schwefelsalbe.

Thiolin geschwefeltes Leinöl mit 14 bis 15% Schwefel. Als Natriumsalz Ichthyolersatz.

Thionol japanisches, geruchloses Ichthyolpräp.

Thiopinol organische wasserlösliche Sulfidverbindung mit Alkohol und äther. Nadelholzölen, zu Schwefelbädern (Chem. Fabrik Vechelde).

Thioresorcin aus Resorcin und Schwefel. Jodoformersatz (Merck).

Thiosinamin Allylsulfocarbamid

$$CS<^{NH \cdot C_3H_5}_{NH_2}$$

aus Allylsenföl + NH_3. Farblose Kristalle. Sp. 74°. Leicht löslich in Wasser, Alkohol, Äther, s. Fibrolysin.

Thiovinal Guajacol, Extr. Thymi, Eucalypti mit Sirup und Wasser. Pneumonie, Pertussis (Chem. Fabrik, Erfurt).

Thoho = Matico.

Thoreon neu vorgeschlagener Name für die Thorium-Emanation, die dem Niton in der Uran-Radiumreihe entspricht.

Thorium Th, Atomg. 232, wichtig als Stammsubstanz pharm. verwendeter radioaktiver Stoffe, Mesothorium und Thorium X. Findet sich hauptsächlich in den Monazitsanden. Th.-Salze zum Auerschen Gasglühlicht.

Thorraduran Radiumpräparat (Thorradium-Werk, Hüls b. Crefeld).

Thottea dependens, Aristolochiaceae, Indien, Rinde als Purgans.

Thridax uralter Name für Lactucarium.

Thrombase, Thrombin das — zweifelhafte — Ferment d. Blutgerinnung, entsteht im Blut nach d. Austritt a. d. Gefäßen a. d. Vorstufe Prothrombin oder Thrombogen u. einem Stoff der Gewebe, der Thrombokinase.

Thrombogen s. Thrombase.

Thrombokinase (Cytozym) eine der zum Zustandekommen der Blutgerinnung nötigen Substanzen. Entsteht in den Geweben. Durch Zusammentreffen von Th., Prothrombin und Ca-Salzen entsteht Thrombase (s. d.).

Thuja occidentalis, Lebensbaum, Coniferae. Nordamerika, häufig kult. Blätter und Zweigenden liefern bei der Dampfdestillation Th.-Öl. Enth. Pinen, Thujon. Zu Salben gegen Skorbut, Rheuma.

Thujon Ein linksdrehendes α-Th., findet sich im Thujaöl, ein rechtsdrehendes β-Th. ist das Tanaceton des Rainfarnöls. Beide sind stereomere Terpenketone $C_{10}H_{16}O$.

Thus = Weihrauch.

Thyangol Gemisch von Phenacetin 0,08, Anästhesin 0,03, Thymol, Menthol, Ol. Eucalypti je 0,0015. Pastillen bei Tbc.

Thybon Tierkohle mit Thymol. Darmantiseptikum, bei Typhus (Kalle).

Thymelaea Tartonraira, Th—aceae, Mittelmeergebiet. Brechmittel.

Thymiloform Kondens. Produkt aus Thymol + Formaldehyd. Jodoformersatz (Dr. Henning, Berlin).

Thymin Methyldioxypyrimidin, Spaltprod. d. Nukleinsäure.

Thymipin ist ein Dialysat von Golaz, aus Thymian + Pinguicula. Keuchhusten.

Thymobromin Keuchhustenmittel aus Infus. Herb. Thymi, Natriumbromat, Zucker und Sirup.

Thymochrom arsenhaltiger Farbstoff der Thymusdrüse, bei Skrofulose, Lues, Epilepsie angewendet (Dr. Laboschin, Berlin NW.).

Thymol Methylisopropylphenol

$$(CH_3)_2CH \cdot C_6H_4 \cdot OH.$$

In äther. Thymianöl, Ajowanöl und Monardaöl. Auch synth. herg. Farblose Blätter, Sp. 50°, Kp. 230°. Starker Geruch nach Thymian. Antisept., vor allem zu Mundwässern.

Thymolpalmitat Palmitinsäurethymolester wird als Darmdesinficiens verwendet, z. B. Ruhr (Merck).

Thymoribolum Konkurr.-Präparat gegen Sirolin.

Thymosatum Extr. Thymi comp. Braune, dicke Fl., enth. neben Thymian noch Aconit, Boroform und NaBr. Hustenmittel (Haas, Stuttgart).

Thymospasmin Keuchhustenmittel aus Extr. Thymi und Bromoform.

Thymotol = Aristol.

Thymus Gattung der Labiatae, Kräuter. Th. vulgaris, Thymian, römischer Quendel, Südwesteuropa. Herba Th. ist reich an äther. Öl. (s. Ol. Th.). Das Kraut wird pharm. in vielen Species und als Extrakt und Infus in zahlreichen Mischungen gegen Keuchhusten angewendet (z. B. Pertussin). Th. Serphyllum ist der Quendel, Feldkümmel, wilder Thymian, Hühnerkraut, liefert Herba Serphylli (ebenfalls geg. Keuchhusten).

Thymusdrüse Glandula Th. Endokrine Drüse des vorderen Brustraumes. Ihre phys. Funktion ist noch nicht völlig klar, aber sehr wechselvoll. Sie steht mit den Sexualdrüsen in antagonistischer, mit der Schilddrüse in synergistischer Beziehung. Außerdem hat sie einen maßgeblichen Einfluß auf das Wachstum und die Knochenbildung. Nach Aufhören des Wachstums und Eintritt der Geschlechtsreife atrophiert sie normalerweise.

Thynnus ist der Thunfisch, dessen Fleisch sehr geschätzt wird (geräuchert, in Ölkonserven).

Thyreoglobulin jodhalt. Globulin a. d. Thyreoidea, wahrsch. eines ihrer wirks. Hormone.

Thyreoidea s. Schilddrüse.

Thyresol Santalolmethyläther, farblose Flüssigkeit von zedernholzähnl. Geruch. Reizloses Harnantisept. bei Gonorrhoe (Bayer).

Thyrochrom jodhaltiger Farbstoff der Schilddrüse, angewendet bei Myxödem usw. (Dr. Laboschin, Berlin NW.).

Thysselinum Radix Th. ist die scharf aromatische Wurzel von Peucedanum palustre.

Tibouchina Gattung der Melastomataceae, Brasilien. Mehrere Arten Expektorans.

Ticunas = Curare.

Tjen-Tjan japanische Leime, aus Seetangen dargestellt, Ersatz für Hausenblase und Agar.

Tierisches Gummi veraltete Bezeichnung für die aus Mucinen hergestellten stickstoffhaltigen Kohlenhydrate.

Tierkohle fein verteilte Kohle aus Blut, Knochen, Schwämmen usw. Hat wegen ihrer großen Oberflächenadsorption antiseptische und fäulniswidrige Eigenschaften. Vielfach gegen Dysenterie und Darmfäulnis angewendet, auch zur Behandlung jauchender Wunden.

Tieröle sind früher wegen allerlei rätselvoller Eigenschaften viel benutzt worden. Jetzt außer den Tranen nur noch wenige in Gebrauch, so z. B. Ochsenklauenfett, s. a. Ol. animale.

Tiglinsäure $CH_3CH:C<\substack{CH_2\\COOH}$, Bestandteil des Crotonöls.

Tiglium = Croton.

Tilia Linde, Gattung der T—aceae. T. ulmifolia ist die Winterlinde, T. platyphylla die Sommerlinde. Die Flores T. in zahlreichen Species. Krampfstillend und schweißtreibend.

Tiliadin $C_{21}H_{32}O_3$, Bitterstoff der Lindenrinde.

Tilly-Körner = Semen Crotonis.

Tilly-Tropfen = Ol. Terebinth. sulfur.

Timbo, Timbouin Fischgift aus Brasilien, von verschied. Pflanzen, Serjania, Tephrosia usw. Es enhält T—in $C_{27}H_{26}O_8$. Starkes Nervengift, s. a. Kururuape.

Tinctura amara (Tct. Absynth. compos.), enthält neben Wermut noch Pomeranzenschalen, Kalmus, Enzian, Zimtrinde, aber auch verschiedene andere Zusätze. Die T. a. des D. A. B. enthält keinen Wermut, sondern Enzian, Centaurium, Pomeranze, Zittwerwurzel.

Tinctura aromatica D. A. B. besteht aus Zimt, Ingwer, Galgant, Gewürznelken und Kardamomen.

Tinctura Stomachica ist Tct. amara oder verschied. Mischungen von Tinct. Chinae und Rhei mit allerlei Zusätzen.

Tincturen sind flüssige Auszüge wirksamer Stoffe, die durch Percolation 1 : 10 (Droge zu Flüssigkeit) hergestellt werden. Die Flüss. kann Wasser, Alkohol, Äther, Glycerinwasser usw. sein.

Tinhorão s. Caladium.

Tintenbeerstrauch = Ligustrum vulgare.

Tiodine Thiosinamin-Äthyljodid. Weiße Kristalle, lösl. in Wasser, mit 46,5% Jod. Zur Injektion wie Fibrolysin (Cognet, Paris).

Tirschenöl = Ichthyolöl.

Toddalia aculeata, Rutaceae, Kletterstrauch, trop. Asien u. Afrika. Wurzel scharf schmeck. Tonikum (Lopez-root).

Toddy indischer Palmwein, zur Arrakfabrikation verw.

Todnessel = Lamium.

Tofieldia calyculata, Liliaceae, Europa, Wurmmittel.

To-ko chines. Droge von Asarum Blumei.

Tollkirsche = Atropa Belladonna.

Tollkörbel = Conium maculatum.

Tollkorn = Lolium temulentum.

Tollkraut = Datura Strammonium.

Tollrübe = Radix Bryoniae.

Tolomane Stärke aus Canna-Arten (s. Arrow-Root).

Tolubalsam s. Bals. Tolu.

Toluifera Gattung der Papilionaceae. Südamerikanische Bäume, die Balsam liefern, und zwar T. Balsamum den Tolubalsam, T. Pereirae den Perubalsam.

Toluta Gemisch verschiedener Expektorantien, event. mit Heroin. Soll gegen Keuchhusten verw. werden.

Tolypyrin Tolylantipyrin, wurde an Stelle von Antipyrin einzuführen versucht, ebenso Tolysal, sein Salicylderivat (Riedel).

Tomate Paradiesapfel, stammt von Solanum Lycopersicum.

Tonga Geheimmittel gegen Neuralgie, von den Fidji-Inseln stammend, enthaltend wahrscheinlich Premna und Rhaphidophora. Soll ein Alkaloid T—in enthalten.

Tong-Pang-Chong chinesische Droge von Rhinacanthus communis (Wurzel und Blätter), gegen Hautkrankheiten.

Tonica nennt man Mittel, welche die allgemeine Spannkraft heben sollen; im allgemeinen mit Roborantia, Kräftigungsmittel identisch. T. sollen aber auf längere Zeit wirken, sind also von Excitantien zu unterscheiden.

Tonkabohnen Samen von Coumarouna odorata, Südamerika. Enthalten Cumarin.

Tonol = Glycerinphosphorsäure.

Tonquinol Trinitroisobutyltoluol, ist künstlicher Moschus. Keine chemische Ähnlichkeit, nur im Geruch.

Tonus Die dauernde Spannung eines lebenden Gewebes, haupts. vom Muskel gebraucht. Der T. steht in Beziehungen zur Kreatinbildung im Muskel, doch ist näheres noch nicht bekannt.

Topinambur Erdbirne, Erdschokke, Knollen von Helianthus tuberosus. Enthält anstatt Stärke Inulin.

Toramin Malonsäuretrichlorbutylester als Ammoniumsalz. Löslich in Wasser. Tabletten zu 0,1 g, Hustenmittel (Athenstädt u. Redecker).

Tormentilla Rhiz. T., Blutwurzel, von Potentilla Silvestris. Stark adstringierend, 15—20% Gerbstoffe.

Torosan ist ein Guajacol enth. Blutpräparat gegen Phthise (Dietrich, Zürich).

Torrubia Gattung der Pilzfamilie Hypocreales. In China hochgeschätztes Heilmittel.

Torubin antineuritisch wirksame Substanz aus Bierhefe, s. Nutramine.

To-Sai-Shin japanische Droge, Rhizom von Asarum Sieboldii.

Totenblume = Calendula.

Totenmyrte = Vinca minor.

Totopon Konkurrenzpräparat gegen Pantopon.

Touri nach Storax riech. Balsam von Humiria balsamifera.

Tournefortia Gattung der Borraginaceae, haupts. Amerika. Mehrere Arten liefern fieberwidrige Blätter.

Tournesol lackmusähnlicher Farbstoff aus Croton tinctorium, Südfrankreich. Zum Färben von Käse, Backwerk und Likören.

Toxalbumine nannte man früher die Giftstoffe der Bakterien, Schlangen usw., weil sie eiweißartige Natur zu haben schienen. Die Eiweißreaktionen rühren aber zum größten Teil von inaktiven Nebenstoffen her. Der Name T. ist ungebräuchlich geworden, s. Toxine.

Toxicodendron Fol. T. Stammt von Rhus T. Enthalten giftigen Milchsaft und T—ol in den Haaren. Der Extrakt wird gegen Hautkrankh. und inn. als Nervinum verw. 0,1—0,4 g der Tinktur.

Toxine nennt man Giftstoffe hochmolekularer, kolloidaler Natur, die durch die Eigenschaft gekennzeichnet sind, daß sie Antigene sind. Sie werden von Bakterien (Diphtherie, Tetanus, Dysenterie, Botulismus) abgesondert; finden sich ferner in tierischen Giften (Schlangen, Spinnen, Skorpione) und in einigen Pflanzen (Ricinus, Abrus, Amanita). Sie sind bei parenteraler Einführung höchst giftig, per os viel weniger. Einige scheinen N-haltige Saponine zu sein.

Toxodesmin gereinigte Tierkohle mit Natriumsulfat und Magnesiumsulfat. Darmantisept. und bei Fleischvergiftung usw. (Chem. Industrie, Amsterdam).

Toxoide nannte Paul Ehrlich Umwandlungsprodukte der frischen Bakterientoxine, die ungiftig sind, aber noch das Antitoxin binden. Je nach ihrer Bindungskraft unterschied er Protox., Syntox. und Epitoxoide.

Toxone nannte Ehrlich Bestandteile des frischen Diphtheriegiftes, die wenig giftig sind, aber das Antitoxin binden.

Toxonosen (τόξος Gift, νόσος Krankheit) = Vergiftungen.

Toxynon acetamino-mercuribenzoesaures Na mit 48% Hg, löslich in NaCl-Lösung und leicht in verdünnter Piperazinlösung. Zu Injektionen bei Lues 0,1—0,2 g.

Trachylobium Gattung der Caesalpiniaceae, meist zu Hymenaea gezogen. Mehr. Arten im trop. Asien und Afrika liefern Kopal.

Tragacantha, Tragant, Kettira, ist das Gummi aus dem Marke von verschied. Astragalus-Arten. Vorderasien, Griechenland. Afrikan. und indischer T. von Sterculia-Arten. Ähnlich ist das Bassora- und Kutteragummi. Zu Pillenmassen und Mixturen.

Trametes suaveolens, Veilchenschwamm, Weidenschwamm, Pilz der Polyporaceae, als Fungus salicis gegen Phthise verw.

Tranquillitum ist eine schmerzlindernde Akonitsalbe.

Trasulfan = Ammonium sulfoichthyolicum (s. Ichthyol).

Traubenzucker s. Glukose.

Traumaticin Lösung von Guttapercha in Chloroform.

Trawasblätteröl äther. Öl v. d. Lauracee Litsea odorifera, Java.

Trehala-Manna Durch Käfer bedingte Ausschwitzung an persischen Echinops-Arten. Enthalten Trehalose.

Trehalase Ferment, das T—ose spaltet.

Trehalose Disacharid versch. Pilze u. d. Käfer bewirkter Ausschwitzungen a. Pflanzen (Trehala-Manna). Besteht a. 2 Mol. Glucose, in die sie d. e. Ferm. T—ase übergef. wird. Das F. findet sich in Hefen u. Pilzen.

Trema orientalis, Ulmaceae, Asien. Alle Teile des Baumes sind aromatisch, gegen Epilepsie usw.

Trentepohlia Jolithus, Veilchenmoos, flächenartig die Steine in Gebirgen überziehende Alge der Chaetophoraceae. Gegen Hautkrankh.

Trester sind die Rückstände nach dem Keltern der Weintrauben.

Trevesia palmata, Araliaceae, Ostasien. Wurzelrinde gegen Rheuma und Syphilis.

Tribromonal Brausetabletten aus Alkalibromiden mit Veronal.

Tribrom-β-Naphthol grauweißes Pulver, Sp. 155°, unlöslich in Wasser. Starkes Antiseptikum.

Tricarbin Glycerin-tricarbonat. Pulver, löslich in Wasser. Als Grundmasse für Pillen usw., die leicht zersetzliche Arzneimittel, z. B. Silbersalze, enthalten.

Trichilia Gattung der Meliaceae, Tropen, mehrere Arten liefern Brech- und Abführmittel, Samen liefern Mafurafett.

Trichina spiralis, die Muskeltrichine, enth. ein bisher unbek. Gift.

Trichloressigsäure CCl_3COOH, durch Oxydation von Chloral. Farbl. Krist. Starkes Ätzmittel.

Trichoderma ceylanicum, Borraginaceae, Indien, Australien, Diuretikum.

Tricholoma Gattung der Agaricinei. Pilze, von denen z. B. T. equestre als Grünling, Ritterling, Goldreizger eßbar ist.

Trichon hochwertiges polyvalentes Trichophytin (s. d.) (Schering).

Tricutalis europaea, Primulaceae, Europa, Wurzel als Brech- und Wundmittel.

Triela Bandwurmmittel aus Embeliasäure, Kamala, Flor. Tanaceti (?) (Funck, Radebeul).

Triferrin Paranuklein-Eisenverbind. Rotbraunes Pulver mit 22% Fe (Knoll).

Trifolium, Klee, Gattung der Papilionaceae. Zahlreiche Arten als Futterpflanze angebaut, Volksmittel gegen Husten, Gicht usw. Trifolium fibrinum der Pharmak. ist Menyanthes trifoliata.

Trigemin aus Dimethylantipyrin und Butylchloralhydrat, weißes Kristallpulver, Sp. 85°. Analgeticum und Antipyret. 0,25—0,75 g (Höchst).

Trigonellin $C_7H_7NO_2$ aus T—a, ist ein Betain der Nicotinsäure. Farbl. Krist. Ungift. Synth. herg.

Trikresol wasserklares Desinf.-Mittel, enthält die 3 Kresole, vorwiegend m-Kresol. Muß zwischen 199 und 204° sieden (Schering).

Trillium erectum L., Liliaceae, Nordamerika, Rhizom (Birth-root), gegen Frauenleiden.

Trimeresurus, Habuschlange, Crotalideae, Giftschlange Japans.

Trimethylamin $N(CH_3)_3$. Farbloses, nach Heringen riechendes Gas, findet sich in der Heringslake und an Säuren gebunden in vielen Pflanzen, Chenopodium, Arnica usw.

Triolein Ester des Glycerins mit 3 Ölsäureresten, in Neutralfetten.

Trional Diäthylsulfon-methyläthylmethan $\genfrac{}{}{0pt}{}{CH_3}{C_2H_5}\!\!>\!C(SO_2\cdot C_2H_5)_2$. Farblose Kristalle, ziemlich schwer löslich in Wasser. Wichtig als Schlafmittel, 2 g (Bayer).

Triosen sind den Zuckern analog gebaute Stoffe mit 3 C-Atomen. Man unterscheidet Glycerinaldehyd $CH_2OH\cdot CHOH\cdot CHO$ und Dioxyaceton $CH_2\cdot OH\cdot CO\cdot CH_2OH$. Beide zusammen entstehen bei der Oxydation des Glycerins und gehen durch Alkalien in echten Zucker über (Synthese des Zuckers, Emil Fischer). Nicht gärfähig.

Triosteum perfoliatum, Fieberwurzel, Caprifoliaceae, U. S. A. Rhizom als Purgans und Fiebermittel.

Tripalmitin Ester des Glycerins mit 3 Palmitinsäureestern, in Neutralfetten.

Tripelphosphat = Ammonium-Magnesiumphosphat.

Triphenin Propionyl-p-Phenetidin, Kristalle. Sp. 120°. Antipyreticum.

Triphosphonucleinsäure erstes Spaltprod. d. Nukleins. Enth. Adenosin, Guanosin u. Cytidin an 3 Phosphorsäure-Reste gebunden.

Trisacharide Zucker, aus 3 Hexosen bestehend, finden sich häufig in Pflanzen. Die wichtigsten sind Raffinose, Melecitose, Gentianose.

Tristearin Ester des Glycerins mit 3 Stearinsäureestern, in Neutralfetten.

Triticum Gattung der Graminaceae. Tr. repens ist die Quecke (auch Agropyrum repens); Tr. Monococcus das Einkorn, Tr. sativum Weizen. 3 Rassen: Tr. spelta, Spelz, Dinkel; Tr. dicoccum Emmer, Zweikorn, und Hauptrasse Tr. sativum tenax in mehr. Spielarten, der eig. Kulturweizen. Auch Tr. polonicum wird an manchen Orten (nicht in Mitteleuropa) angebaut.

Tritole gallertartige Emulsionen von pharm. wirksamen Ölen mit Diastase-Malzextrakt (Helfenberg).

Triton Cristatus, der gew. Wassermolch, enth. in s. Hautdrüsen ein giftiges Sekret; das Gift ist ähnlich dem Krötengift (s. Bufotalin).

Tritopin Nebenalkaloid d. Opiums, Papaveringruppe.

Trivalin Morphin, Coffein, Cocain an Valeriansäure gebunden. T.-Overlach enthält noch Hyoscin (Fahlberg, List u. Co.).

Trixago Herba T—aginis = Teucrium Chamaedrys.

Trixidin Antimontrioxyd in 30% Öl-Emulsion. Im Tiervers. außerord. wirks. chemotherap. Mittel geg. Trypanosomen. Bei intramusk. Inj. 100% d. Fälle Dauersterilis.

Trochiscanthes nodiflorus, Umbelliferae, Südeuropa. Emmenagogum u. Carminativum.

Trochisci sind kleine Pastillen.

Trommersche Probe auf reduzierende Substanzen, hauptsächlich Zucker im Harn: Verdünnte Kupfersulfatlösung gibt beim Erwärmen (nicht Kochen!) des stark alkalisch gemachten Harnes gelbrote Fällung von CuO.

Tropacocain Alkaloid aus javanischen Coca-Bltt. (s. Coca) ist der Benzoylester d. Pseudotropins (dem Tropin nahe verwandt). Auch synth. herg. Lokales Anästhet. weniger gift. als Cocain, keine Gehirnw. Deshalb zu Lumbalanästh.

Tropasäure Die Säure d. Atropins u. Hyoscyamins ist α-Phenylhydracrylsäure $C_6H_5{-}CH\!<\!\genfrac{}{}{0pt}{}{CH_2OH}{COOH}$.

Trophocitin Lebertrancrème mit 2% Lecithin.

Tropin Die Stammsubst. der wichtigsten Alkaloide der Atropin- u. d. Cocaingruppe, hat die eigenartige Konstitution eines in sich kondensierten Piperidin-Pyrrolidin-Doppelringes, von folgender Formel (Willstätter)

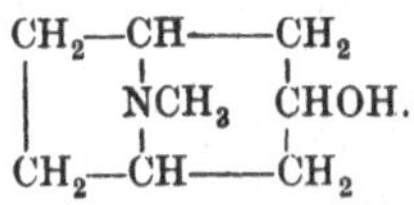

Optisch inaktiv, läßt sich in die d- und l-Komponente spalten. Synth. herg. u. damit auch die genannten Alkde. T. ist kaum physiol. wirks. Seine Ester nennt man Tropeine, z. T. künstl. herg., z. B. Homatropin.

Tropismen nennt man in der Hauptsache die Bewegung lebender Organismen oder (bei Pflanzen) Organe nach einer Reizquelle hin (positive T.) oder von ihr fort (negative T.). Man unterscheidet so z. B. Phototr., Geotr., Galvanotr., Chemotr. u. a. Man bezeichnet die Tr. auch als Phototaxis usw.

Tropon Nährpräparat aus Fleischfasern, die bei der Extraktherstellung abfallen, mit Pflanzeneiweiß aus Hülsenfrüchten. Geruch- und geschmackloses braunes Pulver (Troponwerke, Mülheim).

Trüffel Speisepilze der Gattung Tuber. In lichten Wäldern.

Truxilline 2 stereomere Alkaloide aus d. Truxillo-Coca (s. Coca). Ester d. Ecgoninmethylesters mit 2 stereomeren Truxills. (Diphenyltetramethylendicarbons.)

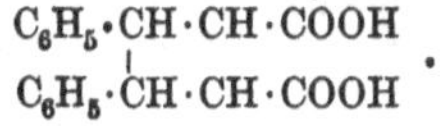

Nicht anästhes., starke Herzgifte.

Tryen = Yatren.

Trygase ist ein reines Hefepräparat (Riedel).

Trypaflavin Diaminomethylacridiniumchlorid. Geruchlos, löslich in Wasser, reizlos, sterilisierbar. Als Antisept. bei Wunden, Auge, Gonorrhoe (L. Cassella).

Trypanblau Sehr kompliz. blauer Farbstoff. Chemotherap. Mittel geg. Trypanosomen.

Trypanrot Natriumsalz einer sehr kompliz. Sulfosäure, die einen Benzidinrest an zwei Naphthylamine in Azostellung gekuppelt enthält. Chemotherap. Mitel gegen Trypanosomen.

Tryparosan chloriertes Parafuchsin. Sehr starkes chemotherap. Mittel gegen Trypanosomen.

Trypasafrol zu den Safraninen gehör. Farbstoff, chemotherap. bei Trypanosomen (Agfa).

Trypsin Protease d. Pankreassaftes, best. aus einer Tryptase u. Peptasen. Spaltet Eiweiß bei schwach alkal. Reaktion bis zu freien Aminosäuren.

Tryptasen sind Proteasen, die bei schwach alkalischer Reaktion $(H^{\cdot}) = 10^{-8}$ Eiweiß spalten. Wahrscheinlich spalten die eigentlichen Tr. nur bis zum Polypeptidstadium; die Tr. führenden Säfte enthalten aber außerdem Peptasen verschiedener Art, welche die natürlichen Polypeptide weiter aufspalten. Die wichtigsten Tr. sind das Trypsin des Pankreas, die Tr. der Leukocyten, der Gewebe (s. Autolyse), die Endotr. der Hefe, sowie die zweifelhaften der Pflanzen und niederen Tiere.

Tryptophan Indolaminopropionsäure, wichtiges Spaltprodukt aller Proteine außer Leim, unentbehrlich zum Aufbau von Körpereiweiß.

Tryptophol ein Alkohol, entsteht aus Tryptophan durch Ersatz der NH_2-Gruppe gegen OH, durch Hefenwirkung.

Tschandu = Opium, das speziell zum Rauchen präpariert ist.

Tuba = Deguelia elliptica, Ostasien, Wurzel als Pfeilgift.

Tuber Pilzgattung der T—aceae, unterirdische Pilze. Einige Arten liefern die Trüffel.

Tuberal angebl. immunisierend. Präparat aus Tbc.-Bazillen.

Tuberkinin Alttuberkulin + Chinin. lactic. Nierentbc. (Kaiser-Friedrich-Apotheke, Berlin NW.).

Tuberkulin ist ein aus Tbc.-Bazillen hergestellter Impfstoff (Koch) zur diagnostischen und therap. Behandlung der Tbc. Es sind auch später eine ganze Reihe verbesserter oder gereinigter Präp, angegeben worden, so Tuberculocidin. Antiphtisin u. Selenin von Klebs,

Tuberculol von Landmann u. Merck, Tulase von Behring und das von E. Friedmann aus Kaltblüter-Tbc.-Bazillen hergestellte Mittel (lebende Baz.).

Tuberkuprose = Cupr. formicicum, zur intraven. Inj. bei Tbc.

Tuckers Asthmamittel besteht aus Atropin sulf., Natr. nitros. und Glycerin.

Türkischrotöl Aus Ricinusöl + konz. Schwefels. Kompliz. Gemisch, in der Färberei, w. neuerdings auch als Heilm. (Granulationsanregung) verw.

Tulase s. Tuberkulin.

Tulipin Alkaloid aus der Gartentulpe. Chem. unbekannt. Muskelgift.

Tulisan Inhalat.-Flüssigkeit gegen Asthma. Enthält Perubalsam, Alypin, Adrenalin usw. (Oesterreicher, Berlin W.).

Tulbaghia Gattung der Liliaceae, Kapland. Gegen Phthisis und Würmer.

Tumenol Mineralöl aus einem bituminösen Schiefer, Tumenolsulfosaures Ammonium. Dunkelbraune, nicht unangenehm riech. Flüssigkeit. Hautkrankheiten.

Tunagummi stammt von Opuntia Ficus elastica. Enth. Bassorin.

Tungöl Chines. Holzöl a. Samen d. in China heim. auch kult. Ölfirnisbaumes, Aleurites (Dryandra) cordata.

Tunica Gattung der Caryophyllaceae, Europa. Als Nervinum. Ähnlich Flores T—ae von Dianthus Caryophyllus, der Gartennelke.

Tunicin von Cellulose nicht zu unterscheiden, findet sich im Mantel der Manteltiere (Tunicaten).

Tupa Berterii, Campanulaceae, sehr giftige Pflanze in Chile.

Tupelo Wurzelholz von Nyssa-Arten. Wie Laminaria verw.

Turanose Disacharid, das b. d. Spaltg. d. Melecitose entsteht. Best. a. 2 Mol. Glucose.

Turacin rotvioletter Farbstoff aus den Federn der Vogelgattung Turacus, Gallirex u. a. Enthält reichlich Kupfer.

Turicin Antidiarrhoicum aus Gerbsäure und Glutenin. Feines geruchl. Pulver, unlöslich in Wasser, Darmantisept. (Blattmann, Wädenswil).

Turmeric s. Curcuma.

Tussalvin Lösg. von Hydrochinin. hydrochlor. zur intramuskul. Injektion bei Keuchhusten (Simons-Apoth., Berlin).

Tussilago farfara, Huflattich, Compositae, s. Farfara.

Tussobromin Hustensirup, enth. Bromoform, Akonit, Tolubalsam und Codein.

Tussol mandelsaures Antipyrin. Weißes Kristallpulver, löslich in Wasser. Keuchhusten (Höchst).

Tutin, Tutu Pikrotoxinähnliches Krampfgift aus Coriaria-Arten, Neuseeland.

Tutulin reines Pflanzeneiweiß, Nährpräparat (Althen u. Mende, Halle a. S.).

Tylmarin Acetyl-o-cumarsäure, wie Aspirin verw.

Tylophora asthmatica, Indian Ipecacuanha, Asclepiadaceae, Tropen der alten Welt. Blätter als Diaphoreticum, zum Rauchen bei Asthma. Ähnlich T. ovata in China.

Tyndall-Phänomen ist die Beugung polarisierter Lichtstrahlen an den feinen Korpuskeln kolloidaler Lösungen, so daß man den Durchgang des Lichtes verfolgen kann (Strahlenkegel), während dies bei echten Lösungen nicht der Fall ist; diese sind „optisch leer".

Typhin lösliche, eiweißartige Schutzstoffe aus Ty-Bazillen.

Tyramin = Oxyphenyläthylamin.

Tyrode-Lösung verbesserte Ringer-Lösung (s. d.) enthält noch 0,1 g NaH_2PO_4, aber nur 0,05 $NaHCO_3$, in vielen Fällen noch 1 g Traubenzucker auf das Liter.

Tyrosin p-Oxyphenylaminopropionsäure. $OHC_6H_4CH_2CH{<}^{NH_2}_{COOH}$, eines der wichtigsten und am längsten bekannten Spaltprodukte der Proteine; wegen seiner geringen Löslichkeit in Wasser leicht zu isolieren. Nadeln. Sp. ca. 315°. Fehlt im Leim.

Tyrosinase ist ein Ferment, das Tyrosin zu dunklen Pigmenten oxydiert. Es ist vielleicht ein Gemisch, in dem zunächst ein F. das Tyrosin zum nächstniederen Aldehyd desaminiert (s. Streckersche Reaktion). Dann ein anderes, eine Oxydase, den Aldehyd weiter oxydiert. T. findet sich in verschied. Pilzen, Kartoffelschalen usw.; im Blut von Wirbellosen.

Tyrosol Oxyphenylmilchsäure

$$OHC_6H_4CH_2CH\cdot<{}^{OH}_{COOH}$$

entsteht aus Tyrosin durch Hefewirkung.

Tyrotoxikon ein Ptomain aus faulendem Käse, wahrscheinlich mit Sepsin identisch.

Tysin 40% Formaldehydlösung zur Raumdesinfektion.

U

Uaria s. Stromanthe.

Uchomaté Curareähnlich. Pfeilgift aus Peru.

Ucuhuba Fett aus den Samen von Myristica surinamensis. Seifen und Kerzen.

Udrenin besteht aus Adrenalin + Eucain (Parke-Davis).

Überlebende Organe nennt man dem Körper entnommene durch physiologische Salzlösungen und Sauerstoff funktionsfähig erhaltene Organe (Herz, Leber usw.), an denen Experimente ausgeführt werden können.

Uffelmanns Reaktion auf Milchsäure: Ein Tropfen Eisenchloridlösung mit etwas Phenol wird gelb gefärbt.

Ukambin glykosid. Pfeilgift, Ostafrika.

Ulexin aus dem Stechginster, Ulex europaeus, ist identisch mit Cytisin.

Ulmaria filipendula, Erdeichel und U. palustris, Krampfkraut, Rosaceae, enthalten Salicylsäure und werden als Volksmittel verw.

Ulmus campestris, Feldulme, Rüster, u. a. effusa, Bergrüster, Ulmaceae, liefern Cortex Ulmi, geleg. als Schleimmittel verw.

Ultrafiltration nennt man die Filtration durch kolloide Membranen (Gelatine, Collodium usw.), die zur Trennung von kolloidalen Lösungen führen kann.

Umbelliferon Oxycumarin

$$OHC_6H_4<{}^{O-CO}_{CH:CH}$$

bei der Destillation von Umbelliferenharz.

Umbilicarsäure Flechtensäure, aus U—a-Arten, liefert bei der Spaltung Orsellinsäure.

Uncineol Alkohol $C_{10}H_{18}O$, aus Cajeputöl. Weiße Krist. Sp. 72,5°.

Ungnadia speciosa, Sapindac. Texas. Samen lief. fettes Öl.

Unguentum Salben, bestehen aus der Salbengrundlage und den pharm. wirksamen Stoffen. Salben sollen entweder decken oder resorbiert werden. Grundlagen sind tierische Fette, Öle, Vaselin, Lanolin u. v. a.

Unguis odoratus, Räuchernagel, Bisamnagel, Kalkdeckel, der die Mündung der Schale versch. Schnecken verschließt, besonders von Murex-Arten. Mittelalterliches Arzneimittel.

Unisal Tabletten, die u. a. Kal. sulfoguajacol., Chinin enthalten. Gegen Grippe.

Unterphosphorige Säure, Ac. hypophosphoros. H_3PO_2 durch Auflösen von Phosphor in heißem Barytwasser und Neutralisier. durch Schwefelsäure. Weiße leicht zers. Krist. Pharm. als Tonicum 2—10 Tr.

Unze altes Gewicht = 31 g = 8 Drachmen.

Upas malaiischer Name für strychninhaltige Pfeilgifte.

Upasbaum s. Antiaris toxicaria.

Upsalan = Oxyquecksilber - orthochlorphenolnatrium. Desinfekt.-Mittel, mit Seifen verwendbar.

Uracil Dioxypyrimidin, Spaltprod. d. Nukleins.

Uragoga (Psychotria) Ipecacuanha, Rubiaceae, Stammsubstanz der J.

Uralium Chloralurethan, Verb. von Chloralhydrat + Urethan

$$CCl_3-CH<{}^{OH}_{NH\cdot CO\cdot O\cdot C_2H_5},$$

blättrige Masse. Sp. 103°, unlöslich in Wasser, s. a. Somnal.

Uran U, Atomg. 238. Findet sich in der Natur ziemlich selten, haupts. in der Uranpechblende. U. ist die Stammsubstanz der wichtigsten radioaktiven Elemente: Radium, Niton, Polonium. Die Salze des U. sind sehr giftig, Wirkung ähnlich wie Arsen, aber wirksamer, ferner Nierengifte.

Uranoblen Silbersalz, das Fluoresceinnatrium (Uranin) enth. Gonorrhöetherapie. Einführg. durch leichtschmelzbare Röhrchen (Caviblentherapie).

Urari = Curare.

Uraseptin Mischung aus Urotropin, Piperazin, Natr. u. Lithium benzoic. u. Milchzucker.

Urate Salze der Harnsäure.

Uratone = Hexamethylentetramin.

Urceola Gattung der Apocynaceae, Lianen Hinterindien, liefern Kautschuk.

Urea = Harnstoff.

Ureabromin Doppelverb. von $CaBr_2$ + Harnstoff. Farblose Krist. mit 36 % Br. Sp. 156°. Epilepsie (Gehe).

Urechites suberecta, Apocynaceae, Strauch Jamaika. Gegen Malaria, enth. giftige Glykoside U—in und Urechotoxin.

Ureide nennt man Verb. d. Harnstoffes mit Säureestern in Ringform, z. B. Oxalsäure-U. (Parabans.)

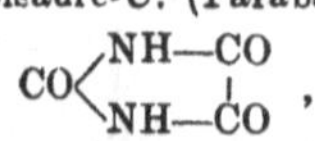

Barbiturs., Dialurs., Alloxan. Die U. lassen sich auch vom Pyrimidin (s. d.) ableiten.

Urena sinuata und lobata, Malvaceae, Tropen, liefern juteähnl. Fasern (Guaxima, Bunochra). Enth. Schleim, werden als Expectorans verw.

Ureochin Chinincarbamid, als Chlorhydrat lokales Anästhet.

Urera Gattung der Urticaceae, Brasilien. Mehr. Arten werden mediz. verw., hauptsächlich als Diureticum, Frauenleiden.

Uresin Doppelsalz von Hexamethylentetramin + Lithiumcitrat, weißes Kristallpulver, bei harnsaurer Diathese.

Urethane Ester der Carbaminsäure $CO{<}^{NH_2}_{OR^2}$. Das eig. U. ist der Äthylester $CO{<}^{NH_2}_{OC_2H_5}$. Farblose Kristalle, Sp. 51°, leicht löslich in Wasser. U. und alle Homologen sind Hypnotica, z. B. Euphorine, Hedonal, Thermodin, Uralium.

Urginea maritima, Liliaceae, Mittelmeergebiet, liefert Bulbus Scillae. Andere Arten Afrikas ähnlich wirksam.

Uricedin aus Natriumcitrat, -tartrat usw., zusammenges. Gichtmittel (Stroschein)

Uridin Verbind. v. Uracil + Pentose, Spaltprod. d. Nukleinsäure.

Urikase ist eine Oxydase, die im Stoffwechsel Harnsäure zu Allantoin oxydiert. Fehlt bei einigen Tieren, z. B. Mensch. Bei diesen ist also Harnsäure das Endprodukt des Nukleinstoffwechsels.

Urocaninsäure findet sich selten im Hundeharn. Ist ein Abkömmling des Histidins = Imidazolylacrylsäure.

Urochloralsäure Trichloräthylglykuronsäure, tritt nach Eingabe von Chloralhydrat im Harn auf. Unlöslich in Wasser, wirkt reduzierend.

Urochrom Farbstoff des Harnes, von unbekannter Natur.

Urocitral = Theobrominum natriocitricum, Gemisch verschiedener Doppelsalze mit 52 % Th. Diuretikum (Rump u. Lehners, Hannover).

Urocol Gemisch von Urol 0,5 + 0,001 Colchicin; Gichtmittel.

Urodonal Brausesalz mit Sidonal und Hexamethylentetramin. Gicht, Gallenleiden.

Uroerythrin Farbstoff des roten Harnsedimentes. Unbekannter Natur.

Uroferrinsäure Säure des Harns, wahrscheinlich ein Gemisch aus Eiweißabbauprodukten.

Urogenin Doppelsalz von Theobromin + Lithiumhippurat, Diuretikum.

Urogon wurde ein flüchtiger Bestandteil des Harnes genannt. Es besteht hauptsächlich aus p-Kresol, daneben einem noch unbekannten Stoff $C_{10}H_{16}O$.

Urogosan Gemisch von 0,3 Gonosan + 0,15 Hexamethylentetramin. Harnantisept. (Riedel).

Urohypertensin blutdrucksteigernde Base aus Harn, mit Adrenalin nicht identisch.

Urol chinasaurer Harnstoff. Große Kristalle, leicht löslich in Wasser. Gicht, Harngrieß.

Uroleucinsäure eine früher angenommene Säure des Harns bei Alkaptonurie, existiert nicht.

Urolysin Mischung von Citrozon mit 10% Chinasäure. Gichtmittel.

Uraminosäuren entstehen aus Aminosäuren + Harnstoff. Sie haben die allgemeine Formel $R<{NH\cdot CO\cdot NH_2 \atop COOH}$. Sie spielen wahrscheinlich im Stickstoffwechsel eine Rolle.

Uromelanine Dunkle Pigmente im Harn.

Uropherin ist Theobrominlithiumbenzoat oder -salicylat. Diuretikum mit 50% Th. 3—4 g tgl.

Uropural Tabletten, die in 4 Formen enthalten: Extr. Fol. Uvae ursi, Salol, Hexamethylentetramin, Acetylsalicylsäure. Blasenleiden usw.

Urorosein Farbstoff des Harns, ist ein Indolderivat.

Urosemin ein Gichtmittel aus fein geschlämmter Harnsäure mit Eusemin (Hugo Rosenberg, Berlin).

Urosin ist chinasaures Lithium. Gichtmittel (Zimmer).

Urosteril enthält als Hauptbestandteil Fluidextrakt von Pichi-Pichi, daneben Salol und Tannin.

Urotropin s. Hexamethylentetramin.

Urson Bitterstoff aus Uva Ursi.

Urtialfon, Urtiarsyl Gichtm. a. arseniger Säure + Ameisens. z. subkut. Inj. (B. Hadra, Berlin).

Urtica dioeca, Brennessel, U—ceae, früher als Diuretikum verw. Die Pflanze liefert eine sehr wertvolle Spinnfaser.

Urushi Milchsaft von Rhus vernicifera, liefert den japanischen Lack (s. Lakkase, Rhus).

Urystamin Hexamethylentetramin + Lithiumbenzoat. Gichtmittel.

Usnea Flechtengattung d. U—ceae; U. barbata, Bartflechte, früher als Lichen arboreus offic. Auch U. hirta, Totenkopfmoos wurde benutzt.

Usninsäure $C_{18}H_{16}O_7$, in zahlreichen Flechten.

Uteramin = Oxyphenyläthylamin.

Utricularia fleischfress. Pfl. (s. d.).

Utrogen Ersatzpräparat für Pyrenol.

Uvaria Gattung der Anonaceae, Indien. Zahlr. Arten als Aromatica.

Uva Ursi von Arctostaphylos U. u., Bärentraube, Ericaceae, nördl. Länder. Blätter bei Blasenleiden. Enthalten Arbutin und Methylarbutin, sowie Urson. A. glauca (Manzanita) in Amerika ähnl. verw.

Uzara Wurzel einer bisher unbekannten afrikanischen Pflanze. Enthält 3 wirksame Glykoside. Wirkt erst erregend, dann lähmend auf das Zentralnervensystem, auf Herz digitalisähnlich. Antidiarrhoicum, Dysenterie, Wehenschmerzen, Herztonikum (Uzara-Ges., Melsungen).

Uzaratan Uzaron + Tannin, Antidiarrhoic. Kinderpraxis.

Uzarin Glykosid a. Uzarawurzel. Weiße Nadeln, leicht lösl. in Wasser, als Sympathicusmittel b. Durchfall, Ruhr usw.

V

Vaccine ist ursprünglich Kuhpockenlymphe. Im weiteren Sinne bezeichnet man alle Impfstoffe als V., durch die eine aktive Immunisierung als Vorbeugungs- oder Heilprinzip eingeführt wird, so gegen Typhus, Staphylokokken, Tbc. usw.

Vaccineurin Autolysat aus Bakterien, zur intramusk. Inj. gegen Ischias, Neuralgien (Sächs. Serumwerk, Dresden).

Vaccinium Gattung d. Ericaceae, V. Myrtillus ist die Heidel-, Blau-, Bickbeere, Besing. V. uliginosum die Rauschbeere, die narkotisch wirkt, V. Vitis Idaea die Preißel- oder Kronsbeere. Ähnlich andere amerikan. u. asiatische Arten. Alle Blätter werden in Tees als Volksmittel benutzt.

Valamin Isovalerians. Ester d. Amylenhydrats. Flüssigk. Baldrianwirkg.

Hypnoticum (Dr. Neumann, Charlottenburg).

Valda-Pastillen enthalten Eucalyptusöl, Menthol u. Zucker.

Valeriana officinalis, Baldrian, V—aceae, Europa, Asien. Rhizom (Rad. V—ae) enth. äther. Öl und V—ansäure. Extrakt als krampfwidriges Mittel. V. celtica ist der echte Speik, altes aromatisches Heilmittel. Tropische V.-Arten werden ebenso verw. wie V. offic.

Valeriansäure Ac. valerianicum. 4 Isomere C_4H_9COOH. Off. ist die Isopropylessigsäure

$$(CH_3)_2 \cdot CH_2 \cdot CH_2 \cdot COOH.$$

Aus Baldrianwurzel oder durch Oxyd. des zugehörigen Amylalkoh. aus Fuselölen. Klare Fl. Kp. 165°. Selten als Krampfmittel 0,1—0,5 g.

Validol Valeriansäurementhylester. Ölige Flüssigkeit. Innerliches Nervinum (Zimmer).

Valin α-Aminovaleriansäure

$$CH_3(CH_2)_2CH{<}^{NH_2}_{COOH}.$$

Spaltprodukt fast aller Proteine.

Valinervin brausendes Bromsalz + Extr. Valer. Schlaflosigkeit.

Valisan Bromisovaleriansäurebornylester. Farbl. ölige Flüssigkeit. Mit 26% Br. Sedativum, Nervinum 0,25 bis 0,75 (Schering).

Valofin Extrakt aus Baldrian und Pfefferminze (Helfenberg).

Valonea Gerbmaterial aus orientalischen Eichen, s. Knoppern.

Valyl Valeriansäurediäthylamid. Wasserhelle Flüss. von eigentümlich scharfem Geruch. Kp. 210°. Baldriantherapie.

Vanadium Vd, Atomg. 51,2. In der Natur meist in Form vanadinsaurer Salze. Vd. kommt im Blute der Ascidien vor. Vd-Verbindungen können katalytisch als Sauerstoffüberträger dienen; daraufhin hat man eine Reihe von Präparaten hergestellt, die innerl. als „physiol." Katalysatoren wirken sollen. Äußerlich sind Wundstreupulver und Antiseptica in den Handel gebracht worden, Vanadiol, V—oform usw., s. a. Citrozon.

Vanda spathulata, Orchidaceae, Indien, Kraut gegen Ruhr usw. Blüte gegen Asthma.

Vanilla planifolia, Vanille, kletternde Orchideen, Mexiko usw., überall kultiv. Die Früchte werden durch Schwitzenlassen gereift und getrocknet. Der Wohlgeruch stammt von dem Balsam, der den Samen einhüllt, und vom V—in.

Vanillin Geruchsstoff der Vanilleschoten, 1—3%. In der Pflanze glykosidisch gebunden. Nadeln. Sp. 80°. In Wasser löslich, leicht in Alkohol, Äther usw. V. ist m-Methoxybenzaldehyd

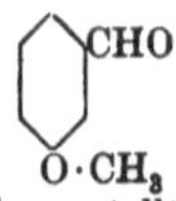

Synthetisch hergestellt.

Vanodrin Novokain + Adrenalin, lokales Anästhet.

Vanolin Lanolinersatz, besteh. aus Oxycholesterin 5,0, Cera, Paraffin, solid. āā 2,0 Paraffini liqu. 91,0.

Vaporin Keuchhustenmittel, das Naphtalin, Kampfer, Eukalyptus und Kiefernöl enthält (Krewel).

Varec jodhaltige Asche von Meeresalgen, Normandie.

Varthemia montana, Compositae, Arabien, gegen Durchfall.

Vasaca indischer Name der Justicia Adhatoda, Strauch d. Acanthaceae, Expectorans und Krampfmittel.

Vasapon Schweizer Konkurrenzpräparat des Vasogens.

Vaselin aus Amerika stammendes weiches Mineralfett, das nach verschiedenen Methoden mit und ohne Schwefelsäure aus Petroleumrückständen hergestellt wird. Sehr wichtige Salbengrundlage.

Vaselinöle sind im Gegensatz zum echten Vaselin Destillationsprodukte des Petroleums, werden aus dem sog. „Blauöl" abgeschieden. Das reinste V. ist das Paraffinum liquidum.

Vasenol Salbengrundlage, die sich mit wäss. Flüssigkeit mischen läßt. Durch Zusammenmischen von Vaseline mit Fettalkoholen (Cetyl-, Melissylalkohol usw.). Auch als Puder (Dr. A. Köpp, Leipzig).

Vasicin Alkaloid aus Adhatoda vasica Nees, Acanthaceae, Indien, die dort als Expectorans dient. Das Alkaloid ist für niedere Tiere sehr giftig, für Warmblüter nicht.

Vasodilatin blutdrucksenkende Substanz aus fast allen Organextrakten, mit Cholin nicht identisch, aber wahrscheinlich ihm nahestehend; soll besonders bei Shockzuständen auftreten.

Vasogen Gemisch von Vaselinöl, Ölsäure und Ammoniak, das leicht Arzneistoffe aufnimmt und mit Wasser dauernde Emulsionen bildet. Zu Einreibungen mit Jod, Kampfer, Kreosot usw. (Pearson, Hamburg).

Vasol Konkurrenzpräparat für Vasogene (Hell, Troppau).

Vasoliment Ersatzpräparat für Vasogen.

Vasopolentum Konkurrenzpräparat für Vasogen (Rump u. Lehners, Hannover).

Vasothion 10% Schwefel enth. Vasogenpräparat.

Vasotonin Doppelverbindung von Yohimbin mit Urethran. Blutdrucksenkende Wirkung. Verw. bei Angina pectoris, Migräne, Arteriosklerose, Nephritis (Th. Teichgräber, Berlin).

Vateria indica, Dipterocarpaceae, Baum, Indien, liefert Anime-Harz. Der Samen liefert Fett (Malabartalg).

Vegetaline ist Kokosfett.

Veilchenbaum = Eucalyptus.

Veilchenschwamm = Trametes suaveolens.

Veilchensteine s. Trentepohlia.

Veilchenwurz = Rhiz. Iridis.

Vellarin scharfes Gift aus Hydrocotyle vulgaris, Wassernabel, erzeugt Gastroenteritis, Hämaturie.

Vellosin Alkaloid der Pereirorinde (Geissospermin). Gibt beim Kochen mit Alkalien eine sehr giftige brucinähnlich wirkende Base.

Velopurin Salbengrundlage aus in Alkohol gelöster Ölseife mit Olivenöl.

Ventilago maderaspatana, Rhamnaceae, Hinterindien. Wurzelrinde gegen Fieber und Verdauungsstörungen.

Ventrikol Pflanzenöl mit Magenkräutern. Gegen Magenbeschwerden (Friedr.-Wilh.-Apoth., Charlottenburg).

Venusblut = Herba Verbenae.

Venusfinger = Cynoglossum.

Venushaar = Adiantum Capillus Veneris.

Venusmilch = Tct. Benzoes.

Veratrin Alkaloid des Sabadillsamens, in Veratrum kaum enthalten. Amorphes, weißes Pulver, besteht aus Cevadin und Veratridin. V. ist offiz., wird meist in Salben oder alkohol. Lösung bei Neuralgien, seltener in Pillen, bei Rheuma und Pneumonie verw. Dos. max. 0,005, Tagesdosis 0,015 g. Veratridin ist löslich in Wasser, hat die Formel $C_{32}H_{49}NO_9$. Reizt stark zum Niesen.

Veratrol Dimethyläther des Brenzkatechins, aus Veratrumsäure durch Alkalien. Rauschgift, dann zentrale Lähmung.

Veratrum album, weißer Germer, weiße Nießwurz, Helleborus albus, Liliaceae, Kraut der Gebirge Europa-Asien. Rhiz. V. ist offiz., hat scharfen Geschmack, Pulver reizt zum Niesen. Enthält nur sehr wenig oder gar kein Veratrin, sondern Jervin, Pseudojervin, Rubijervin und Protoveratrin, außerdem noch unsichere Alkaloide. Nur das Protoveratrin ist stark giftig, die anderen sind anscheinend Abbauprodukte des Veratrins.

Veratrumsäure

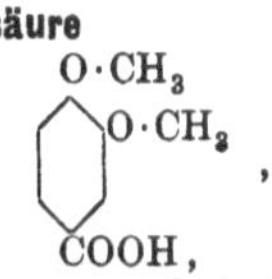

im Sabadillsamen und als Spaltprodukt mehrerer Alkaloide.

Verbascose Polysacharid aus V—um. Kristalle, Sp. 219°. Zerfällt in Glucose, Fructose u. Galactose.

Verbascum Thapsus, Wollkraut, Königskerze, Johanniskerze, Scrophulariaceae, hohes Kraut. Blätter und Blüten in vielen Tees. Zahlreiche südamerikan. Arten enth. stark giftige Saponine und werden als Fischgift benutzt.

Verbena officinalis, Eisenkraut, Venusblut, V—aceae. Herba V. im deutschen Hausmannstee und vielen anderen Tees Enth. Glykosid V—alin. Andere amerikan. Arten ähnlich verw., auch beliebte Zierpflanzen.

Verbenalin d. Emulsin spaltbar. Glykosid aus Verbena-Arten.

Verbenaöl Sehr wohlriechendes Öl aus V. triphylla, die in Spanien, Südfrankreich usw. kultiviert wird. Enth. ca. 20% Citral, ferner l-Limonen, Geraniol und ein Keton Verbenon $C_{10}H_{16}O$.

Verdauung nennt man den Prozeß der Vorbereitung der zugeführten Nahrung für den Stoffwechsel, der bei allen Metazoen in einem eigenen vom Körperinnern abgetrennten Schlauch, dem Verdauungskanal, vor sich geht. Hier wird die zugeführte Nahrung mechanisch zerkleinert, und durch Fermente und Gärungsorganismen chemisch bearbeitet. Die löslichen und resorbierbaren Stoffe (s. Resorption) werden von der Darmwand aufgenommen, das Unlösliche und Unbrauchbare nach dem After hin befördert und als Kot (s. Faeces) ausgeschieden. Die chemische Behandlung besteht in einer weitgehenden hydrolytischen Aufspaltung der Fette, Kohlehydrate und Eiweißkörper, so daß nur deren Bruchstücke resorbiert zu werden brauchen. Diese Spaltung hat einerseits den Zweck, lösliche und resorbierbare Substanzen zu schaffen; andererseits müssen die Eiweißkörper, die einen artspezifischen Charakter tragen, so weit gespalten werden, bis nur unspezifische Bruchstücke übrig bleiben; denn artfremde Körpersubstanzen dürfen nicht in das Innere des Organismus gelangen, da sie giftig sind (vgl. Abwehrfermente). Die Verdauungsfermente sind Amylase, Lipase, Pepsin, Trypsin, Erepsin. Die Gärungen (bei Wiederkäuern hauptsächlich im Pansen, s. d., bei anderen Tieren im Dick- und Blinddarm), haben vor allem den Zweck der Aufschließung der Cellulose, die den Verdauungsfermenten nicht zugänglich ist.

Vergällen s. Denaturieren.

Vergißmeinnicht = Myosotis.

Vergotinin enth. Ergotin, Strychnin, Veratrin in Glycerin. Veterinärpraxis.

Verholzung nennt man das Durchsetzen der Cellulose mit den Substanzen des Holzes, Lignin, Cutin usw. Durch die V. wird die an sich der Verdauung des Pflanzenfressers zugängliche Cellulose unverdaulich (Stroh, Holz). Durch „Aufschließen" kann man die verholzenden Substanzen entfernen (Säuren, Laugen).

Veril Wurmmittel aus Arekanuß.

Vermifuga = Wurmtreibende Mittel.

Vernin Base in der Futterwicke Vicia sativa, auch and. Pfl., ist Guanosin (s. d.).

Vernix caseosa Gemenge von Hauttalg, Epidermis usw., das die Haut des Neugeborenen überzieht.

Vernonia anthelminthica, Compositae, Kraut, in Indien als Stomachicum und Wurmmittel benutzt. Enthält ein widerlich bitteres Harz. V. nigritans, Wurzel, wird am Senegal als Batiator gegen Fieber und als Brechmittel verw. Enthält Glykosid V—in, das ähnlich, aber schwächer wie Digitalis wirkt.

Verodigen Präparat aus Digitalis, hauptsächl. Gitalin enthaltend (Boehringer).

Veroglandol Extr. a. Corpus luteum. Bei Genitalblutungen verw.

Veronacetin Mischung von Veronal 0,3, Phenacetin 0,25, Codein phosph. 0,025 (Weil, Frankfurt).

Veronal Diäthylbarbitursäure

$$(C_2H_5)_2C{<}^{CO-NH}_{CO-NH}{>}CO.$$

Weißes, schwach bitter schmeckendes Pulver, leicht löslich in heißem Wasser und organ. Lösungsmitteln. Schlafmittel 0,25—0,3 g (Merck, Bayer).

Veronica Gattung der Scrophulariaceae, Kräuter. V. beccabunga, Bachbunge und V. officinalis, Ehrenpreis, werden noch in Tees benutzt (Frühlingskuren). V. virginica liefert ein abführendes Rhizom.

Veropyrin Mischung von Veronal mit Aspirin und Morphin (oder Dionin), Schlafmittel.

Verseifungszahl in der Untersuchung der Fette gibt die Menge an neutralen Fettsäureglyceriden in cm^3 alkohol. KOH an, die zur Verseifung gebraucht werden.

Vesaltin Phosphatid aus Pankreas.

Vesicaesan Präparat aus Fol. Uvae ursi. Zur Behandlung von Nieren- und Blasenleiden, gegen Gonorrhöe als inneres Antisepticum. Pillen 10—15 Stück tgl. (Chem. Fabr. Reißholz b. Düsseldorf).

Vesicantia Mittel, die auf der Haut Blasen bilden, z. B. Cantharidin.

Vesicaria gnaphaloides, Cruciferae, Ostindien, als Abortivum verw.

Vesicurin Sirup oder Tabl., enth. Hexamethylentetramin, Salicyl und Valeriana.

Vesipyrin Acetylsalicylsäure-Phenylester. Weißes Pulver. Sp. 97°, unlöslich in Wasser. Antirheumat. 2—5 g p. die (Chem. Werke Reiherstieg, Hamburg).

Vesperkraut s. Stachys recta.

Vetiveröl, Ivaranchusaöl, von Andropogon squarrosus, Indien, Ostafrika. Wurzel enth. 1—2% dickes Öl von intensivem Geruch. Enth. ein Sesquiterpen $C_{15}H_{24}$, das Vetiven. Parfümerie, Seifen.

Viburnum prunifolium, Caprifoliaceae, Strauch oder Bäumchen U. S. A. Rindeninfus bei Frauenleiden. Der Bitterstoff V—in wirkt im Tierversuch lähmend.

Vicia Gattung der Papilionaceae, Wicke. Mehrere Arten kultiviert. V. sativa, gewöhnliche Wicke, V. Faba, die Pferde-, Sau-, Puffbohne. V. Cracca, Vogelwicke und V. villosa, Sandwicke, sind Futterkräuter.

Vicianin Glykosid aus Wickenarten. Durch Emulsin spaltbar, liefert HCN und l-Phenylglykol, sowie einen Zucker V—ose, der Glucose + Arabinose enthält.

Vicilin Globulin a. Erbsen, Linsen, Saubohnen.

Vicin Nucleosidähnl. Subst. a. Wicken. Daneb. findet sich noch Convicin.

Victorialis Siegwurzel, Allermannsharnisch ist Allium V. oder Gladiolus palustris.

Vignin Globulin a. d. Kuherbse.

Viferral wasserfreies, polymerisiertes Chloral. Weißes Pulver, schwer löslich in Wasser. Schlafmittel (Dr. Gärtner, Halle a. S.).

Vilja-Creme Hautcreme, der in Lanolin verschied. Pflanzenextrakte enth., z. B. Verbena, Saponaria, Betonica, Capsella, sowie Ol. Tanaceti und Ol. Rutae.

Vinca minor, Sinngrün, Totenmyrte, Apocynaceae, früher als Herba V. offiz., ebenso V. major. Enth. Saponine Vincin und Vincein.

Vinel in Peru wie Coca benutzt, Blätter von Prosopis ruscifolia.

Vinopyrin saures weinsaures p-Phenetidin. Antipyret. Kaum angewendet.

Vinyl ist das Radikal $CH_2 : CH$; z. B. Vinylalkohol $CH_2 : CH \cdot OH$.

Viola Gattung der V—aceae, Kräuter. V. odorata, Märzveilchen. Blüten in einigen Staaten offiz. V. tricolor, Stiefmütterchen. Kraut enthält Salicylsäure, wird als Blutreinigungsmittel verwend.

Violaquercitrin Farbstoff $C_{27}H_{28}O_{16}$, ist mit Osyritrin identisch. In Viola u. a.

Vioform Jodchloroxychinolin. Graugelbes Pulver, geruch- und geschmacklos, unlöslich in Wasser, Ersatz für Jodoform (Baseler Chem. Fabrik).

Violenwurzel = Rhiz. Iridis.

Vipera G. d. Viperinae. Giftschlangen Europas: V. berus, Kreuzotter, V. aspis, u. V. ammodytes, Sandviper, Südeuropa.

Virilin ist Extrakt Thymi comp. mit Kal. sulfoguajacol. u. Calc. hypophosphoros.

Virola Gattung der Myristicaeae, Bäume Amerika. Samen liefern V—fett.

Visalban Nährmittel aus Milch.

Viscin Stoff aus Rinde und Beeren von Viscum, klare, dicke, indifferente Flüssigkeit. Kp. 227°.

Viscolan Salbengrundlage aus Viscin mit Lanolin (Löbell, Mügeln).

Viscum album, Mistel, Loranthaceae, Schmarotzer auf Bäumen. Zweigspitzen wurden gegen Epilepsie verwendet, s. Viscin.

Vismia Gattung der Guttiferae, verschiedene Arten als Wurmmittel.

Visvit Nährpräparat aus Weizenkleber und Stärke, etwas Lecithin.

Vitamine nennt man bisher unbekannte Bestandteile der Nahrung, die zum Gedeihen unentbehrlich sind. Füttert man z. B. Tauben ausschließlich mit geschältem Reis, so erkranken sie schwer, die Reisschalen als Zusatz machen sie wieder gesund. Der Mensch erkrankt bei ausschließlicher Reisnahrung an Beriberi. Auch Skorbut (s. d.) entsteht durch einseitige Nahrung. Solche Vitamine, auch Ergänzungsstoffe, Wachstumsstoffe, Nutramine usw. genannt, scheinen in jeder gemischten Nahrung, in Pflanzen, Fleisch, Eiern, Hefen usw. vorhanden zu sein. Sie sind kaum chemisch einheitliche Stoffe, z. T. wasserlöslich, z. T. lipoidähnlicher Natur. Die ganze Frage ist noch sehr unklar.

Vitelline phosphorhaltige Proteide des Eidotters. Sehr wenig bekannt.

Vitellum = Dotter.

Vitex agnus castus, Keuschbaum, Mönchspfeffer, Verbenaceae, südl. Europa. Die gewürzig aromatischen Früchte (Sem. Agni casti) früher als Heilmittel, ähnlich viele asiatische Arten.

Vitiatin Base a. Fleischextr. $C_5H_{14}N_6$. Derivat d. Guanidins.

Vitis Gattung d. V—aceae, Klettersträucher. V. vinifera ist der Weinstock. Die amerikan. Arten sind V. Vulpina, rotundifolia und Labrusca.

Vitose Salbengrundlage aus Glycerin-Öl-Albuminat (Stroschein).

Viverra Gattung der Carnivoren, Zibetkatzen, liefern den Zibet (s. d.).

Vividiffusion nennt man ein Verfahren, in den überlebenden Kreislauf diffusible Röhren einzuschalten, und so durch Diffusion Stoffwechselprodukte im Blut nachzuweisen.

Vlemingkxsche Lösung wird durch Kochen von gelöstem Kalk mit Schwefel erhalten. Wird jetzt gegen Parasiten (Läuse, Krätze) verwendet.

Vogelbeere = Sorbus Aucuparia. Früchte nicht giftig, Samen enth. Blausäure.

Volemit ein natürlich vorkommender Heptit $C_7H_9(OH)_7$, findet sich in Pilzen.

Vollaris glabra, Apocynaceae, Molukken; Wurzel bei schweren Krankheiten angewendet.

Volt Einheit der elektrischen Spannung. Bei ein Volt Spannung und 1 Ohm Widerstand entsteht ein Strom von 1 Ampère (s. d.).

Volutin Substanz aus verschiedenen Hefen und Pilzen. Ist eine Nukleinsäureverbindung.

Vomitiva = Brechmittel.

Vucin ist Isoctylhydrocuprein. Chemotherap. b. Gasbrand (malignem Ödem) (s. Cuprein).

Vulnofix Harzlös. i. Benzol, Wunddeckungsmittel (Helfenberg).

Vulpinsäure Methylester der Pulvinsäure in vielen Flechten.

Vulvaria Herba V. von Chenopodium Vulvaria. Widerlich riechend (Trimethylamin), als Emmenagogum, Rheumatic. usw.

W

Wabayo = Ouabaio.

Wacholder s. Juniperus.

Wachse sind im Gegensatz zu den echten Fetten Ester einwertiger Alkohole. Häufig sind Säure u. Alkoh. derselben Reihe angehörig.

Wachstumsstoffe s. Vitamine, Nutramine.

Wachtelweizen, Melampyrum arvense, häufiges Unkraut, s. Rhinanthin.

Wärmetönung nennt man die Wärmemenge, welche bei einer chemischen Reaktion gebildet oder verbraucht wird (positive resp. negative W.), wenn jede andere Energieumsetzung (Arbeit, elektrische Energie) ausgeschlossen ist. W. ist also das Maß des Umsatzes an Gesamtenergie bei einem chem. Vorgang (s. a. Berthelots Gesetz).

Wärmewert der Energie ist ihre Umrechnung in Kalorien. Der W. der Arbeit ist 1 Kal = 427 mkg (Joulesche Zahl).

Waid Farbstoff aus Isatis tinctoria.

Waifa chinesische Gelbbeeren, Blütenknospen von Sophora japonica.

Wakhma Knollen von Aconitum heterophyllum, enth. ungiftiges Atisin.

Waldivin Bittersoff aus d. Samen von Simaba Waldivia (s. d.).

Waldmeister = Asperula odorata.

Walkmah eine indische Aconitum-Art.

Walnuß = Juglans.

Walnuß indische = Aleurites triloba.

Walrat = Cetaceum.

Walratöl, Ol. Cetacei, flüssiger Anteil des Walrats. Hellgelbes Öl.

Walsura piscidia, Meliaceae, Indien. Rinde Fischgift, Brechmittel und Abortivum.

Waltheria Gattung der Sterculiaceae, mehrere Arten der Tropen als Schleimmittel usw. angewendet.

Warzenkraut = Calendula.

Waschkraut = Herba Saponariae.

Waschrinde = Cortex Quillayae.

Wasserandorn = Lycopus europaeus.

Wasserbenedikt = Geum rivale.

Wasserdost = Eupatorium cannabinum.

Wasserfenchel = Phellandrium aquaticum.

Wasserflohkraut = Polygonum Amphibium.

Wasserkerbel = Phellandrium aquaticum.

Wasserklee = Trifolium fibrinum.

Wasserklette = Petasites.

Wasserkresse = Nasturtium officinale.

Wassermangold = Rumex-Arten.

Wassermelone = Citrullus vulgaris Schrad.

Wassermerk = Sium latifolium und Apium graveolens L.

Wasserminze = Mentha aquatica L.

Wassernabel = Hydrocotyle vulgaris L.

Wassernuß = Trapa natans L.

Wasserpetersilie = Apium graveolens L.

Wasserpfeffer = Polygonum Hydropiper L.

Wasserraute = Thalictum flavum L.

Wasserstoffsuperoxyd, Hydroperoxyd, Hydrogenium peroxydat. H_2O_2. Spurenweise in d. Luft. Herst. aus Bariumperoxyd BaO_2 und Schwefelsäure. Flüss., auch rein darg., meist in 3%iger L. Wirkt stark oxyd. Durch Katalase (s. d.) in $H_2O + O$ zerlegt. Verw. als Desinf. auch innerl. Zu Zahn- u. Gurgelw. Als Konserv.-Mittel für Milch. Gibt mit Harnstoff eine feste Verbindung, die in mehr. Präp. (Ortizon, Perhydrit) pharm. verw. wird.

Wasserstoffzahl ($H^{\cdot}$) ist die Konzentration an freien Wasserstoffionen, ausgedrückt in Zehnerpotenzen. So ist z. B. die ($H^{\cdot}$) von $^1/_{100}$ N. Salzs. fast genau $= 10^{-2}$, die des Blutes ca. $= 10^{-7}$. Man schreibt die Größe auch P_H, gleich dem Exponenten von 10, also bei 10^{-7} : $P_H = 7$.

Wasserwegerich = Alisma Plantago.

Watt Einheit des Effektes elektrischer Arbeit = Volt × Ampere = Joule/Sec. $= 10^7$ Erg/Sec. (C.G.S.-System). Die Kilowattstunde ist dagegen ein Maß der Arbeit, 1000 Watt × 3600 Sec. $= 3{,}6 \times 10^{13}$ erg.

Wau = Reseda Luteola.

Wedelia strigulosa, Compositae, Ostasien; Stengel gegen Fieber.

Wegerich = Plantago.

Weiberkraut = Herba Artemisiae.

Weidels Reaktion auf Xanthin: Chlorwasser mit etwas HNO_3 gibt gelben Rückstand, der mit Ammoniakdampf gelbrot wird.

Weidenschwamm = Trametes suaveolens.

Weihnachtswurz = Helleborus niger.

Weihrauch s. Olibanum.

Weinäther Äthylester der Pelargonsäure $C_8H_{17}COOH$.

Weinmannia glabra, Cunoniaceae, Südamerika, liefert Gerbrinde Curtidor.

Weinsäure Ac. tartaricum, Dioxybernsteins. $\begin{array}{l}CHOH\cdot COOH\\ |\\ CHOH\cdot COOH\end{array}$. Kommt in vier verschiedenen stereochem. Isomeren vor, als d-, l-W., deren inaktive racemische Mischung (Traubensäure) und als inaktive W. Die natürliche ist die d-W. Findet sich in sehr vielen Pfl. Gewinnung aus Weinstein (s. d.). Große farbl. Krist., leicht lösl. in Wasser, Alkoh. Zu Brausepulvern, Backpulvern, erfrischend. Getr. Wirkt leicht abführend.

Weinstein s. Tartarus.

Weinraute = Ruta graveolens.

Weißdorn s. Crataegus.

Weizen s. Triticum.

Wermolin Emulsion aus Ol. Chenopodii in Ricinusöl. Wurmmittel (Adler-Apoth., Hilden).

Wicke s. Vicia.

Widalsche Reaktion diagnostischer Nachweis einer Typhusinfektion durch agglutin. Wirkung des Patientenserums auf Ty-Bakterien.

Wiesenbaldrian = Valeriana dioica L.

Wiesenbrand = Melampyrum pratense L.

Wiesenfenchel = Silaus pratensis L.

Wiesenflachs = Linum catharticum Bess.

Wiesenhahn = Colchicum autumnale L.

Wiesenkohl = Polygonum Bistorta L.

Wiesenknopf = Sanguisorba.

Wiesenkörbel = Chaerophyllum aromaticum L.

Wiesenmangold = Sanguisorba.

Wiesenspeik = Valeriana celtica.

Wilbrandia Gattung der Cucurbitaceae, mehrere Arten Brasilien als Drastikum, bei Wassersucht, Lues verw.

Wildfräuleinkraut = Achillea moschata.

Willounghbya Kautschukpflanze der Fam. Apocynaceae, Lianen des trop. Asiens.

Wintera Gattung der Magnoliaceae, jetzt mit Drimys verein. Cortex W—i von D. Winteri, Patagonien, schmeckt sehr scharf. In Frankreich u. Spanien offiz.

Wintereiche = Quercus sessiliflora.

Winterkresse = Barbarea vulgaris R. Br.

Winterlinde = Tilia parvifolia Ehrh.

Wintermajoran = Origanum Majorana L.

Winterrose = Helleborus niger L.

Wirkungsgrad ist das Verhältnis der wirklich geleisteten Arbeit zur verbrauchten Energie. Bei allen Wärmemaschinen (Dampf, Benzinmotor) hängt der W. von der Menge Wärme ab, die nach dem II. Hauptsatz nicht in Arbeit übergehen kann. Bei solchen Maschinen, die nicht auf dem Umwege über Wärme Arbeit erzeugen, z. B. direkt aus chem. Energie, gilt diese Beschränkung nicht, z. B. beim galvanischen Element. So ist der (theoretische) W. bei Niederdruckdampfmaschinen nur 18%, beim Benzinmotor zwischen 30 und 40%, etwa ebenso hoch beim menschl. Muskel.

Wismol Ein Wismut und Magnesium enthaltendes Sauerstoff übertragendes Pulver für Wunden, Ulcus cruris usw. (Kopfapoth., Frankfurt a. M.).

Wismut s. Bismutum.

Wistarin Glykosid aus der Glycine sinensis, Zierpflanze, Papilionaceae.

Withania coagulans, Solanaceae, Ostindien, enthält ein wirksames pflanzliches Labferment und wird von den Hindus aus religiösen Gründen an Stelle von Kälberlab verwendet.

Wohlgemuthöl = Ol. Menthae crispae.

Wohlverleih = Arnica montana.

Wolfsbeere = Arbutus officinalis.

Wolfsbohne = Lupinus.

Wolfskirsche = Atropa Belladonna.

Wolfskraut = Aristolochia Clematitis.

Wolfsmilch = Euphorbia-Arten.

Wolfstrapp = Ballota lanata.

Wolfswurzel = Radix Calinae.

Wolgemut = Herba Origani vulgaris.

Wollbeere = Vaccinium Myrtillus.

Wollblumen = Flores Verbasci.

Wollkraut = Verbascum.

Wrightia ceylanica, Apocynaceae, trop. Asien, Afrika, enthält in den Samen angeblich das Alkaloid Conessin.

Wuk Hefeextrakt als Nährpräparat.

Wulstling = Amanita phalloides.

Wundschwamm s. Polyporus u. Fungus.

Wurali = Curare.

Wurmfarn = Aspidium filix mas.

Wurmkraut = Tanacetum.

Wurmmoos = Helminthochorton.

Wurmsamenöl Zittwersamenöl, Ol. Cinae, s. Cina. Hauptbestandteil Cineol (s. d.). Dagegen stammt das amerikanische W. von Chenopodium ambrosioides. Farbloses Öl von widerlichem Geruch. Hauptbestandteil Ascaridol $C_{10}H_{16}O_2$. Gegen Ascariden, 8—15 Tropfen.

Wursters Reagens Violettfärbung von Tetramethyl-p-Phenylendiamin durch geringe Oxydation, Ozon, Oxydasen usw.

Wutbeere = Atropa Belladonna.

X

Xanthalin Nebenalkaloid d. Opiums, Papaveringruppe.

Xantheine sind gelbe Blütenfarbstoffe, die dem Carotin nahestehen.

Xanthin 2,6-Dioxypurin (s. Purin), sekund. Spaltprod. d. Nukleinsäure. Entst. a. d. primären Guanin durch oxydier. Organfermente. Im Harn, in Pflanzen. Weiß. Pulver, kaum lösl. i. Wasser.

Xanthogensäure Die Salze entstehen durch direkte Addition von Schwefelkohlenstoff an Metallalkoholate.

$CS_2 + CH_3ONa = CH_3O \cdot CS \cdot SNa$.

Werden zur Reblausbekämpfung verwendet.

Xanthon Diphenylenketonoxyd

$$C_6H_4 \lt^{O}_{CO}\gt C_6H_4,$$

Stammsubstanz des Euxanthons u. a. Pflanzenfarbstoffe.

Xanthophyll gelber Blattfarbstoff, neben Chlorophyll vorkommend.

Xanthophyllum lanceolatum, Polygalaceae, Ostasien, Samen sehr fettreich.

Xanthoproteinreaktion Gelbfärbung von Proteinen (z. B. der Haut) mit Salpetersäure. Beruht auf den aromatischen Gruppen im Proteinmolekül (Tyrosin).

Xanthopuccin = Canadin.

Xanthorhamnin Glykosid der Früchte von Rhamnus infectoria, s. Rhamninose. Das Glykosid wird durch ein spezifisches Ferment Rhamninase gespalten.

Xanthorrhoea Gattung der Liliaceae, Australien. Mehrere Arten liefern Harz (Grass-tree-gum, Erdschellack). Zu Siegellack, Firnis usw.

Xanthosin ist das Nukleosid (s. d.) d. Xanthins, Pentose ist d-Ribose.

Xanthoxydase eine Oxydase, die im Stoffwechsel Xanthin zu Harnsäure oxydiert.

Xanthoxylon Gattung der Rutaceae, Nordamerika, Holzgewächse. Rinde mehrerer Arten wird gegen Lues und Rheuma verwendet. In U. S. A. offic. Enthält alkaloidähnlichen Stoff X—in. X. Senegalense liefert die **Artarwurzel**.

Xaxa Tabloides von Acetylsalicylsäure (Boroughs-Welcome).

Xerase Hefepräp. bei Fluor albus (Riedel).

Xeroform Tribromphenol-Wismut. Gelbes, geruchloses Pulver. Jodoformersatz (Heyden).

Xylol Dimethylbenzol, innerl. geg. Variola. Äußerl. geg. Parasiten, Ekzeme usw.

Xylose, Holzzucker, ist eine Pentose aus Holz, Stroh usw.

Xylostein Glykosid aus Lonicera Xylosteum. Soll emetisch und abführend wirken.

Xyris Gattung der X—aceae. Mehrere Arten Indien u. Brasilien liefern abführende u. emetisch wirkende Wurzeln.

Y

Yakona s. Kawa.

Yam Wurzelknollen von Dioscorea-Arten, wichtiges Nahrungsmittel der Tropen.

Yangonin Bestandteil der Kawa, ist ein (Methoxyphenyl-Vinyl)-pyron.

Yatren wahrsch. Oxyjodchinolinsulfosäure ähnl. d. Loretin (s. d.). Antiseptic. f. d. Gynäkol. u. Diphtherie (West-Laborat., Berlin-Schöneberg).

Yellow-root Wurzel von Hydrastis.

Yerba-Manza Kraut von Anemiopsis californica, Wurzel gegen Malaria und als Stomachikum.

Ylang-Ylang-Öl von Cananga odorata, ostas. Inseln. Enthält zahlreiche aromatische Stoffe, z. B. Linalool, Geraniol, Safrol, sowie Terpene. Zu feinen Parfüms.

Yoghurt säuerliches Milchgärungsprodukt, durch das Maya-Ferment bereitet. Dieses enthält spezifische Milchsäurebildner, z. B. Bac. bulgaricus und eiweißabbauende Bakterien. Wie Kefir und geg. Darmfäulnis verwendet.

Yohimbe ist Corynanthe Y., Rubiaceae, Westafrika. Die Rinde enthält mehrere Alkaloide, von denen das Y—in das wichtigste ist, ferner Y—enin.

Yohimbin $C_{22}H_{30}N_2O_4$, wirks. Alkaloid d. Y—erinde. Sehr gift. Lokalanaesthetic., Aphrodisiacum, stammt von der Rubiacee Corynanthe Yohimbe.

Yohimvetol Yohimbinpräparat, für die Tierpraxis zur Erhöhung der Sprungfähigkeit (Chem. Fabr. Güstrow).

Yohydrol = Yohimbin. hydrochlor. (Riedel).

Yomugiöl japan. Beifußöl.

Yopon Apalachentee, Blätter von Ilex cassine. U. S. A.

Ysopöl Ol. Hyssopi, enth. l-Pinocamphon. Wird neuerdings innerlich 2—5 Tropfen gegen Lepra, Lues usw. verwendet.

Yukissé schokoladeähnliches Getränk in Brasilien, aus den Früchten der Weinpalme Oenocarpos.

Z

Zachäusöl von Belanites aegyptiaca.

Zahateröl afrikanisches Thymianöl von Origanum compactum.

Zahnwurzel = Rad. Pyrethri.

Zapupe mexikanische Faserpflanze, eine Agave-Art.

Zaunrübe = Bryonia.

Zea Mays, Gramineae, ist der Mais.

Zebromal Dibromzimtsäureäthylester. Weißes Pulver mit 48% Br. Epilepsie (Merck).

Zedoaria Rhizom von Curcuma Z., Bestandteil von Tct. amara usw.

Zein alkohollösl. Protein aus Mais.

Zeitlose = Colchicum autumnale.

Zeozon u. Ultraz. sind Mittel geg. Sonnenbrand, enthalten in Pasten oder Salben, 3 resp. 7%, eine Misch. von Methylumbiliferon und Umbelliferonessigs.

Zerasan Salbe geg. Bartflechte usw. Soll Alkalisalz d. Laminariasäure enth.

Zibeben = große Rosinen, s. Passulae.

Zibet Sekret von Hinterleibsdrüsen der Z.-Katze (s. Viverra). Weiße moschusartig riechende Masse. Enthält Fett. Zur Parfümerie. Amerikan. Z. stammt von der Zibetratte.

Zibeton Moschusartig riechendes Keton $C_{17}H_{30}O$ aus dem Zibet.

Zibosal Borosalicylsaures Zink, das in wäss. Lösg. freie Salicylsäure und Borsäure abgibt. Weißes geruchloses Pulver. Asept. Wundbeh. Ophtalmicum, Antigonorrhoikum, auch prophylaktisch (Ostend-Apoth., Heilbronn).

Ziegenbart = Sparassis crispa, Speisepilz.

Ziegenklee = Trigonella Foenum graecum.

Ziest = Herba Siteridis.

Zimt s. Cinnamonum.

Zimtsäure Ac. cinnamylic.

$$C_6H_5CH:CH\cdot COOH.$$

In einigen Harzen, Perubalsam. Pharm. gegen Tbc. Injekt. von 5% Öl-Emulsion.

Zincum chloratum, Chlorzink, Butyrum Zinci. Weißes, an der Luft zerfließliches Pulver. Starke Ätzwirkung. In Mischung mit Zinkoxyd als Zahnkitt.

Zincum oxydatum ZnO. Seit alter Zeit als Heilmittel geschätzt. In reinem Zustand schneeweißes, bei nasser Darstellung leicht gelbliches Pulver. Innerlich zu 0,05—0,2 bei Epilepsie usw. Äußerlich als Antisept. zu allerlei Streupulvern, Salben, Pasten usw. Sehr wichtige Malerfarbe.

Zincum sulfuricum, Zinkvitriol, Zinksulfat, $ZnSO_4 + 7\,H_2O$. Farblose Kristalle, leicht löslich in Wasser. Zu Injektionen und Augenwassern.

Zincum tannicum aus Zinkoxyd + Tannin. Kein chemisch einheitlicher Körper. Unlöslich in Wasser. Gegen Gonorrhöe.

Zingiber officinale, Ingwer, Ginger, Z—aceae. Überall in den Tropen kultiv. Das Rhizom findet vielfache Verwendung in der Pharm., sowie als Gewürz.

Zink Zn, At.-Gew. 65,37. Hauptsächlich als Galmei (Zn-Carbonat) und Zinkblende. Bläulich weißes Metall von ausgedehnter, technischer Verwendung, namentlich in Legierung mit Kupfer (Messing usw.). Einige seiner Verbindungen sind therap. sehr wichtig, vor allem das Oxyd. Sie wirken alle antiseptisch und adstringierend. Eine ganze Reihe löslicher Salze (Zn acet., lactic. permangan., sozojodol., vor allem sulfur.) zu antisept. adstring. Lösungen, besonders bei Gonorrhoe.

Zinkochinol oxychinolinsulfosaures Zink, gelbes Pulver, unlöslich in Wasser, Wundstreupulver, kaum angew.

Zinkopyrin Zinkchloriddoppelsalz des Antipyrins. Zur Ätzung bei Uteruscarcinomen (Knoll).

Zinkperoxyd ZnO_2 wird in Gemischen mit Mineralfetten als Salbe bei Wunden usw. verwendet, s. a. Ektogan.

Zinn Stannum, Sn, Atomg. 119. Hauptsächlich als Zinnstein, SnO vork. Weißgraues, leicht schmelzbares Metall. Technisch sehr wichtig zur Herstellung von Gefäßen (aus verzinntem Eisenblech, Weißblech) für Nahrungsmittel usw., sowie für Stanniol. Pharm. nicht verwendet.

Zirbe, Zirbel, Arve, ist Pinus Cembra.

Zirbeldrüse s. Epiphyse.

Zitronensäure

$$\begin{array}{l} CH_2\cdot COOH \\ | \\ C(OH)\cdot COOH \\ | \\ CH_2\cdot COOH \end{array}$$

in zahlreichen Früchten. Zitronensaft ca. 10%. Zu Limonaden, mit Alkalien als Diuretic.

Zitrospirin Acetylsalicylsäure mit Kaffeinzitrat (Weil, Frankfurt a. M.).

Zitwersamen = Flores Cinae

Zitweröl = Wurmsamenöl.

Zizyphus Gattung der Rhamnaceae, liefert die Jujuben.

Zomol trockenes Fleischextrakt mit 44% Eiweiß.

Zomotherapie Behandlung der Tbc. mit rohem Fleisch.

Zootoxine = tierische Toxine, also gift. Antigene. Schlangen, Skorpione, Spinnen, einige Fische (s. d. einz.).

Zucker sind Kohlehydrate einfacherer Natur. Die wichtigsten Z. sind die Hexosen von der Formel $C_6H_{12}O_6$, nämlich der Traubenzucker oder Glucose, der Fruchtzucker oder Fructose, die Mannose und die Galactose, die alle in der Natur vorkommen. Andere Zucker sind künstlich hergestellt. Glucose, Mannose und Galactose haben die Natur von Oxyaldehyden, die Formel $CH_2OH\cdot(CHOH)_4CHO$ und heißen Aldosen, die Fructose ist ein Oxyketon $CH_2OH(CHOH)_3COCH_2OH$ und heißt Ketose. Die Aldosen haben alle dieselbe Konstitution und sind nur stereochemisch verschieden (s. d.). Durch Abspaltung von Wasser gehen sie in die Doppelz. oder Disacharide über von der Formel $C_{12}H_{22}O_{11}$, von denen Rohrz. oder Sacharose, Malzz. oder Maltose und Milchz. oder Lactose die wichtigsten sind. Es gibt auch Tri- und Tetrasacharide, sowie endlich die Polysacharide mit unbekannter Molekulargröße, Stärke, Cellulose usw. Aus allen Mehrfachz. entstehen durch Aufnahme von Wasser (Hydrolyse) die einfachen Z., so durch Säuren oder Fermente.

Zuckerhirse = Sorghum sacharatum.

Zuckerin = Sacharin.

Zuckerrohr s. Sacharum officinarum.

Zuckerstich (Claude Bernard): bei Verletzung der Hirnbasis am Boden der Rautengrube entsteht Glykosurie.

Zuckersäuren

$$COOH\cdot(CH_2OH)_4COOH$$

entstehen in mehreren stereomeren Formen bei der Oxydation der Hexosen. Vulgär nennt man die Oxalsäure Z.

Zwetschge = Prunus domestica.

Zygadenin Alkaloid a. Z—us intermedius. Wirkg. veratrinähnl.

Zygadenus Nuttalli, Liliaceae, Rocky Mountains. Sehr giftige Zwiebel, enthält veratrinähnliche Alkaloide, z. B. Z—in.

Zymasen nennt man eine Gruppe von Fermenten, welche einige Zucker so angreifen, daß schließlich entweder Alkohol + CO_2 oder aber Milchsäure entstehen (Gärungsfermente). Es handelt sich um Gemische mehrerer Fermente, von denen eines (oder mehrere) den Zucker in labile Zwischenprodukte überführt, vor allem Methylglyoxal und Brenztraubensäure (s. d.); dann erfolgt entweder durch Carboxylase die Abspaltung von CO_2 oder durch Glyoxalase die Umwandlung in Milchsäure (s. a. Gärung). Die Z. finden sich in Hefen, aber auch mit ähnlicher Wirkung in höheren Pflanzen und Tieren (s. glykolytisches Ferment). Aus Hefe kann man sie durch Auspressen mit sehr hohem Druck als eiweißreiche Flüssigkeit oder durch Maceration isolieren. Die Wirkung der Z. ist abhängig von dem Vorhandensein eines dialysablen, kochbeständigen Co-Ferments, das aber nicht das Zymophosphat (s. d.) ist.

Zymektin Tabl. aus steriler Acetonhefe.

Zymin getrocknete sterile Aceton-Dauerhefe (Hofapoth. Dresden, Schröder, München).

Zymogene nennt man die unwirksamen „Vorstufen" der Fermente in den Sekreten. Der Name ist nur dann berechtigt, wenn eine wirkliche Vorstufe vorhanden ist und durch komplizierten Mechanismus „aktiviert" wird, wie beim Trypsin, Zymase. Wo die Aktivierung — wie meist — durch Säuren erfolgt, handelt es sich nicht um besondere Z., sondern einfach darum, daß die zur Wirkung notwendige (H') hergestellt wird.

Zymohexosen nennt man diejenigen Zucker, die zu gären vermögen (s. Gärung). Es sind nur 3, die typisch gären, nämlich d-Glucose, d-Mannose und d-Fructose. d-Galaktose gärt schwierig, manche Hefen greifen sie überhaupt nicht an.

Zymoidin Pulver und Salbe gegen juckende Ekzeme, Ulcera usw. Enth. Chinin, Salicyl, Phenol, Naphthol, Ellagsäure usw. (Rosenberg, Berlin).

Zymophosphat Name für den bei der Gärung entstehenden und zerfallenden Phosphorsäureester der Hexose, den Neuberg als Fruktosediphosphorsäureester festgestellt hat.

Zymophosphatase Ferment der Hefe, das Z. spaltet.

Zymoplasma älterer Name für Thrombase.

Zymoplastische Substanz = Fibrinoplastische S.